Taschenbücher Allgemeinmedizin

Die kassenärztliche Tätigkeit

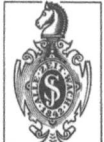

Die kassenärztliche Tätigkeit

Von S. Häußler, R. Liebold, H. Narr

Dritte, überarbeitete und ergänzte Auflage

Mit 30 Abbildungen und 23 Tabellen

Springer-Verlag
Berlin Heidelberg New York Tokyo
1984

Professor Dr. med. Siegfried Häußler,
Arzt für Allgemeinmedizin und Lehrbeauftragter für Allgemeinmedizin an der Universität Ulm, 1. Vorsitzender der Kassenärztlichen Vereinigung Nord-Württemberg in Stuttgart,
Albstadtweg 11, 7000 Stuttgart 80

Diplom-Betriebswirt Rolf Liebold,
Hauptgeschäftsführer der Kassenärztlichen Vereinigung Nord-Württemberg in Stuttgart,
Albstadtweg 11, 7000 Stuttgart 80

Professor Dr. jur. Helmut Narr,
Rechtsanwalt, Hauptgeschäftsführer der Kassenärztlichen Vereinigung Südwürttemberg und Geschäftsführer der Bezirksärztekammer Südwürttemberg in Tübingen, Honorarprofessor für Ärztliches Berufsrecht an der Universität Tübingen,
Wächterstraße 76, Postfach 18 29, 7400 Tübingen

ISBN-13: 978-3-540-12990-5   e-ISBN-13: 978-3-642-82174-5
DOI: 10.1007/ 978-3-642-82174-5

CIP-Kurztitelaufnahme der Deutschen Bibliothek.
Häußler, Siegfried:
Die kassenärztliche Tätigkeit / von S. Häußler; R. Liebold; H. Narr. – 3., überarb. u. erg. Aufl. – Berlin; Heidelberg; New York; Tokyo: Springer 1984.
(Taschenbücher Allgemeinmedizin)

NE: Liebold, Rolf; Narr, Helmut:

Das Werk ist urheberrechtlich geschützt. Die dadurch begründeten Rechte, insbesondere die der Übersetzung, des Nachdrucks, der Entnahme von Abbildungen, der Funksendung, der Wiedergabe auf photomechanischem oder ähnlichem Wege und der Speicherung in Datenverarbeitungsanlagen bleiben, auch bei nur auszugsweiser Verwertung, vorbehalten. Die Vergütungsansprüche des § 54, Abs. 2 UrhG werden durch die „Verwertungsgesellschaft Wort", München, wahrgenommen.

© Springer-Verlag Berlin, Heidelberg 1980, 1982 und 1984

Die Wiedergabe von Gebrauchsnamen, Handelsnamen, Warenbezeichnungen usw. in diesem Werk berechtigt auch ohne besondere Kennzeichnung nicht zu der Annahme, daß solche Namen im Sinne der Warenzeichen- und Markenschutz-Gesetzgebung als frei zu betrachten wären und daher von jedermann benutzt werden dürften.
Satz: Appl, Wemding. Druck: aprinta, Wemding
2121/3020-543210

Inhalt

Vorwort zur dritten Auflage XXI

Vorwort zur zweiten Auflage XXII

Vorwort zur ersten Auflage XXIII

Rolf Liebold
1 Geschichtliche Entwicklung des Kassenarztrechts

1.1	Geschichtliche Entwicklung der Sozialversicherung .	1
1.1.1	Von den Anfängen sozialer Sicherung bis zu den Arbeiterversicherungsgesetzen	1
1.1.2	Die Arbeiterversicherungsgesetze	2
1.1.3	Die Reichsversicherungsordnung	3
1.2	**Die Geschichte des Kassenarztrechts**	4
1.2.1	100 Jahre Kassenarztrecht	4
1.2.2	Die Entwicklung des Kassenarztrechts von 1883 bis 1913	5
1.2.3	Das Berliner Abkommen (von 1913 bis 1923)	7
1.2.4	Die Zeit von 1924 bis 1931	7
1.2.5	Die Notverordnung von 1931	8
1.2.6	Die Zeit von 1933 bis 1945	9
1.2.7	Die Nachkriegszeit bis zur bundeseinheitlichen Neuregelung im Jahre 1955	10
1.2.8	Das Kassenarztrecht von 1955	10
1.2.9	Die Liberalisierung der Zulassung durch das Urteil des Bundesverfassungsgerichts vom 23. März 1960 .	11

1.2.10	Die Weiterentwicklung des Krankenversicherungsrechts ab 1. Januar 1966 und die Auswirkungen auf das Kassenarztrecht	12
1.2.11	Einschneidende Änderungen des Kassenarztrechts ab 1. Januar 1977	13

Helmut Narr
2 Ärztliche Organisationen

2.1	Historische Entwicklung	15
2.2	Die Einführung der sozialen Krankenversicherung	15
2.3	Die wissenschaftlichen Gesellschaften	17
2.4	Berufsverbände	17
2.5	Hartmannbund	17
2.6	Der Verband der niedergelassenen Ärzte Deutschlands (NAV)	18
2.7	Marburger Bund	19
2.8	Die Bundesärztekammer	19
2.9	Die Landesärztekammern	21
2.9.1	Aufgaben der Ärztekammer und Staatsaufsicht	22
2.9.2	Organe der Kammer	23
2.9.3	Untergliederungen der Kammer	23
2.9.4	Pflichtmitgliedschaft und Beitragspflicht	23
2.9.5	Weiterbildung	25
2.9.6	Überwachung der Berufspflichten	26
2.9.7	Fortbildung	26
2.10	Die Kassenärztlichen Vereinigungen und ihre Aufgaben	27
2.10.1	Konsequenzen aus dem Krankenversicherungs-Kostendämpfungsgesetz	28
2.10.2	Die Errichtung der Kassenärztlichen Vereinigungen und ihrer Organe	29
2.10.3	Die Kassenärztliche Bundesvereinigung	31

Rolf Liebold
3 Teilnahme an der kassenärztlichen Versorgung

3.1	Begriffsbestimmungen	33
3.1.1	Kassenärztliche Versorgung	33
3.1.2	Umfang der kassenärztlichen Versorgung	33
3.1.3	Teilnahme an der kassenärztlichen Versorgung	35
3.2	**Sicherstellung der kassenärztlichen Versorgung und Bedarfsplanung**	36
3.2.1	Der Sicherstellungsauftrag	36
3.2.2	Freie Zulassung	36
3.2.3	Bedarfsplanung	37
3.2.4	Niederlassungsberatung	39
3.3	**Zulassung, Beteiligung, Ermächtigung**	40
3.3.1	Zulassungsordnung	40
3.3.2	Arztregister	40
3.3.3	Zulassung und Ersatzkassen-Beteiligung	42
3.3.4	Rechte und Pflichten des Kassenarztes	43
3.3.5	Beteiligung von Krankenhausärzten	44
3.3.6	Ermächtigung weiterer Ärzte	46
3.4	**Die gemeinschaftliche Praxisausübung**	47
3.4.1	Praxisgemeinschaft	47
3.4.2	Apparategemeinschaft	48
3.4.3	Laborgemeinschaft	49
3.4.4	Gemeinschaftspraxis	50
3.4.5	Praxisklinik	52

Helmut Narr
4 Formen ärztlicher Berufstätigkeit

4.1	**Der Arzt**	53
4.2	**Der Heilkundebegriff**	54
4.3	**Der praktische Arzt**	54
4.4	**Der Allgemeinarzt**	55
4.5	**Der Arzt mit einer Gebietsbezeichnung**	57
4.6	**Kassenarzt**	58

4.7	Vertragsarzt	58
4.8	Der Belegarzt	58
4.9	Der Durchgangsarzt	59
4.10	Der Heilbehandlungsarzt (H-Arzt)	60
4.11	Der Betriebsarzt	60
4.12	Amtsarzt	61
4.13	Unfallarzt	61

Helmut Narr
5 Allgemeines Arztrecht

5.1	Die Berufsordnung für Ärzte	63
5.2	Die ärztliche Schweigepflicht	64
5.3	Zusammenarbeit der Ärzte	65
5.4	Schwangerschaftsabbruch und Sterilisation	66
5.5	Fortbildung	67
5.6	Haftung des Arztes	67
5.6.1	Die Haftung des freipraktizierenden Arztes	67
5.6.2	Die Haftung des Krankenhausarztes	69
5.6.3	Haftpflichtversicherung	69
5.7	Zweigpraxis oder Filialsprechstunde	70
5.8	Vorlage von Verträgen	70
5.9	Ärztliche Aufzeichnungen	70
5.10	Gutachten und Zeugnisse	71
5.11	Das ärztliche Honorar	72
5.11.1	Anwendungsbereich der GOÄ 1983	72
5.11.2	Gliederung der GOÄ 1983	72
5.11.3	Einführung einer gespaltenen Beratungsgebühr	73
5.11.4	Anwendungsbereich der GOÄ 1983	73
5.11.5	Verpflichtung zur persönlichen Leistungserbringung	74
5.11.6	Medizinisch notwendige Leistungen	75
5.11.7	Abweichende Vereinbarungen über die Liquidation	76

5.11.8	Schriftform für eine abweichende Vereinbarung	77
5.11.9	Die einzelnen Leistungsbestandteile der ärztlichen Liquidation	78
5.11.10	Keine besondere Sachkostenerhebung neben dem Ansatz von Gebühren	78
5.11.11	Leistungserbringung durch Dritte	79
5.11.12	Neuregelung der Erstattung von Sach- und Personalkosten an Krankenhäusern ab 1. Januar 1984	80
5.11.13	Die Bemessung der ärztlichen Gebühren	82
5.11.14	Einführung eines besonderen Schwellenwertes innerhalb der Rahmengebühr	83
5.11.15	Niedriger Stellenwert für bestimmte ärztliche Leistungen	83
5.11.16	Analoge Bewertung	84
5.11.17	Wegegeld	84
5.11.18	Fälligkeit der ärztlichen Liquidation und formale Voraussetzungen der Liquidationserstellung	84
5.11.19	Überprüfung der Angemessenheit der ärztlichen Liquidation	85
5.12	**Kollegiales Verhalten und Behandlung von Patienten anderer Ärzte**	85
5.13	**Vertreter**	87
5.14	**Assistenten**	88
5.15	**Gemeinsame Ausübung ärztlicher Tätigkeit**	89
5.16	**Ärztlicher Notfalldienst**	91
5.17	**Berufsunwürdige Werbung**	93
5.18	**Die Zusammenarbeit mit Nichtärzten**	95
5.19	**Verordnung und Empfehlung von Heil- und Hilfsmitteln**	96
5.20	**Begutachtung von Heil- und Hilfsmitteln**	97
5.21	**Anzeigen und Verzeichnisse**	98
5.22	**Praxisschilder**	99
5.23	**Anbringung der Schilder**	100
5.24	**Ankündigung auf Briefbogen, Rezeptvordrucken und Stempeln**	100

5.25	Disziplinarmaßnahmen	100
5.25.1	Berufsgerichte	100
5.25.2	Disziplinarausschüsse	101
5.25.3	Berufsunwürdige Handlungen	101
5.25.4	Allgemeine und besondere Berufspflichten	102
5.25.5	Das Verfahren vor den Berufsgerichten	102
5.25.6	Das kassenärztliche Disziplinarverfahren	104

Helmut Narr
6 Spezielles Arztrecht

6.1	Die Weiterbildung	106
6.2	Das Facharzturteil	106
6.3	Musterweiterbildungsordnung des Deutschen Ärztetages	107
6.4	Ziel der Weiterbildung	108
6.5	Zulässige Gebiets-, Teilgebiets- und Zusatzbezeichnungen	108
6.6	Art, Umfang und Inhalt der Weiterbildung	109
6.7	Unterbrechung der Weiterbildung	110
6.8	Ganztägige Weiterbildung und Teilzeitweiterbildung	111
6.9	Wechsel der Weiterbildungsstätte	111
6.10	Gastarzttätigkeit und Ausübung eigener Praxis	112
6.11	Anrechnung verwandter Tätigkeiten	112
6.12	Weiterbildung bei einem zur vollen Weiterbildung ermächtigten Arzt	113
6.13	Zulässige Arztbezeichnungen	113
6.14	Abschaffung der Facharztbezeichnung	114
6.15	Verwandte Gebiete	115
6.16	Mehrere Teilgebiets- und Zusatzbezeichnungen	118
6.17	Ermächtigung zur Weiterbildung	119
6.18	Widerruf der Ermächtigung	121

6.19	Erteilung von Zeugnissen über die Weiterbildung	121
6.20	Zulassung zur Prüfung und Anerkennung von Arztbezeichnungen	122
6.21	Anerkennung bei gleichwertiger inländischer Weiterbildung	124
6.22	Anerkennung einer ausländischen Weiterbildung	125
6.23	Aberkennung der Arztbezeichnung	126
6.24	Gebiets- und Teilgebietsbeschränkung	126
6.25	Übergangsbestimmungen	127

Rolf Liebold
7 Regelnde Normen der kassenärztlichen Versorgung

7.1	Das Kassenarztrecht in der Reichsversicherungsordnung	128
7.1.1	Die §§ 368 ff. RVO	128
7.1.2	Rechtsverordnungen aufgrund der §§ 368 ff. RVO	129
7.2	Aus der RVO abgeleitete Normen	131
7.2.1	Übersicht über die nachgeordneten Normen	131
7.2.2	Die autonomen Satzungsnormen der Kassenärztlichen Vereinigungen	131
7.2.2.1	Die Satzungen	131
7.2.2.2	Die Wahlordnungen	132
7.2.2.3	Die Disziplinarordnungen	133
7.2.2.4	Die Notfalldienstordnungen	134
7.2.2.5	Die Honorarverteilungsmaßstäbe	134
7.2.2.6	Die Richtlinien zur Ausführung bestimmter Sachleistungen	135
7.2.2.7	Die Labor-Qualitätssicherungs-Richtlinien	136
7.2.3	Die vertraglichen Normen	136
7.2.3.1	Die Bundesmantelverträge	136
7.2.3.2	Die Gesamtverträge	144
7.2.3.3	Die Prüfvereinbarungen	144
7.2.3.4	Die Bedarfspläne	144
7.2.3.5	Das Schiedsamtsverfahren	145
7.2.4	Von besonderen Gremien der gemeinsamen Selbstverwaltung geschaffene Normen	146

7.2.4.1 Die Richtlinien des Bundesausschusses der Ärzte
und Krankenkassen 146
7.2.4.2 Der Punkt-Bewertungsmaßstab 147

Siegfried Häußler
8 Beziehungen des Kassenarztes zu anderen Institutionen

8.1 Die Begriffsbestimmung 148
8.2 Die Beziehungen zwischen Versicherten und
Kassenarzt 148
8.3 Die Beziehungen zwischen Kassenarzt und
Krankenkasse 150
8.4 Die Beziehungen zwischen Kassenarzt und
Kassenärztlicher Vereinigung 151
8.5 Die Beziehungen zwischen Kassenarzt und
Sozialgericht 153
8.6 Die Beziehungen des Kassenarztes zu Vertretern und
Assistenten 154

Rolf Liebold
9 Die kurative ambulante Behandlung

9.1 Die kurative ambulante Behandlung, Hauptteil der
gesamten kassenärztlichen Versorgung 156
9.2 Die Bestimmung des Umfanges der kurativen
ambulanten Behandlung im Rahmen der
kassenärztlichen Versorgung 157
9.2.1 Der Krankheitsbegriff in der kassenärztlichen
Versorgung 157
9.2.2 Begrenzung und Bewertung der kassenärztlichen
Versorgung 159
9.2.3 Kassenärztliche Leistungen – Privatleistungen . . . 161
9.2.3.1 Ausstellung von Bescheinigungen, die nicht zur
Durchführung von Aufgaben der Krankenkassen
und nicht für die Lohnfortzahlung erforderlich sind 161
9.2.3.2 Privatliquidation für Leistungen, die nicht zur
kassenärztlichen Versorgung gehören 163

9.2.3.3	Privatliquidation für Leistungen, die über das Notwendige wesentlich hinausgehen	164
9.2.3.4	Privathonorierung bei Kassenleistungen	164
9.2.3.5	Privatliquidation bei nicht beigebrachtem Behandlungsausweis	165
9.2.3.6	Berechnung der Mehrkosten bei Besuchen	166
9.3	**Die Inanspruchnahme der ambulanten kassenärztlichen Versorgung**	**166**
9.3.1	Die freie Arztwahl	166
9.3.2	Die Ablehnung der kassenärztlichen Versorgung durch den Kassenarzt	169
9.3.3	Die Residenzpflicht des Kassenarztes	170
9.3.4	Die Präsenzpflicht des Kassenarztes	171
9.3.5	Die Praxisvertretung	174
9.3.6	Der Nachweis der Kassenzugehörigkeit des Patienten, Behandlungsausweise, Behandlungsfall, Morbidität	177
9.3.7	Die Überweisung im Rahmen der kassenärztlichen Versorgung	185
9.3.8	Die Besuchsbehandlung	189
9.3.9	Die Dokumentation der kassenärztlichen Versorgung	190

Siegfried Häußler

10 Wirtschaftliche Verordnungs- und Behandlungsweise

10.1	**Wirtschaftliche Verordnungsweise**	**193**
10.2	**Begriffsbestimmung**	**196**
10.3	**Die Rechtslage**	**197**
10.3.1	Das Wirtschaftlichkeitsgebot der RVO	197
10.3.2	Die Arzneimittelrichtlinien	197
10.3.3	Heil- und Hilfsmittel-Richtlinien	198
10.4	**Transparenz- und Preisvergleichslisten**	**199**
10.5	**Was vom Kassenarzt nicht verordnet werden darf**	**200**
10.5.1	Nach den Arzneimittelrichtlinien unzulässige Verordnungen	200

10.5.2	Die „Bagatell-Arzneimittel"	201
10.5.3	Der übermäßig hohe Arzneikosten-Durchschnitt	204
10.5.4	Laufender Verstoß gegen die wirtschaftliche Verordnungsweise	205
10.5.5	Der Arzneimittel-Höchstbetrag, der Heilmittel-Höchstbetrag	205
10.6	**Hinweise für eine wirtschaftliche Verordnungsweise**	**206**
10.7	**Wirtschaftliche Behandlungsweise**	**207**
10.7.1	Wirtschaftliche Diagnostik	208
10.7.2	Wirtschaftliche Überweisungspraxis	210
10.7.3	Wirtschaftliche Krankenhauseinweisung	211
10.7.4	Krankentransporte	212
10.7.5	Wirtschaftliche Verordnung von Arbeitsruhe	213

Helmut Narr
11 Belegärztliche Behandlung

11.1	**Allgemeines**	**215**
11.2	**Großer und kleiner Pflegesatz**	**215**
11.3	**Der Begriff Belegarzt**	**216**
11.4	**Die Voraussetzungen für die belegärztliche Tätigkeit**	**217**
11.5	**Voraussetzung für die Anerkennung als Belegarzt**	**217**
11.6	**Das Verfahren auf Anerkennung als Belegarzt**	**218**
11.7	**Beendigung und Widerruf belegärztlicher Tätigkeit**	**219**
11.8	**Persönliche Ausübung belegärztlicher Tätigkeit**	**220**
11.9	**Honorierung des Belegarztes bei Behandlung von Kassenpatienten**	**220**
11.10	**Honorierung des Belegarztes bei Behandlung von Privatpatienten**	**221**
11.11	**Grundsätze für die Gestaltung von Belegarztverträgen**	**222**
11.12	**Die Haftung des Belegarztes**	**225**
11.13	**Abrechnung anästhesiologischer Leistungen auf Belegabteilungen durch Anästhesisten**	**225**

Siegfried Häußler
12 Gesundheitsvorsorge

12.1 Gesundheitsvorsorge in der Krankenversicherung . . 227

12.2 Gesundheitsvorsorge während der Schwangerschaft und nach der Entbindung 228

12.3 Immunisierungen und Schutzimpfungen während der Schwangerschaft 229
12.3.1 Immunisierungen 229
12.3.2 Impfungen 229

12.4 Untersuchungen und Beratungen der Wöchnerin . . . 229

12.5 Hilfen für Schwangere nach dem Bundessozialhilfe-Gesetz 230

12.6 Müttergenesungswerke 230

12.7 Die alleinstehende Mutter 231

12.8 Beratungen zur Empfängnisregelung, zur Sterilisation und zum Schwangerschaftsabbruch . . . 231

12.9 Jugendarbeitsschutz-Untersuchungen 232

12.10 Gesundheitsvorsorge im Erwachsenenalter 233

Siegfried Häußler
13 Krankheitsfrüherkennung

13.1 Die Rechtsgrundlagen und Methoden 235

13.2 Die Untersuchungen nach den Kinder-Richtlinien . . 235
13.2.1 Spezielle Zusatzuntersuchungen 237
13.2.2 Erholungsverschickung 238
13.2.3 Karies-Prophylaxe 238
13.2.4 Hilfe bei angeborenen Körperbehinderungen und Leiden 238

13.3 Die Früherkennung beim Erwachsenen 239
13.3.1 Die Rechtsgrundlagen 239
13.3.2 Früherkennungs-Untersuchungen bei der Frau . . . 239
13.3.3 Früherkennungsmaßnahmen beim Mann 240

Siegfried Häußler
14 Rehabilitation

14.1	Begriffsbestimmung	241
14.2	Rechtsgrundlagen	241
14.3	Unterschiede zwischen Rehabilitation und üblicher kassenärztlicher Behandlung	242
14.4	Beratungs- und Meldepflicht	242
14.5	Mitzuteilende Behinderungen	243
14.6	Voraussetzungen für die Rehabilitation versicherungsrechtlicher Art	244
14.7	Voraussetzungen medizinischer Art	245
14.8	Die Antragstellung für Rehabilitationsmaßnahmen durch den Kassenarzt	245
14.9	Die Weiterbehandlung durch den Kassenarzt nach Heilbehandlung	247
14.10	Onkologische Nachsorge	247
14.11	Berufsfördernde Maßnahmen und Leistungen zur Rehabilitation	247
14.12	Behindertensport	248

Rolf Liebold
15 Bescheinigung der Arbeitsunfähigkeit und Begutachtungen

15.1	Die Bescheinigung der Arbeitsunfähigkeit	251
15.1.1	Die Arbeitsruhe als therapeutisches Mittel	251
15.1.2	Der Begriff „Arbeitsunfähigkeit"	251
15.1.3	Kreis der Arbeitsunfähigen	252
15.1.4	Gesetzliche Grundlagen	252
15.1.5	Die volkswirtschaftliche Bedeutung der Bescheinigung von Arbeitsunfähigkeit	253
15.1.6	Die 6-Wochen-Periode nach dem Lohnfortzahlungsgesetz	254
15.1.7	Wann besteht kein Anspruch auf Lohnfortzahlung?	255
15.1.8	Die Höhe der Lohnfortzahlung und des Krankengeldes	255

15.1.9	Die Aussteuerung	256
15.1.10	Unterschiedliche Verfahren bei Lohnfortzahlung und Krankengeldzahlung	257
15.1.11	Rückwirkende Feststellung einer Arbeitsunfähigkeit	258
15.1.12	Die voraussichtliche Dauer der Arbeitsunfähigkeit	259
15.1.13	Keine stundenweise AU-Schreibung	259
15.1.14	Teilarbeit bzw. Probearbeit zur Wiedereingliederung	259
15.1.15	Keine Bescheinigung während stationärer Behandlung	261
15.1.16	Arbeitsunfähigkeit wegen Schwangerschaftsabbruch oder Sterilisation	261
15.1.17	Krankengeldzahlung wegen der Betreuung eines erkrankten Kindes	261
15.1.18	Bescheinigung der Arbeitsfähigkeit	262
15.2	**Begutachtungen der Berufs- oder Erwerbsunfähigkeit in der Kassenpraxis**	263
15.2.1	Allgemeines	263
15.2.2	Die verschiedenen Rentenarten	263
15.2.3	Begriff der Berufsunfähigkeit	264
15.2.4	Begriff der Erwerbsunfähigkeit	264
15.2.5	Rehabilitationsmaßnahmen anstelle von Rente	265

Siegfried Häußler
16 Ärztliche Zusammenarbeit

16.1	**Zusammenarbeit mit niedergelassenen Ärzten**	266
16.2	**Kassenarzt – Krankenhausarzt**	267
16.3	**Kassenarzt – Vertrauensarzt**	267
16.4	**Kassenarzt – Betriebsarzt**	267
16.5	**Kassenarzt – Durchgangsarzt**	267
16.6	**Kassenarzt – Amtsarzt**	268
16.7	**Kassenarzt – Arbeitsamtsarzt**	269
16.8	**Die Zusammenarbeit mit nichtärztlichen Heilberufen**	269
16.8.1	Kassenarzt – Krankenschwester	270
16.8.2	Kassenarzt – Krankengymnast(in)	270

16.8.3 Kassenarzt – nichtärztliche Psychotherapeuten . . . 271

16.9 Zusammenarbeit mit sonstigen Institutionen 272
16.9.1 Kassenarzt – Apotheker 272
16.9.2 Kassenarzt – Arbeitgeber 274

Rolf Liebold
17 Abrechnung, Leistungsvergütung und Prüfwesen

17.1 Die Abrechnung des Kassenarztes 275
17.1.1 Allgemeines 275
17.1.2 Pünktliche Abrechnung 276
17.1.3 Eintragung der erbrachten Leistungen auf den Behandlungsausweisen 276
17.1.4 Gebührenordnungen bzw. Bewertungsmaßstäbe . . 281
17.1.5 Angabe von Diagnosen 283
17.1.6 Sonstige Angaben 283
17.1.7 Unterschriften, Datum, Stempel 284
17.1.8 Abrechnung im Rahmen der „Sonstigen Hilfen" . . 286
17.1.9 Abrechnung im Rahmen der Mutterschaftsvorsorge 287
17.1.10 Abrechnung von Krankheits-Früherkennungsmaßnahmen 288
17.1.11 Abgabe der Abrechnung 288

17.2 Bearbeitung der Abrechnung in der KV 288
17.2.1 Bearbeitung der Abrechnung in der Verwaltung . . 288
17.2.2 Wirtschaftlichkeitsprüfung 289
17.2.3 Die Nachprüfung durch die Kostenträger 292

17.3 Vergütung der kassenärztlichen Leistungen 293
17.3.1 Der Arzt rechnet immer Einzelleistungen ab 293
17.3.2 Der Arzt erhält immer eine nach seinen abgerechneten Einzelleistungen ausgerichtete Vergütung 293
17.3.3 Die Krankenkasse zahlt immer eine Gesamtvergütung 295
17.3.4 Vereinbarungen über die Höhe der Gesamtvergütung 296
17.3.5 Abschlagszahlungen 298

Inhalt

Rolf Liebold
18 Umsatz, Kosten, Einkommen

18.1 Umsatz – Einkommen 299
18.2 Allgemeine Praxiskosten und erstattungsfähige besondere Kosten 300
18.3 Umsatz- und Einkommensstatistik 302
18.4 Fallzahl und Fallwert 308

Helmut Narr
19 Mitgliedschaft in Laborgemeinschaften

19.1 Praxisausstattung 310
19.2 Die Laborgemeinschaft als Mittel zur Rationalisierung des Praxisablaufes 311
19.3 Das Prinzip der persönlichen Leistungserbringung .. 311
19.4 Die Laborgemeinschaft als partielle Praxisgemeinschaft 312
19.5 Rechtsgrundlagen für die Abrechnung von Leistungen in Laborgemeinschaften 313
19.6 Die Laborrichtlinien der KBV 314
19.6.1 Bereitstellung eines Akutlabors 318
19.6.2 Abrechnungsvoraussetzungen für die Leistungserbringung in Laborgemeinschaften ... 318
19.6.3 Vollmechanisierte Analysengeräte 319
19.6.4 Besondere Anforderungen für spezielle Laboruntersuchungen 319
19.6.5 Beziehbare Leistungen 320

Rolf Liebold
20 Praxisfinanzierung

20.1 Allgemeines 321
20.2 Voraussichtliches Leistungsangebot 321
20.3 Zu erwartender Umsatz 322
20.4 Erforderliche Investitionen 322
20.5 Finanzbedarf 323
20.6 Arten der Fremdfinanzierung 324
20.7 Finanzierung einer Praxisübernahme 325
20.8 Finanzbedarf für Praxisgründung 326

Helmut Narr
21 Ärztliche Aufklärungspflicht

21.1 Der Behandlungsvertrag 327
21.2 Rechte und Pflichten aus dem Behandlungsvertrag .. 328
21.3 Die rechtliche Bedeutung der Aufklärungspflicht .. 328
21.4 Der für die Aufklärung zuständige Arzt 329
21.5 Umfang der Aufklärung 330
21.6 Das „therapeutische Privileg" 332
21.7 Dokumentation der Aufklärung 333
21.8 Die Einwilligung des Patienten 334

Literatur 335

Sachverzeichnis 339

Vorwort zur dritten Auflage

Der als Einführung in die kassenärztliche Tätigkeit gedachte Leitfaden findet ständig Interesse bei der nachwachsenden Ärztegeneration, aber auch bei neuen Mitarbeitern in den Kassenärztlichen Vereinigungen, die sich in ihre zukünftige Arbeitsmaterie einarbeiten müssen. Darüber hinaus interessieren sich auch Kassenärzte, die schon längere Zeit an der kassenärztlichen Versorgung teilnehmen, für dieses Buch und wundern sich, was sie alles wissen sollten und eigentlich bisher nicht gewußt haben. So ist es kein Wunder, daß wir als Autoren das Werk für eine dritte Auflage überarbeiten mußten. Dies gab uns nicht nur Gelegenheit, alle bisherigen Informationen und vor allem die Tabellen und Abbildungen auf den neuesten Stand zu bringen, sondern wir konnten eine Fülle weiterer Informationen einbauen, die sich auf medizinische, rechtliche und verwaltungsmäßige Änderungen der letzten Zeit beziehen, wie z.B. auf die neue Amtliche Gebührenordnung, die neuen Heilmittel-, Krankenhaus- und Krankentransport-Richtlinien, die sogenannte Negativliste für bestimmte Arzneimittelverordnungen im Zusammenhang mit geringfügigen Gesundheitsstörungen und auf die flächendeckende onkologische Nachsorge.

Wir hoffen, daß auch diese dritte Auflage ein gleich gutes Echo und eine weitere Verbreitung finden wird. Für Anregungen und Kritik sind wir stets dankbar.

Stuttgart und Tübingen, im Frühjahr 1984   Siegfried Häußler
                                                  Rolf Liebold
                                                  Helmut Narr

Vorwort zur zweiten Auflage

Die ungewöhnlich positive Resonanz und die überraschend starke Nachfrage haben innerhalb eines Jahres eine Neuauflage notwendig gemacht.
Dies gab uns Gelegenheit, die Tabellen auf den neuesten Stand zu bringen, das Kapitel über die Aufklärungspflicht und über die wirtschaftliche Verordnungsweise zu überarbeiten und sonstige Ergänzungen vorzunehmen.
Wir hoffen, daß auch die zweite Auflage ein gleich gutes Echo findet. Für Anregungen und Kritik sind wir nach wie vor dankbar.

Stuttgart, im September 1981   Siegfried Häußler
                                        Rolf Liebold
                                        Helmut Narr

Vorwort zur ersten Auflage

Seit Friedrich Thieding 1958 das Buch „Die kassenärztliche Praxis" als eine einführende Übersicht für die kassenärztliche Tätigkeit veröffentlichte, haben sich in der deutschen gesetzlichen Krankenversicherung tiefgreifende Veränderungen und weitere Entwicklungen vollzogen. Die Rechtsnormen und -Bestimmungen, unter denen der Kassenarzt zu arbeiten hat, sind noch zahlreicher, unübersichtlicher und komplexer geworden. Die kassenärztliche Tätigkeit ist heute mehr denn je eine Synthese von medizinischen, sozialen und rechtlichen Hilfen für den Versicherten. Desto notwendiger erschien uns eine zusammenfassende Information für den Kassenarzt über die dabei vorhandenen Probleme und ihre Lösungen.

Wir hoffen, daß dieses Buch nicht nur den Ärzten eine Hilfe sein wird, die sich als Kassenarzt niederlassen wollen, sondern genauso den bereits als Kassenarzt Tätigen.

Für Kritik, Anregungen, Verbesserungsvorschläge und auch für Anerkennung sind wir dankbar.

Stuttgart, im Mai 1980   Siegfried Häußler
                                Rolf Liebold
                                Helmut Narr

Rolf Liebold

1 Geschichtliche Entwicklung des Kassenarztrechts

1.1 Geschichtliche Entwicklung der Sozialversicherung

1.1.1 Von den Anfängen sozialer Sicherung bis zu den Arbeiterversicherungsgesetzen

Die ältesten Vorläufer der heutigen Sozialversicherung kann man in den Einrichtungen der Knappschaften und der Zünfte sehen und bis in das 12. Jahrhundert zurückdatieren. An den Zahltagen wurden hier „Büchsen" aufgestellt, in die jeder Entgeltempfänger einen freiwilligen Obolus zur Unterstützung erkrankter Knappen oder Zunftgenossen entrichtete. Im Laufe der Zeit wurde die Entrichtung eine Pflicht, indem der sog. „Büchsenpfennig" eingeführt wurde. Derartige gemeinschaftliche Selbsthilfeeinrichtungen wurden von den „Brudermeistern", „Knappschaftsältesten" o. ä. verwaltet. Die ältesten Urkunden hierüber gehen bis in die Zeit vor 1300 zurück. Hier bildeten sich auch schon Systeme aus, bei denen nicht der Berechtigte selbst oder allein, sondern auch der Arbeitgeber (Meister) einen Beitrag in die Zunftbüchsen leisten mußte.

In späterer Zeit stellte vor allem das preußische allgemeine Landrecht (1794) ein Programm der staatlichen Armenpflege auf. Danach kam es dem Staat zu, für die Ernährung und Verpflegung derjenigen Bürger zu sorgen, die sich ihren Unterhalt nicht selbst verschaffen konnten. Diese Aufgabe wurde den Städten und Gemeinden und den bestehenden Einrichtungen wie Innungen überwiesen. Das allgemeine Landrecht regelte bereits im § 353, daß die Kur und Verpflegung eines krank gewordenen Gesellen aus der Gesellenlade und in deren Ermangelung aus der Gewerkskasse zu bestreiten sei. War dies nicht hinreichend, so mußte nach § 354 die Armenkasse des Ortes und bei deren Unzulänglichkeit die Stadt- oder Kämmereikasse hinzutreten.

Eine heute nicht mehr nachempfindbare soziale Notlage entwickelte sich in Deutschland in der zweiten Hälfte des 19. Jahrhunderts infolge der Industrialisierung. Die vom Lande mit ihren Familien in die Städte geströmten Arbeiter wurden in den Fabriken überbeansprucht und hatten in Notzeiten kaum irgendeine Hilfe zu erwarten. Die 1845 erlassene allgemeine Gewerbeordnung initiierte die Neugründung von Kassen für Fabrikarbeiter. Sie führte bereits für gewisse Bevölkerungskreise einen Zwang zum Kassenbeitritt ein, ohne jedoch die Organisation, die Leistungen und die Aufbringung der Beiträge irgendwie zu regeln. In dieser Zeit bildeten sich eine Fülle der verschiedenartigsten Kassen für Knappen, Seeleute, Gesellen und Lehrlinge, für Dienstboten, Dienstpersonal, Fabrikarbeiter usw. All diese Einrichtungen waren jedoch in ihren Leistungen unzureichend und deckten auch nicht alle Kreise der Armen ab, die eines sozialen Schutzes wirklich bedurften.

1.1.2 Die Arbeiterversicherungsgesetze

Schon in den vorausgegangenen Jahren hatten die Militärs in Preußen darauf aufmerksam gemacht, daß bei Musterungen der Zustand der jungen Männer aus Fabrikarbeiterkreisen als erschreckend schlecht anzusehen war und daß Maßnahmen hiergegen zu ergreifen seien. Vor allem aber hatte sich die erwachende Sozialdemokratie und die Gewerkschaften allmählich der sozialen Lage der Arbeiterschaft angenommen. Dies alles führte dazu, daß Kaiser Wilhelm I. in seiner Thronrede für die am 15. Februar 1881 beginnende Session des Reichstages die Hoffnung aussprach, daß sich dieser Reichstag seiner Mitwirkung zur Heilung sozialer Schäden im Wege der Gesetzgebung nicht versagen werde. Die folgende Session des Reichstages wurde am 17. November 1881 durch eine Thronrede eingeleitet, die als *Kaiserliche Botschaft* bekannt wurde und die den Beginn der modernen Sozialversicherung Deutschlands darstellt, einer Sozialversicherung, die für viele andere Staaten der Welt richtungsweisend für den eigenen Aufbau sozialer Sicherungen geworden ist. Nach dieser kaiserlichen Botschaft sollten die Arbeiter gegen Krankheit, Unfall, Invalidität und Alter versichert werden. Sie sollten Rechtsansprüche auf derartige Leistungen erhalten, die Versicherung selbst sollte durch korporative Genossenschaften auf der Grundlage der Gegenseitigkeit und Selbstverwaltung durchgeführt werden. In einer weiteren Botschaft vom 14. April 1883 wiederholte der Kaiser sein Anliegen und trieb den Reichstag zur Eile an. Am 15. Juni 1883 wurde das Krankenversicherungsgesetz beschlossen, das im Laufe der nächsten Jahre sechsmal verändert und ergänzt wurde. Das Gesetz umriß genau die versicherten Personenkreise und ließ auch die Einbeziehung von Familienangehörigen zu. Es führte bereits eine Versicherungspflichtgrenze ein, d. h. Personen, die ein höheres Einkommen hatten, schieden aus der Versicherungspflicht aus.

Träger der Krankenversicherung waren über 25 000 Gemeindekrankenversicherungskassen, Orts-, Betriebs-, Bau-, Innungskrankenkassen, Knappschafts- und Hilfskassen.

Als Mindestleistungen mußten diese Kassen gewähren:
- freie ärztliche Behandlung, freie Arznei, freie kleine Heilmittel vom Beginn einer Krankheit ab,

- im Falle der Arbeitsunfähigkeit vom dritten Tage nach Beginn der Krankheit ab ein Krankengeld von mindestens 50% des Lohnes,
- Sterbegeld,
- Wöchnerinnen-Unterstützung.

Die Regelung der Art der Leistungsabgabe blieb den einzelnen Kassen überlassen, die hierzu die unterschiedlichsten Modalitäten einführten.
Am 6. Juli 1884 wurde ein Unfallversicherungsgesetz und am 22. Juni 1889 ein Gesetz betreffend die Invaliditäts- und Altersversicherung beschlossen.

1.1.3 Die Reichsversicherungsordnung

Die Arbeiterversicherungsgesetze von 1883 enthielten noch eine Fülle von Mängeln, die nicht nur zu deren Veränderung, sondern auch zu dem Bestreben führten, diese Gesetze durch ein umfassendes Versicherungswerk abzulösen. Dabei waren u. a. Bestrebungen im Gange, die drei Versicherungszweige zu einem Versicherungsträger zusammenzulegen oder wenigstens zwei der drei Zweige ineinander zu integrieren. Nach jahrelanger Arbeit wurde am 31. Mai 1911 die Reichsversicherungsordnung (RVO) beschlossen, die zwar die drei Versicherungsarten in einem umfassenden Gesetz behandelte, jedoch die getrennten Versicherungsträger bestehen ließ. Auch innerhalb der Krankenversicherung brachte die Reichsversicherungsordnung keine Zusammenlegung der Vielfalt bestehender Krankenkassen.

Die einzelnen Teile der Reichsversicherungsordnung traten zu unterschiedlichen Zeitpunkten jeweils am 1. Januar der Jahre 1912 (Invalidenversicherung), 1913 (Unfallversicherung) und 1914 (Krankenversicherung) in Kraft. Nur ein einziger der rund 1 800 Paragraphen der RVO befaßte sich mit der sogenannten „Arztfrage", indem er lakonisch regelte, daß die Beziehungen zwischen den Krankenkassen und den Ärzten durch Verträge zu regeln seien. Bei der Beratung der RVO hatte man sich ausführlich mit dem Problem der freien Arztwahl befaßt gehabt, da eine große Anzahl von Krankenkassen ihren Versicherten keine freie Arztwahl zubilligte, sondern sie zwangen, bestimmte von der Krankenkasse ausgesuchte Ärzte, die sich vielleicht besonders billig angeboten hatten, in Anspruch zu nehmen.

Die seit dem 1. Januar 1914 vollständig in Kraft befindliche RVO, die auch heute noch gilt, hat im Laufe der Jahrzehnte an vielen Stellen mehrfache Änderungen und Ergänzungen erfahren. Die soziale Sicherung ist inzwischen durch eine Fülle zusätzlicher Gesetze erweitert und abgerundet worden. Auch die Beziehungen zwischen den Krankenkassen und den Kassenärzten sind innerhalb der RVO umfangreicher geregelt worden, indem der ursprüngliche § 368 RVO nicht nur umgestaltet und erweitert, sondern durch §§ 368a bis 368s ergänzt wurde (s. Kap. 1.2).

Die vielfältigen Änderungen und Ergänzungen der RVO haben eine ständige

Ausweitung des Kreises der Anspruchsberechtigten gebracht, so daß heute rund 95% versichert sind (Tabelle 1).

Im Sektor Krankenversicherung hat diese Versicherung eine Ausweitung über die Versicherung im Falle der Krankheit hinaus durch die Einführung der Mutterschaftsvorsorge, der Früherkennungsmaßnahmen, der Sonstigen Hilfen und der Rehabilitation erfahren.

1.2 Die Geschichte des Kassenarztrechts

1.2.1 100 Jahre Kassenarztrecht

Als Beginn der Entwicklung eines eigenen Kassenarztrechts in Deutschland kann man den Beginn der reichsgesetzlichen Krankenversicherung, also das Jahr 1883, datieren. Seit diesem Zeitpunkt waren alle gesetzlichen Krankenkassen in Deutschland einheitlich verpflichtet, ihren Versicherten ärztliche Behandlung zur Verfügung zu stellen, ohne daß die Versicherten (abgesehen von ihrem Kassenbeitrag) irgendwelche Kosten zu übernehmen hatten. Das damit festgelegte *Naturalleistungssystem* (fälschlich gelegentlich Sachleistungssystem genannt) im Gegensatz zu einem Kostenerstattungssystem sowie das seit damals bestehende Prinzip der vollen Kostenübernahme anstelle einer angemessenen Selbstbeteiligung hat das Kassenarztrecht und die vielen Auseinandersetzungen in nunmehr 100 Jahren entscheidend geprägt.

Man kann die Entwicklung des Kassenarztrechts bis zur heutigen Zeit in zehn Abschnitte einteilen, die im folgenden kurz angerissen werden.

Tabelle 1. Gesetzliche Krankenkassen und ihre Mitglieder (Quelle: Bundesarbeitsblatt, Stand September 1982)

	Kassen	Mitglieder[a]
Ortskrankenkassen	270	16 364 174
Betriebskrankenkassen	819	4 261 576
Innungskrankenkassen	155	1 885 436
Landwirtschaftliche Krankenkassen	19	837 630
See-Krankenkasse	1	59 787
Bundesknappschaft	1	986 190
Ersatzkassen für Arbeiter	8	479 220
Ersatzkassen für Angestellte	7	11 008 207
Kassen insgesamt	1 280	35 882 220

[a] Hinzu kommen die statistisch nicht erfaßten mitversicherten Angehörigen

1.2.2 Die Entwicklung des Kassenarztrechts von 1883 bis 1913

Das unter 1.1.2 erwähnte erste reichseinheitliche Krankenversicherungsgesetz von 1883 ging auf die Beziehungen zwischen den Krankenkassen und den für sie die Versicherungsleistung „ärztliche Behandlung" erbringenden Ärzte noch nicht ein. Die ersten Streitigkeiten zwischen einzelnen Ärzten und Krankenkassen führten dazu, daß eine Novelle zu diesem Gesetz vom 10. April 1892 in einem Paragraphen kurz festlegte, daß die Beziehung zwischen den Krankenkassen und den Ärzten durch Vertrag zu regeln sei. Die Ausgestaltung dieses Vertrages stand im alleinigen Ermessen der einzelnen Kassenvorstände. Dies führte zu einer Fülle von Arztsystemen und löste bei den niedergelassenen Ärzten erhebliche Unzufriedenheit aus.

- Nicht alle interessierten Ärzte wurden von den einzelnen Krankenkassen an der Behandlung der Versicherten beteiligt.
- Die Nachfrage nach derartigen Kassenverträgen führte zu einer gegenseitigen Unterbietung seitens der Ärzte und damit zu einem Ausgeliefertsein gegenüber der Willkür der Kassenvorstände.

Die Rechtsbeziehungen zwischen den Krankenkassen, den Ärzten und den Patienten im Hinblick auf die kassenärztliche Behandlung stellten sich – graphisch dargestellt – als ein Dreieck dar (Abb. 1).

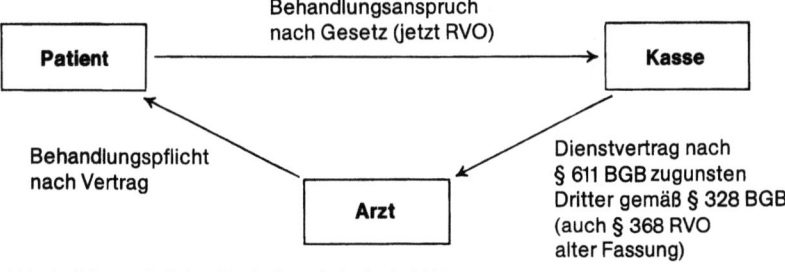

Abb. 1. Privatrechtliches Dreiecksverhältnis ab 1883

Dieses Dreiecksverhältnis wird bis heute als die eigentliche Ursache der enormen Kostenentwicklung angesehen. Der Patient verlangt von dem Arzt Leistungen, ohne dabei irgendwelche Kostenüberlegungen anstellen zu müssen, da er ja einen Anspruch auf kostenfreie Versorgung hat. Auch die Kostenüberlegungen des Arztes sind behindert. Einerseits ist er zwar zu einer wirtschaftlichen Behandlungs- und Verordnungsweise verpflichtet, andererseits aber will er den Patienten ausreichend und gut versorgen und möchte Auseinandersetzungen über die Begehren des Patienten vermeiden sowie diesen als Patient auch nicht verlieren.

Dieses Dreiecksverhältnis bedingt demzufolge eine hohe Vertrauensstellung des Kassenarztes im Rahmen der deutschen Krankenversicherung. Er muß einerseits berechtigten Interessen der Patienten auf ausreichende, zweckmäßige Versorgung wie auch andererseits die nicht minder berechtigten Interessen der Krankenkassen auf eine wirtschaftliche und nicht über das notwendige Maß hinausgehende Versorgung wie auch schließlich seine eigenen Interessen berücksichtigen.

Die Krankenkassen haben von Anfang an als Mittel gegen eine Kostenausweitung die *beschränkte Zulassung* der interessierten Ärzte angesehen. Sie waren schon vor der Jahrhundertwende der Auffassung, daß wenige Ärzte, die viele Patienten haben, kostengünstiger arbeiten als viele Ärzte mit relativ wenig Patienten. Diese begrenzte Zulassung war vom Beginn der reichsgesetzlichen Krankenversicherung an einer der drei großen Streitpunkte. Insgesamt kristallisierten sich vor allem folgende drei Punkte heraus:
- der Streit um die freie *Zulassung* der Ärzte und die freie Arztwahl;
- der Streit um einheitliche, faire *Verträge* und damit um entsprechend faire Leistungsbedingungen;
- der Streit um eine angemessene *Vergütung*.

Nachdem sich bereits im November 1894 ein Spitzenverband der Ortskrankenkassen gebildet hatte, der sich schon 1896 insbesondere mit der „Arztfrage" auseinandersetzte und hierbei die Frage der freien Arztwahl und das Vergütungssystem (Kopfpauschale oder Einzelleistungsvergütung) diskutierte, war es geradezu überfällig, daß sich die Kassenärzte und die an einer kassenärztlichen Tätigkeit interessierten Ärzte zu einer schlagkräftigen Organisation zusammenschlossen, um überhaupt gegenüber den Krankenkassen bestehen zu können. Die bisher vorhandenen ärztlichen Organisationen sahen es nicht als ihre Aufgabe an, wirtschaftliche Fragen der Ärzte zu behandeln und zu vertreten, wenn auch schon der Ärztetag 1897 sich mit derartigen Fragen befaßte. In einem Brief vom 25. Juli 1900 rief der in Leipzig tätige praktische Arzt, Hermann Hartmann, zur Gründung eines „Verbandes der Ärzte Deutschlands zur Wahrung ihrer wirtschaftlichen Interessen" auf. Aus diesem „Leipziger Verband" entwickelte sich der „*Hartmannbund* – Verband der Ärzte Deutschlands e. V.", der sich die Lösung der vorgenannten drei hauptsächlichen Streitprobleme mit zur Aufgabe machte. Hinsichtlich der Vertragsverhältnisse strebte er vor allem eine Ablösung des Einzelvertrages zwischen Arzt und Krankenkasse durch einen Kollektivvertrag (Gesamtvertrag) der örtlichen Ärzteorganisation mit der einzelnen Krankenkasse an, um einheitliche und angemessene Vertragsbedingungen zu erreichen. Sein Ziel war von Anfang an die Einführung der Einzelleistungsvergütung anstelle pauschaler Vergütungssysteme.

Die gegenseitige Konzentration der Interessen in Spitzenverbänden hatte zunächst nicht eine Bereinigung der anstehenden Probleme, sondern eher eine Verschärfung der gegenteiligen Auffassungen zur Folge, die dazu führte, daß sich die Ärzte mit typisch gewerkschaftlichen Mitteln, wie Streiks und öffentlicher Propaganda, ihre Rechte mühsam erkämpfen mußten.

Diese die Öffentlichkeit interessierenden und das Gesundheitswesen beeinträchtigenden Auseinandersetzungen ließen den Staat allmählich erkennen, daß er hier vermittelnd oder regelnd im Interesse der gesundheitlichen Versorgung der Bevölkerung eingreifen müßte. Dies wurde besonders im Jahr 1913 noch vor dem Inkrafttreten des Krankenversicherungsteils der neuen RVO deutlich, als ein groß angelegter Ärztestreik bevorstand. Unter Mitwirkung hoher Regierungsvertreter fanden sich die Verbände der Ärzte und Krankenkassen zusammen und regelten am 23. Dezember 1913 in Berlin die brennendsten anstehenden Fragen.

1.2.3 Das Berliner Abkommen (von 1913 bis 1923)

Mit diesem Berliner Abkommen begann der zweite Abschnitt in der Geschichte des deutschen Kassenarztrechts. Es regelte u. a., daß die Krankenkassen nicht mehr frei darüber bestimmen konnten, wieviel der interessierten Ärzte zur Kassenbehandlung zugelassen werden. Eine einheitliche *Zulassungsquote* von einem Arzt auf je *1 350* Versicherte der Kasse (oder bei Familienbehandlung bereits auf *1 000* Versicherte) wurde vorgeschrieben. Auch die freie Auswahl des Kassenarztes unter den interessierten Ärzten wurde den Krankenkassen genommen. Interessierte Ärzte mußten sich nunmehr in ein bei jedem Versicherungsamt anzulegendes Arztregister eintragen lassen; ein System, das im Prinzip noch heute besteht, in dem sich zulassungsinteressierte Ärzte im *Arztregister* der örtlich zuständigen Kassenärztlichen Vereinigung registrieren lassen müssen. In Richtlinien wurde festgelegt, wie bei einem Bedarf an Kassenärzten die Auswahl unter den Registrierten zu treffen war. Zwar mußte der ausgewählte Arzt weiterhin einen Einzelvertrag abschließen, doch sollte nunmehr dieser Vertrag der Zustimmung eines paritätisch besetzten *Vertragsausschusses* bedürfen.

Mit all den vorgenannten und weiteren Regelungen begann eine Normierung des Kassenarztrechts, wie man sie heute in den §§ 368 ff. RVO findet.

1.2.4 Die Zeit von 1924 bis 1931

Mit dem Auslaufen des Berliner Abkommens nach zehn Jahren begann der dritte Abschnitt der Geschichte des deutschen Kassenarztrechts. Da nach dem Auslaufen des Berliner Abkommens erneute Streitigkeiten in erheblichem Ausmaß drohten, griff die Reichsregierung ein und erließ am 30. Oktober 1923 eine „*Verordnung über Ärzte und Krankenkassen*", die weitgehend Regelungen des Berliner Abkommens übernahm oder ausbaute. Wie schon unter dem Berliner Abkommen bildete sich immer mehr eine „gemeinsame Selbstverwaltung" der Krankenkassen und Kassenärzte zur Regelung ihrer Probleme heraus. Hierfür wurden Institutionen wie ein *Reichsausschuß für Ärzte und Krankenkassen* und *Schiedsämter* eingerichtet. Der Reichsausschuß erhielt u.a. die Aufgabe, die Beziehungen zwischen Ärzten und Krankenkassen in Zulassungs-Richtlinien, Vertrags-Richtlinien zu regeln. Die Schiedsämter hatten die Aufgabe, Streitigkeiten zu schlichten und ersatzweise Vertragsinhalte festzusetzen, wenn sich die Partner nicht einigen konnten.

1.2.5 Die Notverordnung von 1931

Die hohe Arbeitslosigkeit in Deutschland brachte den Sozialversicherungsträgern infolge der Beitragsausfälle erhebliche finanzielle Engpässe. Die Reichsregierung mußte vor allem die Einnahmen der Arbeitslosenversicherung durch höhere Beitragssätze steigern. Da man eine noch stärkere Belastung der Erwerbstätigen durch höhere Gesamtbeitragsabzüge vermeiden wollte, sollten die Beiträge für die Krankenversicherung gesenkt, auf keinen Fall aber in der nächsten Zeit durch die eigene finanzielle Misere der Krankenkassen erhöht werden.

Diesen Interessen des Staates und der Krankenversicherung stand ein anderes großes Interesse der Ärzteschaft gegenüber: die freie Zulassung aller interessierten Ärzte. Die Spitzenorganisationen fanden unter diesen so gegensätzlichen Interessen einen Kompromiß, der dann aber nicht in Form eines Vertrages, sondern in Form einer Notverordnung des Reichspräsidenten und der Reichsregierung am 8. Dezember 1931 statuiert wurde. Wesentliche Punkte der Neuregelung, die dann Anfang 1932 auch in eine Neufassung des Kassenarztrechts in die §§ 368ff. RVO eingingen, waren:

- Die *Zulassungs-Verhältniszahlen* wurden gesenkt, so daß nunmehr auf *600* Versicherte ein Arzt zuzulassen war.
- Darüber hinaus mußten alle Ärzte, die am 1. Oktober 1931 bereits drei Jahre approbiert waren, spätestens bis zum 1. Januar 1934 zugelassen werden.
- Im Hinblick auf die schlechte wirtschaftliche Lage der Krankenkassen und um Ausgabensteigerungen durch die steigende Zahl von Ärzten zu vermeiden, wurde anstelle der unterschiedlichen, bis dahin geltenden Vergütungssysteme reichseinheitlich und unabdingbar das *Kopfpauschalsystem* eingeführt.
- Zur Verteilung der Pauschalsummen, die nach diesem Kopfpauschalsystem errechnet wurden, bedurfte es einer Organisation mit autonomen Rechtssetzungsbefugnissen gegenüber den einzelnen Kassenärzten. Es wurden deshalb durch die Notverordnung vom 8. Dezember 1931 die *Kassenärztlichen Vereinigungen* geschaffen, während bisher die Interessenvertretung der Ärzte durch die örtlichen Ärztevereinigungen und den Hartmannbund erfolgten. Aus dem bisherigen Dreiecksverhältnis, das sich aus einem privat-rechtlichen inzwischen zu einem öffentlich-rechtlichen entwickelt hatte, wurde nunmehr ein *Vierecksverhältnis* (Abb. 2).

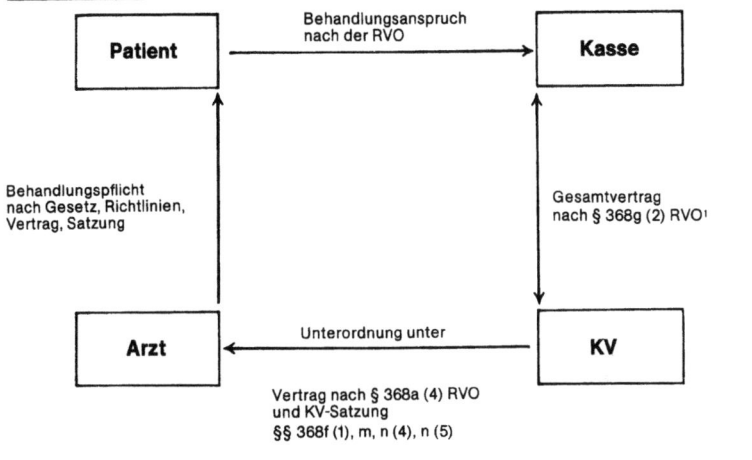

1 RVO-Fassung des GKAR von 1955, jetzt nur noch Fünfecksverhältnis (s. Kap. 7.2.3.2)

Abb. 2. Öffentlich-rechtliches Vierecksverhältnis

Die hier kurz geschilderte Zeit von 1931/1932 enthält manche Parallelen zur neuesten Zeit, in der auch wieder finanzielle Miseren der Versicherungsträger neue gesetzliche Regelungen induziert haben. Vor allem aber stellen die Regelungen der Jahre 1931/32 den Beginn des speziellen Zusammenschlusses der Kassenärzte in eigenen Kassenärztlichen Vereinigungen und der speziellen Selbstverwaltung der Kassenärzte, losgelöst von Organisationen, die auch andere Interessen der Gesamtärzteschaft vertraten, dar. Diese Rechtskonstruktion gilt heute noch in gleicher Weise.

1.2.6 Die Zeit von 1933 bis 1945

Entsprechend dem nationalsozialistischen Führersystem wurden die einzelnen Kassenärztlichen Vereinigungen zu einer zentralistisch organisierten *Kassenärztlichen Vereinigung Deutschlands (KVD)* zusammengeschlossen, die dezentrale Verwaltungsstellen unterhielt. Die Beziehungen zwischen Ärzten und Krankenkassen wurden weiter durch Reichsverträge normiert. Während der Zeit des Zweiten Weltkrieges wurde, bedingt durch den Arbeitskräftemangel, das Vergütungssystem vereinfacht. Während beim reichsgesetzlichen Kopfpauschalsystem die Ärzte einen Anteil aus dieser Pauschalsumme erhielten, der sich nach Art und Zahl ihrer erbrachten einzelnen Leistungen richtete, bekamen sie während des Krieges einen Pauschalbetrag je Fall ohne Rücksicht auf von ihnen erbrachte Leistungen. Hieraus entwickelte sich ein noch Jahrzehnte nachwirkendes „Falldenken" der Ärzte in der später irrigen Meinung, daß sie pro Fall einen bestimmten Honorarbetrag erhielten.

1.2.7 Die Nachkriegszeit bis zur bundeseinheitlichen Neuregelung im Jahre 1955

Nach 1945 trat in den Besatzungszonen bzw. den späteren Bundesländern zunächst eine verschiedenartige Entwicklung ein, die erst mit dem Gesetz über das Kassenarztrecht aus dem Jahr 1955 beendet wurde. Die einzelnen Landesstellen der Kassenärztlichen Vereinigung Deutschlands hatten sich zu selbständigen Kassenärztlichen Vereinigungen rückentwickelt, ohne daß es in allen Ländern hierfür eine eindeutige Rechtsgrundlage gab. Obwohl nach der RVO eigentlich nur das 1931 eingeführte Kopfpauschalsystem für die Vergütung zulässig war, entwickelten sich neben ihm andere Vergütungssysteme. Vor allem in Berlin, wo die gegliederte Sozialversicherung nach dem Kriege in eine Einheitsversicherung für einige Jahre umgewandelt worden war, wurden nacheinander die verschiedenartigsten Vergütungssysteme angewandt. Die Vergütung war dabei in der Regel völlig unzureichend; eine Beratung wurde z.T. nur noch mit 0,56 DM honoriert. Diese Situation führte zu einer großen Unzufriedenheit unter den Kassenärzten. Hinzu kam das Problem der aus dem Krieg in großer Zahl heimkehrenden Ärzte, die keine Zulassung bei der Verhältniszahl 1:600 fanden. So kam es vereinzelt zu Ärztestreiks und so war es der Bundesregierung auch aufgrund der Forderungen der Ärzteorganisationen klar, daß eine grundsätzliche Reformierung des Kassenarztrechts durchgeführt werden mußte.

Im Rahmen dieser Reformdiskussionen wurde intensiv die Frage der Beibehaltung des Naturalleistungssystems ohne jegliche Kostenbeteiligung diskutiert. Weit vorausblickende Kreise der Ärzteschaft sahen im Laufe der kommenden Jahre eine derartige Kostenlawine auf die Krankenversicherung zukommen und empfahlen die Einführung eines Naturalleistungssystems mit Selbstbeteiligung. Leider konnten sie sich weder in eigenen Ärztekreisen noch generell unter den Politikern durchsetzen.

1.2.8 Das Kassenarztrecht von 1955

Am 17. August 1955 wurde das Gesetz über das Kassenarztrecht (GKAR) beschlossen, das eine völlige Novellierung der §§ 368 ff. RVO – also des Kassenarztrechts – mit sich brachte. Wesentliche Punkte dieses Gesetzes waren:
- Es verblieb bei dem reinen *Naturalleistungsprinzip* ohne Selbstbeteiligung der Versicherten.
- Die *Verhältniszahl* für die Zulassung wurde gemindert, so daß nunmehr auf jeweils *500* Versicherte ein Arzt zuzulassen war.
- Die einzelnen *Kassenärztlichen Vereinigungen* in den Ländern wurden legalisiert und zu Körperschaften des öffentlichen Rechts erklärt.
- Entsprechend dem föderalistischen Prinzip der Bundesrepublik wurde eine

neue *Kassenärztliche Bundesvereinigung* geschaffen, deren Mitglieder nicht die Kassenärzte, sondern die 18 Kassenärztlichen Vereinigungen sind, auch die KBV ist eine Körperschaft öffentlichen Rechts.
- Die Möglichkeit eines Ärztestreiks wurde generell durch Einführung eines verbindlichen *Schiedsverfahrens* beseitigt. Sofern die Krankenkassen und die Kassenärztlichen Vereinigungen sich nicht über die Honorierung oder andere Vertragsbestandteile einigen konnten, mußte der entsprechende Vertrag vom Schiedsamt festgesetzt werden, bis zur Festsetzung galt der vorherige Vertrag und damit auch die vorher vereinbarte Vergütung vorläufig weiter.
- Es wurde im Gesetz die Möglichkeit geschaffen, anstelle des gesetzlichen Kopfpauschal-Vergütungssystems andere Systeme zu vereinbaren *(Einzelleistungsvergütung, Fallpauschalierung)*.
- Das Gesetz sah ein *mehrstufiges Vertragssystem* mit Bundesmantelverträgen, Landesmantelverträgen und Gesamtverträgen vor. Der Bundesmantelvertrag bestimmte den allgemeinen Inhalt aller Gesamtverträge, Landesmantelverträge konnten den allgemeinen Inhalt ergänzen. Der spezielle Inhalt der Gesamtverträge (dazu gehört vor allem die Festlegung des Vergütungssystems und der Vergütungshöhe) war zusätzlich in den Gesamtverträgen zu regeln, die zwischen der KV mit jeder Krankenkasse abzuschließen waren.

1.2.9 Die Liberalisierung der Zulassung durch das Urteil des Bundesverfassungsgerichts vom 23. März 1960

Anders als zu Beginn der reichsgesetzlichen Krankenversicherung war inzwischen der größte Teil der deutschen Bevölkerung in der gesetzlichen Krankenversicherung versichert und traten somit gegenüber den Ärzten als Kassenpatienten auf. Hinzu kamen die Bevölkerungskreise, die einen Versorgungsanspruch, vor allem als Kriegsbeschädigte, Kriegshinterbliebene, Opfer des Dritten Reiches o. ä., hatten und die ebenfalls „auf Schein" den Arzt in Anspruch nahmen. Die aus dem Krieg heimkehrenden Ärzte konnten also keinesfalls von einer reinen Privatpraxis leben und waren, wenn sie ihren ärztlichen Beruf in eigener Praxis ausüben wollten, auf die Teilnahme an der kassenärztlichen Versorgung angewiesen. Auch bei der Verhältniszahl von 1 : 500 war dies nicht kurzfristig gegeben, die Ärzte mußten vielmehr längere Wartezeiten in Kauf nehmen und konnten sich nicht in den von ihnen persönlich gewünschten Orten niederlassen. So war es nicht verwunderlich, daß einige Ärzte – wie vorher schon Apotheker – das Bundesverfassungsgericht anriefen, um die Frage der Verfassungsmäßigkeit der im Gesetz geregelten Verhältniszahl überprüfen zu lassen. Am 23. März 1960 entschied das Bundesverfassungsgericht, daß diese Verhältniszahl der Verfassung der Bundesrepublik entgegenstand, da sie den freien Zugang zum Beruf „Kassenarzt" verhinderte. Damit fielen die entsprechenden Bestimmungen in der RVO und der Zulassungsordnung ersatzlos weg und jeder Arzt, der die persönliche Voraussetzung erfüllte, mußte von da an am Ort der eigenen Wahl zugelassen werden. Diese Entscheidung erging, obwohl ein Teil der gehörten Organisationen erhebliche Bedenken gegen eine freie Zulassung aller interessierten Ärzte erhob, weil sie Fehlentwicklungen befürchteten. Das Bundesverfassungsgericht meinte aber, daß durch das freie Spiel der Kräfte, also einer den Grundsätzen der Bundesrepublik konformen Marktregelung, ein Ausgleich eintreten würde. Heute kann rückblickend festgestellt werden, daß sich tatsächlich erhebliche regionale und interdisziplinäre Disproportionalitäten entwickelt haben. Die ärztliche Versorgung der Landgebiete war lange Zeit wesentlich ungünstiger und bis heute fehlt es noch an einer ausreichenden Zahl von Allgemeinärzten. Während die Zulassungsordnung vor dem Beschluß des Bundesverfassungsgerichts vorsah, daß die Zahl der Fachärzte im allgemeinen ein Drittel der Zahl der Kassenärzte betragen soll, haben sich die Verhältnisse durch die freie Zulassung so verschoben, daß in den meisten Gebieten der Anteil der Praktischen Ärzte/Allgemeinärzte unter 50% liegt und ständig eine leicht sinkende Tendenz aufweist. Wenn auch inzwischen durch die wesentlich erhöhte Zahl der Studienplätze damit gerechnet werden kann, daß genügend Ärzte in die freie Praxis strömen, um auch ländliche Gebiete mit Ärzten versorgen zu können, so bleibt die interdisziplinäre Divergenz durch den Mangel an Allgemeinärzten nach wie vor bestehen.

1.2.10 Die Weiterentwicklung des Krankenversicherungsrechts ab 1. Januar 1966 und die Auswirkungen auf das Kassenarztrecht

Das Krankenversicherungsrecht hat seit dem ersten Reichskrankenversicherungsgesetz von 1883 eine ständige Ausweitung hinsichtlich des versicherten Personenkreises wie auch der zu gewährenden Leistungen erfahren.
Diese Tendenz setzte sich auch nach dem Krieg fort, so durch die Einführung der gesetzlichen *Mutterschaftsvorsorge* ab 1. Januar 1966, durch die *Krebsfrüherkennungsmaßnahmen* der Männer und Frauen und die *Früherkennungsmaßnahmen* für Säuglinge und Kleinkinder (s. Kap. 13), durch das *Lohnfortzahlungsgesetz* (s. Kap. 15), durch die Einführung eines Rechtsanspruchs auf zeitlich *unbegrenzte Krankenhauspflege*, durch die Einführung eines *Pflegekrankengeldes* bei der Beaufsichtigung erkrankter Kinder, durch die Aufnahme der *Großen Psychotherapie* in den Leistungskatalog der Krankenversicherung, durch die Einführung von *Rehabilitationsmaßnahmen* als Leistungen der gesetzlichen Krankenversicherung (s. Kap. 14) und durch die *„Sonstigen Hilfen"* (s. Kap. 12).
Diese Leistungsausweitungen hatten entsprechende Ausweitungen des Begriffs der kassenärztlichen Versorgung zur Folge und brachten zwangsläufig

eine nicht unerhebliche Kostensteigerung mit sich. Zwischenzeitlich aufgetretene Befürchtungen, daß die Kassenärzte gar nicht in der Lage wären, all diese neuen Leistungen in ausreichendem Maße erbringen zu können, haben sich nicht bewahrheitet. Mit der steigenden Zahl der Kassenärzte war es zu jeder Zeit möglich, einen gesetzlich neu geschaffenen Leistungsbedarf bei den Versicherten durch die Kassenärzte auch zu befriedigen. Dies trifft auch auf neu eingeführte Untersuchungs- und Behandlungsmethoden zu, da sich die Kassenärzte durch erhebliche Investitionen in ihren Praxen – anders als in manch anderen Nationen – immer solchen neuen Erfordernissen unverzüglich angepaßt haben.

1.2.11 Einschneidende Änderungen des Kassenarztrechts ab 1. Januar 1977

Am 1. Januar 1977 trat das Krankenversicherungs-Weiterentwicklungsgesetz (KVWG) und am 1. Juli 1977 das Krankenversicherungs-Kostendämpfungsgesetz (KVKG) in Kraft. Es folgten ergänzend zum 1. Januar 1982 das Kostendämpfungs-Ergänzungsgesetz (KVEG) und das Krankenhaus-Kostendämpfungsgesetz sowie zum 1. Januar 1983 das Haushaltsbegleitgesetz mit weiteren Kostendämpfungsmaßnahmen.

Durch das KVWG wurde u.a. eine umfangreiche bürokratische und bis jetzt noch ineffiziente *Bedarfsplanung* eingeführt, deren Ergebnisse etwa ein Jahr hinter den Realitäten hinterherhinken und somit für den niederlassungsinteressierten Arzt und die beratenden Mitarbeiter in den KVen kaum Aussagekraft besitzen.

Das KVKG versucht, die *Ersatzkassen* und die *Bundesknappschaft,* die seit jeher eine rechtliche Sonderstellung innehatten, auf Teilgebieten des Kassenarztrechts mit den RVO-Kassen gleichzuschalten und damit dem Ziel einer *Einheitsversicherung* näherzukommen.

Hauptziel des KVKG war es, die Ausgaben für ärztliche Behandlung und für Arzneimittel durch Beeinträchtigung der Vertragsfreiheit zwischen den Organisationen der Ärzte und Krankenkassen zu dämpfen, ohne seinerzeit aber die Versicherten mit in diese Bemühungen einzubeziehen, obwohl sie durch ihre ständig steigenden Leistungsbegehren und das immer wieder erweiterte Leistungsspektrum der Kassen durch Gesetz, Satzung und Rechtsprechung die eigentlichen Verursacher der die wirtschaftlichen Möglichkeiten übersteigenden *Kostenexplosion* sind. Die Gesetzgebung ab 1982 mußte dann aber doch durch erste vorsichtige Kostenbeteiligungen (Arznei- und Heilmittel, Brillen, Krankentransporte, Krankenhaus, Kuren, Zahnersatz, Kieferorthopädie) in das Leistungsverhalten der Versicherten eingreifen. Die *prekäre* finanzielle Situation in der deutschen Arbeitslosen- und Rentenversicherung spielte hierbei eine weitere Rolle.

So sieht das durch das KVKG geänderte Kassenarztrecht nunmehr vor, daß eine neue geschaffene „*Konzertierte Aktion* im Gesundheitswesen" die freie Vertragsgestaltung zwischen Ärzten und Krankenkassen durch Empfehlungen präjudizieren soll und daß an der Ausarbeitung dieser Empfehlungen eine Vielzahl von Vertretern von Organisationen teilnehmen, die weder zu den Kassenärzten noch den Krankenkassen zu zählen sind. Hierdurch wurde eine zunehmende Politisierung der Vergütungs- und Vertragsverhandlungen erzielt.

Für den Fall, daß derartige Empfehlungen der Konzertierten Aktion nicht zustande kommen, müssen die Bundesverbände der Krankenkassen und die Kassenärztliche Bundesvereinigung entsprechende Empfehlungen vereinbaren. Die endgültigen und verbindlichen Vertragsabschlüsse werden zwar weiter durch die Kassenärztlichen Vereinigungen und die Landesverbände der Krankenkassen in Gesamtverträgen getroffen, doch sind diese Empfehlungen zu beachten und erschweren Vertragsabschlüsse rein unter Berücksichtigung der örtlich wirtschaftlichen Verhältnisse so stark, daß die dem föderalistischen Prinzip der deutschen Bundesrepublik entsprechende Vertragshoheit der KVen und Krankenkassen weitgehend eliminiert ist. Die einzelnen Krankenkassen wurden sogar völlig zu Gunsten der Landesverbände ausgeschaltet. Die Wandlung zur zentralgelenkten Einheitsversicherung ist unverkennbar.

Hinsichtlich der *Vergütungssysteme* ist eine Auflockerung erfolgt, indem noch mehr Vergütungssysteme genannt werden und alle Vergütungssysteme gleichberechtigt sind (s. Kap. 17).

Hinsichtlich der Arzneimittelausgaben wurde ein *Arzneimittelhöchstbetrag* eingeführt, dessen Höhe ebenfalls durch Empfehlungen der Konzertierten Aktion oder der Spitzenorganisationen vorgegeben, dann jedoch verbindlich auf Landesebene vereinbart werden soll. Wenn die tatsächlichen Ausgaben diesen Arzneimittelhöchstbetrag nicht nur geringfügig übersteigen, sollen zusätzliche Prüfungen der Verordnungsweise der Ärzte durchgeführt werden. Das KVEG führte dann einen gleich konstruierten *Heilmittelhöchstbetrag* ein. *Preisvergleichslisten* und *Negativlisten* sollen den Ärzten für ihre Verordnungstätigkeit an die Hand gegeben werden. In den *Prüfungseinrichtungen,* die die Wirtschaftlichkeit der ärztlichen Behandlung und der ärztlichen Verordnungsweise bei RVO-Kassen zu überprüfen haben, sind nunmehr überall Krankenkassenvertreter paritätisch beteiligt und entscheiden als Nichtärzte unter Umständen ausschlaggebend mit über die ausreichende, notwendige, den Regeln der ärztlichen Kunst entsprechende kassenärztliche Behandlung (s. Kap. 10).

Diese Änderungen und die bisherigen Empfehlungen der Konzertierten Aktion, die Honorarzuwächse vorsehen, die nicht einmal die *Kostensteigerungen* voll auffangen oder gar einen längerfristigen Verzicht auf Anhebung der Vergütung empfahlen, lassen bezweifeln, ob durch diese Novellierungen des Kassenarztrechts eine Befriedigung in den Beziehungen der Ärzte und Krankenkassen eingetreten ist.

Weiterführende Literatur: [24, 25, 28, 47, 49, 51].

Helmut Narr
2 Ärztliche Organisationen

2.1 Historische Entwicklung

Schon frühzeitig haben sich Ärzte auf freiwilliger Basis zusammengeschlossen, um wissenschaftliche Meinungen auszutauschen, sich also fortzubilden. Wissenschaftliche Vereinigungen von Ärzten stehen deshalb am Anfang der geschichtlichen Entwicklung. Daneben gab es schon frühzeitig Vereinigungen mit dem Ziel, die berufliche Selbständigkeit zu erreichen und zu festigen sowie die eigenen Angelegenheiten in Selbstverwaltung zu regeln und die Einflußnahme berufsfremder Personen und Institutionen möglichst gering zu halten. Parallel hierzu liefen Bestrebungen, durch staatliche Medizinalordnungen ein einheitliches ärztliches Berufsbild zu schaffen und durch Errichtung von Ehrenräten berufliche Verstöße der Berufsangehörigen in Selbstverwaltung durch eigene Instanzen zu regulieren. Dies führte neben der Gründung zahlreicher wissenschaftlicher Vereinigungen im 19. Jahrhundert zur Schaffung des Ärztevereinsbundes, der nach seiner Satzung nicht nur eine Art Berufsordnung erließ, also verbindliche Normen für die Berufsausübung setzte, sondern auch bestrebt war, durch Vorschläge und Anregungen Einfluß auf die staatliche Gesetzgebung zu nehmen, soweit sie Ärzte und ärztliche Belange betraf. Pflege der Wissenschaft und des Gemeinsinnes untereinander sowie der Wunsch nach Unabhängigkeit und Regelung eigener Angelegenheiten in Selbstverwaltung verbunden mit der Möglichkeit, den staatlichen Instanzen durch Anregungen und Vorschläge Hilfestellung bei allen die Ärzte und die Gesundheitsvorsorge betreffenden Angelegenheiten zu geben, sind also die entscheidenden Ursachen für alle ärztlichen Zusammenschlüsse.

2.2 Die Einführung der sozialen Krankenversicherung

Mit Erlaß des Krankenversicherungsgesetzes im Jahre 1883 entstand eine neue Dimension. Durch dieses Gesetz wurde das Naturalleistungsprinzip (häufig fälschlicherweise als Sachleistungsprinzip bezeichnet) eingeführt, das bis heute integraler Bestandteil unseres sozialen Krankenversicherungssystemes ist. Man versteht darunter den Anspruch des Versicherten gegenüber seiner Krankenkasse, ihm im Krankheits- und heute auch im Vorsorge- und Früherkennungsfall ärztliche Hilfe in natura, also „durch Bereitstellung eines Artzes" zu gewähren. Der Gegensatz zum Naturalleistungsprinzip ist das Kostenerstattungsprinzip. Hier erhält der Versicherte, nachdem er selbst die Kosten einer ärztlichen Behandlung aus eigener Tasche bezahlt hat, von einer hinter ihm stehenden Versicherung je nach Ausgestaltung des Versicherungsvertrages die gesamten oder Teile der von ihm aufgewendeten Kosten zurückerstattet. Beim Naturalleistungsprinzip wird also ärztliche Hilfe seitens der Krankenkasse durch Bereitstellung eines Arztes gewährt. Beim Kostenerstattungsprinzip werden die vom Versicherten verauslagten Arztkosten ganz oder teilweise erstattet. Das Naturalleistungsprinzip der gesetzlichen Krankenversicherung erhebt den Beitrag durch gesetzlich begründeten Abzug vom Lohn. Die private Krankenversicherung erhält ihren Beitrag auf vertraglicher Basis. Die Rechtsbeziehung Arzt/Patient wird nicht tangiert. Beim Naturalleistungsprinzip schiebt sich zwischen Arzt und Patient die Krankenkasse. Dadurch erfährt die Vertragsgestaltung zwischen Arzt und Patient eine radikale Umwandlung. Im Anfang der gesetzlichen Krankenversicherung wählte die Krankenkasse nicht nur den einzelnen Arzt aus, der Kassenpatienten behandeln durfte, sie bestimmte auch den Vertragsinhalt sowie Art und Höhe der Honorierung. Dies hat alsbald mit der Zunahme des krankenversicherungspflichtigen Personenkreises zu Beginn des 20. Jahrhunderts zu erheblichen Spannungen zwischen Ärzten und Krankenkassen geführt. Um den mächtigen Krankenkassen anstelle des Einzelarztes einen Verband gegenüberzustellen, der die Vertragsbedingungen für alle Ärzte aushandeln und den Einzelvertrag zugunsten einer kollektivvertraglichen Regelung ersetzen sollte, wurde im Jahre 1900 der Leipziger Verband gegründet mit dem Ziel, die wirtschaftlichen Interessen der Kassenärzte gegenüber den Krankenkassen wahrzunehmen. Der Leipziger Verband wurde später nach seinem Gründer Dr. Hartmann Hartmannbund benannt. Anfang der 30er Jahre übernahmen die als Körperschaften des öffentlichen Rechtes errichteten Kassenärztlichen Vereinigungen anstelle des privatrechtlichen Hartmannbundes die Vertragsgestaltung mit den Krankenkassen und die Sicherstellung der kassenärztlichen Versorgung sowie die Gewährleistung für ihre ordnungsgemäße Durchführung. Naturalleistungsprinzip, Einzelvertrag zwischen Arzt und Kasse, kollektivvertragliche Regelungen zwischen Krankenkassen und Hartmannbund und schließlich gesetzliche Errichtung der Kassenärztlichen Vereinigungen als Vertragspartner der Krankenkassen sind die Ursachen für den Zusammenschluß von Ärzten zur Wahrnehmung ihrer wirtschaftlichen Interessen. (Einzelheiten s. Kap. 1.2.8 ff. und Kap. 2.10.)

2.3 Die wissenschaftlichen Gesellschaften

Mit der Spezialisierung in der Medizin und der Auffächerung – in derzeit 27 Gebiete ohne Teilgebiete – hat sich auch die Zahl der wissenschaftlichen Gesellschaften vermehrt. Jedes durch die Weiterbildungsordnung anerkannte Gebiet (Chirurgie, Innere Medizin, Augenheilkunde usw.) oder Teilgebiet (Unfallchirurgie, Hämatologie, Nephrologie) bilden eine eigene wissenschaftliche Gesellschaft. Sie sind regelmäßig als privatrechtlicher Verein organisiert und dienen ausschließlich der Pflege der Wissenschaft und damit der Fortbildung ihrer Mitglieder in dem betreffenden Gebiet oder Teilgebiet.

2.4 Berufsverbände

Daneben gibt es Berufsverbände, die ebenfalls regelmäßig als Vereine auf privatrechtlicher Basis errichtet wurden und neben der wissenschaftlichen Fortbildung ihrer Mitglieder deren berufspolitische Interessen vertreten. Neben der Interessenvertretung ihrer Mitglieder werden die Berufsverbände auch beratend in Fragen ihres eigenen Gebietes tätig, beispielsweise zu Fragen der Weiterbildung, der Weiterbildungszeit oder der Einführung neuer Leistungen in die Gebührenordnung. Es gibt, um nur einige wenige zu nennen, den Berufsverband der praktischen Ärzte/Allgemeinärzte, der Internisten, der Chirurgen, der Pathologen, der Kinderärzte, den Kassenarztverband, den Verband der leitenden Krankenhausärzte, der Medizinalbeamten, der Ärztinnen usw.

2.5 Hartmannbund

Neben den wissenschaftlichen Gesellschaften und den Berufsverbänden gibt es interdisziplinäre ärztliche Vereinigungen, die das gesamte Spektrum ärztlicher Berufspolitik außerhalb der fachlichen Bindung der einzelnen Mitglieder vertreten und zur Geltung bringen. Neben der Fortbildung gehört zum Programm und zur Aufgabenstellung dieser Organisationen die Information und Beratung der einzelnen Mitglieder sowie die berufspolitische Vertretung der Gesamtinteressen der Ärzteschaft gegenüber staatlichen Stellen und gegenüber den öffentlich-rechtlich strukturierten Körperschaften der Ärzte, nämlich gegenüber den Ärztekammern einschließlich der Bundesärztekammer und den Kassenärztlichen Vereinigungen einschließlich der Kassenärztlichen Bundesvereinigung. Der älteste und traditionsreichste ärztliche Verband mit allgemeinberufspolitischer Zielsetzung ist der Hartmannbund. Er hat heute nicht mehr die Aufgabe der wirtschaftlichen Vertretung der Ärzte gegenüber den

Krankenkassen. Diese Aufgabe wurde von den gesetzlich errichteten Kassenärztlichen Vereinigungen übernommen. Der Hartmannbund hat vielmehr ein allgemeines berufspolitisches Mandat im Sinne der Interessenwahrnehmung und Interessenvertretung der Ärzteschaft. Er verfügt neben einer Zentrale in 5300 Bonn 2 (Bad Godesberg), Godesberger Allee 54, über einzelne Landesverbände, die entsprechend der Gliederung der Bundesländer organisiert sind. Den Landesverbänden obliegt die Vertretung besonderer landesrechtlicher Berufs- und Standesinteressen.

Entsprechend seiner ursprünglichen Zielsetzung als wirtschaftliche Vertretung der Kassenärzte tritt der Hartmannbund auch heute noch ein
- für eine Ordnung der Sozialversicherung und der öffentlichen Gesundheitspflege nach folgenden Grundsätzen:
  - Verbesserung und Vervollkommnung der Gesundheitspflege und Hebung des Gesundheitszustandes des einzelnen Menschen und des Volkes,
  - Teilnahme der gesamten Bevölkerung und insbesondere der Werktätigen an allen Fortschritten der medizinischen Wissenschaft,
  - Sicherung der finanziellen Durchführung dieser Aufgaben;
- für die Unabhängigkeit des Arztes und seiner Berufsausübung;
- für die freie Arztwahl;
- für eine gerechte und angemessene Vergütung der ärztlichen Leistungen;
- für die Sicherung des maßgeblichen ärztlichen Einflusses in allen der Gesundheitspflege dienenden Einrichtungen;
- für die Freiheit der ärztlichen Niederlassung.

Entsprechend seiner interdisziplinären und überregionalen Zielsetzung und Bedeutung will der Verband die gesamte Ärzteschaft Deutschlands einschließlich aller Sondergruppen zur gemeinsamen Verfolgung dieser Ziele fest zusammenschließen und seine Forderungen gegenüber dem Gesetzgeber sowie den Regierungen und Behörden des Bundes und der Länder sowie den Trägern der öffentlichen Gesundheitspflege und der Sozialversicherung vertreten (weitere Einzelheiten siehe Narr 1977).

2.6 Der Verband der niedergelassenen Ärzte Deutschlands (NAV)

Ebenso wie der Hartmannbund ist der Verband der niedergelassenen Ärzte Deutschlands (NAV) ein privatrechtlich organisierter eingetragener Verein. Zweck dieses Verbandes ist der Zusammenschluß aller niedergelassenen Ärzte Deutschlands. Ziel des Verbandes ist die Sicherung der freiberuflichen Tätigkeit niedergelassener Ärzte, der Niederlassungsfreiheit, der freien Zulassung zur Kassenpraxis sowie der uneingeschränkten freien Arztwahl der Bevölkerung. Der Verband vertritt die Interessen dieser Arztgruppe in parteipolitischer, weltanschaulicher und konfessioneller Neutralität gegenüber dem Patienten, den Regierungen, den Parteien, Behörden und allen anderen Organisationen und Institutionen in Deutschland und im Ausland. Auch der NAV verfügt über Landesverbände in den einzelnen Bundesländern. Einzelheiten sind zu erfragen beim Verband der niedergelassenen Ärzte Deutschlands e. V. – Hauptgeschäftsführung –, Belfortstr. 9/III, 5000 Köln 1.

2.7 Marburger Bund

Eine Sonderstellung unter den privatrechtlich organisierten ärztlichen Verbänden nimmt der Marburger Bund ein. Er ist die Interessenvertretung der angestellten und beamteten Ärzte sowie der Medizinstudenten. Er ist die einzige nach dem Tarifvertragsgesetz tariffähige Gewerkschaft der angestellten Ärzte. Er vertritt also nicht nur die berufspolitischen Ziele seiner Mitglieder, sondern schließt für sie mit den Arbeitgeberverbänden, insbesondere dem Staat und den Kommunen Tarifverträge ab, in denen Vereinbarungen über Arbeitszeit, Vergütung, Bereitschaftsdienst der angestellten Ärzte getroffen werden. Auch der Marburger Bund ist in Landesverbände untergliedert. Er erteilt durch diese Landesverbände allen Mitgliedern kostenlos Auskunft in berufsrechtlichen, arbeitsrechtlichen, sozialversicherungsrechtlichen und beamtenrechtlichen Fragen, die sich aus der Berufsausübung ergeben. (Einzelheiten sind zu erfragen bei der Bundesgeschäftsstelle, Riehler Str. 6, 5000 Köln 1, oder den Landesgeschäftsstellen.)

2.8 Die Bundesärztekammer

Vor 1945 gab es eine mit Zentralgewalt ausgestattete Reichsärztekammer als Körperschaft des öffentlichen Rechts. Sie ist 1945 untergegangen.
Die Bundesärztekammer ist keine Körperschaft des öffentlichen Rechtes, sondern der privatrechtliche Zusammenschluß der Ärztekammern des Bundesgebietes in der Rechtsform eines nicht eingetragenen Vereines. Sie hat deshalb keine Aufsichtsbefugnis und Gesetzgebungskompetenz gegenüber den rechtlich selbständigen Landesärztekammern. Nach ihrer Satzung hat die Bundesärztekammer folgende Aufgaben:
- Ständiger Erfahrungsaustausch unter den Ärztekammern;
- Pflege des Zusammengehörigkeitsgefühles aller deutschen Ärzte und ihrer Organisationen;

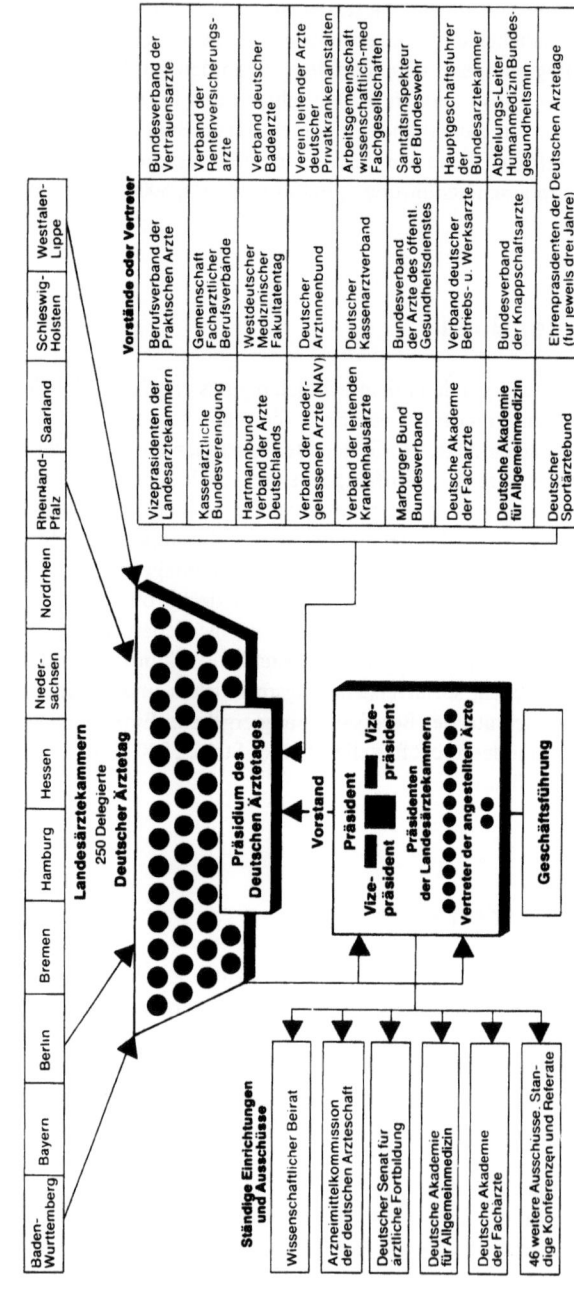

Abb. 3. Aufbau und Organisation der Bundesärztekammer

- Vermittlung des Meinungs- und Erfahrungsaustausches zwischen den Ärztekammern;
- Unterrichtung der Ärztekammern über alle wichtigen Vorgänge auf dem Gebiet des Gesundheitswesens;
- Herbeiführung einer möglichst einheitlichen Regelung der ärztlichen Berufspflichten;
- Förderung der ärztlichen Fortbildung;
- Wahrung der beruflichen Belange der Ärzteschaft in Angelegenheiten, die über den Zuständigkeitsbereich eines Landes hinausgehen;
- Herstellung von Beziehungen zur ärztlichen Wissenschaft und zu ärztlichen Vereinigungen des Auslandes.

Die Aufgaben der Bundesärztekammer werden von den satzungsgemäß hierfür zuständigen Organen ausgeführt. Diese Organe sind
- die Hauptversammlung (Deutscher Ärztetag),
- der Vorstand.

Außerdem können Ausschüsse der Bundesärztekammer zur Vorbereitung von Entscheidungen der Organe eingerichtet werden. Solche Ausschüsse sind z. B.:
- Wissenschaftlicher Beirat,
- Arzneimittelkommission der deutschen Ärzteschaft,
- Deutscher Senat für ärztliche Fortbildung (weitere Einzelheiten siehe Narr 1977).

2.9 Die Landesärztekammern

Im Gegensatz zur Bundesärztekammer sind die Landesärztekammern Körperschaften des öffentlichen Rechtes. Man versteht darunter mitgliedschaftlich verfaßte und unabhängig vom Wechsel der Mitglieder bestehende Organisationen, die ihre Existenz nicht dem privaten Entschluß ihrer Mitglieder, sondern einem Hoheitsakt, nämlich regelmäßig einem Gesetz verdanken. Daraus folgt, daß Körperschaften des öffentlichen Rechtes immer zur Erledigung von solchen Aufgaben gegründet werden, die im öffentlichen Interesse liegen.

Es gibt in jedem Land des Bundesrepublik eine Landesärztekammer mit Zuständigkeit für dieses Bundesland. Eine Ausnahme stellt Nordrhein-Westfalen dar. Hier gibt es für den Landesteil Nordrhein und für den Landesteil Westfalen eine eigene Landesärztekammer. Einige Landesärztekammern haben rechtlich selbständige Untergliederungen (in Bayern) bzw. unselbständige Untergliederungen (Bezirksärztekammern) in Baden-Württemberg und Rheinland-Pfalz. Die Anschriften der Landesärztekammern sind in Tabelle 2 aufgeführt.

Tabelle 2. Anschriften der Landesärztekammern

Landesärztekammer Baden-Württemberg Jahnstr. 40, 7000 Stuttgart 70,
Bayerische Landesärztekammer Mühlbaurstr. 16, 8000 München 80,
Ärztekammer Berlin, Bismarckstr. 95/96, 1000 Berlin 12,
Ärztekammer Bremen, Schwachhauser Heerstr. 26/28, 2800 Bremen 1,
Ärztekammer Hamburg, Humboldtstr. 56 (Ärztehaus), 2000 Hamburg 76
Landesärztekammer Hessen, Broßstr. 6, 6000 Frankfurt (Main) 90,
Ärztekammer Niedersachsen, Berliner Allee 20, 3000 Hannover 1,
Ärztekammer Nordrhein, Tersteegenstr. 31, 4000 Düsseldorf 30,
Landesärztekammer Rheinland-Pfalz, Deutschhausplatz 3, 6500 Mainz,
Ärztekammer des Saarlandes, Faktoreistr. 4, 6600 Saarbrücken 6,
Ärztekammer Schleswig-Holstein, Bismarckallee 8–12, 2360 Bad Segeberg,
Ärztekammer Westfalen-Lippe, Kaiser-Wilhelm-Ring 4–6, 4400 Münster (Westf.)

2.9.1 Aufgaben der Ärztekammer und Staatsaufsicht

Die Aufgaben der Ärztekammern ergeben sich aus dem jeweiligen Kammergesetz des Bundeslandes, für das die Kammer errichtet ist. In ihren wesentlichen Formulierungen stimmen die einzelnen Landeskammergesetze überein. Danach gehören zu den Aufgaben der Kammern:
- Die Vertretung und Förderung der Berufsinteressen;
- die Überwachung der Erfüllung der Berufspflichten;
- die Weiterbildung;
- die Fortbildung der Kammermitglieder;
- die Behandlung aller Angelegenheiten, die den Beruf, die Pflege des Gemeinsinnes innerhalb des Berufes, die Wahrung der Berufsehre und die Mitwirkung bei den in Betracht kommenden Gebieten und der öffentlichen Gesundheitspflege und der Volkswirtschaft betreffen.

Die Wahrnehmung wirtschaftlicher Interessen gehört nicht zu den Aufgaben der Kammern. Ebensowenig die Vertretung von Interessen des einzelnen Arztes. Die Kammern müssen sich auf ihre gesetzlichen Aufgaben beschränken

und dürfen sich nicht mit Aufgaben befassen, die ihnen gesetzlich nicht zugewiesen sind (Einzelheiten siehe Narr 1977 Rz 653).
Die Einhaltung der gesetzlich zugewiesenen Aufgaben durch die Ärztekammern überwacht das aufsichtsführende Ministerium. Dies ist in manchen Ländern das Innenministerium, in anderen das Gesundheits- oder Arbeitsministerium. Die Aufsicht ist eine Rechtmäßigkeitsaufsicht, beschränkt sich also auf die Überprüfung der Einhaltung von Gesetz und Satzung.

2.9.2 Organe der Kammer

Die Aufgaben der Kammer werden von den gesetzlich und satzungsgemäß dafür zuständigen Organen ausgeführt. Dazu werden in jeder Ärztekammer
- eine Vertreterversammlung und
- ein Vorstand

gewählt. Ebenso wie die Bundesärztekammer können zur Entscheidungsvorbereitung auch in den Landesärztekammern Ausschüsse eingesetzt werden, die den Vorstand beraten (Abb. 4).
Die Organe der Ärztekammern werden in vierjährigem Turnus neu gewählt. Wahlberechtigt und wählbar sind alle Kammermitglieder, also alle Ärzte, die im Bereich einer Landesärztekammer ihren Beruf ausüben oder dort wohnen.

2.9.3 Untergliederungen der Kammer

In einigen Bundesländern gibt es unterhalb der Landesebene meistens für den Bereich der Regierungspräsidien Untergliederungen, denen bestimmte Aufgaben zur selbständigen Erledigung übertragen sind (Bezirksärztekammern). Auf Kreisebene finden sich in fast allen Ländern Kreisärzteschaften oder Kreisvereine. Sie betreiben Fortbildung und berufspolitische Information auf örtlicher Ebene.

2.9.4 Pflichtmitgliedschaft und Beitragspflicht

Aus der öffentlich-rechtlichen Struktur der Landesärztekammern folgt die Pflichtmitgliedschaft aller Ärzte zur Ärztekammer. Pflichtmitglieder sind insbesondere auch Beamte des öffentlichen Gesundheitsdienstes, Sanitätsoffiziere der Bundeswehr, Professoren der Medizin einschließlich der theoretischen Fächer. Diese Pflichtmitgliedschaft ist verfassungskonform (Narr 1977 Rz 671).
Aus der Kammermitgliedschaft, auf die nicht verzichtet werden kann, ergibt sich die Beitragspflicht zur Ärztekammer. Beitragspflichtig ist jeder Arzt. Die

1. Organe der Kammer (gesetzlich vorgeschrieben, zur Handlungsfähigkeit notwendig)

Geschäftsführung	Vorstand	Vertreterversammlung	Umlageausschuß	Berufsgericht
Leitung der Geschäftsstelle keine Organfunktion	(11 Mitglieder) Exekutive Funktion Leitung der Geschäfte soweit nicht der VV vorbehalten § 19 KG; § 8 Satzung	(VV 96 Mitglieder) Legislative Funktion z.B. Erlaß d. Berufsordnung d. Weiterbildungsordnung Abnahme d. Jahresrechnung § 9, 10 KG; § 6 Satzung	Finanzplanung § 20, 24 KG; § 12 Satzung Erstellung des Voranschlages, Festlegung d. Beitragshöhe (§ 24 KG)	Ahndung berufsunwürdiger Handlungen § 21, 54 KG; §§ 23ff Satzung

2. Ausschüsse der Kammer (gesetzlich nicht vorgeschrieben, zur Vorbereitung von Entscheidungen der Organe zweckmäßig) z.B.

Satzungsausschuß	Weiterbildungsausschuß	Fürsorgeausschuß	Ausschuß ärztl. Hilfspersonal	Ausschuß Krankenhauswesen

3. Untergliederungen der Kammer
(Bezirksärztekammern § 22 KG; § 13 Satzung; nur in Baden-Württemberg und in einigen wenigen Kammern)

BÄK Nord-Württemberg	BÄK Nord-Baden	BÄK Süd-Baden	BÄK Südwürttemberg

Aufbau: Organe und Ausschüsse wie die LÄK (Ziffer 1 und 2 § 22 KG).
Aufgaben: Durchführung der Wahlen zur Vollversammlung der LÄK unter Aufsicht und kraft Delegation der LÄK (§ 22 KG; § 14 und 15 Satzung LÄK), Meldewesen, Entscheidung über Anerkennung von Gebiets-, Teilgebiets- und Zusatzbezeichnungen, Beitragserhebungen usw., Zusammenarbeit mit örtlichen staatlichen Stellen.

Abb. 4. Aufbau und Organisation einer Landesärztekammer, dargestellt am Beispiel Baden-Württembergs

Höhe des Beitrages bemißt sich nach der unterschiedlichen wirtschaftlichen Leistungsfähigkeit der Kammermitglieder, sowie den unterschiedlichen Vorteilen, welche die beitragspflichtigen Ärzte von der Ärztekammer haben. Es ist also bei der Beitragsfestsetzung, die durch die Vertreterversammlung der Landesärztekammer erfolgt, der Grundsatz der Verhältnismäßigkeit und das Äquivalenzprinzip zu beachten. Unter diesem Gesichtspunkt sind nicht nur die niedergelassenen Ärzte, sondern auch die Ärzte des öffentlichen Gesundheitsdienstes, die Sanitätsoffiziere und die Professoren der theoretischen Medizin beitragspflichtig. Die Höhe des Beitrages ist in den einzelnen Kammern verschieden. Sie bewegt sich zwischen etwa DM 50.- und DM 800.- pro Jahr. Angestellte Ärzte mit Bruttoeinnahmen bis zu DM 40000.- pro Jahr müssen z. B. in Baden-Württemberg DM 76.- Kammerbeitrag bezahlen.

2.9.5 Weiterbildung

Zu den Hauptaufgabengebieten der Ärztekammern gehört die Weiterbildung. Die Ausbildung zum Arzt ist mit der Approbation abgeschlossen. Was sich daran anschließt, ist keine Ausbildung mehr, sondern Weiterbildung. Sie dient der Vertiefung erworbener Kenntnisse und der Spezialisierung in einzelnen Gebieten und Teilgebieten entsprechend den Vorschriften der Weiterbildungsordnung. In ihr sind die Gebiete, Teilgebiete und Bereiche aufgeführt, in denen nach Ableistung einer Weiterbildungszeit zwischen 3 und 6 Jahren nach Erhalt der Approbation eine Spezialisierung stattfindet. Nach Abschluß der Weiterbildung muß sich jeder Bewerber einer Facharztprüfung (in Baden-Württemberg Fachgespräch genannt) von etwa 30 Minuten unterziehen. Grundlage dieser Prüfung ist die Beurteilung des Bewerbers durch den Arzt, der die Weiterbildung geleitet und die Eignung bestätigt hat.

Die Weiterbildung muß in Krankenhäusern und durch ermächtigte Ärzte stattfinden. Die Krankenhäuser müssen vom zuständigen Ministerium generell zur Weiterbildung zugelassen und die Ärzte speziell von der zuständigen Ärztekammer zur Weiterbildung ermächtigt sein. Nicht an jedem Krankenhaus ist eine volle Weiterbildung möglich. Jedoch soll jeder Arzt während seiner Weiterbildung mindestens 1 Jahr an einem Krankenhaus oder an einer Abteilung tätig gewesen sein, dessen Leiter zur vollen Weiterbildung im betreffenden Fach ermächtigt ist. Einzelheiten über Art und Umfang der Ermächtigung von Ärzten an Krankenanstalten oder Abteilungen sind den Richtlinien über die Ermächtigung zur Weiterbildung zu entnehmen. Dort sind auch die Bettenzahlen aufgeführt, die nachgewiesen werden müssen, um eine volle oder teilweise Weiterbildungsermächtigung zu erhalten (Einzelheiten s. Kap. 6.17).

2.9.6 Überwachung der Berufspflichten

Zu den Offizialaufgaben der Kammer gehört außerdem die Überwachung der Berufspflichten. Sie sind in der Berufsordnung niedergelegt, die ebenso wie die Weiterbildungsordnung als Empfehlung vom Deutschen Ärztetag beschlossen wird, um eine möglichst einheitliche Regelung in den Landesärztekammern zu erzielen. Berufsordnung und Weiterbildungsordnung erlangen jedoch Rechtsverbindlichkeit erst durch einen entsprechenden Beschluß der Vertreterversammlung der einzelnen Landesärztekammern und durch die Genehmigung der Aufsichtsbehörde. Nach den übereinstimmenden Formulierungen der Berufsordnungen der Landesärztekammern gehören u. a. zu den Berufspflichten:
- Die Pflicht zur Fortbildung;
- die Pflicht zur Teilnahme am Notfalldienst und zur Fortbildung in diesem Bereich;
- die Pflicht zur Verschwiegenheit;
- die korrekte und rechtzeitige Ausstellung von Gutachten und Zeugnissen;
- die Abhaltung ausreichender Sprechstunden;
- der Abschluß einer ausreichenden Haftpflichtversicherung;
- kollegiales Verhalten.

Daneben enthalten die Berufsordnungen Vorschriften über die Angemessenheit ärztlichen Honorars, über die Praxisankündigung auf Schildern und Briefbögen, über die gemeinsame Ausübung ärztlicher Berufstätigkeit und über das generelle Werbeverbot.

Verstöße gegen diese Berufspflichten werden im berufsgerichtlichen Verfahren geahndet. Die Berufsgerichte können wegen Verstößen gegen die Berufspflichten Verweis, Verwarnung sowie Geldbußen bis zu DM 20000.- festsetzen.

2.9.7 Fortbildung

Jeder Arzt ist gesetzlich zur Fortbildung verpflichtet. Deshalb sehen die Ärztekammern und die Bundesärztekammer eines ihrer vornehmsten Ziele im Angebot entsprechender Fortbildungsveranstaltungen. Auf Verlangen muß der Arzt gegenüber der Kammer die Erfüllung seiner Fortbildungspflicht nachweisen. Zu diesem Zweck geben die Kammern Fortbildungsnachweise heraus, in denen der Arzt sich die Teilnahme an geeigneten Fortbildungsveranstaltungen testieren läßt.

2.10 Die Kassenärztlichen Vereinigungen und ihre Aufgaben

Im Rahmen der gesetzlichen Krankenversicherung (Ortskrankenkassen, Betriebskrankenkassen, Innungskrankenkassen, Landwirtschaftliche Krankenkassen) hat der Versicherte gegenüber seiner Krankenkasse einen Anspruch auf Gewährung ärztlicher Behandlung in natura (Naturalleistungsprinzip). Dies gilt auch für Ersatzkassen. Mit der gesetzlichen Errichtung der Kassenärztlichen Vereinigungen im Jahre 1931 wurde ihnen nicht nur der Vertragsabschluß mit den Krankenkassen über Umfang und Honorierung der kassenärztlichen Behandlung, die Honorarverteilung unter den Kassenärzten, die paritätische Mitwirkung an der Zulassung von Kassenärzten aufgrund einer Verhältniszahl, sondern auch die Verantwortung für die ordnungsgemäße Durchführung der kassenärztlichen Versorgung übertragen. Daraus entwickelte sich der heutige Sicherstellungsauftrag der Kassenärztlichen Vereinigungen (§ 368n Abs. 1 RVO), in den auch die Ersatzkassen auf der Grundlage des Arzt/Ersatzkassenvertrages nach dem Stand vom 1.7. 1981 einbezogen sind. Man versteht darunter die Verpflichtung der Kassenärztlichen Vereinigung gegenüber den Krankenkassen, die diesen obliegende ärztliche Versorgung ihrer Versicherten gegenüber nach Gesetz, Satzung und Vertrag sicherzustellen und gleichzeitig den Krankenkassen gegenüber die Gewähr zu übernehmen, daß die kassenärztliche Versorgung den gesetzlichen und vertraglichen Erfordernissen entspricht. Zum Sicherstellungsauftrag gehört also nicht nur die Vertragsgestaltung gegenüber den Krankenkassen und die Gewährleistung einer ordnungsgemäßen Durchführung der kassenärztlichen Versorgung (Außenwirkung), wobei im Falle der Nichteinigung das Schiedsamt angerufen werden kann (§§ 368h und i RVO), sondern auch die Überwachung der Kassenärzte bei der Ausübung ihrer kassenärztlichen Tätigkeit (Wirkung nach innen). Diese Überwachung äußert sich insbesondere

- in der Pflicht der KV zur Überprüfung der wirtschaftlichen Behandlungs- und Verordnungsweise der Kassenärzte (§ 368e RVO);
- in der Verteilung der Gesamtvergütung an die Kassenärzte nach einem in autonomer Selbstverwaltung beschlossenen Honorarverteilungsmaßstab. Die Honorarverteilung durch die KV bewirkt, daß die Kassenärzte einen Honoraranspruch nur ihr gegenüber, nicht mehr den Krankenkassen gegenüber geltend machen können. Diese sind mit der Bezahlung der vereinbarten Gesamtvergütung an die Kassenärztliche Vereinigung von ihrer Verpflichtung frei. Bei der Verteilung der Gesamtvergütung durch den Honorarverteilungsmaßstab sind Art und Umfang der Leistungen des Kassenarztes zugrunde zu legen. Der Honorarverteilungsmaßstab soll aber auch sicherstellen, daß eine übermäßige Ausdehnung der Tätigkeit des Kassenarztes verhütet wird. Unter diesem Gesichtspunkt sind Honorarbegrenzungen oder Honorarstaffelungen im Honorarverteilungsmaßstab zulässig;

- in der Überwachung der Einhaltung kassenärztlicher Pflichten notfalls im Wege der Durchführung eines Disziplinarverfahrens. Die bei den Kassenärztlichen Vereinigungen eingerichteten Disziplinarinstanzen können über Kassenärzte, die ihre kassenärztlichen Pflichten nicht oder nicht ordnungsgemäß erfüllen, eine Verwarnung, einen Verweis oder eine Geldbuße bis zu DM 20 000.– verhängen oder das Ruhen der Zulassung bis zu 6 Monaten anordnen. Dies gilt insbesondere bei Verstößen gegen verbindliche vertragliche Bestimmungen (z. B. Richtlinien des Bundesausschusses über die Verordnung von Arzneimitteln, Heil- und Hilfsmitteln, die Abhaltung von Sprechstunden usw.). Es gilt aber auch bei Erteilung unrichtiger Arbeitsunfähigkeitsbescheinigungen und -berichte. Die Anordnung des Ruhens der Zulassung durch den Disziplinarausschuß – nicht durch den Zulassungsausschuß – läßt den Status des Kassenarztes unangetastet, bringt also lediglich ein Berufsausübungsverbot mit sich. Nach Ablauf der Ruhensfrist kann der betroffene Kassenarzt mit der Ausübung seiner kassenärztlichen Tätigkeit ohne weitere Maßnahmen wieder beginnen. Er darf sich allerdings während der Ruhenszeit nicht durch einen anderen Arzt oder Kassenarzt vertreten lassen, da sonst die mit der Disziplinarmaßnahme gewollte Wirkung nicht erreicht würde. (§ 368 m Abs. 4 RVO).

2.10.1 Konsequenzen aus dem Krankenversicherungs-Kostendämpfungsgesetz

Der Sicherstellungsauftrag der Kassenärztlichen Vereinigungen und ihre Befugnis, den weitaus überwiegenden Teil ihrer eigenen Angelegenheiten in Selbstverwaltung zu regeln, wurde durch das Krankenversicherungs-Kostendämpfungsgesetz vom 27.6. 1977 (BGBl. I S. 1069) in wesentlichen Punkten eingeschränkt und in die gemeinsame Selbstverwaltung von Ärzten und Krankenkassen übergeleitet. Dies gilt für die Sicherstellung der kassenärztlichen Versorgung ebenso wie für die Überprüfung der Wirtschaftlichkeit der Behandlungs- und Verordnungsweise. Zur Sicherstellung der kassenärztlichen Versorgung ist im Einvernehmen mit den Krankenkassen ein Bedarfsplan über die Zahl der vorhandenen und die Zahl der voraussichtlich benötigten Kassenärzte zu erstellen, aus dem sich umfassende und vergleichbare Übersichten über den Stand der kassenärztlichen Versorgung und die absehbare Entwicklung des Bedarfes ableiten lassen (§ 368 c Abs. 2 RVO i. V. m. §§ 12 ff. ZOÄ). In den Prüfinstanzen der Kassenärztlichen Vereinigung (Prüfungs- und Beschwerdeausschüsse), sind stimmberechtigte Vertreter der Krankenkassen in gleicher Zahl wie Ärzte vertreten. Der Vorsitz in den Prüfinstanzen wechselt jährlich zwischen einem Vertreter der Kassenärzte und der Krankenkasse (§ 368 n Abs. 5 RVO). Die Zulassung von Ärzten zur kassenärztlichen Versorgung ist im Gegensatz hierzu seit alters her im Rahmen der gemeinsamen

Selbstverwaltung durch paritätisch besetzte Zulassungs- und Berufungsausschüsse ausgesprochen worden (§ 368 b Abs. 2 RVO).
Zu den Aufgaben der Kassenärztlichen Vereinigungen gehört aber nicht nur die Sicherstellung der kassenärztlichen Versorgung, die Honorarverteilung und die Überwachung der kassenärztlichen Tätigkeit einschließlich der Wirtschaftlichkeitsprüfung; die Kassenärztlichen Vereinigungen haben auch die Rechte der Kassenärzte gegenüber den Krankenkassen wahrzunehmen (§ 368 n Abs. 2 RVO). Dieser Auftrag beschränkt sich nicht nur auf die berufspolitische Interessenwahrung der Kassenärzte insgesamt, sondern erfaßt auch die Wahrnehmung berechtigter Interessen des einzelnen Kassenarztes gegenüber einer Krankenkasse.

2.10.2 Die Errichtung der Kassenärztlichen Vereinigungen und ihrer Organe

Kassenärztliche Vereinigungen werden im allgemeinen für den Bereich eines Bundeslandes als Körperschaft des öffentlichen Rechtes errichtet (§ 368 k Abs. 1 RVO). In Ausnahmefällen können gemeinsame Kassenärztliche Vereinigungen für den Bereich mehrerer Länder ebenso errichtet werden wie mehrere Kassenärztliche Vereinigungen in einem Land. So gibt es in Baden-Württemberg, Nordrhein-Westfalen und Rheinland-Pfalz nicht nur eine, sondern mehrere selbständige Kassenärztliche Vereinigungen (Tabelle 3).
Ihrer Zielsetzung entsprechend gehören den Kassenärztlichen Vereinigungen alle die Ärzte an, die
1. an der kassenärztlichen Versorgung teilnehmen (zugelassene Ärzte, beteiligte Krankenhausärzte, ermächtigte Ärzte – § 368 a Abs. 1 RVO –). Dies sind die ordentlichen Mitglieder (§ 368 b Abs. 4 i. V. m. § 368 k Abs. 4 RVO);
2. außerdem die Ärzte, welche in das von der jeweiligen Kassenärztlichen Vereinigung geführte Arztregister zwar eingetragen, aber noch nicht zugelassen sind, die aber durch ihre Eintragung die Bereitschaft erklärt haben, irgendwann kassenärztlich tätig zu werden. Dies sind die außerordentlichen Mitglieder (§ 368 k Abs. 4 RVO).

Jede Kassenärztliche Vereinigung bildet eine Vertreterversammlung und einen Vorstand als Organe der Selbstverwaltung (§ 368 l Abs. 1 RVO). Die Gesamtzahl der Mitglieder der Vertreterversammlung richtet sich nach der jeweiligen Satzung, ebenso die Zahl der in die Vorstände gewählten Kassenärzte. Dabei müssen die außerordentlichen Mitglieder einer Kassenärztlichen Vereinigung (ins Arztregister eingetragene, noch nicht zugelassene Ärzte) in einem bestimmten Verhältnis ihrer Zahl zur Zahl der ordentlichen Mitglieder in Vertreterversammlung und Vorstand vertreten sein (§ 368 l Abs. 2 RVO). Diese Vorschrift, ursprünglich dazu gedacht, ein Mitspracherecht der nicht zugelassenen Ärzte in den Gremien der KV zu gewährleisten, hat seit der Freigabe der Zu-

Tabelle 3. Die Anschriften der Kassenärztlichen Vereinigungen

Kassenärztliche Vereinigung Schleswig-Holstein
Bismarckallee 1–3, 2360 Bad Segeberg,

Kassenärztliche Vereinigung Hamburg
Humboldtstr. 56, 2000 Hamburg 76,

Kassenärztliche Vereinigung Bremen
Schwachhauser Heerstr. 26/28, 2800 Bremen,

Kassenärztliche Vereinigung Niedersachsen
Berliner Allee 22, 3000 Hannover 1,

Kassenärztliche Vereinigung Westfalen-Lippe
Westfalendamm 45, 4600 Dortmund 1,

Kassenärztliche Vereinigung Nordrhein
Emanuel-Leutze-Str. 8, 4000 Düsseldorf 11,

Kassenärztliche Vereinigung Hessen
Georg-Voigt-Str. 15, 6000 Frankfurt (Main) 97,

Kassenärztliche Vereinigung Koblenz
Emil-Schüller-Str. 14/16, 5400 Koblenz,

Kassenärztliche Vereinigung Rheinhessen
Hindenburgstr. 32, 6500 Mainz 1,

Kassenärztliche Vereinigung Pfalz
Maximilianstr. 22, 6730 Neustadt (Weinstr.),

Kassenärztliche Vereinigung Trier
Balduinstr. 10–14, 5500 Trier,

Kassenärztliche Vereinigung Nordbaden
Keßlerstr. 1, 7500 Karlsruhe 21,

Kassenärztliche Vereinigung Südbaden
Sundgauallee 27, 7800 Freiburg (Breisgau),

Kassenärztliche Vereinigung Nord-Württemberg
Albstadtweg 11, 7000 Stuttgart 80,

Kassenärztliche Vereinigung Südwürttemberg
Wächterstr. 76, 7400 Tübingen 1,

Kassenärztliche Vereinigung Bayerns
Mühlbaurstr. 16, 8000 München 80,

Kassenärztliche Vereinigung Berlin
Bismarckallee 95/96, 1000 Berlin 12,

Kassenärztliche Vereinigung Saarland
Faktoreistr. 4, 6600 Saarbrücken 6.

lassung für jeden Arzt durch das Bundesverfassungsgericht im Jahre 1960 an Bedeutung verloren. Die Mitglieder der Vertreterversammlung werden von den Kassenärzten bzw. den im Arztregister der betreffenden KV eingetragenen außerordentlichen Mitgliedern alle 4 Jahre gewählt. Für den gleichen Zeitraum wählt die Vertreterversammlung den Vorstand (§ 3681 Abs. 4, 5 und 6 RVO).

2.10.3 Die Kassenärztliche Bundesvereinigung

Neben den Kassenärztlichen Vereinigungen der Länder gibt es eine Kassenärztliche Bundesvereinigung (KBV). Die Kassenärztliche Bundesvereinigung wird im Gegensatz zu den Kassenärztlichen Vereinigungen der Länder nicht von Einzelpersonen, sondern von den Kassenärztlichen Vereinigungen der Länder gebildet (§ 368k Abs. 2 RVO). Nicht der einzelne Kassenarzt, sondern nur die jeweiligen Kassenärztlichen Vereinigungen sind Mitglieder der KBV. Auch die Kassenärztliche Bundesvereinigung ist eine Körperschaft des öffentlichen Rechtes. Sie hat ihren Sitz in Köln 41, Haedenkampstr. 3. Auch sie hat eine Vertreterversammlung und einen Vorstand. Die Mitglieder der Vertreterversammlung werden von den einzelnen Kassenärztlichen Vereinigungen entsprechend ihrer Mitgliederzahl gewählt. Diese Vertreterversammlung ihrerseits wählt dann den Vorstand der KBV. In der Vertreterversammlung und im Vorstand der KBV müssen nichtzugelassene Ärzte entsprechend dem Verhältnis ihrer Zahl zu der der ordentlichen Mitglieder vertreten sein. Die Amtsdauer der Vertreterversammlung und des Vorstandes beträgt auch hier 4 Jahre (§ 368l RVO).

Zu den Aufgaben der Kassenärztlichen Bundesvereinigung gehört der Abschluß des Arzt/Ersatzkassenvertrages über die ärztliche Versorgung der Ersatzkassenmitglieder sowie der Abschluß von Gesamtverträgen mit solchen Krankenkassen über die kassenärztliche Versorgung, deren Bereich sich über den Bereich einer Kassenärztlichen Vereinigung hinaus erstreckt. Sie kann den Abschluß dieser Verträge mit überregionalen Krankenkassen jedoch auch an eine Kassenärztliche Vereinigung delegieren (§ 368g Abs. 2 RVO). Außerdem ist die KBV zuständig für den Abschluß des Bundesmantelvertrages (§ 368g Abs. 3 RVO). Der Bundesmantelvertrag ergänzt die gesetzlichen Regelungen des Kassenarztrechtes und ist für den Kassenarzt verbindliches Recht. Der derzeit gültige Bundesmantelvertrag vom 17.7.1978 regelt u.a. (auszugsweise)
- den Umfang der kassenärztlichen Versorgung;
- die Rechte und Pflichten des Kassenarztes (insbesondere die Aufzeichnungspflicht);
- die Sprechstunden- und Besuchsbehandlung sowie das bei Überweisungen einzuhaltende Verfahren;
- Form und Inhalt der Behandlungsausweise (Krankenscheine);
- die Voraussetzungen, unter denen ein Kassenarzt Röntgen- und nuklearmedizinische Leistungen erbringen darf usw.

Nicht geregelt im Bundesmantelvertrag ist beispielsweise die Frage, ob und unter welchen Voraussetzungen in der Praxis der niedergelassenen Ärzte ein Praxiscomputer eingesetzt werden darf. Eine Regelung kam deshalb nicht zustande, weil sich die Bundesverbände der Krankenkassen ein weitgehendes Mitspracherecht beim Einsatz von Praxiscomputern sichern wollten. Dafür gibt es keine Rechtsgrundlage. Der Gewährleistungsauftrag, also die Überwachung der Richtigkeit der kassenärztlichen Abrechnungen sowie die Qualitätskontrolle kassenärztlicher Leistungen, gehört gesetzlich in den Zuständigkeitsbereich der Kassenärztlichen Vereinigungen und nicht der Krankenkassen (§ 368n Abs. 1 RVO). Demzufolge hat die Kassenärztliche Vereinigung allein und ohne Mitwirkung der Krankenkassen – wie bei der konventionellen Abrechnung auch – über die Ordnungsmäßigkeit der Abrechnung auch bei Verwendung eines Praxiscomputers zu wachen. Die Krankenkassen beanstanden vor allem die Verwendung von Aufklebern auf der Rückseite des Krankenscheines, auch wenn sie dem Schema des vereinbarten Krankenscheinvordruckes entsprechen. Nach der Vordruckvereinbarung, die im Einvernehmen zwischen der Kassenärztlichen Bundesvereinigung und den Bundesverbänden der Krankenkassen abgeschlossen wurde, sind in der Tat Aufkleber auf Krankenscheinen unzulässig. Es empfiehlt sich, vor Einsatz eines Praxiscomputers in jedem Falle alle Einzelheiten dieses Einsatzes mit der zuständigen Kassenärztlichen Vereinigung abzusprechen und den Einsatz des Computers zu vereinbaren.

Für die Ersatzkassen gilt bundeseinheitlich nachfolgende Regelung:
1. Die Kassenärztliche Vereinigung stellt gegenüber den Vertragskassen sicher, daß diesen nur solche Abrechnungen vorgelegt werden, welche die Bedingungen erfüllen, die auch für die manuell erstellte Abrechnung gelten.
2. Die Erstellung der Abrechnung mittels EDV bedarf der Genehmigung der zuständigen Kassenärztlichen Vereinigung.
3. Der Arzt muß nachweisen, daß durch entsprechende organisatorische und technische Maßnahmen eine Erfassung jeder einzelnen Leistung erst nach deren vollständiger Erbringung unter Beachtung des Grundsatzes der Notwendigkeit und Wirtschaftlichkeit erfolgt und daß diagnose- oder symptomorientierte Abrechnungsautomatismen keine Verwendung finden sowie daß alle gültigen Bestimmungen der E-GO und der Abrechnungsregeln eingehalten werden.
4. Der Arzt muß der KV das Fabrikat des Rechners und die jeweilige Programmversion vor Verwendung in der jeweiligen Abrechnung bekanntgeben.
5. Die KV unterrichtet den zuständigen Landes- bzw. Ortsausschuß der VdAK über die bei ihr angemeldeten Fabrikate der Rechner und die jeweils verwendeten Programmversionen.

Unter diesen Voraussetzungen ist das Aufkleben eines in der Gestaltung des Behandlungsausweises identischen EDV-Formulars mit zeilen- und spaltengerechtem Aufdruck und zusätzlicher Personenidentifikation oberhalb des Diagnosefeldes (Name, Vorname, Geburtsdatum) zulässig (DÄ 1982/Heft 20, S. 88; vgl. Geiss: DÄ 1982/Heft 38 S. 22ff.).

Rolf Liebold
3 Teilnahme an der kassenärztlichen Versorgung

3.1 Begriffsbestimmungen

3.1.1 Kassenärztliche Versorgung

Im engeren Sinn: Ärztliche Versorgung der Patienten, die sich beim Arzt als Anspruchsberechtigte gegenüber einer RVO-Kasse (Orts-, Betriebs- oder Innungskrankenkasse), einer landwirtschaftlichen Krankenkasse oder der See-Krankenkasse zu erkennen geben (i.d.R. durch Abgabe eines Behandlungsausweises).

Im weiteren Sinn (wie hier gebraucht): Ärztliche Versorgung der Patienten, die sich beim Arzt als Anspruchsberechtigte gegenüber einem gesetzlichen Krankenversicherungsträger zu erkennen geben. Dies sind:
Ortskrankenkassen,
Betriebskrankenkassen,
Innungskrankenkassen,
landwirtschaftliche Krankenkassen,
See-Krankenkasse,
Ersatzkassen,
Bundesknappschaft.

3.1.2 Umfang der kassenärztlichen Versorgung

Nach § 368 Abs. 2 RVO gehören zur kassenärztlichen Versorgung:
- ärztliche Behandlung von Krankheiten;
- Mutterschaftsvorsorge;
- Früherkennung von Krankheiten bei Frauen, Männern sowie bei Säuglingen und Kleinkindern bis zum vollendeten vierten Lebensjahr;
- Rehabilitationsmaßnahmen;
- Sonstige Hilfen.

Nach der Art der Tätigkeit gliedert sich die kassenärztliche Versorgung in:
- ärztliche Betreuung, Diagnostik, ärztliche Behandlung;
- Anordnung von Hilfeleistungen durch andere Personen (wie Krankengym-

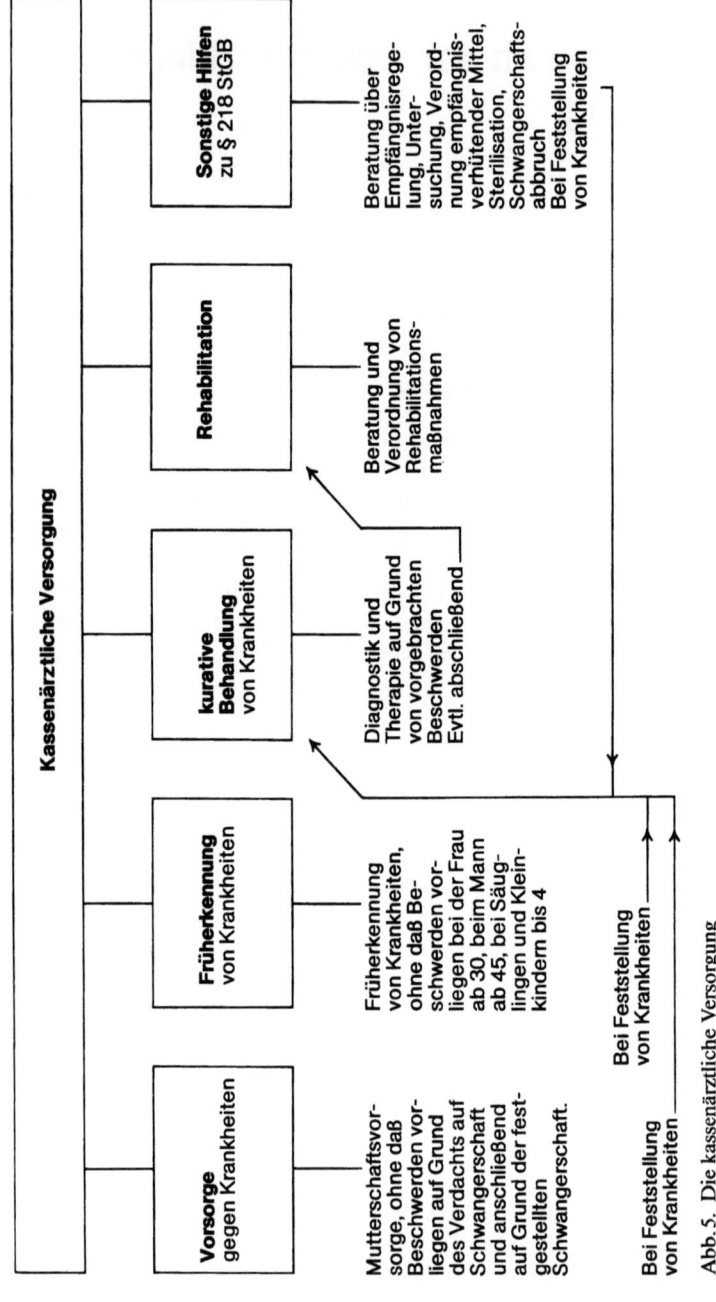

Abb. 5. Die kassenärztliche Versorgung

nasten, nichtärztliche Psychotherapeuten, Hebammen, Masseuren, medizinischen Bademeistern);
- Verordnung von Arznei-, Verband-, Heil- und Hilfsmitteln, Brillen, Krankenhauspflege, Krankentransporten, Belastungserprobungen und Arbeitstherapie;
- Ausstellung von Bescheinigungen (wie Arbeitsunfähigkeitsbescheinigungen) und die Erstellung von Berichten, die die Krankenkassen und der vertrauensärztliche Dienst zur Durchführung ihrer gesetzlichen Aufgaben und die Versicherten für die Lohn- und Gehaltsfortzahlung benötigen.

3.1.3 Teilnahme an der kassenärztlichen Versorgung

Als Oberbegriff für alle Rechtsformen des Tätigwerdens von Ärzten zur Betreuung, Diagnostik und Behandlung von Anspruchsberechtigten der RVO-Kassen, der See-Krankenkasse und der landwirtschaftlichen Krankenkassen (im engeren Sinn) bzw. aller gesetzlichen Krankenversicherungsträger (im weiteren Sinn) hat der Gesetzgeber den Begriff „Teilnahme an der kassenärztlichen Versorgung" eingeführt. Diese Teilnahmeformen sind (gegliedert in abnehmender Bedeutung):

Tabelle 4. Teilnahmeformen an der kassenärztlichen Versorgung

Für RVO-Kassen, landwirtschaftliche Krankenkassen, See-Krankenkasse	Für Ersatzkassen
Zulassung	
Beteiligung	EK-Beteiligung
Ermächtigung	Ermächtigung

Am 31. Dezember 1982 waren
zugelassen   58 522 Ärzte = 85,69%
beteiligt   4 084 Ärzte = 5,98%
ermächtigt   5 690 Ärzte = 8,33%
             68 296 Ärzte

Rechtsgrundlagen für diese Teilnahmeformen sind:
- §§ 368–368c, 368r RVO
- Zulassungsordnung – Ärzte
- Bedarfsplanungs-Richtlinien
- Bundesmantelvertrag – Ärzte
- Arzt-Ersatzkassenvertrag.

3.2 Sicherstellung der kassenärztlichen Versorgung und Bedarfsplanung

3.2.1 Der Sicherstellungsauftrag

Seit dem Gesetz über das Kassenarztrecht von 1955 obliegt den Kassenärztlichen Vereinigungen die Sicherstellung der kassenärztlichen Versorgung. Da rund 95% der Bevölkerung einen Anspruch auf ärztliche Versorgung in natura gegenüber einem Träger der gesetzlichen Krankenversicherung oder einem anderen gesetzlichen Kostenträger haben, dehnt sich dieser Sicherstellungsauftrag in praxi auf die Sicherstellung der ambulanten ärztlichen Versorgung der gesamten Bevölkerung in der Bundesrepublik aus.
Im Rahmen des Sicherstellungsauftrages fallen für die Kassenärztlichen Vereinigungen u. a. folgende Teilaufgaben an:
- Verteilung der neu hinzukommenden Ärzte, so daß möglichst keine lokalen oder interdisziplinäre Disparitäten (Stadt – Land, Allgemeinärzte – Fachärzte) eintreten;
- Organisation eines Notfalldienstes;
- Sicherstellung der ärztlichen Versorgung während Urlaubs- und Krankheitszeiten;
- Qualitätssicherung der erbrachten ärztlichen Leistungen.

3.2.2 Freie Zulassung

Von 1913 bis 1960 konnte nicht jeder hierfür persönlich qualifizierte Arzt an der kassenärztlichen Versorgung teilnehmen, die Zulassung erfolgte vielmehr nach Maßgabe freier Stellen *(Kassenarztsitze)*, die für die einzelnen Orte oder Ortsteile (oder für mehrere kleine Orte gemeinsam) mit Hilfe von Verhältniszahlen errechnet und dann ausgeschrieben wurden. Diese Verhältniszahlen sanken zwar im Laufe der Jahre von 1350 Versicherten pro Arzt auf 500 Versicherte pro Arzt (seit 1955), doch mußten auch dann noch Ärzte oft jahrelang auf eine Zulassung zur kassenärztlichen Versorgung warten und erhielten sie dann nur dort, wo sich rechnerisch ein freier Kassenarztsitz ergab, aber nicht dort, wo sie im Einzelfall gern praktiziert hätten.
Das Bundesverfassungsgericht hob mit Beschluß vom 20. März 1960 diese Zulassungsbeschränkung für Ärzte (1961 auch für Zahnärzte) als nicht verfassungskonform auf, weil bei einer Bevölkerung, die zu über 90% einen Naturalleistungsanspruch auf kostenfreie kassenärztliche Versorgung hat, ohne Teilnahme an dieser kassenärztlichen Versorgung praktisch der Zugang zu dem Beruf des selbständig in eigener Praxis tätigen Arztes versperrt sei. Seitdem kann sich jeder Arzt, der die persönlichen Voraussetzungen erfüllt, am

Ort der eigenen Wahl und in dem von ihm gewünschten Fachgebiet niederlassen und muß dafür auch eine Zulassung vom örtlich zuständigen Zulassungsausschuß erhalten.

3.2.3 Bedarfsplanung

Das Bundesverfassungsgericht war 1960 bei seinem Beschluß u. a. von der Annahme ausgegangen, daß das freie Spiel von Angebot an Ärzten und Nachfrage an ärztlichen Leistungen selbständig zu einem Ausgleich führen wird. Diese Annahme hat sich nicht bewahrheitet. Es setzte vielmehr eine immer stärkere Konzentration der Ärzte in den größeren Städten und eine übermäßige Niederlassung von Fachärzten bestimmter Gebiete ein. Während 1955 in der Zulassungsordnung ein Verhältnis von ⅓ Fachärzte : ⅔ Allgemeinärzte als sinnvoll und in den letzten Jahren ein Verhältnis von 50:50 als notwendig angesehen wurde, ist in vielen Gebieten heute schon das Verhältnis Fachärzte zu Allgemeinärzte 55:45 (in städtischen Gebieten bis zu 70:30).
Es ist hier nicht der Ort, die vielfältigen Ursachen dieser Fehlentwicklung darzustellen, die schon durch eine schiefgewichtige Ausbildung an den Universitäten beginnt. Die Kassenärztlichen Vereinigungen haben versucht, dieser Fehlentwicklung durch die Forderung nach Lehrstühlen für Allgemeinmedizin an allen Universitäten, nach Wechselsassistentenstellen an den Krankenhäusern (die es dem jungen Arzt ermöglichen, durch Rotieren zwischen Abteilungen die Kenntnisse für die Gebietsbezeichnung „Allgemeinmedizin" zu erwerben), durch Information der nachwachsenden Ärztegeneration und durch Niederlassungsberatung sowie teilweise durch Lenkung über finanzielle Hilfen zu begegnen.
Da diesen Maßnahmen nur teilweise ein Erfolg beschieden war, hat der Gesetzgeber im Rahmen des Krankenversicherungs-Weiterentwicklungsgesetzes ab 1. Januar 1977 eine *Bedarfsplanung* vorgeschrieben. Seit 1979 veröffentlicht jede Kassenärztliche Vereinigung einmal jährlich einen Bedarfsplan. Hierfür ist jedes KV-Gebiet in *Planungsbereiche* für die allgemeinärztliche Versorgung und größere Planungsbereiche (meistens Kreisebene) für die fachärztliche Versorgung eingeteilt. Für jeden Planungsbereich wird ausgewiesen
- Iststand der Ärzte;
- Sollberechnung mit Hilfe von „mittleren Meßzahlen";
- fehlende Kassenärzte.

Die Angaben unter „fehlende Kassenärzte" sind nicht mit der Ist-Soll-Differenz identisch, da die rein rechnerische Differenz zunächst unter Berücksichtigung der jeweiligen örtlichen Verhältnisse zu bereinigen ist, z.B. wenn im nächsten Planungsbereich viele Ärzte niedergelassen sind, deren Einzugsgebiet sich in den berechneten Planungsbereich erstreckt oder wenn viele Einwohner dieses Planungsbereiches als tägliche Berufspendler Ärzte am Arbeitsort in Anspruch nehmen.

3.2.3

Diese Bedarfsplanung – besser eigentlich Verteilungsplanung – soll einerseits niederlassungsinteressierten Ärzten zeigen, wo und auf welchem Fachgebiet noch reelle Chancen bestehen und andererseits durch Verhinderung von Überbesetzungen den bereits niedergelassenen Ärzten, die erheblich investiert haben, die Möglichkeit einer weiterhin ausreichenden Rentabilität einräumen. Die Bedarfspläne werden in geraffter Form in den regionalen Ärzteblättern veröffentlicht; sie können aber auch bei der jeweils örtlich zuständigen Kassenärztlichen Vereinigung eingesehen ggf. auch bezogen werden.

Für die rein rechnerische Ermittlung des Solls an Ärzten in den einzelnen Planungsbereichen (vor der Bereinigung aufgrund der jeweiligen örtlichen Verhältnisse) sind die in Tabelle 5 angegebenen *mittleren* Meßzahlen zu verwenden, die in *Bedarfsplanungs-Richtlinien* festgelegt worden sind.

Tabelle 5. Meßzahlen und Arztdichte (Stand 1.1.1983[a])

Arztgruppe	Mittlere Meßzahl lt. Bedarfs- planungs- Richtlinien	Arztdichte davon		Unterschrei- tung in % von Sp. 2, d. h. zu hohe Arztdichte
		Ärzte gesamt	zuge- lassene Ärzte[b]	
1	2	3	4	5 6
Allg./Prakt. Ärzte	2 400	2 325	2 415	3,1 –
Augenärzte	24 500	20 378	20 890	16,8 14,7
Chirurgen	47 500	22 144	44 161	53,4 7,0
Frauenärzte	16 000	10 433	11 990	34,4 25,0
Hautärzte	41 000	36 955	38 263	9,9 6,8
HNO-Ärzte	30 000	26 738	27 938	10,9 6,9
Internisten	10 000	5 459	6 574	45,4 34,3
Kinderärzte	25 000	16 855	20 583	32,6 17,7
Nervenärzte	50 000	21 390	37 381	57,2 25,2
Orthopäden	37 000	25 063	26 819	32,3 27,5
Radiologen	60 000	36 323	53 337	39,5 11,1
Urologen	66 000	41 709	48 545	36,8 26,4

[a] Ärztestand 1. Januar 1983, Einwohnerstand 30. September 1982
[b] Zugelassene Kassenärzte (§ 24 Zulassungsordnung – Ärzte) und entsprechend an der Versorgung der Ersatzkassenpatienten beteiligte Vertragsärzte (§ 5 Abs. 5 Arzt/Ersatzkassenvertrag). Die Differenz zu Spalte 3 besteht aus beteiligten Krankenkassenärzten und ermächtigten Ärzten.

In Spalte 3 von Tabelle 5 ist unter „Arztdichte" die Anzahl der Einwohner angegeben, die in der Bundesrepublik im Durchschnitt auf einen Arzt der entsprechenden Arztgruppe entfällt. Die Angaben in der Spalte 4 lassen leicht erkennen, welche Arztgruppen nach den mittleren Meßzahlen zu stark besetzt sind. Dies sind vor allem die Chirurgen, Radiologen, Internisten und Kinderärzte. Diese Zahlen schwanken jedoch von Gebiet zu Gebiet sehr stark. Nur die entsprechenden Kreis-Zahlen können deshalb Hinweise auf die Chancen in den einzelnen Gebieten geben. Für die übrigen Arztgruppen sind keine mittleren Meßzahlen festgelegt worden. Die mittleren Meßzahlen stellen nicht die Verhältniszahlen auf Versicherte, sondern auf Einwohner ab. Sind mehr Ärzte tätig, als nach der Sollberechnung erforderlich, so können sich trotzdem weitere Ärzte, wenn sie unbedingt in dem betreffenden Bereich praktizieren wollen, dort niederlassen. Sie müssen dann auch eine beantragte Zulassung erhalten, sofern der Planungsbereich nicht ausdrücklich durch einen Beschluß des örtlich zuständigen Landesausschusses der Ärzte und Krankenkassen gesperrt worden ist (§ 368r RVO). Eine solche äußerst seltene Sperrung kommt nur dann in Frage, wenn ein anderer Planungsbereich im zutreffenden KV-Gebiet für eine bestimmte Arztgruppe unterversorgt ist, eine Besetzung der dort freien Stellen längere Zeit vergeblich versucht wurde und andere Planungsbereiche erheblich mehr Ärzte der betreffenden Arztgruppe aufweisen, als nach der Sollberechnung erforderlich ist. Erst dann könnten letztgenannte Planungsbereiche solange gesperrt werden, bis die Unterversorgung beseitigt ist.

3.2.4 Niederlassungsberatung

Die Ausarbeitung der jährlichen Bedarfspläne (mit dann ohnehin schon ziemlich veralteten Zahlenangaben) wird kaum die bestehenden Disparitäten beseitigen. Abgesehen von der Tatsache, daß die ab Ende 1984 zu erwartende „Ärzteschwemme" infolge der Verdoppelung der Studienplätze in den vergangenen Jahren sich hier als Korrektiv ergeben wird, kann insbesondere eine gezielte Niederlassungsberatung der Kassenärztlichen Vereinigungen hier Abhilfe schaffen. Allein die zuständige Kassenärztliche Vereinigung verfügt über die erforderliche Übersicht über die jeweilige örtliche Situation z.Z. und auch in der Entwicklungstendenz und dazu über statistisches Material sowie Erfahrung. Zuständig sind entweder die Zulassungsstellen in der Kassenärztlichen Vereinigung oder besondere Niederlassungsberater. Dort ist auch entsprechende Literatur erhältlich. Diese Zulassungsstellen führen auch die Ausschreibung zu besetzender Kassenarztsitze durch und informieren hierüber ggf. vorgemerkte Ärzte. Unter bestimmten Umständen sind diese Ausschreibungen mit finanziellen Hilfen (zinsgünstige, durch Bürgschaften abgesicherte Praxisdarlehen, Umsatzgarantien) verbunden. Mit Hilfe genauer Kassenarztsitz-Analysen dieser Stellen, die ein niederlassungsinteressierter Arzt erbitten sollte, kann abgeschätzt werden, wo voraussichtlich noch eine Fallzahl erreicht werden kann, die ausreichende Praxiseinnahmen erwarten läßt (s. Kap. 17).

Niederlassungsberatung wird heute ebenfalls durch mehrere freie ärztliche Verbände und auch durch Firmen betrieben, die hierdurch ihren Absatz an medizinischen Geräten steigern wollen. Beide Gruppen sind weniger oder mehr inkompetent.

3.3 Zulassung, Beteiligung, Ermächtigung

3.3.1 Zulassungsordnung

Die Voraussetzungen für eine Teilnahme an der kassenärztlichen Versorgung sind vor allem in der Zulassungsordnung für Ärzte (in der Fassung vom 24. Juli 1978) geregelt (Liebold [39]). Alle Anträge auf Teilnahme an der kassenärztlichen Versorgung sind bei der Zulassungsstelle der jeweiligen Kassenärztlichen Vereinigung zu stellen. Über Zulassungen und Beteiligungen, deren Ruhen, Enden, Entzug bzw. Widerruf entscheidet der paritätisch mit Vertretern der Ärzte und Krankenkassen besetzte Zulassungsausschuß, über Widersprüche dagegen der ebenfalls paritätisch besetzte Berufungsausschuß, dem außerdem noch als Vorsitzender ein unparteiischer Jurist angehört. Über Ermächtigungen und die meisten erforderlichen Genehmigungen entscheidet die jeweilige Kassenärztliche Vereinigung (Abb. 6).

3.3.2 Arztregister

Nach der Zulassungsordnung ist von der Kassenärztlichen Vereinigung für jeden Zulassungsbezirk ein Arztregister zu führen. In den meisten Kassenärztlichen Vereinigungen ist Zulassungsbezirk und KV-Gebiet identisch. Nur größere Kassenärztliche Vereinigungen sind in mehrere Zulassungsbezirke unterteilt. Die Arztregister werden hier bei den jeweiligen örtlichen Abrechnungsstellen der Kassenärztlichen Vereinigungen geführt.
Eine Zulassung oder Beteiligung (nicht eine Ermächtigung) setzt die *Eintragung* in ein Arztregister voraus. Zuständig ist das Arztregister des Zulassungsbezirks, in dem der Arzt seinen Wohnsitz hat. Bei einem Wohnsitz außerhalb der Bundesrepublik steht dem Arzt die Wahl des Arztregisters frei. Mit der Eintragung wird der Arzt *außerordentliches Mitglied* der Kassenärztlichen Vereinigung, mit der Zulassung oder Beteiligung *ordentliches Mitglied*. Mit dem Ende einer Zulassung oder Beteiligung wird der Arzt wieder außerordentli-

---

1 Auch Genehmigung einer Gemeinschaftspraxis
2 Hierunter fallen Anträge auf Genehmigung von:
 belegärztlicher Behandlung,
 badeärztlicher Behandlung,
 große Psychotherapie,
 Teilröntgenologie,
 Nuklearmedizin,
 Computer-Tomographie,
 Mammographie,
 Sonographie,
 Zytologie,
 Ausführung von EKG's   (nur in einigen KV-Gebieten)
 Zweigpraxen,
 Assistenten,
 Vertretern ab drei Monate im Jahr.
Hiervon sind nur die Genehmigungen von Assistenten und Vertretern in der Zulassungsordnung geregelt. Die übrigen Genehmigungen ergeben sich aus anderen Normen (s. Kapitel 7).

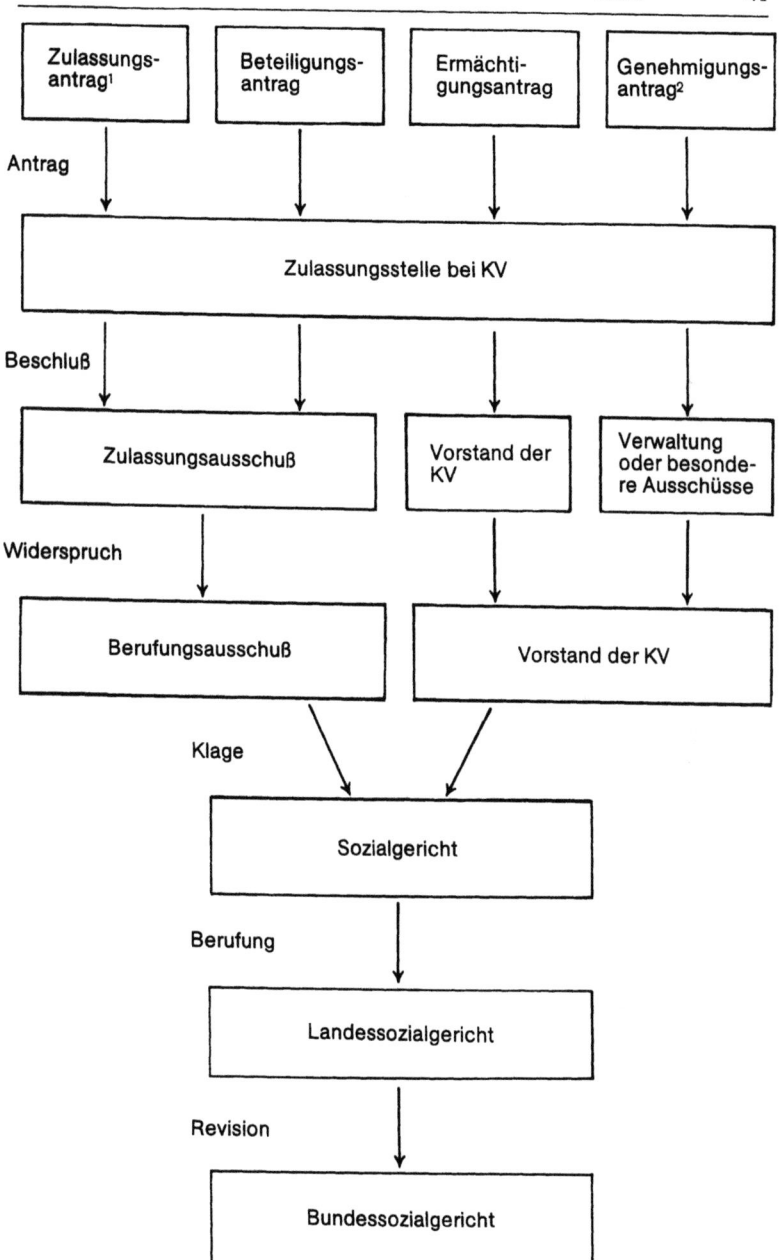

Abb. 6. Ablauf eines Antrags auf Teilnahme an der kassenärztlichen Versorgung

ches Mitglied, sofern keine Streichung im Arztregister erfolgt. Wird der Arzt in einem anderen Zulassungsbezirk zugelassen oder beteiligt, so erfolgt eine automatische Umschreibung in das andere Arztregister.
Voraussetzungen für die Eintragung ins Arztregister sind die Approbation als Arzt und die Ableistung einer *Vorbereitungszeit* von 18 Monaten als Assistent oder Vertreter bei einem zugelassenen Arzt (= Kassenarzt, nicht bei einem beteiligten oder ermächtigten Arzt). Die frühere Möglichkeit, die Vorbereitungszeit durch Absolvierung bei einem „Landarzt" zu verkürzen, ist entfallen.

3.3.3 Zulassung und Ersatzkassen-Beteiligung

Ein Arzt, der sich niederlassen und Kassenpatienten behandeln will, wird auf seinen Antrag hin für das von ihm gewünschte Fachgebiet und für den selbstgewählten Ort (sofern keine Zulassungsbeschränkung vorliegt, s. 3.2.3) zugelassen. Hierauf hat er – wenn er die persönlichen Voraussetzungen erfüllt – einen rechtlichen Anspruch. Die Zulassung ist die hauptsächliche Form der Teilnahme an der kassenärztlichen Versorgung. Von rund 67000 am 1.Januar 1982 in der Bundesrepublik an der kassenärztlichen Versorgung teilnehmenden Ärzten waren rund 57200 = 85,4% zugelassen. Die *Zulassung* gibt dem Arzt das Recht der Teilnahme an der kassenärztlichen Versorgung im engeren Sinn (s.3.1.1) und zur Versorgung der Anspruchsberechtigten der Bundesknappschaft. Will er auch für die Ersatzkassen tätig werden, so muß er eine zusätzliche *EK-Beteiligung* beantragen. Dies geschieht fast ausnahmslos; eine Verpflichtung zur EK-Beteiligung besteht für den Arzt jedoch nicht. Eine alleinige EK-Beteiligung ist heute nicht mehr möglich (ausgenommen früher erworbene Rechte), die Zulassung ist Voraussetzung. Hinsichtlich der Rechte und Pflichten der zugelassenen (und EK-beteiligten) Ärzte s. 3.3.4.
Der zugelassene Arzt wird als *Kassenarzt,* der EK-beteiligte Arzt als *Vertragsarzt* bezeichnet. In der Regel ist der an der kassenärztlichen Versorgung teilnehmende Arzt also Kassen- und Vertragsarzt. (Die Begriffe sind jedoch in praxi nicht exakt abgegrenzt. Oft werden auch die übrigen an der kassenärztlichen Versorgung teilnehmenden Ärzte mit unter dem Begriff „Kassenarzt" verstanden.)
Voraussetzungen für die Zulassung sind:
- Eintragung im Arztregister (s.3.4.2);
- Teilnahme an einem Einführungslehrgang bei einer der 18 Kassenärztlichen Vereinigungen, der nicht länger als vier Jahre vor der Antragstellung liegen darf;
- schriftlicher Antrag unter Beifügung von:
  – Auszug aus dem Arztregister (wenn in einem anderen Arztregister eingetragen);

- Bescheinigungen über die seit der Approbation ausgeübten ärztlichen Tätigkeiten;
- Bescheinigung über Einführungslehrgang;
- Lebenslauf;
- polizeiliches Führungszeugnis;
- eine Erklärung über im Zeitpunkt der Antragstellung bestehende Dienst- oder Beschäftigungsverhältnisse unter Angabe des frühestmöglichen Endes des Beschäftigungsverhältnisses;
- eine Erklärung des Arztes, ob er rauschgiftsüchtig ist oder innerhalb der letzten fünf Jahre gewesen ist, ob er sich innerhalb der letzten fünf Jahre einer Entziehungskur wegen Trunksucht oder Rauschgiftsucht unterzogen hat und daß gesetzliche Hinderungsgründe der Ausübung des ärztlichen Berufes nicht entgegenstehen;
- evtl. Bescheinigungen der Kassenärztlichen Vereinigungen, in deren Bereich der Arzt bisher niedergelassen oder zur Kassenpraxis zugelassen war, aus denen sich Ort und Dauer der bisherigen Niederlassung oder Zulassung und der Grund einer etwaigen Beendigung ergeben;
- wenn nicht schon bei Eintragung ins Arztregister erfolgt ist, Bescheinigungen über die Anerkennung von Gebiets-, Teilgebiets- und Zusatzbezeichnungen, evtl. auch Promotionsurkunde, Urkunden über die Verleihung anderer Titel etc.

3.3.4 Rechte und Pflichten des Kassenarztes

Einen kodifizierten Katalog der Rechte und Pflichten des Kassenarztes gibt es nicht, sie finden sich in einer Fülle gesetzlicher, autonomer und vertraglicher Normen (s. Kap. 7).
Zu den *Rechten* gehören u.a.:
- Recht auf *Selbstbestimmung* vieler Teilfragen der kassenärztlichen Versorgung durch das passive und aktive *Wahlrecht* zu den Selbstverwaltungsorganen der Kassenärztlichen Vereinigung (Vertreterversammlung und Vorstand);
- Recht auf *Teilnahme an der kassenärztlichen Versorgung* und damit auf Abrechnung der erbrachten zulässigen und wirtschaftlichen Leistungen;
- Recht auf angemessene, der Wirtschaftsentwicklung angepaßte *Vergütung* dieser Leistungen und auf Abschlagszahlungen hierauf;
- Recht auf *Unterstützung* durch die zuständige Kassenärztliche Vereinigung bei Abrechnung und Vergütung;
- Recht auf ausreichende *Information* durch die Kassenärztliche Vereinigung in allen Leistungs-, Abrechnungs- und Vergütungsfragen;
- Recht auf *Vertretung seiner Interessen* als Kassenarzt durch die KV gegenüber den Krankenkassen (z. B. Schutz vor unberechtigten Regreßanträgen,

überflüssigem „Papierkrieg") und anderen Institutionen einschließlich dem Gesetzgeber bei neuen Gesetzesvorhaben;
- Recht auf *Ablehnung von Patienten* (abgesehen von Notfällen), z. B. wenn überbeansprucht, wenn zu weit entfernt wohnend, wenn nicht ins Teilgebiet der ärztlichen Tätigkeit passend, wenn Vertrauensverhältnis Arzt – Patient gestört.

Zu den *Pflichten* gehören u. a.
- Pflicht zur Teilnahme an der kassenärztlichen Versorgung, z. B. zur Teilnahme am *Notfalldienst* (s. auch Kap. 5.16, 17), zur ausreichenden Ankündigung von Sprechstunden, zur Ausführung von Besuchen, zur Organisation der Weiterbehandlung seiner Patienten während seines Urlaubs oder bei Erkrankung *(Präsenzpflicht)* und zur Wohnungsnahme in angemessener Nähe seiner Praxis *(Residenzpflicht)*; s. Kap. 9.3.3 und 9.3.4;
- Pflicht zur *persönlichen Ausübung* der kassenärztlichen Tätigkeit (abgesehen von der Tätigkeit eines Vertreters oder eines genehmigten Assistenten sowie der Leistungen, die nichtärztliche Hilfskräfte in seiner Praxis ausführen dürfen);
- Pflicht zu ausreichenden *Aufzeichnungen* ärztlicher Befunde und der erbrachten Leistungen, verordneten Maßnahmen etc. und Aufbewahrung dieser Unterlagen (s. Kap. 5.9);
- Pflicht zur *ordnungsgemäßen Abrechnung;*
- Pflicht, von Patienten, die sich als Kassenpatienten ausgewiesen haben, *keine unzulässigen Privatliquidationen* zu erheben (s. Kap. 5.11);
- Pflicht zur Erteilung der erforderlichen *Auskünfte und Bescheinigungen* an die Kassenärztliche Vereinigung und auch im Rahmen deren Aufgaben an die Kostenträger;
- Pflicht zur Teilnahme an der *Qualitätssicherung* bestimmter Leistungen, z. B. bei Laboratoriumsleistungen, Zytologie, Röntgenleistungen, Sonographie;
- Pflicht zur *wirtschaftlichen Erbringung* der ärztlichen Leistungen bzw. wirtschaftlichen Verordnung anderer Kassenleistungen.

3.3.5 Beteiligung von Krankenhausärzten

Die zweite, wesentlich seltenere, der Zulassung nachgeordnete Teilnahmeform an der kassenärztlichen Versorgung ist die der Beteiligung von Krankenhausärzten. Anfang 1983 nahmen in der Bundesrepublik rund 4100 Krankenhausärzte an der kassenärztlichen Versorgung für die Patienten der RVO-Kassen teil; sie waren fast ausnahmslos ebenfalls an der Versorgung der Ersatzkassen-Patienten beteiligt (s. Tabelle 4, Abschn. 3.1.3).

Im Gegensatz zur Zulassung, die seit dem Beschluß des Bundesverfassungsgerichts vom 20. März 1960 liberalisiert wurde (also keiner Prüfung mehr unterliegt, ob für den gewünschten Niederlassungsort ein Bedürfnis für einen weiteren Arzt besteht), gilt für die Beteiligung von Krankenhausärzten weiterhin eine *Bedürfnisprüfung*. Das Bundesverfassungsgericht hat dies mit seinem Beschluß vom 23. Juli 1963 ausdrücklich bestätigt, da die Bedürfnisprüfung sich nur auf die Nebentätigkeit des Krankenhausarztes (Sprechstunde für ambulante Fälle), nicht aber auf seinen eigentlichen Beruf erstreckt.

Das Krankenversicherungs-Weiterentwicklungsgesetz und das Krankenversicherungs-Kostendämpfungsgesetz haben 1977 die Beteiligungsmöglichkeiten bei vorhandenem Bedürfnis erweitert. Außer leitenden Krankenhausärzten (Chefärzten) können heute ggf. auch andere Krankenhausärzte, die zum Führen einer bestimmten Gebietsbezeichnung berechtigt sind, beteiligt werden. Diese Beteiligung kann sich jetzt außer auf Überweisungsfälle (Regelfall) auch auf die unmittelbare Inanspruchnahme mittels Krankenschein erstrecken. Weiterhin ist zwischen einer vollen Beteiligung (nur bei Chefärzten) und einer mehr oder minder begrenzten Beteiligung für bestimmte Leistungen (sog. Katalogbeteiligungen) zu unterscheiden. Durch diese verschiedenen Beteiligungsformen wird es möglich, die Beteiligung der Krankenhausärzte so zu gestalten, daß gerade die in der kassenärztlichen Versorgung noch bestehenden, durch zugelassene Ärzte nicht ausreichend abgedeckten Bedürfnisse befriedigt werden.

Die Beteiligungen sind im Abstand von zwei Jahren zu überprüfen, sie sind zu widerrufen (oder ggf. einzuschränken), wenn der Bedarf an kassenärztlicher Versorgung inzwischen durch zusätzlich zugelassene Ärzte ausreichend gedeckt ist, was heute bei der steigenden Arztzahl immer häufiger der Fall ist. Bei der Bedürfnisprüfung ist davon auszugehen, daß die freie Arztwahl gewährleistet ist. Der Patient muß somit mindestens zwischen zwei Ärzten des erforderlichen Fachgebietes die Auswahl haben. Diese zwei Ärzte müssen nicht am Wohnort des Patienten, sondern in der Regel im selben allgemeinärztlichen bzw. fachärztlichen Planungsbereich zur Verfügung stehen.

Im Hinblick auf die zunehmende Arztdichte in der Bundesrepublik nimmt das Bedürfnis zur Beteiligung von Krankenhausärzten entsprechend ab. Es wird sich zukünftig stärker auf konsiliarische Untersuchungen, subspezialistische Leistungen und solche Maßnahmen konzentrieren, die nur mit Hilfe kostenaufwendiger Geräte erbringbar sind, sowie auf Voruntersuchungen, ob eine stationäre Behandlung in der betreffenden Krankenhausabteilung erforderlich wird.

Für die Dauer seiner Beteiligung hat der Krankenhausarzt (der nicht als Kassenarzt im engeren Sinn zu bezeichnen ist) die Rechte und Pflichten eines Kassenarztes (s. 3.4.4). Hierzu gehört auch die Pflicht zur persönlichen Leistungserbringung. Die routinemäßige Übertragung der Teilnahmepflicht an ihm nachgeordnete Ärzte ist nicht statthaft und muß zu einem Widerruf der Beteiligung führen. Der Arzt und nicht eine „Krankenhausambulanz" wird beteiligt. Hinsichtlich des Antrages der zu erfüllenden Voraussetzungen gelten die gleichen Bedingungen wie für die Zulassung; über die Beteiligung wird vom Zulassungsausschuß entschieden (s. 3.3.1).

Tabelle 6. Abstufung des Bedürfnisses nach Beteiligung

	leitender Krankenhausärzte	anderer Krankenhausärzte mit Gebietsbezeichnung
Uneingeschränkte Beteiligung		
unmittelbar und auf Überweisung	kaum erforderlich	nicht zulässig
nur auf Überweisung	seltener erforderlich	nicht zulässig
Auf bestimmte Leistungen beschränkte Beteiligung		
unmittelbar und auf Überweisung	nicht zweckmäßig, da Patient beim unmittelbaren Zugang nicht weiß, für welche Leistungen Krankenhausarzt beteiligt ist	
nur auf Überweisung	Regelfall der Beteiligung	in Sonderfällen erforderlich[a]

[a] nur dann erforderlich, wenn leitender Arzt bestimmte Leistungen (Subspezialitäten) nicht erbringen kann, die auch durch zugelassene Ärzte nicht ausreichend erbracht werden oder leitender Arzt wegen Arbeitsüberlastung sich beschränkt.

3.3.6 Ermächtigung weiterer Ärzte

Eine dritte Form der Teilnahme an der kassenärztlichen Versorgung ist die Ermächtigung. Nach dem durch das Krankenversicherungs-Weiterentwicklungsgesetz ab 1. Januar 1977 und die Novellierung der Zulassungsordnung geänderten Recht können die Kassenärztlichen Vereinigungen in folgenden Fällen Ärzte ermächtigen:
- Beseitigung einer bestehenden oder drohenden Unterversorgung (generell in einem Planungsgebiet für ein Fachgebiet oder speziell für einzelne seltenere Leistungen;
- Versorgung eines begrenzten Personenkreises (z. B. Insassen eines Lagers, Beschäftigte eines abgelegenen Betriebes – hier oft in praxi Beschäftigte eines Krankenhauses, Sanatoriums durch einen dort angestellten Arzt);
- Teilnahme von Ärzten an der kassenärztlichen Versorgung, die keine Approbation nach deutschem Recht besitzen (und auch nicht einen gleichwertigen Nachweis als Angehörige eines anderen Staates der EG) und deshalb weder zugelassen noch beteiligt werden können, sofern hierfür ein Bedürfnis vorliegt;

- vorübergehende Teilnahme von Ärzten aus anderen EG-Staaten, so z. B. für Ärzte
  - aus Grenzgebieten, die auch in die Bundesrepublik zu Besuchen gerufen werden,
  - zur gelegentlichen Betreuung von Gastarbeitern in Lagern,
  - die in der Bundesrepublik Vertretungen ausüben oder hier im Einzelfall Patienten behandeln wollen,
  - die während eines Aufenthaltes in der Bundesrepublik in Notfällen tätig wurden (nachträgliche Ermächtigung).

Von diesen Formen haben in praxi Bedeutung
- die Ermächtigung ausländischer Ärzte,
- die Ermächtigung deutscher Ärzte zur Versorgung eines begrenzten Personenkreises,
- die Ermächtigung deutscher Ärzte für bestimmte Leistungen, so z. b. älterer Ärzte, die nur noch Früherkennungs- und Vorsorgeuntersuchungen ausführen oder nur zytologische Leistungen erbringen wollen. Anästhesisten haben oft für die Erbringung ambulanter Leistungen diesen Status.

Zuständig für die Beschlußfassung über eine beantragte Ermächtigung ist die örtlich zuständige Kassenärztliche Vereinigung. Die zur Zulassung genannten Voraussetzungen müssen nicht alle erfüllt sein, so z. B. die Absolvierung der Vorbereitungszeit.

3.4 Die gemeinschaftliche Praxisausübung

Für die verschiedenen Formen gemeinschaftlicher Praxisausübung werden verschiedene Begriffe mit z.T. jeweils anders verstandenem Inhalt benutzt. Rechtliche Fundierung und auch Begriffsabgrenzungen gibt es nur für die Formen Praxisgemeinschaft und Gemeinschaftspraxis im § 32 der Zulassungsordnung-Ärzte. Verwandt werden aber u.a. noch die Worte Gruppenpraxis, Praxisklinik, Apparategemeinschaft, Laborgemeinschaft (s. auch Kap. 5.15). All diese Begriffe lassen sich in folgendes Schema bringen (Tabelle 7).

3.4.1 Praxisgemeinschaft

Bei gemeinsamer Nutzung von Praxisräumen und Praxiseinrichtungen und evtl. gemeinsamer Beschäftigung von Hilfskräften bleibt jeder an der Gemeinschaft beteiligte Arzt völlig selbständig, er hat seine Patienten, rechnet seine „Scheine" ab, trägt allein die Verantwortung nach dem Zivilrecht und dem Kassenarztrecht. Diese Praxisform hat der Vorteil der rationelleren Ausnutzung von Investitionen, bei gleichem Fachgebiet der besseren gegenseitigen

Tabelle 7. Formen gemeinschaftlicher Praxisausübung

	Gruppenpraxis = Gemeinschaftliche Praxisausübung unter	
	Beibehaltung der rechtlichen Selbständigkeit des einzelnen Arztes	Aufgabe der rechtlichen Selbständigkeit des einzelnen Arztes
ambulant umfassend	Praxisgemeinschaft	Gemeinschaftspraxis
allein auf ein oder einige Teilgebiete erstreckend	Apparategemeinschaft oder Laborgemeinschaft	—
ambulant und belegärztlich	Praxisklinik	Praxisklinik

Vertretung und eines kurzfristigen Informationsaustausches bei sich ergänzenden Fachgebieten evtl. auch günstigere Inanspruchnahmebedingungen für die Patienten.

Die Praxisgemeinschaft ist nicht genehmigungspflichtig, sie ist jedoch der Kassenärztlichen Vereinigung anzuzeigen. Assistenten dürfen nicht gemeinsam beschäftigt werden. In der Regel handelt es sich hier um zwei oder mehr Arztpraxen in einer Großwohnung oder in einem Haus. Anmeldung, Labor und Röntgengeräte werden gemeinsam genutzt, elektrophysikalische Leistungen durch gemeinsam beschäftigte Kräfte erbracht.

3.4.2 Apparategemeinschaft

Die Apparategemeinschaft ist eine Unterform der Praxisgemeinschaft, bei ihr werden nicht die Praxisräume (z.B. Anmeldung und Wartezimmer) gemeinsam benutzt und Hilfskräfte gemeinsam beschäftigt, sondern nur bestimmte Geräte gemeinsam eingesetzt, z.B. Röntgeneinrichtungen, Langzeit-EKG's, Sonographiegeräte. Diese Geräte können sich bei einem der beteiligten Ärzte oder an einem dritten Ort befinden, sie können gemeinsam gekauft oder gemietet sein oder sich im alleinigen Besitz eines der Teilnehmer befinden, der sie den anderen Teilnehmern gegen Kostenumlage zur Verfügung stellt. Die gemeinschaftliche Nutzung von Apparaten bedarf nicht der Genehmigung, sie ist jedoch ebenfalls der Kassenärztlichen Vereinigung anzuzeigen.

3.4.3 Laborgemeinschaft

Die Laborgemeinschaft ist die häufigste Form der Apparategemeinschaft. Zwischen den kleinsten Zusammenschlüssen von zwei oder drei Ärzten bis zu den Großgemeinschaften mit wesentlich mehr als 50 Teilnehmern ergeben sich erhebliche organisatorische Unterschiede. Von über 1 050 Laborgemeinschaften sind rund 80% kleine Gemeinschaften mit im Durchschnitt 7 Ärzten. In den Kleingemeinschaften werden die Laborleistungen noch unter wechselseitiger Kontrolle der teilnehmenden Ärzte durchgeführt, während in den großen Laborgemeinschaften diese Beaufsichtigung in praxi bei einem besonders erfahrenen Arzt, oft einem Laborarzt, liegt. Je nach Größe ist auch das Leistungsspektrum und die apparative Ausstattung sehr unterschiedlich (s. auch Kap. 19).

Laborgemeinschaften sind heute fast zwangsläufig notwendig, um die erforderlichen Laboruntersuchungen ohne finanzielle Verluste noch erbringen zu können. Der Trend zur Umstrukturierung der Gebührensätze zu Gunsten der geistig-ärztlichen Leistungen und zu Ungunsten der vorwiegend technischen Leistungen wird künftig noch mehr die Laborgemeinschaften bedingen. Dieser Trend wird sogar bei Laborgemeinschaften dazu führen, daß im Sinne eines rationellen Geräteeinsatzes sich möglichst Ärzte mit gleichem Laborprofil zusammenschließen. Aus diesem Profilrahmen fallende Leistungen werden speziellen Laborärzten zugewiesen werden.

Die Gebührenordnungen (E-GO, BMÄ'78) enthalten Bestimmungen über die Leistungserbringung in Laborgemeinschaften und die Kennzeichnung der dort erbrachten Leistungen:

- kontinuierliche, qualifizierte ärztliche Aufsicht;
- einwandfreie Übermittlung des Untersuchungsmaterials an das Gemeinschaftslabor (deshalb verbieten zusätzliche „Laborgemeinschafts-Richtlinien" einzelner Kassenärztlicher Vereinigungen den Postversand und/oder schränken die räumliche Ausdehnung solcher Gemeinschaften ein), Kosten für diesen Versand sind nicht berechnungsfähig;
- unverzügliche Mitteilung der Ergebnisse;
- die Qualitätssicherung muß durchgeführt werden;
- der einzelne teilnehmende Arzt kann auch innerhalb der Laborgemeinschaft nur solche Leistungen erbringen und abrechnen, die er auch aufgrund seiner persönlichen Kenntnisse und Fähigkeiten innerhalb seines Fachgebietes in eigener Praxis erbringen kann und erbringen dürfte.

Der Zusammenschluß zu einer Laborgemeinschaft und alle Veränderungen sind der Kassenärztlichen Vereinigung anzuzeigen. Die Laborgemeinschafts-Richtlinien einzelner Kassenärztlicher Vereinigungen beschränken außerdem durch entsprechende Listen das Leistungsprofil der Gemeinschaften und verlangen, daß der teilnehmende Arzt selbstverständlich noch über ein ausreichendes Akutlabor weiter verfügt (z. B. eilige Blutzuckerbestimmung).

3.4.4 Gemeinschaftspraxis

Im Gegensatz zu den vorgenannten Formen gemeinschaftlicher Praxisausübung erfolgt in einer Gemeinschaftspraxis eine gemeinsame Ausführung der ärztlichen Behandlung *eines* Klientels unter einer „Firma" durch zwei oder mehrere Ärzte mit gemeinsamer Organisation (z. B. Kartei, Abrechnung, Konto) in gemeinsamen Räumen, mit gemeinsamen Geräten und gemeinsam beschäftigten Hilfskräften, evtl. auch Vertretern und Assistenten.
Die Mitglieder einer Gemeinschaftspraxis, die nur als Gesellschaft des BGB (§§ 705 ff.) betrieben werden kann, haften gesamtschuldnerisch für Schadenersatzansprüche aus der Behandlung der Patienten, so z. B. bei einem Kunstfehler eines teilnehmenden Arztes. Sie haften desgleichen gemeinsam im Rahmen des Kassenarztrechts für eine unwirtschaftliche oder unzulässige Behandlungs- oder Verordnungsweise. Straf-, disziplinar- oder zulassungsrechtliche Konsequenzen können jedoch immer nur den einzelnen Teilnehmer treffen.
Die Gemeinschaftspraxis bedarf der vorherigen *Genehmigung* durch den Zulassungsausschuß. Die Genehmigung kann jedoch nur dann versagt werden, wenn die Versorgung der Versicherten beeinträchtigt wäre (kaum denkbar). Nur zugelassene Ärzte können eine Gemeinschaftspraxis betreiben, nicht z. B. ein Kassenarzt und ein beteiligter Chefarzt oder ein Kassenarzt und ein nicht an der kassenärztlichen Versorgung teilnehmender Arzt. Nach früherer Rechtsauffassung konnten nur Ärzte desselben Gebietes eine Gemeinschaftspraxis betreiben. *Fachübergreifende Gemeinschaftspraxen* von Ärzten verschiedener Gebiete wurden als nicht zulässig angesehen. Das Bundessozialgericht hat am 22. April 1983 nun doch unter bestimmten einschränkenden Auflagen des Zulassungsausschusses (Garantie der freien Arztwahl, Fachgebietsbeschränkung, gesonderte Leistungsabrechnung) die Genehmigung einer solchen Gemeinschaftspraxis für zulässig erklärt (s. auch 5.15).
Ende 1982 gab es in der Bundesrepublik 3 237 an der kassenärztlichen Versorgung teilnehmende Gemeinschaftspraxen mit 6 662 Ärzten. Die Hälfte (1 598) fielen davon auf Gemeinschaftspraxen zwischen Ehegatten bzw. Verwandten. Hierunter befinden sich viele sog. *Nachfolgepraxen,* in denen der Sohn allmählich den Vater ablöst. Aber auch unter den 1 639 Gemeinschaftspraxen von nicht verwandten Ärzten ist ein erheblicher Anteil von Nachfolgepraxen zu finden. Dies erklärt auch die relativ hohe Fluktuation in der Gründung und Auflösung von Gemeinschaftspraxen. Sie wird in den meisten Fällen nur als Übergangsform bei Praxisübernahmen angesehen. Der Gemeinschaftspraxis wurde in den letzten Jahren von politischen Gruppierungen bei Plänen für eine vermeintlich notwendige Reform des Gesundheitswesens ein hoher Stellenwert eingeräumt, der auch den Erwartungen vieler Medizinstudenten und jüngerer Krankenhausärzte entspricht, die an Teamwork und Verantwortungsteilung gewöhnt sind. Den späteren Realitäten des Bedarfs an ambulanter Behandlung und den zwischenmenschlichen und kollegialen Verhaltensweisen

deutscher Ärzte und ihrer Angehörigen entspricht diese Form weniger. Die Notwendigkeit einer möglichst gleichmäßigen Verteilung der Ärzte über das Bundesgebiet steht zudem die Ballung von Ärzten in größeren Gemeinschaftspraxen entgegen. Gerade die Bedarfsplanung mit ihrer starken Unterteilung eines KV-Gebietes in Planungsbereiche wirkt der Konzentration in Gemeinschaftspraxen entgegen. Die ausreichende bis übermäßige Besetzung vieler Gebiete läßt außerdem heute meistens nur noch finanziell rentable Nischen für Einzelpraxen offen. Die Erfahrungen haben aber auch gezeigt, daß selbst dort, wo die sachlichen Voraussetzungen für Gemeinschaftspraxen gegeben sind, diese oft an den zwischenmenschlichen Beziehungen scheitern. Es ist nicht anzunehmen, daß die Gemeinschaftspraxen in einer übersehbaren Zeit mehr als 5% der Gesamtzahl der Praxen ausmachen werden, obwohl es einige Gesichtspunkte gibt, die von den Befürwortern dieser Praxisform angeführt werden, wie z. B.:
- höhere Rentabilität durch günstigere Ausnutzung von Räumen und Geräten und gemeinschaftliche Beschäftigung des Personals (auch bei Praxisgemeinschaft gegeben);
- leichtere Vertretungsmöglichkeit im Krankheitsfall, bei Urlaub und für die Fortbildung (auch bei Praxisgemeinschaft gegeben);
- sofortiger kollegialer Gedankenaustausch und gesteigerte Effizienz durch Addition des Wissens und Könnens (auch bei Praxisgemeinschaft gegeben).

Sofern weiterhin die fachübergreifende Gemeinschaftspraxis bei nicht nahe verwandten Fachgebieten als unzulässig angesehen wird, hat darüber hinaus aber die Praxisgemeinschaft für den Patienten den Vorteil, daß er evtl. Ärzte verschiedener Fachrichtungen ohne weitere Wege im Überweisungsfall aufsuchen kann.

Gegen Gemeinschaftspraxen sprechen aus den Erfahrungen oft:
- Notwendigkeit eines größeren Einzugsgebietes;
- (deshalb) bürgerferne Konzentration in größeren Städten;
- Schwierigkeiten bei der Beschaffung der erforderlichen größeren Räumlichkeiten;
- Schwierigkeiten der Vertragsgestaltung, der Verteilung der Praxisüberschüsse bei nicht gleichmäßiger Arbeitszeit (z. B. infolge längerer Krankheit eines Mitgliedes der Gemeinschaftspraxis);
- kollegiale Schwierigkeiten, zwischenmenschliche Schwierigkeiten unter Angehörigen.

Eine Kombination zwischen einer Gemeinschaftspraxis mehrerer Ärzte desselben Fachgebietes und einer Praxisgemeinschaft mit Ärzten anderer Fachgebiete ist zulässig.

3.4.5 Praxisklinik

Die Idee der Praxisklinik ist erst in den letzten Jahren entwickelt worden. Praxiskliniken sind daher bisher auch kaum realisiert. Hierunter sind Praxisgemeinschaften oder Gemeinschaftspraxen zu verstehen, in denen die Ärzte nicht nur ambulant, sondern erforderlichenfalls auch anschließend bei ihren Patienten stationär tätig werden und diese Patienten nicht in eine organisatorisch getrennte Belegklinik bzw. Belegabteilung eines Krankenhauses eingewiesen, sondern in der Praxisklinik, die der ambulanten und stationären Behandlung dient, behandelt werden.

Bei Praxiskliniken werden neben den Vorteilen der Praxisgemeinschaften und Gemeinschaftspraxen noch folgende Vorteile erwogen:
- enge Verzahnung der ambulanten und stationären Behandlung und damit relativ kurze stationäre Verweildauer;
- rentablere Ausnützung vorhandener Geräte und Räume;
- bürgernahe stationäre Versorgung;
- bessere Möglichkeiten der Anwendung und Erweiterung des Wissens und Könnens der beteiligten Ärzte.

Als Nachteile bzw. Schwierigkeiten sind zu nennen:
- erhebliche finanzielle Investitionen;
- Schwierigkeiten im Hinblick auf die Krankenhausplanung (d. h. bei der Unterstützung durch die öffentliche Hand) und die Pflegesatzkostenverhandlungen mit den Krankenkassen;
- erheblicher Verwaltungsaufwand, der evtl. zusätzliches gutes Verwaltungspersonal erfordert.

Daneben ergeben sich die gleichen schon bei der Gemeinschaftspraxis genannten Probleme.

Weiterführende Literatur: [7, 15, 16, 34, 40, 41, 44, 61, 63, 65].

Helmut Narr

4 Formen ärztlicher Berufstätigkeit

4.1 Der Arzt

Ausübung des ärztlichen Berufes ist gemäß § 2 Abs. 5 der Bundesärzteordnung (BuÄO) in der Bekanntmachung der Neufassung vom 14.10.1977 (BGBl. I S.1885) Ausübung der Heilkunde unter der Bezeichnung Arzt oder Ärztin. Wer in der Bundesrepublik Deutschland den ärztlichen Beruf ausüben will, bedarf hierzu nach § 2 Abs. 1 BuÄO einer Approbation als Arzt. Approbation (synonym mit Bestallung) bedeutet demnach die staatliche Erlaubnis zur Ausübung der Heilkunde unter der Bezeichnung Arzt. Diese Erlaubnis wird erteilt, wenn
1. ein erfolgreich abgeschlossenes Medizinstudium von 6 Jahren,
2. die körperliche und geistige Eignung,
3. Würdigkeit und Zuverlässigkeit zur Ausübung des ärztlichen Berufes sowie
4. Suchtfreiheit
nachgewiesen werden.
Der deutschen Staatsangehörigkeit zum Erwerb der Approbation bedarf es nicht mehr in jedem Fall. Gemäß § 3 Abs. 1 Nr. 4 BuÄO haben die zehn Staaten der EG (England, Irland, Dänemark, Frankreich, Griechenland, Belgien, Niederlande, Luxemburg, Italien und Deutschland) die gegenseitige Anerkennung ihrer eigenstaatlichen Ausbildung zum Arzt vereinbart. Wer also EG-Staatsangehöriger ist und ein Studium innerhalb der EG erfolgreich absolviert hat sowie die weiteren Eignungsvoraussetzungen erfüllt, hat gleich einem Deutschen einen Rechtsanspruch auf Erteilung der Approbation und kann mit dieser Approbation wie ein Inländer ärztliche Tätigkeit ausüben. Das gleiche gilt für einen Deutschen im EG-Ausland (ausführlich Narr 1977 Rz 53 ff., 393 ff.).

4.2 Der Heilkundebegriff

Die Approbation berechtigt zur uneingeschränkten Ausübung der Heilkunde am Menschen. Der Begriff Heilkunde ist in der Bundesärzteordnung nicht definiert. Man findet ihn aber im Heilpraktikergesetz vom 7.2.1939 (RGBl. I S.251), das heute noch gilt, und muß deshalb darauf zurückgreifen. Nach der Definition des Heilpraktikergesetzes ist Ausübung der Heilkunde jede berufs- oder gewerbsmäßig vorgenommene Tätigkeit zur Feststellung, Heilung oder Linderung von Krankheiten, Leiden oder Körperschäden beim Menschen, auch wenn sie im Dienste von anderen ausgeübt wird. Diese Definition paßt in mehrerer Hinsicht nicht auf die ärztliche Tätigkeit. Zunächst ist die ärztliche Tätigkeit kein Gewerbe, zum anderen beschränkt sich die Ausübung der Heilkunde nicht auf die Tätigkeit am kranken Menschen. Sie umfaßt Forschung und Lehre in der Medizin einschließlich der theoretischen Fächer ebenso wie eine verwaltende Tätigkeit durch den Amtsarzt. Ausübung der Heilkunde als Arzt ist deshalb die auf ärztlich wissenschaftlicher Erkenntnis gerichtete und auf der Approbation als Arzt beruhende praktisch wissenschaftliche oder verwaltende Tätigkeit, die sich unmittelbar oder mittelbar auf die Verhütung, Früherkennung, Feststellung, Heilung oder Linderung menschlicher Krankheiten, Körperschäden oder Leiden bezieht, auch wenn sie im Dienste anderer ausgeübt wird.

4.3 Der praktische Arzt

Die Bezeichnung praktischer Arzt ist nirgendwo definiert, obwohl mit diesem Begriff jedermann die Vorstellung verbindet, einen Arzt vor sich zu haben, der in allen Krankheitsfällen und bei vielen menschlich seelischen Schwierigkeiten helfen kann. Rechtlich unterscheidet sich der praktische Arzt nicht vom Arzt. Tatsächlich hat aber der praktische Arzt häufig nach der Approbation eine Weiterbildung in Chirurgie, Innerer Medizin, Gynäkologie und Kinderheilkunde absolviert, die ihn befähigt, als Hausarzt die Familie zu betreuen und im Bedarfsfall weitere ärztliche Hilfe zu vermitteln. Gesetzlich vorgeschrieben ist eine solche Weiterbildung nach der Approbation nicht. Auch wer sie nicht absolviert hat, konnte sich bislang als praktischer Arzt bezeichnen. Der Deutsche Ärztetag 1980 hat beschlossen, diese Bezeichnung abzuschaffen, und nur noch die Bezeichnung „Arzt" oder eine Gebietsbezeichnung zuzulassen. Ein Qualitätsnachweis verbindet sich mit dieser Bezeichnung nicht. Eher das Gegenteil ist der Fall. Wer sich heute „nur noch" als praktischer Arzt bezeichnet, dokumentiert damit, daß er keine in der Weiterbildungsordnung vorgesehene Vertiefung und Spezialisierung seiner Basiskenntnisse erlangt hat. Deshalb ist das erstrebenswerte Ziel nicht der praktische Arzt, sondern der weitergebildete Allgemeinarzt (Einzelheiten, auch zum EG-Recht Narr 1977 Rz 330, 471).

4.4 Der Allgemeinarzt

Der Allgemeinarzt unterscheidet sich rechtlich vom praktischen Arzt dadurch, daß er wie der Chirurg, Augenarzt, Gynäkologe usw. eine in der Weiterbildungsordnung vorgeschriebene Weiterbildungszeit (4 Jahre) nach Erhalt der Approbation nachweist und vor der Ärztekammer eine Prüfung ablegen muß, um die Bezeichnung Allgemeinarzt führen zu dürfen. Wenn es die Bezeichnung Facharzt noch gäbe – sie wurde bekanntlich durch Beschluß des Deutschen Ärztetages abgeschafft –, müßte man den Allgemeinarzt wie die anderen weitergebildeten Ärzte als „Facharzt" bezeichnen, wie es in anderen Ländern (z. B. der DDR) auch üblich ist. Arzt und Allgemeinarzt unterscheiden sich also darin, daß der Arzt sich einer zeitlich und inhaltlich frei gewählten Weiterbildung nach der Approbation unterziehen *kann,* der Allgemeinarzt hingegen einen vorgeschriebenen Weiterbildungsgang und eine bestandene Prüfung vor der Ärztekammer vorweisen *muß.* Der auf die Dauer unausweichliche Qualitätsunterschied zwischen dem Arzt und dem Allgemeinarzt ruft nach einer gesetzlichen Regelung. Die daran sich anknüpfende Problematik gehört zu den noch unbewältigten, aber dringend zu regelnden Problemen der ärztlichen Zukunft, zumal nach dem Wegfall der Vorbereitungszeit auf die Kassenpraxis als Folge der EG-Harmonisierung ab 1980 jeder Arzt mit Erhalt der Approbation zur kassenärztlichen Tätigkeit zugelassen werden muß, wenn sich der Gesetzgeber nicht doch noch zu einer Verlängerung der Vorbereitungszeit in der Zulassungsordnung entschließt, die derzeit noch immer 6 Monate beträgt. Dies hat er in Angriff genommen. *Ab 1.7. 1984* wird die Dritte Verordnung zur Änderung der Zulassungsordnung für Kassenärzte vom 14.12. 1983 (BGBl. I S.1431) wirksam, welche die bisherige sechsmonatige *Vorbereitungszeit auf 18 Monate verlängert.* Zwar ist diese Dritte Verordnung zur Änderung der Zulassungsordnung für Kassenärzte am 21.12. 1983 inkraft getreten. Die in ihr enthaltenen Änderungen gelten deshalb ab 21.12. 1983 auch. Gemäß Art.3 der Dritten Verordnung zur Änderung der Zulassungsordnung für Kassenärzte gilt jedoch für die *Vorbereitungszeit folgende Übergangsregelung:*

„Wer den Antrag auf Eintragung in das Arztregister bis zum 30.6. 1984 stellt, kann den Nachweis über die Ableistung der Vorbereitungszeit auch nach den bisher geltenden Vorschriften führen, wenn die Vorbereitungszeit bis zum 30.6. 1984 abgeleistet ist."

Wer also bis zum 30.6. 1984 eine sechsmonatige Vertreter- oder Assistententätigkeit bei einem freipraktizierenden Kassenarzt oder eine dreimonatige Vertreter- oder Assistententätigkeit in einer Landpraxis abgeleistet hat und den Antrag auf Eintragung in das Artzregister spätestens am 30.6. 1984 stellt, wird nach altem Recht in das Arztregister eingetragen. Bis zum Ablauf der Übergangsfrist am 30.6. 1984 werden auch Zeitabschnitte einer Vertreter- oder Assistententätigkeit von mindestens 2 Wochen anerkannt.

Ab 1.7. 1984 sind nachfolgende Voraussetzungen für die Eintragung ins Arztregister nachzuweisen:

1. Die Vorbereitung muß eine mindestens sechsmonatige Tätigkeit als Assistent oder Vertreter eines oder mehrerer Kassenärzte umfassen. Eine Tätigkeit als Vertreter darf nur anerkannt werden, wenn der vertretende Arzt eine vorausgegangene mindestens einjährige Tätigkeit in unselbständiger Stellung als Assistent eines Kassenarztes oder in Krankenhäusern nachweisen kann (Art. 1 Nr. 1b Dritte Verordnung zur Änderung der Zulassungsordnung für Kassenärzte). Eine Vertretertätigkeit kann also nicht unmittelbar nach Erhalt der Approbation, sondern erst nach einer einjährigen Tätigkeit in unselbständiger Stellung als Assistent eines Kassenarztes oder in Krankenhäusern auf die Vorbereitungszeit angerechnet werden. Dieser Regelung entsprechend darf ein *freipraktizierender Kassenarzt sich nur noch durch einen Kassenarzt oder aber einen solchen Arzt vertreten lassen, der eine mindestens einjährige Tätigkeit in unselbständiger Stellung als Assistent eines Kassenarztes oder in Krankenhäusern absolviert hat* (Art. 1 Nr. 3 Dritte Verordnung zur Änderung der Zulassungsordnung für Kassenärzte). Diese Einschränkung dient dazu, die notwendigen Stellen bei freipraktizierenden Ärzten für solche Vertreter zu beschaffen, die die Vorbereitungszeit absolvieren wollen.
2. *Für die übrige Zeit,* also für die restlichen 12 Monate ist die Vorbereitung durch Tätigkeiten in unselbständiger Stellung im wesentlichen in Krankenhäusern abzuleisten. „Im wesentlichen" bedeutet, daß wenigstens 6 Monate und 1 Tag einer Assistententätigkeit am Krankenhaus Voraussetzung für die Eintragung ins Arztregister sind. *Die Vorbereitungszeit als Assistent oder Vertreter eines oder mehrerer Kassenärzte muß Zeitabschnitte von mindestens 3 Wochen umfassen.* Die gleichzeitige Ausübung einer eigenen Praxis (Privat- oder Kassenpraxis) ist ausgeschlossen (Art. 1 Nr. 1b Dritte Verordnung zur Änderung der Zulassungsordnung für Kassenärzte).

Die Neuregelung der Vorbereitungszeit ist bis zum 31.12. 1988 befristet (Art. 3 Dritte Verordnung zur Änderung der Zulassungsordnung für Kassenärzte). Ab 1.1. 1989 gibt es demzufolge nach heutiger Sicht keine Vorbereitungszeit mehr auf die kassenärztliche Tätigkeit, wenn nicht der Gesetzgeber zu diesem Zeitpunkt eine Neuregelung trifft. Zum gleichen Zeitpunkt (31.12. 1988) tritt die Bestimmung außer Kraft, wonach sich der Kassenarzt nur durch einen anderen Kassenarzt oder einen solchen Arzt vertreten lassen darf, der bereits eine einjährige Assistenten- oder Vertretertätigkeit in unselbständiger Stellung bei einem Kassenarzt oder in einem Krankenhaus absolviert hat (Art. 3 Dritte Verordnung zur Änderung der Zulassungsordnung für Kassenärzte).

Von der Ableistung der Vorbereitungszeit sind solche Ärzte befreit, die in einem anderen Mitgliedsstaat der Europäischen Gemeinschaften ein nach den gemeinschaftsrechtlichen Vorschriften anerkanntes Diplom erworben haben und zur Berufsausübung zugelassen sind. Wer also als Deutscher oder EG-Staatsangehöriger in einem anderen Land der EG außerhalb der Bundesrepublik ein abgeschlossenes ärztliches Diplom erwirbt, braucht die Vorbereitungszeit nach innerdeutschem Recht nicht nachzuweisen (Einzelheiten: Narr 1977 Rz 471 und 53).

4.5 Der Arzt mit einer Gebietsbezeichnung

Die Ausbildung zum Arzt endet mit der Approbation. Sie ermöglicht die Ausübung der Heilkunde am Menschen. Dennoch unterziehen sich Ärzte nach Erhalt der Approbation regelmäßig einer drei- bis sechsjährigen Weiterbildung in einem Gebiet, Teilgebiet oder Bereich mit dem Ziel, nach Abschluß dieser Weiterbildung und erfolgreichem Bestehen einer Prüfung eine Gebiets-, Teilgebiets- oder Bereichs-(Zusatz-)Bezeichnung führen zu dürfen. Diese Bezeichnung nannte man früher Facharztbezeichnung. Sie ist weggefallen. An ihre Stelle tritt die Kurzbezeichnung Chirurg, Internist, Allgemeinarzt, Augenarzt oder Arzt für Augenheilkunde, Arzt für Frauenheilkunde usw. Das Führen der Bezeichnung „Facharzt für..." war nur noch für eine Übergangszeit von 3 Jahren nach Inkrafttreten der Weiterbildungsordnung des jeweiligen Bundeslandes zulässig. In Baden-Württemberg lief die Übergangszeit zum Führen der Bezeichnung „Facharzt für..." am 30.4.1980 ab (§ 77 Abs. 1 Kammergesetz Baden-Württemberg i. V. m. § 17 Abs. 4 und § 18 Weiterbildungsordnung Baden-Württemberg). Danach sind nur noch die Kurzbezeichnungen auch für diejenigen Ärzte zulässig, die bereits früher den „Facharzt" erworben haben. Dieser Regelung liegt der berechtigte Wunsch nach Gleichstellung des Allgemeinarztes mit dem Chirurgen, Internisten usw. zugrunde, da beide eine gesetzlich geregelte Weiterbildung absolvieren müssen. (Einzelheiten Narr 1977 Rz 430, 331 ff.). Zwischenzeitlich haben sowohl das OVG Münster und der Bayerische Verfassungsgerichtshof rechtskräftig entschieden, daß durch die Abschaffung der „Facharzt"bezeichnung wohlerworbene Rechte der früheren „Fachärzte" nicht beeinträchtigt werden.

4.6 Kassenarzt

Kassenarzt ist jeder Arzt, der durch Beschluß des bei jeder Kassenärztlichen Vereinigung eingerichteten Zulassungsausschusses zur kassenärztlichen Tätigkeit zugelassen wurde und als Folge dieser Zulassung nicht nur ordentliches Mitglied seiner Kassenärztlichen Vereinigung wird, sondern auch berechtigt und verpflichtet ist, an der kassenärztlichen Versorgung teilzunehmen, also Kassenpatienten zu behandeln (§ 368a Abs. 4 RVO). Kassenarzt ist nur der frei niedergelassene, in eigener Praxis tätige Arzt. Chefärzte an Krankenhäusern können nicht zugelassen, sondern an der kassenärztlichen Versorgung beteiligt werden, sofern ein entsprechendes Bedürfnis besteht. Sie sind aber ebenfalls ordentliche Mitglieder der Kassenärztlichen Vereinigung und haben während ihrer Beteiligung die Rechte und Pflichten eines Kassenarztes (§ 368a Abs. 8 RVO).

4.7 Vertragsarzt

Vertragsarzt ist jeder Arzt, der am Ersatzkassenvertrag beteiligt und damit berechtigt ist, Ersatzkassenpatienten zu behandeln. Seit Inkrafttreten des Krankenversicherungs-Weiterentwicklungsgesetzes vom 1.1.1977 ist die Teilnahme als Vertragsarzt an der ärztlichen Versorgung der Mitglieder der Ersatzkassen und ihrer Angehörigen nur noch zulässig, sofern und solange der Arzt gleichzeitig Kassenarzt ist. Eine bis dahin mögliche, ausschließliche Ersatzkassenbeteiligung ohne gleichzeitige Zulassung zur kassenärztlichen Tätigkeit ist von diesem Zeitpunkt ab nicht mehr möglich. Für Ärzte, die im Zeitpunkt des Inkrafttretens des Krankenversicherungs-Weiterentwicklungsgesetzes am 1.1.1977 Vertragsärzte oder Ersatzkassen waren oder sich bis zu diesem Zeitpunkt um Teilnahme an der vertragsärztlichen Versorgung der Ersatzkassen beworben haben, gilt diese Bestimmung nicht. Sie können deshalb eine Beteiligung zu den Ersatzkassen innehaben ohne gleichzeitig eine kassenärztliche Zulassung vorweisen zu müssen.

4.8 Der Belegarzt

Auch der Belegarzt ist Kassenarzt. Es gibt keine gesetzliche Definition des Belegarztes. Man versteht darunter einen frei niedergelassenen Kassenarzt, der auf der Grundlage eines Vertrages mit einem Krankenhausträger berechtigt ist, eigene oder ihm überwiesene Patienten in diesem Krankenhaus auch stationär

zu behandeln, wobei die Vergütung des Belegarztes nicht durch das Krankenhaus aus dem Pflegesatz abgegolten, sondern von der KV gewährt wird (§ 368g Abs. 6 RVO). Die Kosten für die Unterbringung, Pflege und Verpflegung des Patienten auf einer Belegabteilung werden von der Krankenkasse durch den Pflegesatz, das ärztliche Honorar aus der Gesamtvergütung von der KV bezahlt. Der von der Kasse zu bezahlende Pflegesatz wird kleiner Pflegesatz genannt, weil die Kosten der ärztlichen Behandlung in ihm nicht enthalten sind. Für die Genehmigung kassenärztlicher, belegärztlicher Tätigkeit, die durch die zuständige KV erfolgt, sind nach dem Belegarztvertrag zwischen der Kassenärztlichen Bundesvereinigung und den Bundesverbänden der Ortskrankenkassen vom 1.7.1978 u.a. folgende Punkte erforderlich:
- Die stationäre Tätigkeit des Kassenarztes darf nicht das Schwergewicht der Gesamttätigkeit des Kassenarztes bilden. Es gibt deshalb eine Begrenzung auf 20 Betten (für Gemeinschaftspraxen entsprechend mehr; s. Kap. 11.5).
- Als Belegarzt ist nicht geeignet, wer außer seiner ambulanten Tätigkeit eine Nebentätigkeit ausübt, die eine ordnungsgemäße stationäre Versorgung von Patienten nicht gewährleistet und dessen Wohnung oder Praxis von dem Krankenhaus, in dem er belegärztlich tätig werden will, so weit entfernt liegt, daß die ordnungsgemäße Versorgung der von ihm ambulant und stationär zu betreuenden Versicherten nicht gewährleistet ist.

Die Honorierung erfolgt gegenüber dem Privatpatienten direkt, gegenüber dem Kassenpatienten aus der Gesamtvergütung der Kassenärztlichen Vereinigung. Über ihre Höhe schließt die zuständige Kassenärztliche Vereinigung mit den Krankenkassen Verträge ab. Die Vergütung ist in den einzelnen Kassenärztlichen Vereinigungen verschieden geregelt (s. Kap. 11).

4.9 Der Durchgangsarzt

Durchgangsärzte sind Beauftragte der gesetzlichen Unfallversicherungsträger (Berufsgenossenschaften), die darüber entscheiden, ob als Folge eines Arbeitsunfalles berufsgenossenschaftliche Heilbehandlung einzuleiten ist. Durchgangsarzt kann nur werden, wer die Voraussetzungen nach den Richtlinien für die Bestellung von Durchgangsärzten erfüllt. U.a. sind nachzuweisen
- eine abgeschlossene Weiterbildung zum Chirurgen oder Orthopäden;
- eine Tätigkeit von mindestens je einem Jahr auf einer Unfallstation und in einer Unfallambulanz einschließlich Übungsbehandlungsabteilung;
- eingehende Erfahrungen in den modernen Anästhesiemethoden;
- selbständige Vertretung eines freipraktizierenden Durchgangsarztes für 3 Monate nach abgeschlossener Weiterbildung.

Außerdem sind bestimmte Voraussetzungen an die Ausstattung der Praxis und die nichtärztlichen Mitarbeiter zu stellen. So müssen u.a. neben einem Warte-

und Sprechzimmer ein aseptischer Operationsraum und ein Röntgenraum nachgewiesen werden. Die Bestellung zum Durchgangsarzt erfolgt durch den zuständigen Landesverband der gewerblichen Berufsgenossenschaften. Die Führung der Bezeichnung „Durchgangs- oder D-Arzt" auf dem Praxisschild ist zulässig.

4.10 Der Heilbehandlungsarzt (H-Arzt)

Während jeder andere Arzt im Falle eines Arbeitsunfalles verpflichtet ist, den Verletzten einem D-Arzt vorzustellen, damit dieser über die Einleitung berufsgenossenschaftlicher Heilbehandlung entscheiden kann, ist der H-Arzt von dieser Vorstellungspflicht befreit. Er darf darüber hinaus Arbeitsunfallverletzte selber behandeln. Wenn es sich jedoch um einen schweren Unfall gemäß § 6 der Bestimmungen des Reichsversicherungsamtes vom 19.6. 1936 handelt (sogenannte § 6-Fälle), muß der H-Arzt den Verletzten einem berufsgenossenschaftlichen Unfallkrankenhaus zuweisen (Einzelheiten ergeben sich aus Leitnummer 44 des Abkommens Ärzte/Berufsgenossenschaften). Dementsprechend muß der Bewerber eine mindestens zweijährige Tätigkeit auf dem Gebiet der Unfallbehandlung in einem hierfür geeigneten Krankenhaus nachweisen sowie Zeugnisse vorlegen, aus denen hervorgeht, daß er besondere Kenntnisse und Erfahrungen auf dem gesamten, die Diagnostik und Behandlung von Unfallverletzungen umfassenden Gebiet erworben hat. Wie der Durchgangsarzt muß auch der H-Arzt bestimmte apparative und einrichtungsmäßige Voraussetzungen nachweisen. Die Beteiligung als H-Arzt wird ebenfalls von den Landesverbänden der Berufsgenossenschaften unter Mitwirkung von Vertretern der Ärzteschaft ausgesprochen. Die Führung der Bezeichnung „Heilbehandlungs- oder H-Arzt" auf dem Praxisschild ist *nicht* zulässig.

4.11 Der Betriebsarzt

Aufgrund des Arbeitssicherheitsgesetzes ist jeder Arbeitgeber verpflichtet, einen Betriebsarzt zu bestellen, soweit dies erforderlich ist im Hinblick auf die Betriebsart, die Zahl der beschäftigten Arbeitnehmer sowie die Betriebsorganisation. Betriebsärzte können hauptberuflich oder nebenberuflich tätig sein. Sie müssen jedoch bestimmte fachliche Voraussetzungen nachweisen. Über die notwendige Fachkunde, betriebsärztlich tätig zu werden, verfügt:
1. Wer die Gebietsbezeichnung Arbeitsmedizin oder
2. wer die Zusatzbezeichnung Betriebsmedizin jeweils nach den Vorschriften der Weiterbildungsordnung führen darf oder

3. wer eine Fachkundebescheinigung der Ärztekammer gemäß § 3 Abs. 2 Nr. 2 der Unfallverhütungsvorschrift Betriebsärzte vorlegt (Einzelheiten s. Narr 1977 Rz 443 ff.).

4.12 Amtsarzt

Der Amtsarzt ist der jeweilige Leiter eines staatlichen Gesundheitsamtes, das für die Durchführung der Aufgaben des öffentlichen Gesundheitsdienstes bei den Stadt- und Landkreisen eingerichtet ist. Den Gesundheitsämtern obliegt u. a. die Durchführung der ärztlichen Aufgaben
- der Gesundheitspolizei,
- der Schulgesundheitspflege,
- der Mütter- und Kinderberatung,
- der Fürsorge für Tuberkulöse, für Geschlechtskranke, körperlich Behinderte, Sieche und Süchtige.

4.13 Unfallarzt

Unfallarzt ist keine Gebiets-, Teilgebiets- oder Zusatzbezeichnung i. S. der Weiterbildungsordnung, sondern eine – unglückliche – Umschreibung einer Bezeichnung für einen Arzt, der Rehabilitationsmaßnahmen innerhalb der kassenärztlichen Versorgung durchführen darf. Der Unfallarzt verdankt seine Entstehung dem heutigen § 368 a RVO, mit dem Rehabilitationsmaßnahmen Gegenstand der kassenärztlichen Versorgung wurden. Das Unfallheilverfahren in der kassenärztlichen Versorgung aufgrund des Vertrages vom 1. 10. 1974 (DÄ 1974 S. 3702) regelt Umfang und Voraussetzungen gezielter Rehabilitationsmaßnahmen durch kassenärztliche Behandlung. Es kommt bei solchen Unfallverletzten nicht zur Anwendung, die aufgrund des Abkommens Ärzte/Berufsgenossenschaften bei Arbeits-, Schul- oder Wegeunfällen einem Durchgangsarzt, Augenarzt oder Hals-Nasen-Ohrenarzt vorgestellt wurden oder nach diesem Abkommen Ärzte/Berufsgenossenschaften von der Vorstellungspflicht befreit sind (Einzelheiten siehe Narr 1977 Rz 534 ff.).
Unfallärzte sind danach berechtigt zur Durchführung von Rehabilitationsmaßnahmen in der kassenärztlichen Versorgung, soweit nicht berufsgenossenschaftliche Heilbehandlung nach dem Abkommen Ärzte/Berufsgenossenschaften infrage kommt. Unfallärzte können nur zugelassene Kassenärzte, an der kassenärztlichen Versorgung beteiligte Ärzte (regelmäßig Chefärzte) sowie in besonderen Fällen gemäß § 31 ZOÄ ermächtigte Ärzte sein, die
1. die Gebietsbezeichnung Chirurgie oder Orthopädie erworben haben und sich

2. Zwei Jahre unfallchirurgisch weitergebildet haben und
3. regelmäßig in ihrer Praxis unfallchirurgisch tätig sind.

Die gleichzeitige Bestellung zum Durchgangsarzt schließt unfallärztliche Tätigkeit nicht aus, wenn der Durchgangsarzt außerdem zugelassen, an der kassenärztlichen Versorgung beteiligt oder aber ermächtigt ist.

Dem Unfallarzt gleichgestellt sind

1. Ärzte für Chirurgie oder Orthopädie, wenn sie zugelassene Kassenärzte sind, die Voraussetzungen für den Unfallarzt nicht erfüllen (weil sie beispielsweise keine genau den Vorschriften der Weiterbildungsordnung entsprechende unfallchirurgische Weiterbildung haben), aber in ihrer Praxis regelmäßig unfallchirurgisch tätig sind und
2. Allgemeinärzte/prakt. Ärzte, wenn sie zugelassene Kassenärzte sind, sich 2 Jahre unfallchirurgisch weitergebildet haben und außerdem regelmäßig in ihrer Praxis unfallchirurgisch tätig sind.
3. HNO- und Augenärzte sowie Ärzte für Mund-Gesichts-Kieferchirurgie bezüglich der Verletzungen in ihrem Gebiet, soweit sie Kassenärzte sind.

Die unfallchirurgische Weiterbildung muß hierbei entsprechend den in der Weiterbildungsordnung festgelegten Kriterien überwiegend in stationärer Tätigkeit in einer geeigneten unfallchirurgisch ausgerichteten Abteilung abgeleistet werden. Im übrigen müssen Unfallärzte über eine unfallchirurgische Mindestausstattung in ihrer Praxis verfügen, deren Einzelheiten im § 6 des Vertrages über das Unfallheilverfahren in der kassenärztlichen Versorgung aufgeführt sind (Einzelheiten: Narr 1977 Rz 540 ff.).

Weiterführende Literatur: [46].

Helmut Narr
5. Allgemeines Arztrecht

5.1 Die Berufsordnung für Ärzte

Jede Landesärztekammer erläßt als autonome Satzung eine Berufsordnung, in der die ärztlichen Berufspflichten geregelt sind. Alle Berufsordnungen gehen auf eine vom Deutschen Ärztetag beschlossene Musterberufsordnung zurück. Dadurch wird die einheitliche Festlegung ärztlicher Berufspflichten durch die einzelnen Landesärztekammern gewährleistet.
Den meisten Berufsordnungen ist ein Gelöbnis vorangestellt, das auf dem hippokratischen Eid beruht, in seiner Notwendigkeit aber umstritten ist. Rechtlich besteht keine Veranlassung, dieses Gelöbnis in die Berufsordnung mitaufzunehmen. Ein Vergleich mit den im Gelöbnis enthaltenen Verpflichtungen und den Vorschriften der Berufsordnung zeigt, daß die Berufsordnung die rechtsverbindliche Festlegung dessen bringt, was früher durch individuelles Versprechen gelobt wurde.
Die vom 86. Ärztetag zuletzt 1983 beschlossene Musterberufsordnung (DÄ 1983 Heft 44 S. 101) beginnt mit der Wiederholung des bereits in der Bundesärzteordnung enthaltenen Grundsatzes, daß der Arzt der Gesundheit des einzelnen Menschen und des gesamten Volkes dient, der ärztliche Beruf kein Gewerbe, sondern seiner Natur nach ein freier Beruf ist. Aus dieser gesetzlichen Vorschrift wird der Freiheitsraum ärztlicher Tätigkeit abgeleitet und eingegrenzt. Der Arzt ist frei und allein seinem Gewissen unterworfen, soweit es um seine Beziehung zum Patienten geht, nicht aber etwa in wirtschaftlicher Hinsicht. Der Freiheitsraum im Verhältnis zum Patienten gilt aber für den freipraktizierenden Arzt ebenso wie für den angestellten oder beamteten. Diese Freiheit rechtfertigt es auch, die Behandlung dann abzulehnen, wenn ein sachlicher Grund hierfür gegeben ist und kein Notfall vorliegt.

5.2 Die ärztliche Schweigepflicht

Ein Grundpfeiler ärztlicher Behandlung ist die Verschwiegenheit des Arztes und seiner Mitarbeiter über all das, was sie im Zusammenhang mit der ärztlichen Behandlung erfahren. Die Pflicht zur Verschwiegenheit gilt für jeden Arzt (Amtsarzt, Betriebsarzt usw.) und umfaßt nicht nur die mündliche Mitteilung, sondern alle Aufzeichnungen und solche Eröffnungen, die mit der Krankheit nichts zu tun haben oder nur mittelbar mit ihr zusammenhängen, dem Arzt aber im Zusammenhang mit der Behandlung bekannt wurden. Der Schweigepflicht unterliegen deshalb auch Privatgeheimnisse geschäftlicher oder familiärer Art, die der Arzt bei der Behandlung erfährt.
Die Verschwiegenheit gilt gegenüber jedem Dritten. Er bezieht Familienmitglieder ebenso ein wie andere Ärzte, soweit sie den Patienten nicht mit- oder nachbehandeln. Sie gilt auch im Verhältnis zwischen Ehegatten und grundsätzlich auch im Verhältnis zwischen Kindern und Eltern sowie gegenüber dem Staat und anderen öffentlichen und privaten Arbeitgebern. Sie gilt schließlich auch für den Musterungsarzt, den Betriebsarzt und den Amtsarzt.
Zur Offenbarung ist der Arzt grundsätzlich nur dann berechtigt, wenn der Patient dem zustimmt und den Arzt von seiner Schweigepflicht entbindet. Neben der Entbindung durch den Patienten, die auch durch konkludente Handlung erfolgen kann (Inanspruchnahme einer Leistung der Sozialversicherung oder im mutmaßlichen Einverständnis des Patienten), darf der Arzt Patientengeheimnisse offenbaren, wenn eine Güterabwägung zugunsten der Offenbarung spricht. Dies ist beispielsweise der Fall, wenn ein sklerotischer Patient trotz entsprechender ärztlicher Ermahnung nicht bereit ist, seinen Führerschein zurückzugeben, obwohl er eine Gefahr für den öffentlichen Straßenverkehr darstellt. In diesen Fällen darf der Arzt nach sorgfältiger Güterabwägung die Zulassungsbehörde über den Zustand des Patienten und die von ihm ausgehende Gefahr informieren. Er muß es jedoch nicht. Tut er es aber, kann er nicht wegen Verletzung der ärztlichen Schweigepflicht bestraft werden.
Bei Einstellungs- oder sonstigen Untersuchungen, die im Interesse eines Dritten (Arbeitgeber, Versicherungsunternehmen usw.) erfolgen, darf der Arzt die von ihm erhobenen Befunde an den Dritten weitergeben, sofern dem Betroffenen bekannt ist, daß dies der Zweck der Untersuchung ist. Wer sich einer Untersuchung vor Abschluß einer Lebensversicherung oder vor Einstellung in einem Betrieb unterzieht, ist regelmäßig mit der Weitergabe der hierfür notwendigen Befunde einverstanden.
Der Schweigepflicht unterliegende Tatsachen und Befunde dürfen zu wissenschaftlichen Zwecken nur dann ohne Zustimmung des Betroffenen verwendet werden, wenn sie anonymisiert sind, also keine Rückschlüsse auf die einzelne Person möglich sind oder eine ausdrückliche Einwilligung vorliegt.
Die Schweigepflicht endet nicht mit dem Tod des Patienten, um dessen Ge-

heimnisse es geht. Da allerdings nach dem Tod des betroffenen Patienten eine Entbindung des Arztes nicht mehr möglich ist, weil die Entbindung ein höchstpersönliches Recht ist und nicht auf die Erben übergeht, wird aus der Schweigepflicht ein Schweigerecht. Der Arzt kann dann nach den Grundsätzen der Güterabwägung offenbaren, muß es aber nicht. Rein wirtschaftliche Interessen der Erben reichen für die Annahme eines berechtigten Interesses regelmäßig nicht aus (strittig – Einzelheiten Narr 1977 Rz 745 ff.).

Mit der ärztlichen Schweigepflicht korrespondiert ein Aussageverweigerungsrecht vor Gericht. Hat der Patient den Arzt von seiner Schweigepflicht entbunden, muß er vor Gericht aussagen. Liegt eine Entbindungserklärung nicht vor, kann der Arzt vor Gericht nach den Gesichtspunkten der Güterabwägung aussagen. Er muß es jedoch nicht.

Die ärztliche Schweigepflicht gilt im gleichen Umfang wie für Ärzte auch für die bei ihnen berufsmäßig tätigen Gehilfen und für die Personen, die bei Ärzten zur Vorbereitung auf den Beruf tätig sind. Medizinisch-technische Assistentinnen, Sprechstundenhelferinnen, Auszubildende unterliegen deshalb der ärztlichen Schweigepflicht genauso wie Famuli usw. Besondere datenschutzrechtliche Bestimmungen sind dann zusätzlich zu beachten, wenn personenbezogene Daten in Dateien gespeichert werden (vgl. § 2 Abs. 3 Nr. 3 BDSG).

5.3 Zusammenarbeit der Ärzte

Bei der heutigen Spezialisierung der ärztlichen Wissenschaft – es gibt immerhin 27 Gebietsbezeichnungen ohne Teilgebiete – ist die Zusammenarbeit der Ärzte nicht nur eine Berufspflicht, sondern auch Voraussetzung einer ordnungsgemäßen ärztlichen Behandlung. Demzufolge ist kollegiale Zusammenarbeit und Hinzuziehung eines anderen Arztes unabdingbar, wenn die eigenen Möglichkeiten erschöpft sind. Daß dem Wunsch des Patienten, einen anderen Arzt zuzuziehen, entsprochen werden muß, ist ebenso selbstverständlich wie das Gebot zur Übermittlung von Befunden an den nachbehandelnden Arzt. Dies gilt insbesondere im Verhältnis zwischen freipraktizierendem und Krankenhausarzt.

5.4 Schwangerschaftsabbruch und Sterilisation
(s. dazu Kap. 12.2, 4ff.).

Die berufsrechtliche Zulässigkeit des Schwangerschaftsabbruches richtet sich nach den gesetzlichen Bestimmungen, also nach den §§ 218ff. StGB. Sofern eine Einwilligung der Schwangeren, eine Sozialberatung, eine ärztliche Beratung über den Eingriff sowie die Feststellung einer gesetzlich zulässigen Indikation vorliegen, verstößt der Arzt auch nicht gegen berufsrechtliche Bestimmungen, wenn er einen Schwangerschaftsabbruch vornimmt. Als gesetzlich zulässige Indikationen gelten:

1. Die medizinische Indikation (Gefahr für das Leben oder Gefahr einer schwerwiegenden Beeinträchtigung des körperlichen oder seelischen Gesundheitszustandes der Schwangeren);
2. genetische Indikation (Vorliegen dringender Gründe für die Annahme, daß das Kind infolge einer Erbanlage oder schädlicher Einflüsse vor der Geburt an einer nicht behebbaren Schädigung seines Gesundheitszustandes leidet);
3. ethische oder kriminologische Indikation (Vergewaltigung oder sexueller Mißbrauch von Kindern);
4. soziale Indikation (schwerwiegende soziale Gründe, die eine Fortsetzung der Schwangerschaft unzumutbar machen).

Während es für die medizinische Indikation keine zeitliche Befristung gibt, sind für alle anderen Indikationen Fristen zwischen 12 und 22 Wochen vorgeschrieben, innerhalb deren der Schwangerschaftsabbruch vorgenommen werden muß. Zum Schwangerschaftsabbruch kann kein Arzt gezwungen werden, gleichgültig, ob er freipraktizierend, angestellt oder beamtet ist (Einzelheiten dazu Narr 1977 Rz 811 ff.).

Nach der Berufsordnung sind Sterilisationen zulässig, wenn sie aus medizinischen, genetischen oder schwerwiegenden sozialen Gründen indiziert sind. Reine Gefälligkeitssterilisationen sind danach berufsrechtlich unzulässig. Hier haben sich jedoch weitgehend Liberalisierungstendenzen durchgesetzt, zumal im Vierten Entwurf des Fünften Gesetzes zur Reform des Strafrechts vom 4.2. 1972 die Zulässigkeit der Sterilisation bei einer über 25jährigen Person ohne Indikation vorgesehen war und straffrei bleiben sollte, wenn eine entsprechende Einwilligung vorlag. Gesetz geworden ist dieser Entwurf jedoch nicht, so daß derzeit bei Gefälligkeitssterilisationen zwar ein rechtsfreier Raum besteht, der Arzt jedoch eine Bestrafung nicht gewärtigen muß, wenn er eine Gefälligkeitssterilisation vornimmt. Wichtig ist jedoch, eine umfassende Aufklärung des Patienten – auch über etwaige unvermeidliche Fehlschläge – da die Aufwendungen für ein ungewolltes Kind als Schadenersatz gegenüber dem Arzt geltend gemacht werden können.

5.5 Fortbildung

Die Verpflichtung des Arztes zur Fortbildung ist nicht nur eine Berufspflicht, sondern auch eine Obliegenheit gegenüber dem Patienten aus dem Behandlungsvertrag. Sie umfaßt auch die Verpflichtung, sich für die Teilnahme am allgemeinen Notfalldienst fortzubilden, gleichgültig welche Gebietsbezeichnung der betreffende Arzt führt. Geeignete Mittel der Fortbildung sind nach den Vorschriften der Berufsordnung insbesondere

- die Teilnahme an allgemeinen oder besonderen Fortbildungsveranstaltungen
  (Kongresse, Seminare, Übungsgruppen, Kurse, Kolloquien);
- klinische Fortbildung (Vorlesungen, Visiten, Demonstrationen und Übungen);
- Studium der Fachliteratur;
- Inanspruchnahme audiovisueller Lehr- und Lernmittel.

Die Landesärztekammern haben Fortbildungspässe o. a. eingeführt, in die der Arzt seine Teilnahme an Fortbildungsveranstaltungen eintragen und gegebenenfalls beweisen kann, ob und in welchem Umfang er seiner Verpflichtung nachgekommen ist.

5.6 Haftung des Arztes

Neuerdings verpflichtet die Berufsordnung den Arzt, sich hinreichend gegen Haftpflichtansprüche im Rahmen seiner beruflichen Tätigkeit zu versichern. Diese Bestimmung bringt nichts Neues, macht aber deutlich, wie sehr die Haftung des Arztes gegenüber seinen Patienten in den Vordergrund gerückt ist.

5.6.1 Die Haftung des freipraktizierenden Arztes

Jeder Arzt haftet aufgrund des mit dem Patienten abgeschlossenen Behandlungsvertrages für eine sachgemäße Behandlung sowie dafür, daß jegliche sonstige Schädigung des Patienten im Rahmen der Behandlung unterbleibt. Eine nicht sachgemäße Behandlung liegt dann vor, wenn der Arzt gegen anerkannte Regeln der ärztlichen Wissenschaft verstößt, also einen „Kunstfehler" im eigentlichen Sinne begeht. Die Haftung kann jedoch auch dann eintreten, wenn der Arzt den Patienten nicht hinreichend aufklärt. Der ärztliche Heileingriff ist noch immer eine Körperverletzung, deren Rechtswidrigkeit nur dadurch beseitigt wird, daß der Patient dem Eingriff zustimmt. Die Zustimmung setzt jedoch eine entsprechende Information voraus. Fehlt diese Information, kann auch keine Einwilligung vorliegen. Der Eingriff ist dann rechtswidrig. Eine weitere Schädigung des Patienten kann auch darin liegen, daß bei einer Operation Gegenstände im Operationsgebiet zurückgelassen werden. In all diesen Fällen liegt eine Vertragsverletzung vor, die dann zum Schadensersatz führt, wenn ein Schaden entstanden, dieser Schaden kausal durch das Verhalten des Arztes verursacht wurde und vom Arzt zu vertreten ist, also mindestens fahrlässig begangen wurde. Fahrlässigkeit liegt immer dann vor, wenn die Sorgfaltspflicht eines ordnungsgemäß arbeitenden Arztes verletzt wurde. Im Rahmen des Behandlungsvertrages haftet der Arzt für fremdes Verschulden wie für eigenes ohne Exkulpationsmöglichkeit. Wenn also ein ärztlicher oder nichtärztlicher Mitarbeiter in der Praxis eines Arztes einem Patienten schuldhaft einen Schaden zufügt, haftet dafür der Arzt (Einzelheiten s. Narr 1977 Rz 867).

Regelmäßig ist eine Verletzung der Vertragspflicht auch gleichzeitig eine unerlaubte Handlung (die ohne Aufklärung durchgeführte Operation ist eine Körperverletzung ebenso wie ein Kunstfehler oder eine sonstige Schädigung, da in keinem Falle von der Einwilligung des Patienten gedeckt). Als Folge einer solchen unerlaubten Handlung haftet der Arzt auch aus Delikt (§ 823 BGB). Vertragshaftung und deliktische Haftung laufen also regelmäßig parallel mit der Folge, daß der Arzt sowohl aus Vertrag als auch aus Delikt verlangt wird. Dies erfolgt deshalb, weil die Vertragshaftung zum Ersatz des *materiellen* Schadens verpflichtet (zusätzlicher Krankenhausaufenthalt, Heilbehandlungskosten), während die deliktische Haftung auch den immateriellen Schaden, also beispielsweise einen Schmerzensgeldanspruch sowie Unterhaltsansprüche und Ersatz der Bestattungskosten einräumt. Auch im Rahmen der unerlaubten Handlung haftet der Arzt für seine Mitarbeiter (Verrichtungsgehilfen). Im Gegensatz zur Vertragshaftung ist jedoch hier eine Exkulpation möglich, wenn der Arzt nachweist, daß er seine Mitarbeiter nicht nur sorgfältig ausgewählt, sondern sie auch sachgerecht angeleitet und überwacht hat (§ 831 BGB). Gelingt der Exkulpationsbeweis, haftet der Arzt im Rahmen der deliktischen Haftung für schuldhaftes Verhalten seiner Verrichtungsgehilfen nicht. Sie haften dann selber, haben aber unter bestimmten Voraussetzungen einen Freistellungsanspruch, s. Narr Rz 901). Deshalb sollte jeder Arzt im eigenen Interesse mit Erhalt der Approbation eine ausreichende Haftpflichtversicherung abschließen.

Das Staatshaftungsgesetz vom 26.6.1981 (BGBl. I S. 553) sollte eine Änderung des Haftungsrechtes insbesondere bei Ausübung hoheitlicher Gewalt bewirken. Gemäß § 17 Abs. 2 Nr. 4 Staatshaftungsgesetz sollte es jedoch bei der ärztlichen oder zahnärztlichen Behandlung bei der Haftung nach Vorschriften des Privatrechtes verbleiben, sofern keine Zwangsbehandlung durchgeführt werden sollte. Durch Urteil des Bundesverfassungsgerichtes vom 19.10.1982 (DVBl. 1982 S.1135) wurde dieses Staatshaftungsgesetz für verfassungswidrig erklärt. Es gelten demzufolge auch weiterhin die hier dargestellten Haftungsgrundsätze.

5.6.2 Die Haftung des Krankenhausarztes

Wird ein Patient zur stationären Behandlung in ein Krankenhaus eingeliefert, kommt regelmäßig ein sogenannter totaler Krankenhausaufnahmevertrag zwischen ihm und dem Krankenhaus zustande. Im Rahmen dieses Vertrages haftet das Krankenhaus dem Patienten auch für eine ordnungsgemäße ärztliche Versorgung. Die Ärzte sind die Erfüllungsgehilfen des Krankenhauses. Schädigen sie den Patienten durch kunstfehlerhafte Behandlung, unterlassene Aufklärung oder in sonstiger Weise, haftet aus dem Krankenhausaufnahmevertrag allein das Krankenhaus ebenso ohne Exkulpationsmöglichkeit wie der freipraktizierende Arzt im Rahmen seiner vertraglichen Haftung gegenüber dem Patienten. Erfüllt das Verhalten eines Krankenhausarztes gleichzeitig den Tatbestand einer unerlaubten Handlung, haftet das Krankenhaus auch dafür, hat aber ebenso wie der freipraktizierende Arzt die Möglichkeit, sich unter Hinweis auf ordnungsgemäße Auswahl, sachgerechte Anleitung und entsprechende Überwachung zu exkulpieren. Auch hier gilt regelmäßig § 831 BGB. Gelingt der Entlastungsbeweis, haftet der Krankenhausträger nicht aus Delikt, sondern allein aus Vertrag. Die Deliktshaftung trifft den schuldhaft tätig gewordenen Arzt allein. Ist jedoch der den Schaden zufügende Arzt ein sogenannter verfassungsmäßig berufener Vertreter des Krankenhauses – dies kann u.U. auch der alleinige Chefarzt eines Krankenhauses sein –, kann sich der Krankenhausträger nicht exkulpieren. Bei der Haftung für verfassungsmäßig berufene Vertreter entfällt auch im Rahmen der deliktischen Haftung die Exkulpationsmöglichkeit (§ 31 BGB). Bei der Frage, ob der Auftraggeber für einen Verrichtungsgehilfen haftet, spielt insbesondere die Frage fehlerhafter Organisation eine bedeutsame Rolle. Liegt eine solche fehlerhafte Organisation vor, entfällt die Exkulpationsmöglichkeit für den Auftraggeber, also insbesondere für den Krankenhausträger. Ein Organisationsmangel kann bereits dann vorliegen, wenn ein nicht ausreichend fachlich kompetenter Assistenzarzt mit der alleinigen Notfallversorgung einer Abteilung betraut wird.

5.6.3 Haftpflichtversicherung

Ist der Arzt für einen Schaden verantwortlich, kommt hierfür seine Haftpflichtversicherung auf, wenn er eine solche in ausreichendem Umfang abgeschlossen hat. Diese Haftpflichtversicherung deckt regelmäßig auch die Haftung für Mitarbeiter in der Praxis. Sie ist von Fall zu Fall dem möglicherweise eintretenden erhöhten Berufsrisiko anzupassen, z.B. im Falle des Wechsels vom Assistenzarzt zum freipraktizierenden Arzt. Als ausreichend gelten derzeit noch folgende Summen:
DM 1 000 000,– für Personenschäden (besser DM 2 000 000,–),
DM 100 000,– für Sachschäden,
DM 25 000,– für Vermögensschäden.

5.7 Zweigpraxis oder Filialsprechstunde

Die Ausübung des ärztlichen Berufes ist an die Niederlassung gebunden. Niederlassung bedeutet genehmigungsfreie Einrichtung einer mit den notwendigen räumlichen, sachlichen und personellen Voraussetzungen ausgestatteten Sprechstelle zur Ausübung freiberuflicher ärztlicher Tätigkeit an einem selbst gewählten Ort. Die Niederlassung ist durch Schilder ohne werbenden Charakter zu kennzeichnen. Die Ausübung von Sprechstundentätigkeit außerhalb des Niederlassungsortes ist genehmigungspflichtig und wird von der Ärztekammer und der Kassenärztlichen Vereinigung nur dann gestattet, wenn hierfür ein Bedürfnis besteht, also die Sicherstellung der ärztlichen Versorgung der Bevölkerung dies notwendig macht. Im übrigen ist der Arzt gehalten, nicht nur eine ausreichende Anzahl von Sprechstunden öffentlich anzukündigen, sondern sie auch abzuhalten. Der alleinige Hinweis auf dem Arztschild „Sprechstunden nach Vereinbarung" oder „Bestellpraxis" ohne gleichzeitige Ankündigung öffentlich zugänglicher Sprechstunden ist unzulässig.

5.8 Vorlage von Verträgen

Der Arzt ist gut beraten, Verträge, die er mit Dritten über die Ausübung ärztlicher Tätigkeit abschließt – insbesondere Chefarztverträge –, bei der zuständigen Ärztekammer zur Prüfung vorzulegen, ob die berufsrechtlichen Belange gewahrt sind. Die Rechtswirksamkeit solcher Verträge, die ohne Vorlage bei der Kammer zustande gekommen sind, wird dadurch nicht berührt. Oberarzt- und Assistenzarztverträge, die sich in ihrem Inhalt auf Tarifverträge stützen, brauchen nicht vorgelegt zu werden. Eine Interessenvertretung gegenüber dem Krankenhausträger ist nicht zulässig.

5.9 Ärztliche Aufzeichnungen

Nach der Neufassung der Berufsordnung sind ärztliche Aufzeichnungen nicht weiterhin nur Gedächtnisstützen des Arztes, die er über alle in Ausübung seines Berufes gemachten Feststellungen und Maßnahmen zu fertigen hat. Die ärztlichen Aufzeichnungen dienen auch den Interessen des Patienten. Deshalb hat der Patient unter bestimmten Voraussetzungen einen Anspruch auf Einsichtnahme der ihn betreffenden Unterlagen insbesondere in dem Umfang, als dies zur zweckentsprechenden Rechtsverfolgung erforderlich ist. In einem Urteil vom 23.11.1982 (VI ZR 22/79) hat der Bundesgerichtshof die Auffassung vertreten, daß der Patient aus Gründen seiner verfassungsrechtlich geschützten personalen Würde und Selbstbestimmung in der Regel Einsicht in die ihn betreffenden objektiven Befunde – Medikation, Fieberkurve, EKG etc. – und Behandlungsberichte verlangen kann. Soweit die Krankenunterlagen darüber hinaus – der heutigen Übung entsprechend ungetrennt – weitere Aufzeichnungen enthalten, die wegen ihrer subjektiven Natur dem Patienten von den Ärzten vorenthalten werden dürfen, kann die Pflicht auf Einsichtgewährung dadurch erfüllt werden, daß auf Kosten des Patienten Fotokopien gefertigt werden, in denen nicht offenbarungspflichtige Stellen abgedeckt sind. Bei einer psychiatrischen Behandlung stehen neben objektiven Daten – Medikation, Fieberkurve usw. – notwendig subjektive Bewertungen des Arztes im Vordergrund, die auch das Verhältnis des behandelnden Psychiaters zu dem Patienten betreffen, so daß in einem solchen Fall der Arzt seinerseits schutzwürdig erscheint. Auch enthält die Krankenakte eines solchen Patienten vielfach Berichte von Angehörigen. Der Patient könnte durch die Einsicht in die während seiner psychiatrischen Erkrankung entstandenen Unterlagen möglicherweise Schaden nehmen. Dies unterliegt der ärztlichen Gewissensentscheidung. In einem solchen Fall kann deshalb der Arzt die Einsichtnahme verweigern (BGH vom 23.11.1982; Med. Recht 1983 S.62) –; Einzelheiten siehe Narr 1977, Rz 935 ff.).

Ärztliche Aufzeichnungen sind 10 Jahre nach Abschluß der Behandlung aufzubewahren, soweit nicht nach anderen gesetzlichen Vorschriften eine längere Aufbewahrungspflicht besteht. Eine längere Aufbewahrung ist beispielsweise nach der Röntgenverordnung notwendig (30 Jahre). Eine längere Aufbewahrungszeit kann auch aus ärztlicher Erfahrung geboten sein.

Der Arzt ist auch verpflichtet, dafür Sorge zu tragen, daß seine ärztlichen Aufzeichnungen und Untersuchungsbefunde nach Aufgabe der Praxis in gehörige Obhut gegeben werden. Bei Praxisübernahme gehen die Aufzeichnungen regelmäßig auf den Praxisnachfolger über. Im Todesfall haftet der Erbe als privatrechtlicher Rechtsnachfolger für eine gehörige Aufbewahrung und Auskunftserteilung. In einzelnen Kammerbezirken nimmt sich auch die zuständige Ärztekammer der Unterlagen an.

5.10 Gutachten und Zeugnisse

Bei der Ausstellung ärztlicher Gutachten und Zeugnisse hat der Arzt mit der notwendigen Sorgfalt zu verfahren und nach bestem Wissen seine ärztliche Überzeugung auszusprechen. Der Zweck des Schriftstückes und sein Empfänger sind anzugeben. Das Gutachten oder das Zeugnis ist innerhalb angemessener Frist zu erstatten.

Eine ordnungsgemäße Begutachtung setzt regelmäßig auch eine Untersuchung voraus, will sich der Arzt nicht im Einzelfall einer strafbaren Handlung schuldig machen, die gemäß § 278 StGB dann vorliegt, wenn ein unrichtiges Zeugnis über den Gesundheitszustand eines Menschen zum Gebrauch bei einer Behörde oder Versicherungsgesellschaft wider besseres Wissen ausgestellt wird (siehe Kapitel 5.12).

5.11 Das ärztliche Honorar (Privathonorar) zur Vergütung kassenärztlicher Tätigkeit s. Kap. 17.3 und 18

Die Honorarforderung des Arztes muß angemessen sein. Für die Berechnung ist die Gebührenordnung die Grundlage. Der Arzt hat dabei die besonderen Umstände des einzelnen Falles, insbesondere die Schwierigkeit der Leistung, den Zeitaufwand, sowie die örtlichen Verhältnisse nach billigem Ermessen zu berücksichtigen.

Hierbei darf er die üblichen Sätze nicht in unlauterer Weise unterschreiten. Für den Fall der Abdingung dürfen auch die Einkommens- und Vermögensverhältnisse des Zahlungspflichtigen berücksichtigt werden.

So formuliert § 14 der vom 86. Deutschen Ärztetag (1983) beschlossenen Musterberufsordnung für die deutschen Ärzte die berufsrechtlichen Anforderungen an die Liquidationserstellung des Arztes. Diese berufsrechtliche Regelung steht im Einklang mit der am 12.11.1982 erlassenen neuen Gebührenordnung für Ärzte, die für alle ärztlichen Liquidationen ab 1.1.1983 anzuwenden ist.

5.11.1 Anwendungsbereich der GOÄ 1983

Die bisherige Gebührenordnung für Ärzte vom 18.3.1965 gilt nur weiter für Leistungen, die vor Inkrafttreten dieser Verordnung erbracht worden sind. Im übrigen tritt sie außer Kraft.

5.11.2 Gliederung der GOÄ 1983

Die GOÄ 1983 ist gegliedert
1. in den allgemeinen Teil (§§ 1 bis 14),
2. in das Gebührenverzeichnis für ärztliche Leistungen als Anlage zum allgemeinen Teil.

Dieses Gebührenverzeichnis enthält aber nicht nur Gebührenpositionen für ärztliche Verrichtungen, sondern im Gegensatz zur bisherigen GOÄ auch einschränkende Abrechnungsbestimmungen (vgl. Abschnitt A GOÄ 1983, Abschnitt B GOÄ 1983 sowie die jeweiligen Vorbemerkungen zu allen Abschnitten der neuen GOÄ).

5.11.3 Einführung einer gespaltenen Beratungsgebühr

Von besonderer Bedeutung ist die Einführung einer geteilten Beratungsgebühr (Nr. 1, Nr. 1 a Nr. 1 b GOÄ 1983). Danach gibt es
1. eine – normale – Beratung auch mittels Fernsprecher ggf. einschließlich einer das gewöhnliche Maß nicht übersteigenden Untersuchung (Nr. 1 GOÄ 1983) sowie
2. eine kurze Information – auch mittels Fernsprecher – oder Ausstellung einer Wiederholungsverordnung als einzige Leistung bei einer Inanspruchnahme des Arztes (Nr. 1 a GOÄ 1983) sowie
3. eine eingehende, das gewöhnliche Maß übersteigende Beratung – ggf. einschließlich Untersuchung – als einzige Leistung (Dauer mindestens 15 Minuten).

Die Nr. 65 b (zusätzliche Untersuchungsgebühr bei Untersuchung mehrerer Organsysteme) gibt es in der GOÄ 1983 für die Privatbehandlung nicht. Sie ist auf die RVO- und Ersatzkassenbehandlung beschränkt.

5.11.4 Anwendungsbereich der GOÄ 1983

Ebenso wie die GOÄ 1965 ist die GOÄ 1983 die einzige gesetzliche Gebührenordnung und gilt im wesentlichen für die Behandlung von Privatpatienten. Die GOÄ 1983 gilt aber gemäß § 1 Abs. 1 GOÄ 1983 nicht nur für Privatpatienten, sondern auch in all den Fällen, in denen durch Bundesgesetz oder aufgrund eines Bundesgesetzes keine andere gebührenrechtliche Regelung erfolgt ist. Eine andere durch Bundesgesetz bestimmte gebührenrechtliche Regelung gibt es aber
1. für die ärztliche Behandlung von Sozialhilfeempfängern,
2. für die ärztliche Behandlung von Versorgungsberechtigten nach dem Bundesversorgungsgesetz,
3. für die ärztliche Behandlung zu Lasten der Berufsgenossenschaften,
4. für die Behandlung von Kassen- und Ersatzkassenpatienten,
5. für die ärztliche Behandlung von Angehörigen des Grenzschutzes,
6. für die ärztliche Behandlung von Zivildienstleistenden,
7. für die ambulante ärztliche Behandlung von Bundeswehrangehörigen,
8. für die ambulante Behandlung von Bundesbahnangehörigen der Beitragsklassen I, II, III und für die Behandlung bei Dienstunfällen dieses Personenkreises sowie

9. für die ärztliche Behandlung von Bundespostangehörigen der Mitgliedergruppe A und bei Dienstunfällen dieser Personengruppe sowie
10. bei der ärztlichen Behandlung von Polizeibeamten außerhalb Baden-Württembergs und schließlich
11. bei der Gutachtertätigkeit nach dem Gesetz über die Entschädigung von Zeugen und Sachverständigen (ZuSEG).

Da in all den genannten Fällen durch Bundesgesetz oder aufgrund eines Bundesgesetzes eine andere gebührenrechtliche Regelung für die ärztliche Tätigkeit getroffen worden ist, gilt hier – zunächst für eine Übergangszeit – die bisher bestehende Vergütungsregelung weiter. Es ist also entweder der BMÄ (bei Behandlung von Kassenpatienten) bzw. die E-GO (bei Behandlung von Ersatzkassenpatienten) oder aber die bisherige GOÄ 1965 anzuwenden (z. B. Sozialhilfeempfänger, Versorgungsberechtigte, Berufsgenossenschaften). Eine Umstellung auf die neue Gebührenordnung wird vorbereitet.

Für die Jugendarbeitsschutzuntersuchungen enthält die Nr. 95 GOÄ 1983 eine Pauschalgebühr in Höhe von DM 38,20. Diese Regelung ist unmittelbar geltendes Recht und deshalb für Jugendarbeitsschutzuntersuchungen anzuwenden. In Baden-Württemberg soll der Betrag auf DM 40,– aufgerundet werden.

5.11.5 Verpflichtung zur persönlichen Leistungserbringung

Vergütungen nach dieser Verordnung darf ein Arzt nur für solche Leistungen berechnen, die er selbst erbracht hat oder durch Personen hat erbringen lassen, die seiner Aufsicht und Weisung unterstehen (§ 1 Abs. 2 GOÄ 1983). Nach der Begründung zur amtlichen Gebührenordnung darf der Arzt nur solche Leistungen als eigene Leistungen abrechnen, für die er selbst die volle ärztliche Verantwortung im haftungsrechtlichen Sinne trägt. Die haftungsrechtliche Verantwortung trägt der niedergelassene Arzt aufgrund des Behandlungsvertrages sowohl für seine nichtärztlichen als auch für seine ärztlichen Mitarbeiter (§ 276 BGB). Demzufolge darf der niedergelassene Arzt im bisherigen Umfang in der freien Praxis Arzthelferinnen, medizinisch-technische Assistentinnen, Röntgenassistentinnen usw., die unter seiner Aufsicht und Verantwortung tätig werden, einsetzen, ohne gegen das Prinzip der persönlichen Leistungserbringung zu verstoßen (Einzelheiten zur persönlichen Leistungserbringung bei Narr 1977 Rz 1016, 1144).

Selbst erbracht sind auch die Leistungen, die in einer nach den arzt- und kassenarztrechtlichen Vorschriften ordnungsgemäß arbeitenden Laborgemeinschaft niedergelassener Ärzte durchgeführt wurden. Die Abrechenbarkeit solcher Leistungen setzt also neben der Mitgliedschaft auch die aufgrund der Richtlinien der KBV notwendige Aufsicht voraus (vgl. M II, 3 BMÄ).

Auch der Chefarzt ist zur persönlichen Behandlung von Privatpatienten im ambulanten und von Wahlleistungspatienten im stationären Bereich verpflichtet. Aber auch der Chefarzt braucht nicht höchstpersönlich und eigenhändig alle Einzelheiten der ärztlichen Behandlung an diesen Patienten selber durchzuführen. Auch er kann nichtärztliche Mitarbeiter im gleichen Umfang und unter den gleichen Voraussetzungen wie ein niedergelassener Arzt einsetzen. Zu beachten ist jedoch, daß der stationäre Wahlleistungspatient, der gemäß § 6 Bundespflegesatzverordnung die ärztliche Leistung als gesondert berechenbare Wahlleistung in Anspruch nimmt, dadurch grundsätzlich einen Anspruch auf persönliche Behandlung durch die liquidationsberechtigten leitenden Krankenhausärzte selbst erwirbt. Eine Vertretung ist beispielsweise in Eil- oder Notfällen oder auch bei urlaubs- oder krankheitsbedingter Abwesenheit möglich. Darauf sollte jedoch der Patient ausdrücklich hingewiesen werden. Nicht möglich ist jedoch die Vertretung des Chefarztes durch einen anderen Arzt, weil eine Leistung an einem Sonntag zu erbringen und der Chefarzt an diesem Tag im Krankenhaus nicht anwesend ist. In jedem Fall muß der Chefarzt beim Wahlleistungspatienten „Herr der Behandlung einschließlich der diagnostischen Leistungen" bleiben. Er muß also die wesentlichen Entscheidungen nicht nur selber treffen, sondern auch die diagnostische oder therapeutische Behandlung überwachen (vgl. OLG Celle vom 22.3.1983 – DMW 1982 S.1156 – mit zustimmender Anmerkung von Rieger).

5.11.6 Medizinisch notwendige Leistungen

Berechnungsfähig sind nur medizinisch notwendige Leistungen. Gemäß § 1 Abs. 3 GOÄ 1983 darf der Arzt Vergütungen nur für solche Leistungen berechnen, die nach den Regeln der ärztlichen Kunst für eine medizinisch notwendige ärztliche Versorgung erforderlich sind. Leistungen, die über das Maß einer medizinisch notwendigen ärztlichen Versorgung hinausgehen, darf er nur dann berechnen, wenn sie auf Verlangen erbracht worden sind. Bedeutung gewinnt diese Vorschrift in erster Linie im Beihilferecht. Gemäß § 3 der Beihilfenverordnung des Finanzministeriums Baden-Württemberg i.d.F. vom 27. Oktober 1972 (GBl. S.604 mit zahlreichen Änderungen) sind die *notwendigen Aufwendungen* in angemessenem Umfang behilfefähig. Nicht notwendige Aufwendungen werden durch die Beihilfe nicht gedeckt. Es kann also in allen Beihilfefällen aufgrund dieser neuen Bestimmung zu repressiven Maßnahmen durch Entscheidungen der Beihilfebehörden kommen. Dabei ist allerdings zu beachten, daß den Umfang der ärztlichen Behandlung allein der Arzt aufgrund seiner Sachkunde und aufgrund seiner ärztlichen Verantwortung gegenüber dem Patienten und seinem Krankheitszustand bestimmt. Dennoch sollte sich der Arzt in Zweifelsfällen vom Patienten bestätigen lassen, daß dieser bestimmte Leistungen, Arzneimittel oder Heilmittel verlangt hat. Nur dadurch kann dem nachträglichen Einwand des Patienten begegnet werden, die von ihm gewünschten Leistungen seien unwirtschaftlich erbracht oder von der Beihilfe gestrichen worden. Zu beachten ist hierbei auch, daß bei etwaigen Mehrfachuntersuchungen, insbesondere bei einer stationären Krankenhauseinweisung, entweder die ambulant gefertigten Unterlagen herangezogen oder aber die Notwendigkeit von Wiederholungsuntersuchungen begründet wird.

5.11.7 Abweichende Vereinbarungen über die Liquidation

Durch Vereinbarung kann eine von der Gebührenordnung abweichende Höhe der Vergütung festgelegt werden. Die generelle Abbedingung der Gebührenordnung ist im Gegensatz zum bisherigen Rechtszustand nicht mehr möglich. Es können demzufolge weder die Bestimmungen des allgemeinen Teils noch die Gebührenpositionen des Gebührenverzeichnisses durch andere Bestimmungen oder Positionen ersetzt werden. Weder die frühere Privatadgo noch die E-GO noch der BMÄ sind also für die Privatliquidation heranziehbar. Die GOÄ 1983 hat demzufolge bezüglich der Bestimmungen des allgemeinen Teils und bezüglich des Gebührenverzeichnisses Ausschließlichkeitscharakter.
Unzulässig ist die Vereinbarung einer Pauschalhonorierung. Dies ergibt sich aus § 5 Abs. 2 GOÄ, wonach die Gebühren unter Berücksichtigung der Schwierigkeit, des Zeitaufwandes, der einzelnen Leistungen usw. zu berechnen sind, die Vereinbarung einer Pauschalvergütung aber zum Ausschluß dieser Einzelbewertung führen würde. Bestätigt wird dies auch durch § 14 Abs. 1 der Berufsordnung der Landesärztekammer Baden-Württemberg, wonach für die Berechnung der Honorarforderung des Arztes die jeweils gültige amtliche Gebührenordnung zugrunde zu legen ist und der Arzt die besonderen Umstände des einzelnen Falles, insbesondere die Schwierigkeit der Leistung usw. zu beachten hat. Möglich ist aber die Vereinbarung einer ärztlichen Liquidation unter Zugrundelegung der voraussichtlich notwendigen Leistungen, dem vereinbarten Multiplikator und der daraus sich ergebenden wahrscheinlichen Höhe der Gesamtliquidation. Allerdings muß eine solche Regelung auf den Einzelfall abgestimmt sein und den Vorschriften des Gesetzes über allgemeine Geschäftsbedingungen (ABG-Gesetz vom 9.12. 1976 – BGBl. I S. 3317) entsprechen. Einzelheiten können hier aus Platzgründen nicht behandelt werden. Abwegig ist die gelegentlich vertretene Meinung, wegen der zweifelhaften Verfassungsmäßigkeit der GOÄ in einigen Fällen dürfe weiterhin die alte Gebührenordnung von 1965 zugrunde gelegt werden. Wer so verfährt, also die alte GOÄ anwendet, hat keine Chance, die so liquidierten Honorare durchzusetzen. Er wendet nämlich eine Gebührenordnung an, die ausdrücklich außer Kraft gesetzt wurde und außerdem nicht mehr vertraglich vereinbart werden kann.
Ob die Abdingung ohne Begründung zulässig ist, ist umstritten. Der Text der Gebührenordnung enthält eine Verpflichtung zur Begründung nicht. Da aber

der Arzt in jedem Fall die Angemessenheit seiner Liquidation nachweisen muß, hierfür also beweispflichtig bleibt, erscheint es zweckmäßig, auch bei der Abdingung der Höhe der Gebührenordnung mit dem Patienten die Gründe für die höhere Liquidation zu besprechen.

5.11.8 Schriftform für eine abweichende Vereinbarung

Eine abweichende Vereinbarung über die Höhe der Vergütung muß vor Erbringung der Leistung in einem besonderen Schriftstück getroffen werden, das keine anderen Erklärungen enthalten darf. Der Arzt hat dem Zahlungspflichtigen außerdem einen Abdruck der Vereinbarung auszuhändigen (§ 2 Abs. 2 GOÄ 1983). Gesetzlich ist demzufolge Schriftform vorgeschrieben mit der Konsequenz, daß eine Nichteinhaltung dieser Schriftform die Nichtigkeit der Honorarvereinbarung zur Folge hat (§ 125 BGB). Die Vereinbarung muß vom Zahlungspflichtigen selber bzw. seinem gesetzlichen Vertreter (Eltern, Vormund, Pfleger usw.) oder seinem Stellvertreter (z. B. von einem Angehörigen) getroffen werden. Schwierigkeiten werden sich hierbei insbesondere dann ergeben, wenn Vertretungsberechtigung und Vertretungsmacht z. B. eines Angehörigen nicht eindeutig geregelt sind oder zum Ausdruck kommen. Dies wird inbesondere bei der Einlieferung eines schwerverletzten oder schwerkranken Patienten ins Krankenhaus der Fall sein können. Hier ist die direkte Vereinbarung einer höheren Vergütung vor Erbringung der Leistung mit dem Betroffenen häufig ausgeschlossen. Nach den Vorschriften über die Geschäftsführung ohne Auftrag (§ 677 ff. BGB) und insbesondere gemäß § 683 BGB kann der Geschäftsführer (behandelnder Arzt) zwar wie ein Beauftragter Ersatz seiner Aufwendungen verlangen, wenn die Übernahme der Geschäftsführung dem Interesse und dem wirklichen oder dem mutmaßlichen Willen des Geschäftsherrn (Patienten) entsprach. Davon ist bei einer ärztlichen Behandlung im Notfall stets auszugehen. Eine stillschweigende, bereits vor Beginn der Behandlung anzunehmende Abdingung bezüglich der Höhe der Liquidation ist jedoch in diesen Fällen regelmäßig nicht anzunehmen, da vom objektiven Interesse und mutmaßlichen Willen des Patienten nur die Behandlung als solche, nicht jedoch eine abweichende Gebührenhöhe umfaßt wird. Obwohl dem gesetzlichen Erfordernis der schriftlichen Abdingung vor Behandlungsbeginn hier nicht entsprochen wird, ist eine nachträglich alsbald erfolgende Regelung mit dem Patienten oder einem Angehörigen möglich. Es ist nämlich nicht einzusehen, daß in diesen Fällen, die häufig eine besondere ärztliche Anstrengung erfordern, nur aus formalen Gründen eine Abdingung der Höhe der Liquidation ausscheiden soll. Es empfiehlt sich also in diesen Fällen, entweder mit dem Patienten oder einem Angehörigen alsbald nach der ersten Leistungserbringung eine dem Formerfordernis des § 2 Abs. 2 GOÄ 1983 entsprechende Vereinbarung schriftlich zu treffen. Auf die sich im übrigen aus einer Vertretung des Patienten bei einer abweichenden Vereinbarung über die Höhe der Vergütung ergebenden Probleme kann in diesem Zusammenhang aus Platzgründen nicht eingegangen werden. Für nur mittelbar tätige Ärzte (Laborärzte und Pathologen) empfiehlt es sich, den behandelnden Arzt, mit dem der Laborarzt oder Pathologe regelmäßig zusammenarbeitet, zu ermächtigen, eine entsprechende Vereinbarung abzuschließen. Fehlt eine solche Ermächtigung, kann der Pathologe oder Laborarzt nicht damit rechnen, für seine Leistung eine Abdingung der Gebührenordnung zustande zu bringen.

Bei jeder Abdingung ist die Gewährung der Einsichtnahme in die Gebührenordnung unerläßlich.

5.11.9 Die einzelnen Leistungsbestandteile der ärztlichen Liquidation

Dem Arzt steht für seine Tätigkeit eine Vergütung zu (§ 3 GOÄ 1983). Die Vergütung setzt sich zusammen aus
1. Gebühren einschließlich allgemeiner Praxiskosten,
2. Entschädigungen und besonderen Praxiskosten, insbesondere aus dem Ersatz von solchen Auslagen, die mit den Gebühren nicht abgegolten sind und deshalb zusätzlich abgerechnet werden können (§ 10 GOÄ 1983).

Gebühren einschließlich der allgemeinen Praxiskosten sind das eigentliche ärztliche Honorar. Entschädigungen sind Wegegeld und Reiseentschädigung (§§ 7 bis 9 GOÄ 1983). Auslagen sind besondere Sachkosten, die mit den Gebührensätzen nicht abgegolten sind (§ 10 GOÄ 1983).

Gebühren kann der Arzt nur nach dem Gebührenverzeichnis und für selbständige Leistungen berechnen. Für eine Leistung, die Bestandteil einer anderen Leistung nach dem Gebührenverzeichnis ist, kann der Arzt eine Gebühr nicht berechnen (§ 4 Abs. 2 GOÄ 1983). Diese Vorschrift entspricht der bisherigen Regelung.

5.11.10 Keine besondere Sachkostenerhebung neben dem Ansatz von Gebühren

Wie bisher, sind mit den Gebühren auch die Praxiskosten einschließlich der durch die Anwendung von Instrumenten und Apparaten entstehenden Kosten abgegolten, soweit nicht in der Gebührenordnung selbst etwas anderes bestimmt ist. Dies gilt auch für die Kosten, die bei Leistungen nach den Abschnitten M (Laboratoriumsuntersuchungen), N (Histologie, Zytologie und Zytogenetik) sowie O (Strahlendiagnostik, Anwendung radioaktiver Stoffe – Radionuklide – und Strahlentherapie –) entstehen. Wie bisher, sind mit den

Gebühren auch solche Kosten abgedeckt, die unter Inanspruchnahme Dritter vom Arzt erbracht werden unter der Voraussetzung, daß diese Dritten nicht selbst liquidationsberechtigt sind. Hierunter fallen nicht nur Leistungen, die unter Aufsicht und Anleitung des Arztes durch nichtärztliche Mitarbeiter erbracht werden, sondern auch Leistungen in Labor- und Apparategemeinschaften, wenn die hierfür vorgeschriebenen Voraussetzungen, also insbesondere die persönliche Leistungserbringung nachgewiesen werden (vgl. z. B. § 14 E-GO).

Neben den in den Gebührensätzen enthaltenen Kosten dürfen nur diejenigen Arzneimittel, Verbandmittel und sonstigen Materialien berechnet werden, die der Patient zur weiteren Verwendung behält oder die mit einer einmaligen Anwendung verbraucht sind (§ 10 Abs. 1 GOÄ 1983). Neben den Laborleistungen, den zytologischen und strahlentherapeutischen Leistungen (M, N und O des Gebührenverzeichnisses) dürfen nur die hierdurch entstandenen Versand- und Portokosten berechnet werden. Reagenzien und sonstige insbesondere bei Laborärzten anfallende Sachkosten sind in den allgemeinen Kosten des jeweiligen Gebührenansatzes enthalten. Sie dürfen nicht zusätzlich in Rechnung gestellt werden (§ 4 Abs. 4 GOÄ 1983).

5.11.11 Leistungserbringung durch Dritte

Sollten Leistungen durch Dritte erbracht werden, die diese dem Zahlungspflichtigen unmittelbar berechnen, hat der Arzt ihn darüber zu unterrichten (§ 4 Abs. 5 GOÄ 1983). Wer also zukünftig einen Privatpatienten zur Durchführung zusätzlich notwendig werdender diagnostischer oder therapeutischer Leistungen an einen anderen Arzt mit eigenem Liquidationsrecht überweist, muß den Patienten darüber informieren. Nach wie vor kommt aber durch eine solche Information keine Mithaftung des überweisenden Arztes dafür infrage, daß der zugezogene Arzt seine Liquidation auch vom Patienten erhält. Die Information über die Zuziehung eines weiteren Arztes ist aber rechtlich Voraussetzung für die Liquidation des zugezogenen Arztes. Sie muß also in jedem Falle erfolgen. Gleiches gilt für die Überweisung zu selbständiger Massage, Behandlung o.ä. Nicht informationspflichtig ist jedoch die Zuziehung eines weiteren Arztes im Rahmen einer stationären Krankenhausbehandlung. Hier gilt das in der Bundespflegesatzverordnung festgelegte Prinzip der Bündelung ärztlicher Leistungen, wonach das Liquidationsrecht des Arztes, der das Grundleiden behandelt, auch auf alle anderen Ärzte, die mitbehandelnd tätig werden, übertragen wird.

5.11.12 Neuregelung der Erstattung von Sach- und Personalkosten an Krankenhäusern ab 1. Januar 1984

Eine bedeutsame Neuregelung bringt § 14 Abs. 1 a GOÄ 1983 i. V. m. § 4 Abs. 4 GOÄ 1983 für die *ambulante Privatpraxis von Chefärzten* (vgl. Hess: DÄ 1982, Heft 48 S. 21). Danach dürfen *Krankenhausträger* ab 1. Januar 1984 Sach- und Personalkosten bei privatärztlicher ambulanter Behandlung nicht mehr unmittelbar vom Patienten erheben (§ 4 Abs. 4 GOÄ 1983). Die Gesamtkosten einer solchen privaten ambulanten Behandlung sind vielmehr vom liquidationsberechtigten Arzt unter Ansatz der jeweils infrage kommenden Gebührenpositionen geltend zu machen. Der Chefarzt muß dann die dem Krankenhaus zustehenden Sach- und Personalkosten an das Krankenhaus abführen. Bis zum Inkrafttreten dieser Bestimmung, also bis zum 1. Januar 1984 und solange der Krankenhausträger bei privatärztlicher ambulanter Behandlung die Sach- und Personalkosten dem Patienten noch direkt in Rechnung stellt – wie es fast überall üblich ist –, muß der Arzt bei Erstellung seiner privatärztlichen Liquidation die vom Krankenhaus unmittelbar erhobenen Sach- und Personalkosten von seiner eigenen Liquidation abziehen und in dieser Liquidation den Umfang dieses Sachkostenabzuges bei den einzelnen privatärztlichen Leistungen angeben. Daraus ergeben sich folgende Regelungen:

1. Bis zum 31. Dezember 1983 erfolgt die Liquidation durch den Chefarzt bei privatärztlicher ambulanter Behandlung in der Weise, daß die erbrachten Gebührenordnungspositionen angeführt, mit dem Steigerungssatz multipliziert und von diesem Liquidationsbetrag die vom Krankenhaus erhobenen Sach- und Personalkosten abgezogen werden. Abzuziehen sind nur die vom Krankenhausträger beim Privatpatienten unmittelbar, also direkt erhobenen Sach- und Personalkosten insbesondere bei der Erbringung ärztlicher Sachleistungen.

2. Ab 1. Januar 1984 ist eine Abtretung des Vergütungsanspruches in Höhe solcher Kosten gegenüber dem zahlungspflichtigen Patienten unwirksam. Sie dürfen also vom Krankenhausträger auch nicht mehr direkt dem Patienten in Rechnung gestellt werden. Der Chefarzt muß diese Sachkosten zusammen mit seiner Liquidation erheben. Die Liquidationserstellung erfolgt, wie zuvor unter 1) beschrieben. Problematisch und von erheblicher Bedeutung wird ab 1. Januar 1984 die Frage sein, ob und in welcher Höhe der Krankenhausträger vom Chefarzt Sachkosten erstattet verlangt. Je höher nämlich die Erstattungsverpflichtung des Chefarztes gegenüber seinem Krankenhausträger ist, desto geringer wird sein Honoraranteil sein (vgl. Hess: DÄ 1982, Heft 48 S. 21). Dies gilt insbesondere für eigene Leistungstarife, wie sie beispielsweise an den Universitäten des Landes Baden-Württemberg eingeführt sind. Es kann aber auch Schwierigkeiten geben, wenn in Chefarztverträgen unklare oder allein den Krankenhausträger berücksichtigende Vereinbarungen über die Erstattung von Sachkosten geschlossen wurden.

Sofern aus früherer Zeit die Spalte 6 des Nebenkostentarifes der Deutschen Krankenhausgesellschaft (DKG-NT) im Dienstvertrag als Tarif für die Sachkostenerstattung zwischen Krankenhaus und Chefarzt vereinbart wurde, muß der Chefarzt darauf hinweisen, daß diese Regelung unter anderen rechtlichen und tatsächlichen Voraussetzungen zustande kam. Damals nämlich wurden dem Privatpatienten bei der Abgabe ärztlicher Sachleistungen im Rahmen einer ambulanten Behandlung die jeweils leistungsbezogenen Sachkosten vom Krankenhausträger direkt in Rechnung gestellt, während die Kosten für die Inanspruchnahme des nachgeordneten ärztlichen Dienstes durch die Chefarztabgabe abgegolten wurden. Bei rein ärztlichen ambulanten Leistungen erfolgt auch heute noch die Erstattung der allgemeinen Kosten an den Krankenhausträger durch die Chefarztabgabe, die regelmäßig prozentual berechnet wird. Als Folge des Direkteinzuges von Sachkosten durch den Krankenhausträger kam es zu einer internen Abrechnung zwischen Krankenhaus und Chefarzt praktisch nicht. Außerdem muß der Chefarzt darauf hinweisen, daß der DKG-NT keine Rechtsgrundlage hat, sondern ein einseitiges Tarifwerk der Deutschen Krankenhausgesellschaft ist, gegen das im übrigen auch kartellrechtliche Bedenken deshalb bestehen, weil alle der Deutschen Krankenhausgesellschaft angeschlossenen Krankenhäuser dieses Tarifwerk zugrunde legen.

Demgegenüber gibt es für die Berechnung von Sachleistungen bei RVO- und Ersatzkassenpatienten durch beteiligte Krankenhauschefärzte eine gesetzliche Regelung. Sie ist im § 368n Abs. 3 Satz 1 RVO enthalten und bestimmt, daß für die Abgabe von Sachleistungen durch beteiligte Krankenhauschefärzte die Kassenärztlichen Vereinigungen und die Krankenhausgesellschaften die Höhe dieser Sachkosten zu vereinbaren haben. Dies ist seit Jahren durch ein entsprechendes Vertragswerk zwischen der Kassenärztlichen Bundesvereinigung und der Deutschen Krankenhausgesellschaft erfolgt. Dort sind auf gesetzlicher Grundlage die Kosten vereinbart, die dem Krankenhausträger bei der Abgabe ambulanter ärztlicher Sachleistungen durch den beteiligten Chefarzt zustehen. Auf diese Regelung, die im Gegensatz zum DKG-NT eine gesetzliche Grundlage hat, ist auch für die Privatbehandlung zu verweisen.

Die Bundesregierung hat im übrigen einen Änderungsentwurf zur GOÄ vorbereitet mit dem Ziel, die Abgabe von Sachkosten bei Privatbehandlung auch auf den stationären Bereich auszudehnen. Diese Regelung soll ab 1.1. 1985 inkraft treten. Sie setzt aber eine Änderung der Bundespflegesatzverordnung voraus, da nach bisherigem Recht sämtliche leistungsbezogenen Sachkosten aus Anlaß einer stationären Behandlung mit dem Pflegesatz abgegolten sind.

Besonders diese Regelung der GOÄ 1982 ist rechtsbedenklich, weil damit nicht nur in bestehende Vertragsbeziehungen zwischen Krankenhaus und Chefarzt, sondern auch in die Nutzungsordnungen der Krankenhausträger im Verhältnis zum Patienten als Anstaltsnutzer eingegriffen wird, ohne daß dafür im § 11 GOÄ eine ausreichende Rechtsgrundlage vorhanden wäre (vgl. Hess: DÄ 1982, Heft 48, S. 21).

5.11.13 Die Bemessung der ärztlichen Gebühren

Zu den weitestgehenden Regelungen der neuen Gebührenordnung gehört die Vorschrift über die Bemessung der Gebühren (§ 5 GOÄ 1983). Der bisherige Rahmen des Ein- bis Sechsfachen des einfachen Gebührensatzes wurde reduziert auf das Ein- bis Dreieinhalbfache des Gebührensatzes. Gebührensatz ist der Betrag, der sich ergibt, wenn die im Gebührenverzeichnis festgesetzte Punktzahl der einzelnen Leistung mit dem Punktwert vervielfältigt wird, wobei der Punktwert 10 Pfennige beträgt (§ 5 Abs. 1 GOÄ 1983). Innerhalb des Gebührenrahmens, also des Ein- bis Dreieinhalbfachen, sind die Gebühren unter Berücksichtigung
1. der Schwierigkeit und
2. des Zeitaufwandes der einzelnen Leistung sowie
3. der Umstände bei der Ausführung sowie der
4. örtlichen Verhältnisse nach billigem Ermessen zu bestimmen.
Dabei kann die Schwierigkeit der einzelnen Leistung auch durch die Schwierigkeit des gesamten Krankheitsfalles begründet sein. Ein insgesamt schwieriger Krankheitsfall und nicht nur die Schwierigkeit einer einzelnen Leistung aus Anlaß einer Behandlung sind also jetzt zusätzlich Beurteilungskriterium für die Festsetzung der angemessenen Gebühr innerhalb des Rahmens. Dabei dürfen Bemessungskriterien, die bereits in der Leistungsbeschreibung berücksichtigt worden sind (allgemeine Schwierigkeit, Zeitaufwand usw.), nicht noch besonders und zusätzlich berücksichtigt werden. Die Schwierigkeit des Krankheitsfalles gilt als Bemessungskriterium jedoch nicht für Leistungen nach den Abschnitten A, E, M und O, also nicht für Gebühren in besonderen Fällen, für physikalisch-medizinische Leistungen, für Laboratoriumsuntersuchungen und für strahlendiagnostische und strahlentherapeutische Leistungen. In diesen Fällen kann also die Bemessung des Honorars nicht mit der Schwierigkeit des Krankheitsfalles begründet werden.
Die Vermögensverhältnisse des Patienten sind kein Kriterium mehr für die Bemessung der ärztlichen Liquidation, da dies nach der amtlichen Begründung mit dem Grundsatz einer leistungsgerechten Vergütung nicht vertretbar ist. Besondere Vermögensverhältnisse sind deshalb nach neuem Recht nur durch eine abweichende Vereinbarung über die Höhe der Vergütung möglich. Eine klare begriffliche Definition dessen, was mit örtlichen Verhältnissen gemeint ist, gibt es nicht. Örtliche Verhältnisse sind sicherlich Unterschiede in der Einkommensstruktur, der Lebenshaltungskosten usw. zwischen Großstädten und

5.11.14 Einführung eines besonderen Schwellenwertes innerhalb der Rahmengebühr

Die im Verhältnis zur früheren GOÄ eingeschränkte Rahmengebühr wird in ihrer Anwendung dadurch erheblich eingeschränkt, daß in der Regel, also im Normal- oder Durchschnittsfall bei ärztlichen Leistungen eine Gebühr nur zwischen dem Einfachen und dem 2,3-fachen des Gebührensatzes in Rechnung gestellt werden darf und ein Überschreiten des 2,3-fachen bis zum 3,5-fachen des Gebührensatzes nur dann zulässig ist, wenn die genannten Besonderheiten (Schwierigkeit der Leistung oder des Krankheitsfalles, Zeitaufwand, Umstände der Ausführung usw.) dies rechtfertigen und wenn diese Überschreitung außerdem schriftlich begründet und auf Verlangen des Patienten näher erläutert wird (§ 12 Abs. 1 Nr. 4 GOÄ 1983). Der Schwellenwert ist jedoch keine Mittelgebühr, die regelmäßig für den Normalfall angesetzt werden dürfte. Vielmehr ist auch beim Schwellenwert im Einzelfall vom Einfachen bis zum Schwellenwert zu liquidieren, wenn der Einzelfall dies verlangt. Mit dem Schwellenwert wird eine gesetzlich vorgeschriebene Gebührenbegrenzung, also ein willkürlicher Höchstsatz geschaffen, der nur mit besonderer Begründung einer erschwerten Leistungserbringung überschritten werden darf. Die schriftliche Begründung dient dabei als Grundlage für die Nachprüfbarkeit der Angemessenheit der Liquidation durch die Ärztekammer und durch die Gerichte. Dem Arzt obliegt die volle Beweislast für die Angemessenheit seiner Liquidation. Er sollte deshalb stichwortartig die Gründe für die Überschreitung des „Schwellenwertes" vermerken.

5.11.15 Niedriger Schwellenwert für bestimmte ärztliche Leistungen

Noch weiter eingeschränkt wird die Anwendung des Gebührenrahmens bei den Gebühren nach den Abschnitten A (Gebühren in besonderen Fällen), E (physikalisch-medizinische Leistungen), M (Laboratoriumsuntersuchungen) und O (Strahlendiagnostik, Anwendung radioaktiver Stoffe – Radionuklide – und Strahlentherapie). Für diese Leistungen bemessen sich die Gebühren nach dem Einfachen bis Zweieinhalbfachen des Gebührensatzes, wobei die gesetzlich verordnete Schwellengebühr nicht beim 2,3-fachen des Gebührensatzes, sondern nur beim 1,8-fachen des Gebührensatzes liegt (§ 5 Abs. 3 GOÄ 1983).
Die kleinere Gebührenspanne wird mit der Begründung verteidigt, sie sei durch den überdurchschnittlich hohen Sachkostenanteil sowie durch die Möglichkeit gerechtfertigt, diese Leistungen weitgehend unter Zuhilfenahme von Hilfskräften oder Apparaten zu erbringen. Diese Begründung trifft für einen großen Teil dieser Leistungen nicht zu. Sie sind – wenn auch unter hohem

technischen Aufwand erbracht – ärztliche und keine technischen Leistungen. Sie sind auch weitestgehend nicht rationalisierungsfähig. Auch diese „Schwellenwertregelung" begegnet rechtlichen Bedenken, und zwar sowohl was die Ermächtigung zum Erlaß einer solchen Regelung im § 11 BuÄO betrifft als auch in bezug auf eine willkürliche Einschränkung des ärztlichen Bemessungsspielraumes und damit der Vertragsfreiheit innerhalb des Behandlungsvertrages ganz abgesehen davon, daß insbesondere bei zytologischen Leistungen unter Zugrundelegung des 1,8-fachen in manchen Fällen kaum die Sachkosten mehr gedeckt werden (Nr. 4850 bis Nr. 4873 GOÄ 1983).

5.11.16 Analoge Bewertung

Sie ist weiterhin möglich, beschränkt sich aber gemäß § 6 GOÄ 1983 auf die Anwendung einer gleichwertigen Leistung des Gebührenverzeichnisses. Es ist also nicht mehr zulässig, eine Gebührenposition aus einer modernen Gebührenordnung analog anzuwenden. Überdies ist in der Liquidation die entsprechend bewertete Leistung für den Zahlungspflichtigen verständlich zu beschreiben und mit dem Hinweis „entsprechend" sowie der Nummer und der Bezeichnung der als gleichwertig erachteten Leistung zu versehen.

5.11.17 Wegegeld

Der Arzt kann für jeden Besuch ein Wegegeld berechnen. Das Wegegeld beträgt bei einer Entfernung bis zu 2 km zwischen Praxisstelle des Arztes und Besuchsstelle DM 10,–, bei Nacht (zwischen 20.00 Uhr und 8.00 Uhr) DM 20,–. Bei einer Entfernung von mehr als 2 km und bis zu 25 km beträgt das Wegegeld für jeden zurückgelegten Kilometer DM 2,50, bei Nacht DM 5,– (§ 8 Abs. 1 GOÄ 1983). Wie bisher, muß eine anteilige Verrechnung bei mehreren Besuchen auf einem Wege erfolgen (§ 8 Abs. 2 GOÄ 1983).

5.11.18 Fälligkeit der ärztlichen Liquidation und formale Voraussetzungen der Liquidationserstellung

Die ärztliche Vergütung wird fällig, wenn dem Zahlungspflichtigen eine Liquidation erteilt worden ist, die den formalen Vorschriften des § 12 GOÄ 1983 entspricht. Danach muß die ärztliche Liquidation insbesondere enthalten:
1. Das Datum der Erbringung der Leistung,
2. die Gebührennummer *und* die Bezeichnung der einzelnen berechneten Leistung sowie

3. den jeweiligen Gebührensatz und
4. den Steigerungssatz (Multiplikator),
5. bei Entschädigungen (Wegegeld usw.) den Betrag, die Art der Entschädigung und die Berechnung,
6. bei Ersatz von Auslagen den Betrag und die Art der Auslage.

Übersteigt die einzelne Auslage DM 50,–, ist der Beleg oder ein sonstiger Nachweis beizufügen. Die Leistungsbezeichnung (Leistungslegende) kann entfallen, wenn der Liquidation eine Zusammenstellung beigefügt wird, der die Bezeichnung für die abgerechnete Leistungsnummer entnommen werden kann (siehe Beispiel einer Liquidationserstellung in diesem Heft). Besonders zu bezeichnen sind Leistungen, die auf Verlangen erbracht worden sind. Besonders zu begründen zusammen mit der Liquidationserstellung ist das Überschreiten des 2,3-fachen Satzes bei ärztlichen Leistungen sowie das Überschreiten des 1,8-fachen Leistungsansatzes für Leistungen nach den Abschnitten A, E, M und O des Gebührenverzeichnisses. Zuzüglich ist auf Verlangen die Begründung näher zu erläutern.

5.11.19 Überprüfung der Angemessenheit der ärztlichen Liquidation

Zur Überprüfung der Angemessenheit der ärztlichen Liquidationen ist die Ärztekammer zuständig. Es gehört gemäß § 4 Abs. 2 Kammergesetz Baden-Württemberg vom 31. Mai 1976 (GBl. 1976 S. 473) zu den Aufgaben der Kammern, die Überwachung der Erfüllung der Berufspflichten durchzuführen. Erkennbar ist die neue Gebührenordnung unter beihilferechtlichen Gesichtspunkten ausgestaltet worden. Dabei wurden die Transparenzerfordernisse ebenso überzogen wie die formalen Gesichtspunkte bei Erstellung einer Liquidation, ganz abgesehen von den rechtlichen und wirtschaftlichen Problemen, die sich aus der Anwendung des neuen Gebührenrechtes ergeben, hier aber im einzelnen nicht behandelt werden können.

5.12 Kollegiales Verhalten und Behandlung von Patienten anderer Ärzte

Der Arzt ist seinen Kollegen gegenüber zu rücksichtsvollem Verhalten verpflichtet. Sachlich gerechtfertigte Kritik eines Kollegen verletzt das Gebot zu kollegialem Verhalten nicht, wenn sie in angemessener Form vorgebracht wird. Nur herabsetzende, also in der Form oder im Inhalt beleidigende Äußerungen sind berufsunwürdig. Diese Grundsätze gelten auch für den ärztlichen

Gutachter. Der Arzt ist in seiner Eigenschaft als Gutachter auch einem Kollegen gegenüber zur wahrheitsgemäßen Aussage verpflichtet. Im Verhältnis zwischen den Interessen des Patienten und der Rücksichtnahme auf den Kollegen geht das Interesse des Patienten vor. Deshalb wird das Gebot des kollegialen Verhaltens bei kritischer Stellungnahme zur Behandlungsweise eines anderen Arztes nicht verletzt.

Berufsunwürdig ist es jedoch, einen Kollegen aus seiner Behandlungstätigkeit oder als Mitbewerber durch unlautere Handlungsweise zu verdrängen. Unlauter sind Maßnahmen, die gegen die guten Sitten verstoßen. Wer also die Behandlungsweise eines Kollegen herabsetzt und dem Patienten eine wirkungsvolle Behandlung verspricht, obwohl dies objektiv unmöglich oder subjektiv nicht durchführbar ist, handelt unlauter. Entsprechendes gilt im Falle der Mitbewerbung, insbesondere um eine Chefarztstelle.

Unkollegial handelt auch, wer liquidationsberechtigt ist, andere Ärzte zu Verrichtungen heranzieht, ihnen aber eine angemessene Vergütung verweigert. Unabhängig von einer gesetzlichen Verpflichtung nach den Krankenhausgesetzen der Länder haben ärztliche Mitarbeiter gegenüber dem liquidationsberechtigten Arzt bei Mitwirkung an dieser liquidationsberechtigten Tätigkeit einen Anspruch auf Beteiligung. Bei den Ärztekammern sind Schlichtungsausschüsse eingerichtet, die in Streitfällen über die Angemessenheit einer Honorarbeteiligung entscheiden.

Zum Gebot der Kollegialität gehört es auch, in Gegenwart von Patienten oder Nichtärzten Beanstandungen der ärztlichen Tätigkeit und zurechtweisende Belehrungen zu unterlassen. Dies gilt auch für Ärzte als Vorgesetzte und Untergebene und für den Dienst in den Krankenanstalten.

Unkollegial ist es, wenn der Arzt sich in die Behandlung eines anderen Arztes hineindrängt. Jeder Arzt darf zwar in seiner Sprechstunde jeden Patienten behandeln, muß aber außerhalb der Sprechstundenbehandlung für eine Information des vorbehandelnden Arztes Sorge tragen. Selbstverständliches Gebot der Kollegialität ist auch die Pflicht zur Rücküberweisung nach Beendigung einer Behandlungstätigkeit, nach einer Notfallbehandlung und nach einer stationären Krankenhausbehandlung. Dies liegt auch im eigenen Interesse des Arztes, dem überwiesen wurde. Wer ihm überwiesene Patienten nicht mehr zurücküberweist, sondern selber weiterbehandelt, kann mit weiteren Überweisungsaufträgen nicht rechnen.

Wer zu einem Konsilium gebeten ist, darf diese Bitte um ärztlichen Beistand ohne zwingenden Grund nicht ablehnen. Im übrigen sollen bei Konsilien die beteiligten Ärzte die Beratung nicht in Anwesenheit des Patienten oder seiner Angehörigen abhalten. Sie sollen sich auch darüber einigen, wer das Ergebnis des Konsiliums mitteilt.

5.13 Vertreter

Der Arzt muß seine Praxis persönlich ausüben. Selbständige Freiberuflichkeit läßt eine Vervielfältigung der eigenen Arbeitskraft nicht zu, sondern fordert regelmäßig die persönliche Dienstleistung. Unberührt hiervon bleibt die Beschäftigung nichtärztlicher Mitarbeiter in angemessenem Umfang.

Ärzte sollen sich grundsätzlich gegenseitig vertreten. Dadurch wird kein abhängiges Beschäftigungsverhältnis zwischen Vertreter und Vertretenem begründet, sondern lediglich im Einzelfall kollegiale Nachbarschaftlichkeit geleistet. Die Abrechnung solcher Leistungen erfolgt mittels Überweisungsschein durch den Vertreter.

Von der kollegialen Vertretung durch einen anderen niedergelassenen Arzt ist die Beschäftigung eines eigenen Vertreters in der Praxis auf Kosten und auf Rechnung des Praxisinhabers zu unterscheiden. Die Vertretung erfolgt in diesen Fällen durch einen Arzt, der selber keine eigene Praxis ausübt, sondern lediglich vertritt. Die Beschäftigung eines eigenen Vertreters in der Praxis ist der Ärztekammer anzuzeigen, wenn die Vertretungszeit insgesamt länger als 3 Monate im Kalenderjahr andauert. Eine kollegiale Vertretung ist nicht anzeigepflichtig, weil hier eine Beschäftigung nicht vorliegt. Wird ein Kassenarzt vertreten, muß die Vertretung, falls sie länger als 1 Woche andauert, der Kassenärztlichen Vereinigung mitgeteilt werden. Soll eine länger als 3 Monate dauernde Vertretung erfolgen, bedarf diese Vertretung der Genehmigung der Ärztekammer und der Kassenärztlichen Vereinigung.

Wer einen Vertreter beschäftigt, ist verpflichtet, sich darüber zu vergewissern, daß die Voraussetzungen für eine ordnungsgemäße Vertretung in der Person des Vertreters erfüllt sind. Dazu gehört nicht nur eine Nachprüfung der persönlichen, sondern auch der fachlichen Eignung. Dies gilt insbesondere für ausländische Ärzte. Sie müssen, um vertreten zu können, entweder eine deutsche Approbation nachweisen – was regelmäßig nicht der Fall ist – oder aber eine Erlaubnis zur Ausübung der ärztlichen Tätigkeit als Vertreter vorweisen können. Eine Berufserlaubnis eines ausländischen Kollegen zum Tätigwerden in einem Krankenhaus reicht für eine Vertretung nicht aus. Handelt es sich bei dem ausländischen Arzt um einen Staatsangehörigen der Europäischen Gemeinschaft, bedarf er zur Vertretung eines Kassenarztes der Ermächtigung durch die zuständige Kassenärztliche Vereinigung.

Die Praxis eines verstorbenen Arztes kann zugunsten seiner Witwe oder eines unterhaltsberechtigten Angehörigen in der Regel bis zum Ende des laufenden Quartals oder – in Ausnahmefällen – nämlich im Interesse der Sicherstellung der ärztlichen Versorgung, auch länger durch einen anderen Arzt fortgeführt werden. Man nennt diese Möglichkeit Gnadenvierteljahr. Kassenarztrechtlich hat sie keine unmittelbare Rechtsgrundlage, wenn keine vertraglichen Regelungen mit den Krankenkassen im Gesamtvertrag bestehen. Regelmäßig wird

aber beim Tod eines Kassenarztes die vertretungsweise Fortführung innerhalb des genannten Zeitraumes ermöglicht. Allerdings ist die Handhabung in den einzelnen Kassenärztlichen Vereinigungen verschieden.
Für Vertreter besteht kein gesetzliches Niederlassungsverbot mehr am Ort ihrer Vertretertätigkeit oder im näheren Umkreis dieses Ortes. Eine entsprechende frühere Bestimmung der Berufsordnung besteht nicht mehr. Zulässig sind jedoch vertraglich vereinbarte Konkurrenzklauseln zwischen Praxisinhaber und Vertreter (dazu Narr 1977 Rz 1076 ff.)
Regelmäßig ist der Vertreter nicht lohn-, sondern einkommensteuerpflichtig, auch wenn er hauptberuflich Gehaltsempfänger ist. Der Praxisinhaber braucht also keine Lohnsteuer zum Vertreterhonorar einzubehalten. Etwas anderes gilt nur dann, wenn der Vertreter in die Praxis eingegliedert ist (BFH vom 20.2.1979, BStBl. II S. 414).
Mit jedem Vertreter sollte ein Vertrag abgeschlossen werden, in dem mindestens nachfolgende Punkte geregelt werden müssen:
- Höhe der Vergütung (pro Tag, pro Arbeitstag einschließlich oder ausschließlich der Samstage oder Sonntage, einschließlich oder ausschließlich des Notfalldienstes am Samstag und/oder Sonntag). Möglich ist auch eine Pauschalvergütung. Hier empfiehlt es sich jedoch der Klarheit wegen mitanzugeben, ob damit die gesamte Tätigkeit einschließlich der Samstage und Sonntage und gegebenenfalls einschließlich des Notfalldienstes abgegolten ist).
- Pflichten des Vertreters, insbesondere Verpflichtung zu einer ordnungsgemäßen Abrechnung der erbrachten kassenärztlichen Leistungen.
- Nachweis einer ausreichenden Berufshaftpflichtversicherung des Vertreters.
- Benutzung eines praxiseigenen oder vertretereigenen Pkw für die Vertretertätigkeit und dazugehörige Unkostenregelung. Einzelheiten hierzu sowie ein Mustervertrag sind in der Broschüre „Der Arzt als Arbeitgeber" (Niederlassungsservice Bd. 9 des Zentralinstitutes für die kassenärztliche Versorgung in der Bundesrepublik Deutschland – 7., überarbeitete und erweiterte Aufl. 1983) enthalten. Das Heft kann über jede Kassenärztliche Vereinigung bezogen werden.

5.14 Assistenten

Die Beschäftigung eines Assistenten in der Praxis und in der Kassenpraxis setzt in jedem Fall die Genehmigung der Ärztekammer und der Kassenärztlichen Vereinigung voraus, gleichgültig ob es sich um einen Ausbildungsassistenten, Entlastungsassistenten oder Weiterbildungsassistenten handelt.
Von einem *Ausbildungsassistenten* spricht man, wenn in einer Kassenpraxis ein Assistent beschäftigt wird, der seine Vorbereitungszeit auf die kassenärztli-

che Tätigkeit gemäß § 4 der Zulassungsordnung in dieser Kassenpraxis ableisten will.

Daneben gibt es den *Entlastungsassistenten*. Er dient der Entlastung des Praxisinhabers und darf nur beschäftigt werden, wenn dies
1. aus Gründen der Sicherstellung der kassenärztlichen Versorgung notwendig ist und
2. die Beschäftigung des Assistenten nicht der Vergrößerung der Kassenpraxis oder der Aufrechterhaltung eines übergroßen Praxisumfanges dient.

Ein *Weiterbildungsassistent* kann bei einem freiprktizierenden Arzt nur im Gebiet Allgemeinmedizin sowie in solchen Gebieten beschäftigt werden, auf die sich das Recht der Europäischen Gemeinschaft nicht bezieht. Dies gilt insbesondere in den Fällen, in denen nach deutschem Recht die Weiterbildungszeit länger dauert als nach den Vorschriften der EG. Der weiterbildende Arzt muß von der zuständigen Ärztekammer zur Weiterbildung ermächtigt werden. Er muß darüber hinaus von der Ärztekammer und der zuständigen Kassenärztlichen Vereinigung eine Erlaubnis zur Beschäftigung des Weiterbildungsassistenten einholen. Die Ermächtigung ist regelmäßig auf die Dauer eines Jahres begrenzt. Auch ein Weiterbildungsassistent darf nicht der Vergrößerung der Kassenpraxis oder der Aufrechterhaltung eines übergroßen Praxisumfanges dienen (s. Kap. 6.17).

Auch mit einem Assistenten sollte ein Arbeitsvertrag abgeschlossen werden. Ein Mustervertrag sowie eine Darstellung des notwendigen Vertragsinhaltes sind in der Schrift „Der Arzt als Arbeitgeber" (Bd. 9 Niederlassungsservice des Zentralinstitutes für die kassenärztliche Versorgung – 7. Aufl. 1983) enthalten. Auf diese Schrift wird verwiesen.

5.15 Gemeinsame Ausübung ärztlicher Tätigkeit

Der Zusammenschluß von Ärzten zur gemeinsamen Ausübung des Berufes, zur gemeinschaftlichen Nutzung von Praxisräumen, diagnostischen oder therapeutischen Einrichtungen ist der Ärztekammer anzuzeigen. Bei allen Formen gemeinsamer Berufsausübung muß die freie Arztwahl gewährleistet bleiben. Während früher die gemeinsame Ausübung ärztlicher Tätigkeit grundsätzlich unzulässig war, ist sie nunmehr ohne weitere Vorbedingungen erlaubt. Dies gilt für die Gemeinschaftspraxis ebenso wie für die Praxisgemeinschaft. Es gibt keine abschließende Definition der verschiedenen möglichen Formen gemeinsamer ärztlicher Berufsausübung. Es werden die Begriffe Gruppenpraxis, Gemeinschaftspraxis, fachübergreifende Gemeinschaftspraxis, Praxisgemeinschaft und Praxisklinik gebraucht. Gruppenpraxis ist ein Gattungsbegriff, mit dem alle Formen partnerschaftlicher Zusammenarbeit unter Ärzten zusammengefaßt werden. Eine Gemeinschaftspraxis kann nur nach den Vorschriften einer Gesellschaft des bürgerlichen Rechtes betrieben werden. Man versteht darunter die gemeinsame Ausübung ärztlicher Tätigkeit durch mehrere Ärzte regelmäßig des gleichen oder eines nahe verwandten Fachgebietes in gemeinsamen Räumen mit gemeinsamer Karteiführung und gemeinsamer Abrechnung (BSG vom 14.7. 1965 – BSGE Bd. 23 S. 170 –). Die jeweilige Austauschbarkeit der ärztlichen Leistung und damit das gleiche Fachgebiet ist nach der – umstrittenen – Meinung des Bundessozialgerichtes in seinem Grundsatzurteil zur fachübergreifenden Gemeinschaftspraxis vom 22.4. 1983 (MedR 1983 S. 196) kein begriffsnotwendiges Merkmal einer Gemeinschaftspraxis mehr. Deshalb ist nach dem Grundsatzurteil des BSG vom 22.4. 1983 auch eine *Gemeinschaftspraxis unter Angehörigen verschiedener Fachgebiete unter der Voraussetzung zulässig, daß*

1. das Gebot der Fachgebietsbeschränkung unter allen Teilnehmern eingehalten wird und
2. die freie Arztwahl unter den Teilnehmern der Gemeinschaftspraxis gewährleistet ist (darauf haben die Partner der Gemeinschaftspraxis die Patienten hinzuweisen), daß
3. die Zuziehung eines Praxispartners eines anderen Fachgebietes nur mit Zustimmung des Patienten erfolgt.

Demnach haben die Zulassungsausschüsse im Einzelfall zu prüfen, ob bei der beantragten fachübergreifenden Gemeinschaftspraxis das Prinzip der Gebietsbeschränkung eingehalten wird sowie bei allen Ärzten besondere zu Recht geforderte Qualifikationsnachweise vorliegen (Radiologiegenehmigung, Sonographiegenehmigung, Zytologiegenehmigung usw.). Führt der Zusammenschluß mehrerer Ärzte verschiedener Fachgebiete zu einer systematischen fachfremden Tätigkeit oder fehlen dem einen oder anderen Teilnehmer bestimmte Qualifikationsvoraussetzungen, muß die Genehmigung zur fachübergreifenden Gemeinschaftspraxis entweder versagt oder so modifiziert werden, daß zur Vermeidung einer Fachgebietsüberschreitung und zur Vermeidung einer Zurechnung qualifikationserfordernder Leistungen an alle Vertragspartner eine entsprechende getrennte Abrechnung der einzelnen Teilnehmer einer fachübergreifenden Gemeinschaftspraxis erfolgt. Warum dann allerdings eine Gemeinschaftspraxis begründet und keine Praxisgemeinschaft geführt wird, ist unerfindlich (Näheres zum Meinungsstreit bei der fachübergreifenden Gemeinschaftspraxis: Narr, 1977, Rz 1136 ff.).

Die Ausübung einer Gemeinschaftspraxis unter Kassenärzten bedarf der Zustimmung des Zulassungsausschusses. Folge des Zusammenschlusses mehrerer Ärzte zu einer Gemeinschaftspraxis ist häufig deren gesamtschuldnerische Haftung. Ein etwaiger Anspruch kann deshalb gegenüber jedem Arzt der Gemeinschaftspraxis geltend gemacht werden. Der interne Ausgleich zwischen den Teilnehmern einer Gemeinschaftspraxis sollte vertraglich fixiert werden. Überhaupt bedarf der Abschluß eines Vertrages über die Gründung

einer Gemeinschaftspraxis sachkundiger juristischer Beratung (wegen weiterer Einzelheiten s. Narr 1977 Rz 1140 ff.)
Unter einer Praxisgemeinschaft versteht man den Zusammenschluß mehrerer Ärzte des gleichen oder verschiedener Fachgebiete zur gemeinsamen Nutzung von Räumen, Apparaten, Instrumenten, zur gemeinsamen Beschäftigung nichtärztlicher Mitarbeiter bei sonst selbständiger Praxisführung mit verschiedenem Patientenstamm, jeweils eigener Karteiführung und selbständiger privat- und kassenärztlicher Abrechnung. Die Praxisgemeinschaft ist also nicht eine Praxis wie eine Gemeinschaftspraxis. Die beteiligten Ärzte bleiben vielmehr in ihrer ärztlichen Tätigkeit selbständig. Die Praxisgemeinschaft hat folglich auf nicht die gemeinsame, jederzeit austauschbare ärztliche Tätigkeit an gemeinsamen Patienten zum Ziel, sondern ausschließlich die Unkostensenkung des Praxisbetriebes unter Beibehaltung selbständiger Praxisführung. Unter den Begriff Praxisgemeinschaft fällt auch die Apparategemeinschaft, insbesondere also die Laborgemeinschaft (Einzelheiten dazu siehe Haeckel „Empfehlungen zur rationellen Organisation von ärztlichen Laborgemeinschaften" Bd. 6 Niederlassungsservice des Zentralinstitutes für die kassenärztliche Versorgung – 4. Aufl. 1981).
Wesentlicher Begriffsinhalt der Praxisklinik ist die Fortsetzung der stationären Behandlung über den ambulanten Bereich hinaus durch denselben Arzt. Unter Praxisklinik versteht man deshalb eine stationäre Einrichtung, an der ähnlich einer Gemeinschaftspraxis im ambulanten Bereich Belegärzte tätig sind und ihre oder ihnen überwiesene Patienten auch stationär weiterbehandeln, falls dies notwendig ist (weitere Einzelheiten sowie Musterverträge s. Narr 1977 Rz 1144 ff.).

5.16 Ärztlicher Notfalldienst

Der niedergelassene Arzt – auch der Arzt mit einer Gebietsbezeichnung – ist verpflichtet, am Notfalldienst teilzunehmen. Auf Antrag kann aus schwerwiegenden Gründen eine Befreiung vom Notfalldienst ganz, teilweise oder vorübergehend erteilt werden. Dies gilt insbesondere:
- Wenn der Arzt wegen körperlicher Behinderung dazu nicht in der Lage ist,
- wenn ihm aufgrund besonders belastender familiärer Pflichten die Teilnahme nicht zuzumuten ist,
- wenn er an einem klinischen Bereitschaftsdienst mit Notfallversorgung teilnimmt.

Die grundsätzliche Teilnahmeverpflichtung aller Ärzte einschließlich der Fachärzte am allgemeinen Notfalldienst ist verfassungskonform. Die Verpflichtung gilt auch für Ärztinnen und folgt für den niedergelassenen Arzt aus der Berufsordnung, für den Kassenarzt als Folge seiner kassenärztlichen Zu-

lassung. Nach den Kammergesetzen der Länder besteht zusätzlich eine Fortbildungsverpflichtung in bezug auf den Notfalldienst. Diese Verpflichtung gilt auch für Fachärzte mit einer Gebietsbezeichnung.
Der Notfalldienst ist kein regelmäßiger ärztlicher Kundendienst an arbeitsfreien Tagen, der allen Patienten ohne zwingenden Grund zur Verfügung steht. Der Notfalldienst hat die Aufgabe, Notfälle zu versorgen und lebenserhaltende Maßnahmen zu veranlassen, dient also ausschließlich der Notversorung der Patienten, die einer solchen Behandlung bedürfen. Danach richtet sich auch die Eignung des Notfalldienstarztes. Sie ist grundsätzlich bei jedem Arzt oder Kassenarzt vorauszusetzen, zumal eine gesetzliche Verpflichtung besteht, sich speziell für die Teilnahme am allgemeinen ärztlichen Notfalldienst fortzubilden. Etwaige Befreiungsgründe müssen vom Arzt dargetan und nachgewiesen werden. Die Entscheidung über eine etwaige Befreiung trifft entweder die Ärztekammer oder die von ihr beauftragte Stelle (Kreisärzteschaft), wenn es sich um einen niedergelassenen Arzt, oder die Kassenärztliche Vereinigung bzw. die von ihr betraute Stelle (häufig auch die Kreisärzteschaft), wenn es sich um einen Kassenarzt handelt. Widerspruchsstelle ist häufig der Vorstand der Kassenärztlichen Vereinigung, weil Ärztekammern und Kassenärztliche Vereinigungen in rechtlich zulässiger Weise gemeinsame Notfalldienstforderungen beschlossen und die organisatorische Durchführung des Notfalldienstes fast ausnahmslos den Kassenärztlichen Vereinigungen übertragen haben.
Möglich ist ein spezieller Notfalldienst, an dem nur Ärzte mit einer Gebietsbezeichnung teilnehmen. Er wird häufig für HNO-Ärzte und Augenärzte eingerichtet. Die Entscheidung darüber, ob solche oder zusätzliche besondere Notfalldienste eingerichtet werden, trifft die zuständige Kassenärztliche Vereinigung. Wer an einem eigenen Notfalldienst teilnimmt, wird von der Teilnahme am allgemeinen Notfalldienst befreit.
Teilnehmer einer Gemeinschaftspraxis sind regelmäßig als Person zur Teilnahme am allgemeinen Notfalldienst verpflichtet, da sich die Teilnahmeverpflichtung nicht auf die Praxis als solche, sondern auf den einzelnen Arzt bezieht. Dies schließt nicht aus, daß im Einzelfall Teilnehmer einer Gemeinschaftspraxis von der Teilnahmepflicht befreit werden können, wenn ihnen entsprechende Befreiungsgründe zur Seite stehen.
Krankenhausärzte sind nicht verpflichtet, am allgemeinen ärztlichen Notfalldienst teilzunehmen. Ihre Verpflichtung beschränkt sich auf den stationären Bereich des Krankenhauses.
Für die Einrichtung und Durchführung eines Notfalldienstes im einzelnen sind die von der Ärztekammer bzw. Kassenärztlichen Vereinigung erlassenen Richtlinien maßgebend. Im allgemeinen haben Ärztekammern und Kassenärztliche Vereinigungen gemeinsame, für ihren Bereich gültige Notfalldienstordnungen erlassen.
Die während des Notfalldienstes erbrachten ärztlichen Leistungen werden entweder mit dem Patienten direkt abgerechnet (Privatpatient) oder aber mit

der zuständigen Kassenärztlichen Vereinigung. Mit ihr erfolgt auch die Abrechnung von Notfall-Leistungen durch nicht zugelassene Kassenärzte, soweit Kassenpatienten im Notfalldienst behandelt wurden. Werden Notfallbehandlungen ambulant im Krankenhaus von angestellten Ärzten erbracht, steht die Vergütung dem Krankenhaus und nicht dem Arzt zu. Dies gilt auch für Chefärzte, es sei denn sie erbringen die Leistung persönlich und sind vom Krankenhaus vertraglich ermächtigt, hierfür zu liquidieren (Einzelheiten, Narr 1977, Rz 1166).

Die unberechtigte Weigerung zur Teilnahme am Notfalldienst stellt beim Kassenarzt eine Verletzung seiner kassenärztlichen Pflichten dar und kann zur Einleitung eines Disziplinarverfahrens führen. Die Befreiung oder die Versagung einer Befreiung ist ein Verwaltungsakt, der entweder vor dem Verwaltungsgericht, wenn es sich um einen Nichtkassenarzt bei Einteilung durch die Ärztekammer handelt, oder beim Sozialgericht, wenn es sich um einen Kassenarzt handelt, angefochten werden kann.

Es gibt keine generelle Befreiung einzelner Ärztegruppen von der Verpflichtung zur Teilnahme am Notfalldienst. Die Befreiung richtet sich bei sämtlichen Ärzten allein nach der Frage der Eignung, der Zumutbarkeit und der Verhältnismäßigkeit einer Teilnahmeverpflichtung im Einzelfall.

Die Einrichtung eines Notfalldienstes entbindet den behandelnden Arzt nicht von seiner Verpflichtung, für die Betreuung seiner Patienten in dem Umfange Sorge zu tragen, wie es deren Krankheitszustand erfordert. Befindet sich also in der Behandlung eines Arztes ein Schwerkranker, muß der behandelnde Arzt entweder die Betreuung selber weiterführen oder aber dafür sorgen, daß eine ordnungsgemäße Weiterbetreuung gewährleistet ist. Eine solche kann selbstverständlich auch durch entsprechende Information des Notfallarztes erfolgen.

5.17 Berufsunwürdige Werbung

Dem Arzt ist jegliche Werbung und Anpreisung untersagt. Insbesondere ist es berufsunwürdig,
- öffentliche Danksagungen oder anpreisende Veröffentlichungen zu veranlassen oder zuzulassen,
- Heilmittel oder Heilverfahren durch Veröffentlichungen in Wort und Ton, Schrift und Bild in einer Weise zu behandeln, die geeignet ist, für die eigene Praxis zu werben.

Berufsunwürdig ist es auch, eine anerkannte Weiterbildung in einem Teilgebiet oder Bereich auf dem Praxisschild anzuzeigen, wenn der Arzt in diesem Gebiet, Teilgebiet oder Bereich nicht tätig ist.
Die Vorschrift verbietet dem Arzt jegliche Werbung. Das Verbot bezieht sich

nicht nur auf die angeführten Beispielsfälle. Bei ihnen handelt es sich um besonders auffällige Erscheinungsformen unzulässiger Werbung, wobei unter Anpreisung eine besonders nachdrückliche Form der Werbung zu verstehen ist. Das Werbeverbot für den Arzt findet seine Rechtfertigung in der öffentlich-rechtlichen Gebundenheit des ärztlichen Berufes und darin, daß der ärztliche Beruf nach der Legaldefinition des § 1 Abs. 2 Bundesärzteordnung kein Gewerbe ist. Auf den Arztberuf können deshalb Grundsätze, die im kommerziellen Bereich gang und gäbe sind, keine Anwendung finden.

Vom totalen Werbeverbot ist die sachlich notwendige Aufklärung und Information zu unterscheiden, die dem Arzt in bezug auf ärztliche Tätigkeit und auf Heilmittel oder Heilverfahren, insbesondere im Bereich der wissenschaftlichen Darstellung erlaubt ist. Die sachliche Information unterscheidet sich von der Werbung dadurch, daß sie sachbezogen und nicht personenbezogen informiert. Dazu gehört, daß in jedem Fall die Sache, nicht bestimmte Personen im Vordergrund stehen und daß insbesondere keine unseriösen Versprechungen gemacht werden. Der sachlichen Information dient demzufolge die Bezeichnung als Arzt oder eine nach der Weiterbildungsordnung zulässige Arztbezeichnung (z. B. Gynäkologe, Augenarzt, Chirurg usw.). Zulässig ist auch die Führung mehrerer verwandter Gebietsbezeichnungen (z. B. Chirurgie mit Frauenkrankheiten, Innere Medizin mit Neurologie) sowie die Führung mehrerer Teilgebietsbezeichnungen (z. B. Innere Medizin mit Gastroenterologie und Hämatologie) sowie die Führung mehrer Zusatzbezeichnungen (z. B. Chirotherapie und Hämöopathie). Zulässig sind schließlich Zusätze über medizinische akademische Grade sowie Dienstbezeichnungen wie Medizinalrat oder Chefarzt. Nichtmedizinische akademische Grade dürfen nur in Verbindung mit der Fakultätsbezeichnung genannt werden. Andere Zusätze und Hinweise gehen über das Maß der sachlich notwendigen Information hinaus und sind deshalb unzulässige Werbung. Dies gilt insbesondere für die Bezeichnung Institut, die teilweise bei Röntgenologen und Laborärzten üblich, aber mit der Berufsordnung nicht zu vereinbaren ist.

Häufig wird gegen das Werbeverbot dadurch verstoßen, daß Zeitungsberichte mit und ohne Bild der Person und der Praxiseinrichtung bei der Neueröffnung von Praxen angeregt oder geduldet werden. Es kann sicherlich im Einzelfall ein Bedürfnis der Öffentlichkeit an der Information über die Neuerrichtung einer Praxis bestehen. Wort- und Bildberichte über eine besonders lange oder gediegene Ausbildung sowie über besonders moderne Einrichtungen des betreffenden Arztes dienen jedoch nicht der Information, sondern stellen eine Werbung dar. Der Arzt darf solche Veröffentlichungen in Wort und Bild weder anregen noch dulden. Er muß vielmehr auf seine berufsrechtliche Verpflichtung, jegliche Werbung zu unterlassen, hinweisen und entsprechende Maßnahmen treffen, daß werbende Veröffentlichungen unterbleiben. Dies kann beispielsweise dadurch geschehen, daß er sich das Manuskript vor Veröffentlichung vorlegen läßt.

Dem Arzt ist auch jede mittelbare Werbung verboten, indem er Sanatorien, Institute, Kliniken oder andere Unternehmen veranlaßt, unter seinem oder unter Hinweis auf seinen Namen für solche Einrichtungen, deren Heilmittel, Heilmethoden oder Heilerfolge zu werben. Der Arzt ist verpflichtet, bei derartiger Werbung, die ohne seine Mitwirkung erfolgt ist, auf das betreffende Unternehmen einzuwirken, damit eine Werbung unterbleibt. Nicht als mittelbare Werbung sind solche Anzeigen und Ankündigungen anzusehen, in denen ein Sanatorium, Institut oder eine Klinik neben dem Hauptindikationsgebiet lediglich den ärztlichen Inhaber oder leitenden Arzt mit seinem Namen und seiner Arztbezeichnung angibt. Unzulässig sind demzufolge Ankündigungen wie Spezialklinik für Erkrankungen von Nieren, Blase und Prostata. Zulässig wäre die Bezeichnung „Urologische Privatklinik DrXY, Urologe".
Auch bei der Mitwirkung von Ärzten bei Publikationen im Hörfunk, Fernsehen und bei Filmdarstellungen ist das Werbeverbot zu beachten. Auch hier hat die Sache und nicht die Person im Vordergrund zu stehen. Wegen der Einzelheiten wird auf die Richtlinien der Bundesärztekammer über die Mitwirkung bei Publikationen (DÄ 1979, Heft 2 S.112) verwiesen.

5.18 Die Zusammenarbeit mit Nichtärzten
(s. dazu Kap. 16)

Dem Arzt ist es nicht gestattet, zusammen mit Personen, die weder Ärzte sind noch zu seinen berufsmäßig tätigen Gehilfen gehören, zu untersuchen oder zu behandeln. Er darf diese auch nicht als Zuschauer bei ärztlichen Verrichtungen zulassen. Personen, welche sich in der Ausbildung zum ärztlichen Beruf befinden, und Angehörige von Patienten, für deren Anwesenheit eine ärztliche Begründung besteht, werden hiervon nicht betroffen.
Die Vorschrift verbietet in erster Linie eine Zusammenarbeit zwischen Ärzten und Heilpraktikern, die wegen der unterschiedlichen Ausbildungsvoraussetzungen beider Berufe unzulässig ist. Als Folge der verbotenen Zusammenarbeit zwischen Arzt und Nichtarzt darf der Arzt sich auch durch einen Nichtarzt nicht vertreten lassen noch eine Krankenbehandlung oder Untersuchung durch einen Nichtarzt mit seinem Namen decken.
Zulässig ist eine Zusammenarbeit mit nichtärztlichen berufsmäßigen Gehilfen des Arztes wie Krankenschwestern, Masseuren, Heilgymnasten, Arzthelferinnen usw. Zulässig ist auch eine Zusammenarbeit mit Nichtärzten, wenn der Arzt zur Erzielung des Heilerfolges am Patienten nach den Regeln der ärztlichen Kunst die Mitwirkung des Nichtarztes für notwendig hält und die Verantwortungsbereiche von Arzt und Nichtarzt klar erkennbar voneinander getrennt bleiben. Die Ausnahmeregelung betrifft in erster Linie Psychologen und

Psychotherapeuten. Zwischen den Vertretern des Berufsverbandes der Psychologen und der Bundesärztekammer wurden Grundsätze erarbeitet, nach denen eine Zusammenarbeit zulässig und sinnvoll ist. Einzelheiten sind dem Tätigkeitsbereich der Bundesärztekammer 1976, S. 116 zu entnehmen.

5.19 Verordnung und Empfehlung von Heil- und Hilfsmitteln

Dem Arzt ist es gestattet, für die Verordnung von Heil- und Hilfsmitteln vom Hersteller oder Händler eine Vergütung oder sonstige wirtschaftliche Vergünstigung zu fordern oder anzunehmen. Vereinbarungen mit Herstellerfirmen oder Apotheken dieses Inhaltes sind deshalb berufsunwürdig.
Verboten ist insbesondere die Weitergabe von Ärztemustern gegen Entgelt. Gemäß § 47 Abs. 3 Gesetz zur Neuordnung des Arzneimittelrechtes vom 24. 8. 1976 (BGBl. I S. 2445) dürfen pharmazeutische Unternehmer Muster von Fertigarzneimitteln auf jeweilige schriftliche Anforderung abgeben oder abgeben lassen
1. an Ärzte, Zahnärzte, Tierärzte in einem dem Zwecke der Erprobung angemessenen Umfang oder
2. an Ausbildungsstätten für die Heilberufe in einem für den Zweck der Ausbildung angemessenen Umfang.

Über die Empfänger von Mustern sowie Art, Umfang und Zeitpunkt der Abgabe von Mustern sind Nachweise zu führen und auf Verlangen der zuständigen Behörde vorzulegen.
Ärztemuster sind also kleine Mengen von Arzneimitteln, die vom Hersteller dem Arzt zum Zwecke der Erprobung ihrer Wirksamkeit überlassen werden. Sie dürfen vom Arzt nur unter diesem Gesichtspunkt weiterverwendet werden. Unzulässig ist demzufolge auch die Abgabe von Ärztemustern an Patienten und die Ersatzbeschaffung mittels Einzelverordnung zu Lasten des Patienten oder der Krankenkasse. Regelmäßig liegt in der entgeltlichen Abgabe von Ärztemustern auch ein Betrug entweder zum Nachteil des Patienten bei entgeltlicher Ersatzbeschaffung durch den Arzt zu Lasten des Patienten oder der ersatzpflichtigen Krankenkasse.
Der Arzt darf einer mißbräuchlichen Anwendung seiner Verschreibung keinen Vorschub leisten. Wer also für seine Patienten ein bestimmtes Arzneimittel aufschreibt und damit einverstanden ist, daß anstelle dessen vom Apotheker ein Autoverbandskasten geliefert wird, handelt berufsunwürdig. Regelmäßig wird ein solches Verhalten auch unter dem Gesichtspunkt des Betruges zu berücksichtigen sein.
Dem Arzt ist es nicht gestattet, Patienten ohne hinreichenden Grund an bestimmte Apotheken oder Geschäfte zu verweisen oder mit Apotheken oder

Geschäften zu vereinbaren, daß Heilmittel unter Decknamen oder unklaren Bezeichnungen verordnet werden. Der Arzt soll bei der Verordnung von Heil- oder Hilfsmitteln ohne sachlich gebotenen Grund keine Erzeugnisse bestimmter Hersteller nennen.

Der Patient hat die freie Wahl unter den Apotheken in gleicher Weise wie unter den Ärzten. Seine freie Entscheidung darf grundsätzlich nicht beeinträchtigt werden. Berufsunwürdig ist jedoch nicht jede Verweisung an bestimmte Apotheken und ebensowenig jede Verordnung von Erzeugnissen bestimmter Heilmittel. Unzulässig ist ein solches Verhalten nur dann, wenn es ohne sachlichen Grund erfolgt. Ein sachlicher Grund wäre beispielsweise die bestimmte Kenntnis des Arztes, daß von ihm individuell zusammengestellte Rezepturen nur noch von einer bestimmten Apotheke ausgeführt werden oder Fertigarzneimittel eines bestimmten Herstellers bei einem Patienten erkennbar bessere Heilerfolge bewirken.

Der Arzt soll an der Bekämpfung des Heilmittelschwindels mitwirken und unseriöse Praktiken auf diesem Gebiet der Ärztekammer mitteilen.

Der Arzt soll ihm aus seiner Verordnungstätigkeit bekanntwerdende Arzneimittelnebenwirkungen der Arzneimittelkommission mitteilen. Die Arzneimittelkommission der deutschen Ärzteschaft, Postfach 2008, 6900 Heidelberg 1, hat einen Fragebogen entworfen und den Ärzten zugestellt. Trotz entsprechender Prüfung vor Zulassung eines Arzneimittels lassen sich Nebenwirkungen häufig nicht im Rahmen der klinischen Eprobung feststellen, sondern zeigen sich erst nach längerer Anwendung. Hier ist eine verantwortungsvolle Mitarbeit der Ärzte besonders wichtig.

5.20 Begutachtung von Heil- und Hilfsmitteln

Dem Arzt ist es nicht gestattet, über Heil- und Hilfsmittel, Körperpflegemittel oder ähnliche Waren Werbevorträge zu halten, Gutachten oder Zeugnisse auszustellen, die zur Werbung bei Laien verwendet werden sollen. Der Arzt hat eine solche Verwendung seiner Gutachten und Zeugnisse dem Empfänger ausdrücklich zu untersagen. Obwohl Hersteller ein erhebliches Interesse daran haben können, den Absatz ihrer Produkte durch entsprechende Einschätzungen von Ärzten oder unter Zuhilfenahme ärztlicher Zeugnisse und Gutachten zu fördern, ist eine solche Tätigkeit berufsunwürdig. Dabei kommt es auf die Entgeltlichkeit einer entsprechenden Tätigkeit des Artzes nicht an. Zulässig ist jedoch auch hier eine sachliche Information, insbesondere in Form der wissenschaftlichen Darstellung oder des wissenschaftlichen Vortrages unter Ärzten. Dem Arzt ist es schließlich auch verboten, seinen Namen in Verbindung mit einer ärztlichen Berufsbezeichnung in unlauterer Weise für gewerbliche Zwecke, z. B. für einen Firmentitel oder zur Bezeichnung eines Mittels, herzugeben.

5.21 Anzeigen und Verzeichnisse

Anzeigen in der Tageszeitung über die Niederlassung oder Zulassung dürfen außer der Anschrift der Praxis nur die für die Schilder des Arztes gestatteten Angaben enthalten und nur dreimal in der gleichen Zeitung innerhalb der ersten 3 Monate nach der Niederlassung oder nach Aufnahme der Kassenpraxis veröffentlicht werden. Weitere Veröffentlichungen über die Niederlassung oder Zulassung sind untersagt. Niederlassung bedeutet die Aufnahme ärztlicher Tätigkeit in eigener Praxis zur Behandlung von Privatpatienten. Zulassung ist die Berechtigung und Verpflichtung zur Ausübung kassenärztlicher Tätigkeit, also zur Behandlung von Kassenpatienten. Während die Niederlassung genehmigungsfrei ist, bedarf die Zulassung einer entsprechenden Zustimmung durch den Zulassungsausschuß bei der zuständigen Kassenärztlichen Vereinigung. Dementsprechend darf in der Anzeige auf die Niederlassung oder aber auf die Zulassung zur kassenärztlichen Tätigkeit hingewiesen werden.

Im übrigen sind Anzeigen nur in den Tageszeitungen bei Abwesenheit von der Praxis oder Krankheit sowie bei Verlegung der Praxis und bei Änderung der Sprechstundenzeit oder der Fernsprechnummer gestattet. Derartige Anzeigen dürfen insgesamt höchstens zweimal veröffentlicht werden.

Es besteht ein Bedürfnis der Bevölkerung, über eine Praxisabwesenheit durch Krankheit o. ä. rechtzeitig informiert zu werden, damit unnötige Praxisgänge unterbleiben. Hinweise, daß die Praxis wegen Teilnahme an einer Fortbildungsveranstaltung geschlossen sei, sind unzulässig, weil dadurch der Eindruck erweckt wird, es handle sich um einen besonders fortbildungsbeflissenen Arzt. Da jedoch die Fortbildung zu den allgemeinen Berufspflichten aller Ärzte gehört, verstößt ein entsprechender Hinweis gegen die Berufsordnung.

Form und Inhalt dieser Zeitungsanzeigen müssen sich nach den örtlichen Gepflogenheiten richten. Sie dürfen weder in der Form noch in der Größe werbenden Charakter haben und demzufolge nicht auffällig gestaltet sein.

Ärzte dürfen sich – abgesehen von amtlichen Verzeichnissen – nicht in Sonderverzeichnissen mit werbendem Charakter aufnehmen lassen. Amtliche Verzeichnisse sind beispielsweise

- das Telefonbuch,
- das Ärzteadreßbuch,
- das Branchenverzeichnis innerhalb des Telefonbuches,
- das bei den Ortskrankenkassen ausliegende Verzeichnis der zugelassenen Ärzte.

Eine Aufnahme in andere Verzeichnisse ist weder notwendig noch zulässig.

5.22 Praxisschilder

Der Arzt hat auf seinem Praxisschild seinen Namen und die Bezeichnung als Arzt oder eine Arztbezeichnung nach der Weiterbildungsordnung anzugeben und die Sprechstunden anzukündigen. Das Schild darf Zusätze über medizinische akademische Grade, ärztliche Titel, Privatwohnung und Fernsprechnummern sowie einen Zusatz über die Zulassung zu Krankenkassen enthalten. Andere akademische Grade dürfen nur in Verbindung mit der Fakultätsbezeichnung genannt werden. Ärzte, die ihren Beruf in einer Gemeinschaftspraxis ausüben, haben dies mit dem Zusatz „Gemeinschaftspraxis" anzuzeigen. Ärzte, welche Geburtshilfe ausüben, dürfen den Zusatz „Geburtshelfer" auf ihrem Praxisschild führen. Das Führen anderer Zusätze ist untersagt.
Die Regelung ist eindeutig. Zulässig sind nur die Arztbezeichnung und eine Gebietsbezeichnung (Internist, Chirurg usw.), eine Teilgebietsbezeichnung (z. B. Gastroenterologie im Zusammenhang mit der Bezeichnung Innere Medizin) sowie eine oder mehrere Zusatzbezeichnungen. Hinweise wie Röntgen, zugelassen zu den Berufsgenossenschaften, Unfallarzt u. ä. sind unzulässig. Der Hinweis Vorsorge- oder Früherkennungsuntersuchungen sind nur im Zusammenhang mit der Angabe einer bestimmten Sprechzeit erlaubt. Neuerdings wird die Bezeichnung Durchgangsarzt nicht mehr beanstandet.
Die Sprechstundenankündigung muß feste Zeiten benennen. Es ist unzulässig, lediglich anzukündigen, daß Sprechstunden nach Vereinbarung stattfinden oder eine Bestellpraxis ausgeübt wird. Die Bestellpraxis ist lediglich eine Organisationsform zur besseren Bewältigung des Praxisablaufes im Rahmen öffentlich angekündigter Sprechzeiten. Die Ankündigung öffentlicher Sprechzeiten ist deswegen notwendig, um jeden Patienten auch ohne Vorbestellung den Gang zum Arzt zu ermöglichen.
Wer eine Gemeinschaftspraxis mit einem Arzt oder mehreren anderen Ärzten führt, muß dies ankündigen. Dies ist deshalb erforderlich, weil der Patient wissen und gegebenenfalls auch billigen muß, daß er innerhalb einer Gemeinschaftspraxis nicht in jedem Fall von ein und demselben Arzt behandelt wird. Auch innerhalb der Gemeinschaftspraxen gilt zwar das Prinzip der freien Arztwahl. Dennoch kann der Patient darauf verzichten.
Demgegenüber ist die Ankündigung einer Praxisgemeinschaft unzulässig. Im Gegensatz zur Gemeinschaftspraxis wird innerhalb der Praxisgemeinschaft die freie Arztwahl uneingeschränkt gewährleistet. Der Hinweis, daß mehrere Ärzte aus Gründen der Kostensenkung gemeinsam Apparate oder Einrichtungen benutzen, bedarf keiner Ankündigung nach außen. Das Verbot besteht deshalb zu Recht (Einzelheiten Narr 1977 Rz 1212).

5.23 Anbringung der Schilder

Das Praxisschild soll der Bevölkerung die Praxis des Arztes anzeigen. Es darf nicht in aufdringlicher Form gestaltet und angebracht sein und das übliche Maß (etwa 35 auf 50 cm) nicht übersteigen.
Bei Vorliegen besonderer Umstände, z. B. bei versteckt liegenden Praxiseingängen, darf der Arzt mit Zustimmung der Ärztekammer weitere Arztschilder anbringen.
Bei Verlegung der Praxis kann der Arzt an dem Haus, aus dem er fortgezogen ist, bis zur Dauer eines halben Jahres ein Schild mit einem entsprechenden Vermerk anbringen. Der Vermieter ist verpflichtet, ein solches Schild als nachwirkende Pflicht aus dem Mietvertrag zu dulden.
Schilder an der Privatwohnung des Arztes sollen den sonst bei Privatwohnungen üblichen Schildern entsprechen. Es dürfen also die Schilder, die üblicherweise an der Praxis angebracht sind, nicht zusätzlich an der Privatwohnung erscheinen.

5.24 Ankündigung auf Briefbogen, Rezeptvordrucken und Stempeln

Für die Ankündigung auf Briefbogen, Rezeptvordrucken und Stempeln gelten die für Praxisschilder (5.23) erläuterten Bestimmungen sinngemäß. Krankenhausärzte dürfen ihre Dienstbezeichnung auf Briefbogen, Rezeptvordrucken, Stempeln und Privatrechnungen angeben.

5.25 Disziplinarmaßnahmen

5.25.1 Berufsgerichte

Ebenso wie Ärztekammer und Kassenärztliche Vereinigung in ihrer Zusammensetzung, ihrer Zielsetzung und ihrem Aufgabenbereich verschieden sind, unterscheiden sich berufsgerichtliches Verfahren und Disziplinarverfahren. Das berufsgerichtliche Verfahren dient der Feststellung und Ahndung berufsunwürdiger Handlungen. Diese Aufgabe ist den Ärztekammern in den Kammergesetzen der Länder übertragen. Sie wird durch unabhängige Gerichte, die Berufsgerichte, durchgeführt. Diese Berufsgerichte sind organisatorisch entweder als selbständige Einrichtungen den Ärztekammern angegliedert oder aber als besondere Spruchkörper bei den Zivil- oder Verwaltungsgerichten eingerichtet. In jedem Fall sind es Gerichte im Rechtssinn, also unabhängige, mit einem auf Lebenszeit ernannten Berufsrichter und zwei ärztlichen Beisitzern besetzte Einrichtungen, die in zwei Instanzen endgültig darüber befinden, ob eine berufsunwürdige Handlung, also ein Verstoß gegen Berufspflichten vorliegt.

5.25.2 Disziplinarausschüsse

Demgegenüber sind die Disziplinarauschüsse bei den Kassenärztlichen Vereinigungen eingerichtet. Die Disziplinarausschüsse sind Verwaltungsinstanzen der KV, keine unabhängigen Gerichte. Sie entscheiden auch nicht über ein etwaiges berufsunwürdiges Verhalten, sondern darüber, ob ein Kassenarzt seine durch die Zulassung übernommenen kassenärztlichen Pflichten nicht oder nicht ordnungsgemäß erfüllt hat. Die Entscheidungen der Berufsgerichte sind unanfechtbare Urteile. Die Disziplinarausschüsse erlassen Verwaltungsakte. Sie können vor den Sozialgerichten angefochten und auf ihre Rechtsmäßigkeit hin überprüft werden.

5.25.3 Berufsunwürdige Handlungen

Jeder Arzt hat sich wegen berufsunwürdiger Handlungen in einem Berufsgerichtsverfahren zu verantworten. Berufsunwürdig sind Handlungen, welche gegen die Pflichten verstoßen, die dem Arzt zur Wahrung des Ansehens seines Berufes obliegen. Politische, religiöse und wissenschaftliche Ansichten und Handlungen oder die Stellungnahme zu wirtschaftlichen Berufsangelegenheiten können niemals den Gegenstand eines Berufsgerichtsverfahrens darstellen. Auf Antrag eines Arztes muß ein berufsgerichtliches Verfahren über sein Verhalten herbeigeführt werden. Gegen Kammermitglieder, die als Beamte disziplinären Maßnahmen (nach beamtenrechtlichen Grundsätzen) unterliegen, findet ein berufsgerichtliches Verfahren wegen berufsunwürdiger Handlungen, die innerhalb des Dienstes begangen wurden, nicht statt. Bei außerhalb des Dienstes begangenen Handlungen nur, wenn die oberste Dienstbehörde des Beamten zustimmt. Diese dem Kammergesetz Baden-Württemberg entnommene Regelung gilt in ihren Grundsätzen auch in allen anderen Bundesländern.

5.25.4 Allgemeine und besondere Berufspflichten

Es gibt allgemeine und besondere Berufspflichten. Die allgemeinen Berufspflichten sind in der sogenannten Generalpflichtenklausel enthalten. Danach ist jeder Arzt verpflichtet, seinen Beruf gewissenhaft auszuüben und dem ihm im Zusammenhang mit seinem Beruf entgegengebrachten Vertrauen zu entsprechen. Die Generalpflichtenklausel ist insoweit auf den beruflichen Bereich eingeschränkt, als ein zu mißbilligendes Verhalten mindestens Rückwirkungen auf die beruflichen Pflichten haben muß. Ein berufsunwürdiges Verhalten wegen eines Verstoßes gegen allgemeine Berufspflichten eines Arztes liegen also nur dann vor, wenn sich dieses Verhalten nicht ausschließlich auf den privaten Bereich beschränkt. Beispielsweise liegt in der Mitnahme eines dreizehnjährigen Mädchens an einen FKK-Strand durch einen zweiundsechzigjährigen Arzt trotz des privaten Anlasses auch ein beruflich zu mißbilligendes Verhalten.

Die besonderen Berufspflichten ergeben sich unmittelbar aus den einzelnen Kammergesetzen und den aufgrund dieser Kammergesetze erlassenen Berufsordnungen. Danach gehört u. a. zu den Berufspflichten:

- Die Verpflichtung, sich beruflich fortzubilden, einschließlich der Fortbildung zur Teilnahme am allgemeinen Notfalldienst;
- die Verpflichtung zur Dokumentation ärztlicher Befunde und Feststellungen;
- die Verpflichtung zur Teilnahme am Notfalldienst;
- die Verschwiegenheitspflicht;
- die ordnungsgemäße Ausstellung von Gutachten und Zeugnissen;
- die der Berufsordnung entsprechende Praxisankündigung (Schilderordnung);
- die ordnungsgemäße und angemessene Honorarstellung;
- das Werbeverbot;
- die Einhaltung des Gebotes der Kollegialität.

Verstößt ein Arzt schuldhaft gegen allgemeine oder besondere Berufspflichten, macht er sich einer berufsunwürdigen Handlung schuldig, die vom Berufsgericht verfolgt wird.

5.25.5 Das Verfahren vor den Berufsgerichten

Das Verfahren vor den Berufsgerichten regelt sich nach den Bestimmungen der Kammergesetze und der Verfassungsordnungen (Berufsgerichtsverordnungen) der einzelnen Bundesländer. Die Vorschriften der Strafprozeßordnung finden entsprechende Anwendung. Im berufsgerichtlichen Verfahren können Zeugen und Sachverständige eidlich oder nicht eidlich vernommen werden. Der Beschuldigte kann sich in jedem Stadium des Verfahrens eines

Rechtsbeistandes bedienen. Gegen erstinstanzliche Urteile ist Berufung an das Landesberufsgericht möglich. Die Landesberufsgerichte entscheiden endgültig. Deren Urteile können wie andere Urteile nur noch mit der Verfassungsbeschwerde angegriffen werden, wenn deren Voraussetzungen vorliegen. Jede berufsgerichtliche Entscheidung muß auch über die Kosten befinden. Wer verurteilt wird, muß regelmäßig auch die entstandenen Verfahrenskosten tragen. Während eines Strafverfahrens darf kein berufsgerichtliches Verfahren wegen derselben Tatsachen eingeleitet werden. Der Ausgang eines Strafverfahrens ist also in jedem Fall abzuwarten. Wird während eines berufsgerichtlichen Verfahrens ein Strafverfahren eingeleitet, ist das berufsgerichtliche Verfahren so lange auszusetzen, bis der Strafrichter entschieden hat. Die Berufsgerichte werden über jede strafgerichtliche Verurteilung eines Arztes von Amts wegen informiert und haben dann zu entscheiden, ob ein berufsgerichtliches Verfahren wegen dieser Straftat einzuleiten ist. Hierbei stellt sich die Frage, ob der verfassungsrechtlich geschützte Grundsatz, wonach niemand wegen derselben Tat aufgrund der allgemeinen Strafgesetze mehrmals bestraft werden darf (ne bis in idem), einer berufsgerichtlichen Verurteilung im Wege steht, wenn der Arzt wegen derselben Tat bereits durch das ordentliche Gericht bestraft wurde. Eine zusätzliche berufsgerichtliche Ahndung eines bereits strafrechtlich gesühnten Verhaltens ist dann zulässig, wenn die in der Tat enthaltende Berufsunwürdigkeit eine zusätzliche berufsgerichtliche Maßnahme erfordert. Ob dies notwendig ist, hat das Berufsgericht im Einzelfall zu entscheiden.
Als berufsgerichtliche Maßnahmen können verhängt werden:
1. Warnung,
2. Verweis,
3. Geldbuße bis DM 20000,-
4. Aberkennung der Mitgliedschaft in den Organen der Kammer,
5. Aberkennung des Wahlrechtes und der Wählbarkeit in die Organe der Kammer.
Als einziges Land der Bundesrepublik hat die Landesärztekammer Baden-Württemberg ein Vermittlungsverfahren. In diesem Verfahren sollen berufliche Streitigkeiten unter einzelnen Ärzten, die nicht berufsgerichtlicher Art sind, beigelegt werden. Auch hier können politische, religiöse und wissenschaftliche Ansichten und Handlungen oder die Stellungnahme zu wirtschaftlichen Berufsangelegenheiten nicht den Gegenstand eines Vermittlungsverfahrens darstellen. Ebensowenig unterliegt die amtliche Tätigkeit von Beamten dem Vermittlungsverfahren. Eine weitere Besonderheit Baden-Württembergs ist die Einrichtung des Kammeranwaltes. Er führt wie die Staatsanwaltschaft im Strafverfahren die Ermittlungen im berufsgerichtlichen Verfahren durch und vertritt die Anklage vor dem Berufsgericht. Der Kammeranwalt ist an Weisungen des Vorstandes gebunden, der auch darüber entscheidet, ob im Einzelfall ein Verfahren eingestellt oder Anklage beim Bundesgericht erhoben wird. (Einzelheiten, Narr 1977 Rz 695 ff.).

5.25.6 Das kassenärztliche Disziplinarverfahren
(s. dazu Kap. 7.2.2.3)

Durch die Zulassung zur kassenärztlichen Tätigkeit wird eine besondere öffentlich-rechtliche Rechtsbeziehung zwischen Kassenärztlicher Vereinigung und Kassenarzt begründet, die darin besteht, daß der Kassenarzt zur kassenärztlichen Tätigkeit berechtigt, aber auch verpflichtet wird. Anders als bei Berufsgerichtsbarkeit geht es also bei der kassenärztlichen Disziplinarbefugnis nicht um allgemeine ärztliche, sondern um spezielle kassenärztliche Pflichten. Solche speziellen kassenärztlichen Pflichten sind u.a.:
- Verpflichtung zur ordnungsgemäßen Abrechnung kassenärztlicher Leistungen gegenüber der KV und Einhaltung aller mit der Abrechnung verbundenen Vorschriften;
- Verbot der Inrechnungstellung nicht erbrachter kassenärztlicher Leistungen;
- Verbot der Überlassung von Blankorezepten und Bescheinigungen an die Sprechstundenhelferin;
- beharrliche Mißachtung des Gebotes zur wirtschaftlichen Behandlungs- und Verordnungsweise;
- unbegründete Weigerung zur Teilnahme am allgemeinen kassenärztlichen Notfalldienst;
- Verstöße gegen verbindliche vertragliche Bestimmungen und Richtlinien;
- unrichtige Ausstellung von Arbeitsunfähigkeitsbescheinigungen o.ä.

Die Aufzählung ist nicht vollständig. Bei Verstößen ist im einzelnen zu prüfen, ob eine schuldhafte Verletzung kassenärztlicher Pflichten vorliegt. Dabei ist auch zu untersuchen, ob eine gröbliche Pflichtverletzung anzunehmen ist. Ist dies der Fall, kommt kein Disziplinarverfahren, sondern nur der Entzug der Zulassung infrage. Allein die Schwere einer kassenärztlichen Pflichtverletzung entscheidet darüber, ob ein Disziplinarverfahren ausreicht oder ein Verfahren auf Entziehung der kassenärztlichen Zulassung einzuleiten ist.

Das Verfahren vor den Disziplinarausschüssen richtet sich nach den Disziplinarordnungen, die als Satzungen von den Kassenärztlichen Vereinigungen erlassen werden. Danach ist bei jeder Kassenärztlichen Vereinigung ein Disziplinarausschuß einzurichten, dessen Vorsitzender häufig ein Jurist und dessen Beisitzer regelmäßig Kassenärzte sind. Ist gegen den Arzt wegen der gleichen Tatsachen ein strafgerichtliches oder ein berufsgerichtliches Verfahren oder ein Verfahren vor den Zulassungsinstanzen anhängig, so wird dadurch zwar die Einleitung eines Verfahrens durch den Disziplinarausschuß der KV nicht ausgeschlossen, es wird aber regelmäßig ausgesetzt. Auch im Disziplinarverfahren gilt der Grundsatz, daß eine Doppelbestrafung wegen ein und derselben Handlung nur dann stattfinden darf, wenn ein besonderer zusätzlicher Anlaß für eine disziplinarrechtliche Maßnahme bestehen bleibt. Es gilt also

auch hier dieselbe Regelung wie im berufsgerichtlichen Verfahren. Als Disziplinarmaßnahmen können verhängt werden:
1. Verwarnung,
2. Verweis,
3. Geldbuße bis DM 20000,– oder die Anordnung des Ruhens der Zulassung bis zu 6 Monaten. Hierbei handelt es sich um ein *Berufsausübungsverbot, das die Zulassung unangetastet läßt aber die Weiterführung der Kassenpraxis – auch durch einen Vertreter – ausschließt.*
Maßnahmen der Disziplinarinstanzen sind keine Urteile, sondern Verwaltungsakte. Sie können also gerichtlich angefochten werden. Im Gegensatz zu allen anderen Verwaltungsverfahren, die regelmäßig einen zweistufigen Instanzenzug innerhalb der Selbstverwaltung haben (z.B. Prüfungs- und Beschwerdeausschüsse), gibt es diese Zweistufigkeit im Disziplinarverfahren kraft ausdrücklicher gesetzlicher Vorschrift nicht. Die Entscheidung des Disziplinarauschusses ist deshalb unmittelbar gerichtlich anfechtbar.

Weiterführende Literatur: [10, 36, 38, 52].

Helmut Narr
6 Spezielles Arztrecht

6.1 Die Weiterbildung

Die Approbation als Arzt berechtigt zur Ausübung der Heilkunde im Bereich der Humanmedizin unter der Bezeichnung Arzt oder Ärztin. Mit Erhalt der Approbation ist die Ausbildung zum Arzt abgeschlossen. Wer außerdem eine Gebietsbezeichnung führen will (Allgemeinarzt, Chirurg, Augenarzt, Gynäkologe usw.), muß eine Anerkennung in dem betreffenden Gebiet nachweisen. Die Anerkennung erhält er nach einer Weiterbildung, die sich an die Approbation als Arzt anschließt. Während die Vorschriften über die Ausbildung zum Arzt in der Bundesärzteordnung und in der Approbationsordnung enthalten sind und vom Bund geregelt werden, finden sich die Bestimmungen über die Weiterbildung in den Kammergesetzen der einzelnen Länder und in den aufgrund dieser Kammergesetze erlassenen Weiterbildungsordnungen der Landesärztekammer.

6.2 Das Facharzturteil

Bis zur Entscheidung des Bundesverfassungsgerichtes vom 9.5. 1972 (Facharzturteil) enthielten die Kammergesetze der einzelnen Länder übereinstimmend nur Generalklauseln des Inhaltes, daß die Landesärztekammern ermächtigt werden, in ihren Satzungen (Weiterbildungsordnungen) das Nähere über die Facharztanerkennung zu regeln. Diesen Rechtszustand hat das Bundesverfassungsgericht in seiner Entscheidung vom 9.5. 1972 (Facharzturteil) beendet und entschieden, da der Landesgesetzgeber (Landesparlament) mindestens die statusbildenden Normen des Facharztrechtes in einem Landesgesetz niederzulegen habe und den Ärztekammern nur die Ausführung dieser gesetzlich fixierten Grundsätze im Rahmen ihrer Satzungsgewalt überlassen bleiben dürfe. Zu den statusbildenden Normen gehören nach Meinung des Bundesverfassungsgerichtes insbesondere:
1. Vorschriften über die Voraussetzungen der Facharztanerkennung,

2. die zugelassenen Facharztrichtungen,
3. die Mindestdauer der Weiterbildung,
4. das Verfahren der Anerkennung,
5. die Gründe für eine Zurücknahme der Anerkennung,
6. Vorschriften über die allgemeine Stellung der Fachärzte innerhalb des gesamten Gesundheitswesens einschließlich der Vorschriften über die Ermächtigung von Ärzten zur Weiterbildung.

Auf der Basis eines gemeinsam erarbeiteten Musterentwurfes sind in der Zwischenzeit in allen Bundesländern neue Landeskammergesetze ergangen, in denen die statusbildenden Normen des Weiterbildungsrechtes zusammen mit einer Ermächtigung an die Landesärztekammer enthalten sind, neue Weiterbildungsordnungen zu erlassen. Auch dies ist zwischenzeitlich geschehen.

Beseitigt hat das Bundesverfassungsgericht außerdem das bis dahin geltende Verbot, mehrere rechtmäßig erworbene Gebietsbezeichnungen gleichzeitig zu führen. Heute ist es zulässig, mehrere Gebietsbezeichnungen dann zu führen, wenn es sich um nahe verwandte Gebiete handelt und um Fächerkombinationen, die sich zu einer einheitlichen Praxis mit funktionell aufeinanderbezogenen Einzeltätigkeitsgebieten ausgestalten lassen. In den Weiterbildungsordnungen sind die entsprechenden Kombinationen aufgeführt.

Nach wie vor gilt aber das grundsätzliche Gebot für den Arzt mit einer Gebietsbezeichnung, sich auf sein Gebiet zu beschränken und eine systematisch gebietsfremde Tätigkeit zu unterlassen.

Im Zusammenhang mit der Neuregelung des „Facharztwesens" als Folge der Entscheidung des Bundesverfassungsgerichtes vom 9.5. 1972 wurde eine „Facharztprüfung" eingeführt, die vor einem entsprechenden Ausschuß bei der Ärztekammer abgenommen wird.

Schließlich ist in allen neuen Weiterbildungsordnungen der einzelnen Landesärztekammern der vom Deutschen Ärztetag gefaßte Beschluß realisiert, daß die Bezeichnung Facharzt nach einer Übergangszeit von 3 Jahren nach Inkrafttreten der jeweiligen Weiterbildungsordnung wegfällt und nicht mehr geführt werden darf. An seine Stelle tritt die Bezeichnung Arzt für ... oder die Kurzbezeichnung Internist, Chirurg, Augenarzt usw. Die Rechtmäßigkeit dieser Regelung ist obergerichtlich anerkannt (s. Narr 1977 Rz 331).

6.3 Musterweiterbildungsordnung des Deutschen Ärztetages

Zu den Aufgaben des Deutschen Ärztetages gehört die Verabschiedung einer Musterweiterbildungsordnung mit dem Ziel, eine möglichst einheitliche Weiterbildung in allen Landesärztekammern zu gewährleisten. Zwar sind die Landesärztekammern, die der Bundesärztekammer aufsichtsrechtlich nicht unterstehen, an die Fassung dieser Musterweiterbildungsordnung nicht gebunden. Regelmäßig werden aber die dort beschlossenen Grundsätze von den einzelnen Landesärztekammern auch übernommen. Damit ist eine Einheitlichkeit der ärztlichen Weiterbildung in den Bundesländern gewährleistet. Den Erläuterungen wird die vom Deutschen Ärztetag beschlossene Weiterbildungsordnung einschließlich der bis 1980 beschlossenen Ergänzungen zugrunde gelegt (Narr 1977 Rz 309 ff.).

6.4 Ziel der Weiterbildung

Ziel der Weiterbildung ist es, Ärzten nach Abschluß ihrer Berufsausbildung, also nach Erhalt der Approbation, im Rahmen einer mehrjährigen Berufstätigkeit unter Anleitung dazu ermächtigter Ärzte eingehende Kenntnisse und Erfahrungen in den Gebieten, Teilgebieten und Bereichen zu vermitteln, für deren Ankündigung besondere Arztbezeichnungen geführt werden dürfen. Es ist zulässig, in folgenden Gebieten, Teilgebieten und Bereichen eine Gebietsbezeichnung zu erwerben und zu führen:

6.5 Zulässige Gebiets-, Teilgebiets- und Zusatzbezeichnungen

Der Arzt kann sich in folgenden Gebieten und Teilgebieten weiterbilden:

1. Allgemeinmedizin
2. Anästhesiologie
3. Arbeitsmedizin
4. Augenheilkunde
5. Chirurgie
   Teilgebiete:
   5.1 Gefäßchirurgie
   5.2 Kinderchirurgie
   5.3 Plastische Chirurgie
   5.4 Thorax- und Kardiovaskularchirurgie
   5.5 Unfallchirurgie
6. Dermatalogie und Venerologie
7. Frauenheilkunde und Geburtshilfe
8. Hals-Nasen-Ohren-Heilkunde

Teilgebiet:
8.1 Phoniatrie und Pädaudiologe
9. Innere Medizin
   Teilgebiete:
   9.1 Endokrinologie
   9.2 Gastroenterologie
   9.3 Hämatologie
   9.4 Kardiologie
   9.5 Lungen- und Bronchialheilkunde
   9.6 Nephrologie
   9.7 Rheumatologie
10. Kinderheilkunde
    Teilgebiete:
    10.1 Kinderkardiologie
11. Kinder- und Jugendpsychiatrie

12. Laboratoriumsmedizin
13. Lungen- und Bronchialheilkunde
14. Mikrobiologie und Infektionsepidemiologie
15. Mund-Kiefer-Gesichtschirurgie
16. Nervenheilkunde (Neurologie und Psychiatrie)
17. Neurochirurgie
18. Neurologie
19. Nuklearmedizin
20. Öffentliches Gesundheitswesen
21. Orthopädie
21.1 Rheumatologie
22. Pathologie
Teilgebiet:
22.1 Neuropathologie
23. Pharmakologie
Teilgebiet:
23.1 Klinische Pharmakologie
24. Psychiatrie
25. Radiologie
Teilgebiet:
25.1 Strahlentherapie
26. Rechtsmedizin
27. Urologie

In den folgenden Bereichen kann eine Weiterbildung zur Erlangung des Rechtes auf Führung einer Zusatzbezeichnung erfolgen:

1. Allergologie
2. Balneologie und medizinische Klimatologie
3. Betriebsmedizin
4. Chirotherapie
5. Flugmedizin
6. Homöopathie (jetzt auch in Berlin)
7. Medizinische Genetik
8. Medizinische Iformatik
9. Naturheilverfahren
10. Physikalische Therapie
11. Plastische Operationen
12. Psychoanalyse
13. Psychotherapie
14. Sportmedizin
15. Stimm- und Sprachstörungen
16. Transfusionsmedizin
17. Tropenmedizin

In anderen Gebieten, Teilgebieten und Bereichen ist eine Weiterbildung derzeit nicht möglich (stenografischer Wortbericht des Deutschen Ärztetages 1980 S. 652).

6.6 Art, Umfang und Inhalt der Weiterbildung

Umfang und Inhalt der Weiterbildung sowie die Weiterbildungszeit für die einzelnen Gebiete, Teilgebiete und Bereiche ergeben sich aus der Anlage zur Weiterbildungsordnung und aus den Richtlinien über den Inhalt der Weiterbildung. Die Richtlinien über den Inhalt der Weiterbildung sind zwischenzeitlich in fast allen Kammerbereichen verabschiedet (vgl. Äbl. Ba-Wü 1981 S. 227 ff. und Narr 1977 Rz 643 a). In ihnen werden weitere Einzelheiten der Verrichtungen und Fähigkeiten aufgeführt, die während der Weiterbildungszeit in den einzelnen Gebieten vermittelt und erlernt werden müssen. Dazu gehören in den operativen Fächern Operationskataloge.
Da sich die Weiterbildung an die abgeschlossene Ausbildung als Arzt an-

schließt, kann mit ihr erst nach der Approbation oder nach Erteilung einer Erlaubnis zur Ausübung des ärztlichen Berufes gemäß § 10 Bundesärzteordnung begonnen werden. Einer solchen Erlaubnis bedürfen Ausländer, soweit sie nicht Angehörige der EG-Staaten sind, wenn sie eine abgeschlossene Berufsausbildung nach deutschem oder ausländischem Recht nachweisen und in der Bundesrepublik Deutschland eine Weiterbildung absolvieren möchten. Zum EG-Recht im einzelnen: Narr 1977 Rz 53, 392 ff.). Zur Weiterbildung als Mund-Kiefer-Gesichtschirurg gehört auch eine abgeschlossene zahnärztliche Ausbildung, nicht jedoch die zahnärztliche Approbation.

Die Weiterbildung muß gründlich und umfassend sein. Sie umfaßt insbesondere die Vertiefung der Kenntnisse und Fähigkeiten in der Verhütung, Erkennung und Behandlung von Krankheiten, Körperschäden und Leiden einschließlich der Wechselbeziehungen zwischen Mensch und Umwelt sowie in der Begutachtung und den notwendigen Maßnahmen der Rehabilitation.

Dauer und Inhalt der Weiterbildung richten sich nach den Bestimmungen der Anlage zur Weiterbildungsordnung. Die dort angegebenen Weiterbildungszeiten sind Mindestzeiten. Tätigkeitsabschnitte unter 6 Monaten können nur dann auf die Weiterbildungszeit angerechnet werden, wenn dies in der Anlage zur Weiterbildungsordnung vorgesehen ist. Dies gilt z. B. für den Arzt für Allgemeinmedizin. Innerhalb der Weiterbildungszeit von 4 Jahren muß der angehende Allgemeinarzt 3 Monate in einer Allgemeinpraxis und 1 Jahr, 3 Monate in Allgemeinmedizin oder in einem anderen Gebiet nach freier Wahl tätig sein.

6.7 Unterbrechung der Weiterbildung

Eine Unterbrechung der Weiterbildung infolge Krankheit, Schwangerschaft, Sonderbeurlaubung, Wehrdienst usw. von mehr als 1 Monat oder von insgesamt mehr als 6 Wochen im Kalendervierteljahr kann grundsätzlich nicht auf die Weiterbildungszeit angerechnet werden. Wer also aus den genannten Gründen länger als 6 Wochen im Jahr unterbricht, muß die Fehlzeiten nachholen. Der regelmäßige Jahresurlaub ist keine Fehlzeit im Sinne dieser Vorschrift, da er kein Sonderurlaub ist. Er bleibt demzufolge außer Ansatz.

6.8 Ganztägige Weiterbildung und Teilzeitweiterbildung

Die Weiterbildung hat sich auf die Vermittlung und den Erwerb von Kenntnissen und Fähigkeiten in den in der Anlage zur Weiterbildungsordnung festgelegten Tätigkeitsbereichen für das Gebiet, das Teilgebiet oder den Bereich zu erstrecken. Sie ist in den Gebieten und Teilgebieten grundsätzlich ganztägig und in hauptberuflicher Stellung in Vollzeitbeschäftigung durchzuführen. Eine Gastarzttätigkeit, bei der weder eine volle Einordnung in den Krankenhausbetrieb verlangt wird und auch keine tarifliche Vergütung erfolgt, kann deshalb auf die Weiterbildungszeit grundsätzlich nicht angerechnet werden. Andererseits hat der in Weiterbildung befindliche Arzt einen Rechtsanspruch darauf, daß seine Weiterbildung sich streng nach den Vorschriften der Anlage zur Weiterbildungsordnung über Art und Inhalt hält und keine Tätigkeit verlangt wird, die mit der Weiterbildung in keinem Zusammenhang steht.

Wenn eine ganztägige Weiterbildung aus persönlichen Gründen unzumutbar ist, kann die Weiterbildung für eine Zeit von höchstens 4 Jahren halbtägig erfolgen, wobei diese Zeit bis zur Hälfte anrechnungsfähig ist. Bei vierjähriger halbtägiger Weiterbildung werden also höchstens 2 Jahre anerkannt. Der Rest der Weiterbildungszeit muß in Vollbeschäftigung und ganztägig erfolgen. Eine ganztägige Weiterbildung ist aus persönlichen Gründen insbesondere dann unzumutbar, wenn sie für den weiterzubildenden Arzt aus zwingenden familiären Gründen eine besondere Härte bedeuten würde. Eine Teilzeitweiterbildung kann nur dann angerechnet werden, wenn sie vorher der zuständigen Ärztekammer angezeigt und von dieser als anrechnungsfähig bestätigt worden ist.

6.9 Wechsel der Weiterbildungsstätte

Während der vorgeschriebenen Weiterbildungszeit sind in den in der Anlage zur Weiterbildungsordnung genannten Gebieten der Weiterbildende und die Weiterbildungsstätte wenigstens einmal zu wechseln. Die Ärztekammer kann im Einzelfall auf vorherigen Antrag Ausnahmen von dieser Verpflichtung zulassen, wenn es mit den Zielen der Weiterbildung vereinbar ist und die Erfüllung der Verpflichtung für den Weiterzubildenden eine besondere Härte bedeuten würde. Der *Zwang zum Wechsel* der Weiterbildungsstätte während der Weiterbildungszeit gilt nur für die Gebiete *Chirurgie* und *Innere Medizin*. Mit Ausnahme dieser beiden Fächer kann deshalb die Weiterbildung an ein und derselben Weiterbildungsstätte bei ein und demselben weiterbildenden Arzt absolviert werden. In den Gebieten Chirurgie und Innere Medizin bedarf es hierfür einer vorherigen Auanahmegenehmigung der Ärztekammer, die nur erteilt werden darf, wenn auch ohne Wechsel die erforderliche Qualifikation erlangt wird und der Wechsel eine besondere Härte bedeuten würde. Dies ist nur dann der Fall, wenn aus nachzuweisenden persönlichen Gründen ein solcher Wechsel im Einzelfall unzumutbar wäre.

6.10 Gastarzttätigkeit und Ausübung eigener Praxis

Ebensowenig wie eine Tätigkeit als Gastarzt auf die Weiterbildungszeit anrechenbar ist, kann eine Zeit ärztlicher Tätigkeit, in welcher auch eigene Praxis ausgeübt wird, als Weiterbildungszeit für Gebiete und Teilgebiete gewertet werden. Weiterbildung im Sinne einer Erweiterung und Vertiefung bestimmter Kenntnisse und Fähigkeiten setzt entsprechende Anleitung und eine Vollzeitbeschäftigung und nicht nur eine sporadische Tätigkeit voraus.

6.11 Anrechnung verwandter Tätigkeiten

Nach der Anlage zur Weiterbildungsordnung können für die meisten Gebiete verwandte Tätigkeiten in beschränktem Umfang angerechnet werden. So sind beispielsweise im Gebiet Frauenheilkunde und Geburtshilfe 6 Monate Weiterbildung entweder in Chirurgie, Kinderheilkunde, Pathologie oder Urologie anrechnungsfähig. Solche anrechnungsfähigen Zeiten sollen in der Regel am Anfang der Weiterbildungszeit abgeleistet werden, damit die gebietsbezogene Weiterbildungszeit ohne Unterbrechung absolviert werden kann. „Sollen" – in der Rechtssprache „müssen". Nur dann, wenn besondere Gründe im Einzelfall dargetan werden können, die eine Ausnahme rechtfertigen, kann anders als in der Weiterbildungsordnung vorgeschrieben verfahren werden. Die Entscheidung trifft die Ärztekammer.
Dementsprechend soll die Weiterbildung in einem Teilgebiet auch in der Regel auf der Weiterbildung im zugehörigen Gebiet aufbauen. Wer also Kinderchirurg werden will, soll zunächst die chirurgische Weiterbildung absolvieren, wobei allerdings die Teilgebietsweiterbildung nach Maßgabe der Anlage zur Weiterbildungsordnung teilweise innerhalb des Gebietes durchgeführt werden kann, dem das Teilgebiet zugehört. Die Kinderchirurgie kann also innerhalb der Weiterbildung zum Chirurgen erfolgen, aber nur noch für die Dauer *eines* Jahres und nicht mehr wie bisher insgesamt.

6.12 Weiterbildung bei einem zur vollen Weiterbildung ermächtigten Arzt

Innerhalb der vorgeschriebenen Weiterbildungszeit für ein Gebiet soll mindestens 1 Jahr unter Leitung eines Arztes abgeleistet werden, der im vollen Umfang zur Weiterbildung ermächtigt ist. Nicht jeder ermächtigte Arzt wird aufgrund seiner Eignung und der ihm zur Verfügung stehenden Abteilung in vollem Umfang für die Weiterbildung in einem Gebiet anerkannt. Der weiterzubildende Arzt soll während seiner Weiterbildung jedoch nicht nur an eingeschränkt zur Weiterbildung geeigneten Weiterbildungsstätten tätig sein. Er soll während des Zeitraumes eines Jahres in einer zur vollen Weiterbildung ermächtigten Anstalt oder Abteilung arbeiten. Auch von dieser Vorschrift (soll) kann nur in begründeten Ausnahmefällen abgewichen werden.

6.13 Zulässige Arztbezeichnungen

Ebenso wie die Weiterbildung nur in den Gebieten, Teilgebieten und Bereichen zulässig ist, die in der Weiterbildungsordnung ausdrücklich aufgeführt sind, können auch nur solche Bezeichnungen erworben und geführt werden, die in der Weiterbildungsordnung ausdrücklich aufgeführt sind. Derzeit gibt es 27 Gebietsbezeichnungen, 18 Teilgebietsbezeichnungen und 17 Zusatzbezeichnungen. Entsprechend dem Wandel und dem Fortschritt in der Medizin und unter Berücksichtigung einer angemessenen Versorgung der Bevölkerung ist eine Änderung, insbesondere Ergänzung dieser Bezeichnungen durch die Kammern möglich. Allerdings sind dabei das Recht der Europäischen Gemeinschaften, also die Entwicklung in den EG-Staaten sowie die Versorgung der Bevölkerung zu beachten. Derzeit gibt es folgende Arztbezeichnungen:

1. Allgemeinarzt oder Arzt für Allgemeinmedizin
2. Anästhesist oder Arzt für Anästhesiologie
3. Arbeitsmediziner oder Arzt für Arbeitsmedizin
4. Augenarzt oder Arzt für Augenheilkunde
5. Chirurg oder Arzt für Chirurgie
6. Hautarzt oder Arzt für Haut- und Geschlechtskrankheiten
7. Frauenarzt oder Arzt für Frauenheilkunde und Geburtshilfe
8. Hals-Nasen-Ohren-Arzt oder Arzt für Hals-Nasen-Ohren-Heilkunde
9. Internist oder Arzt für Innere Medizin
10. Kinderarzt oder Arzt für Kinderheilkunde
11. Kinder- und Jugendpsychiater oder Arzt für Kinder- und Jugendpsychiatrie
12. Laborarzt oder Arzt für Laboratoriumsmedizin
13. Lundenarzt (Pneumonologe) oder Arzt für Lungen- und Bronchialheilkunde

14. Mund-Kiefer-Gesichts-Chirurg oder Arzt für Mund-Kiefer-Gesichts-Chirurgie
15. Arzt für Mikrobiologie und Infektionsepidemiologie
16. Nervenarzt oder Arzt für Neurologie und Psychiatrie
17. Neurochirurg oder Arzt für Neurochirurgie
18. Neurologe oder Arzt für Neurologie
19. Nuklearmediziner oder Arzt für Nuklearmedizin
20. Arzt für öffentliches Gesundheitswesen
21. Orthopäde oder Arzt für Orthopädie
22. Pathologe oder Arzt für Pathologie
23. Pharmakologe oder Arzt für Pharmakologie
24. Psychiater oder Arzt für Psychiatrie
25. Radiologe oder Arzt für Radiologie
26. Rechtsmediziner oder Arzt für Rechtsmedizin
27. Urologe oder Arzt für Urologie

Die Bezeichnung praktischer Arzt ist keine Gebietsbezeichnung, keine Teilgebietsbezeichnung und auch keine Zusatzbezeichnung. Als praktischer Arzt durfte sich bis zum Beschluß des Deutschen Ärztetages 1980 bezeichnen, wer im Besitz der Approbation war. Irgendwelche weiteren Voraussetzungen waren hierfür nicht erforderlich. Demgegenüber handelt es sich beim Allgemeinarzt oder Arzt für Allgemeinmedizin um eine in der Weiterbildungsordnung aufgeführte Gebietsbezeichnung, deren Führung eine vierjährige Weiterbildung voraussetzt. Praktischer Arzt und Allgemeinarzt unterscheiden sich also allein durch den Nachweis einer entsprechenden Weiterbildung. Dies hat verschiedentlich zu der Forderung geführt, die Bezeichnung praktischer Arzt abzuschaffen (siehe Kap. 4.3).

6.14 Abschaffung der Facharztbezeichnung

Abgeschafft wurde auch die Bezeichnung Facharzt für ... An die Stelle der Facharztbezeichnung ist die Kurzbezeichnung Allgemeinarzt, Internist, Augenarzt, oder die Bezeichnung Arzt für Chirurgie, Arzt für Augenheilkunde usw. getreten. Während einer Übergangszeit von 3 Jahren nach Inkrafttreten der Weiterbildungsordnung darf die Facharztbezeichnung noch geführt werden. Danach ist dies unzulässig (Einzelheiten bei Narr: 1977, Rz 331 ff.).

6.15 Verwandte Gebiete

Seit dem Facharzturteil des Bundesverfassungsgerichtes vom 9.5.1972 dürfen mehrere Gebietsbezeichnungen nebeneinander dann geführt werden, wenn es sich um verwandte Gebiete handelt. Als verwandte Gebiete gelten derzeit:

Allgemeinmedizin	allein
Anästhesiologie	mit Chirurgie
	oder Innere Medizin
	oder Mikrobiologie und Infektionsepidemiologie
	oder Pharmakologie
Arbeitsmedizin	mit Augenheilkunde
	oder Chirurgie
	oder Dermatologie
	oder Hals-Nasen-Ohrenheilkunde
	oder Innere Medizin
	oder Lungen- und Bronchialheilkunde
	oder Mikrobiologie und Infektionsepidemiologie
	oder Neurologie
	oder Öffentliches Gesundheitswesen
	oder Orthopädie
	oder Pharmakologie
Augenheilkunde	mit Arbeitsmedizin
	oder Neurologie
Chirurgie	mit Anästesiologie
	oder Arbeitsmedizin
	oder Frauenheilkunde und Geburtshilfe
	oder Hals-Nasen-Ohrenheilkunde
	oder Mikrobiologie und Infektionsepidemiologie
	oder Mund-Kiefer-Gesichtschirurgie
	oder Neurochirurgie
	oder Orthopädie
	oder Radiologie
	oder Urologie
Dermatologie und Venerologie	mit Arbeitsmedizin
	oder Innere Medizin
	oder Kinderheilkunde
	oder Laboratoriumsmedizin
	oder Öffentliches Gesundheitswesen
Frauenheilkunde und Geburtshilfe	mit Chirurgie
	oder Radiologie
	oder Urologie
Hals-Nasen-Ohrenheilkunde	mit Arbeitsmedizin
	oder Chirurgie
	oder Mund-Kiefer-Gesichtschirurgie
	oder Radiologie
Innere Medizin	mit Anästhesiologie
	oder Arbeitsmedizin
	oder Dermatologie und Venerologie

	oder Kinderheilkunde oder Laboratoriumsmedizin oder Lungen- und Bronchialheilkunde oder Mikrobiologie und Infektionsepidemiologie oder Nervenheilkunde oder Neurologie oder Nuklearmedizin oder Öffentliches Gesundheitswesen oder Pharmakologie oder Psychiatrie oder Radiologie
Kinderheilkunde	mit Dermatologie und Venerologie oder Innere Medizin oder Kinder- und Jugendpsychiatrie oder Laboratoriumsmedizin oder Mikrobiologie und Infektionsepidemiologie oder Öffentliches Gesundheitswesen oder Pharmakologie oder Radiologie
Kinder- und Jugendpsychiatrie	mit Kinderheilkunde oder Nervenheilkunde oder Neurologie oder Öffentliches Gesundheitswesen oder Pharmakologie oder Psychiatrie oder Rechtsmedizin
Laboratoriumsmedizin	mit Dermatologie und Venerologie oder Innere Medizin oder Kinderheilkunde oder Mikrobiologie und Infektionsepidemiologie oder Nuklearmedizin oder Öffentliches Gesundheitswesen
Lungen- und Bronchialheilkunde	mit Arbeitsmedizin oder Innere Medizin oder Öffentliches Gesundheitswesen oder Radiologie
Mikrobiologie und Infektionsepidemiologie	mit Anästesiologie oder Arbeitsmedizin oder Chirurgie oder Innere Medizin oder Kinderheilkunde oder Laboratoriumsmedizin oder Öffentliches Gesundheitswesen
Mund-Kiefer- Gesichtschirurgie	mit Chirurgie oder Hals-Nasen-Ohrenheilkunde
Nervenheilkunde	mit Innere Medizin oder Kinder- und Jugendpsychiatrie oder Neurochirurgie oder Öffentliches Gesundheitswesen oder Pharmakologie

	oder Radiologie
	oder Rechtsmedizin
Neurchirurgie	mit Chirurgie
	oder Nervenheilkunde
	oder Neurologie
	oder Orthopädie
	oder Radiologie
Neurologie	mit Arbeitsmedizin
	oder Augenheilkunde
	oder Innere Medizin
	oder Kinder- und Jugendpsychiatrie
	oder Neurochirurgie
	oder Öffentliches Gesundheitswesen
	oder Pharmakologie
	oder Radiologie
Nuklearmedizin	mit Innere Medizin
	oder Laboratoriumsmedizin
	oder Radiologie
Öffentliches Gesundheitswesen	mit Arbeitsmedizin
	oder Dermatologie
	oder Innere Medizin
	oder Kinderheilkunde
	oder Kinder- und Jugendpsychiatrie
	oder Laboratoriumsmedizin
	oder Lungen- und Bronchialheilkunde
	oder Mikrobiologie und Infektionsepidemiologie
	oder Nervenheilkunde
	oder Neurologie
	oder Orthopädie
	oder Psychiatrie
	oder Rechtsmedizin
Orthopädie	mit Arbeitsmedizin
	oder Chirurgie
	oder Neurochirurgie
	oder Öffentliches Gesundheitswesen
	oder Radiologie
Pathologie	mit Rechtsmedizin
Pharmakologie	mit Anästhesiologie
	oder Arbeitsmedizin
	oder Innere Medizin
	oder Kinderheilkunde
	oder Kinder- und Jugendpsychiatrie
	oder Nervenheilkunde
	oder Neurologie
	oder Psychiatrie
	oder Rechtsmedizin
Psychiatrie	mit Innere Medizin
	oder Kinder- und Jugendpsychiatrie
	oder Öffentliches Gesundheitswesen
	oder Pharmakologie

Radiologie	oder Rechtsmedizin
	mit Chirurgie
	oder Frauenheilkunde und Geburtshilfe
	oder Hals-Nasen-Ohrenheilkunde
	oder Innere Medizin
	oder Kinderheilkunde
	oder Lungen- und Bronchialheilkunde
	oder Nervenheilkunde
	oder Neurochirurgie
	oder Neurologie
	oder Nuklearmedizin
	oder Orthopädie
	oder Urologie
Rechtsmedizin	mit Kinder- und Jugendpsychiatrie
	oder Nervenheilkunde
	oder Öffentliches Gesundheitswesen
	oder Pathologie
	oder Pharmakologie
	oder Psychiatrie
Urologie	mit Chirurgie
	oder Frauenheilkunde und Geburtshilfe
	oder Radiologie

Andere als die in der Weiterbildungsordnung aufgeführten Bezeichnungen dürfen nicht geführt werden. Die Bezeichnung Allgemeinarzt oder Arzt für Allgemeinmedizin darf nicht neben einer anderen Gebietsbezeichnung, also beispielsweise nicht neben Chirurgiedoder Innere Medizin geführt werden. Das gleiche gilt für die Bezeichnung praktischer Arzt. Die Beschränkung ist wegen der verschiedenen Zuständigkeit des Allgemeinarztes und des Arztes mit einer Gebietsbezeichnung gerechtfertigt. Der Allgemeinarzt ist kein Superfacharzt und hat aufgrund der für ihn geltenden Gebietsdefinition auch andere Aufgaben als ein Arzt mit einer Gebietsbezeichnung. Da es im übrigen für den Allgemeinarzt eine Gebietsbeschränkung nicht gibt – er kann alles, was er kann –, ist es auch gerechtfertigt, daß er eine zusätzliche Gebietsbezeichnung nicht führen darf.

6.16 Mehrere Teilgebiets- und Zusatzbezeichnungen

Teilgebietsbezeichnungen dürfen nur zusammen mit der Bezeichnung des Gebietes geführt werden, dem die Teilgebiete zugehören. Wer also Kinderchirurg it, muß sich als Chirurg – Teilgebiet Kinderchirurgie oder als Arzt für Chirurgie – Teilgebiet Kinderchirurgie bezeichnen. Für ein Gebiet dürfen nicht mehr als zwei Teilgebietsbezeichnungen nebeneinander geführt werden. Selbst wenn also ein Arzt für Innere Medizin die Teilgebietsbezeichnungen Nephro-

logie, Hämatologie und Gastroenterologie erworben hätte, dürfte er nicht alle drei Teilgebietsbezeichnungen nebeneinander führen, sondern müßte sich auf zwei von ihm auszuwählende beschränken. Führt ein Arzt zwei Gebietsbezeichnungen, so darf er daneben für jedes dieser Gebiete nur eine Teilgebietsbezeichnung führen. Also beispielsweise Arzt für Chirurgie und Radiologie – Teilgebiet Unfallchirurgie und Strahlentherapie.
Zusatzbezeichnungen dürfen nur zusammen mit der Berufsbezeichnung (Arzt) oder einer Gebietsbezeichnung (Internist, Arzt für Innere Medizin) geführt werden. Sie dürfen bei Ausübung ärztlicher Tätigkeit nur geführt werden, wenn der Arzt auch in diesem Bereich tätig ist. Die Zusatzbezeichnung Betriebsmedizin darf nur an der Stätte der arbeitsmedizinischen Tätigkeit im Betrieb geführt werden. Insgesamt dürfen nicht mehr als zwei Zusatzbezeichnungen nebeneinander geführt werden. Wer also beispielsweise die Zusatzbezeichnung Tropenmedizin führt, muß in diesem Bereich auch tatsächlich tätig werden. Im übrigen gilt auch für das Führen einer Zusatzbezeichnung die Gebietsbeschränkung. Ein Frauenarzt kann also badeärztlich nur bei Frauen tätig werden.

6.17 Ermächtigung zur Weiterbildung

Die Weiterbildung in den Gebieten und Teilgebieten wird unter verantwortlicher Leitung der von der Ärztekammer ermächtigten Ärzte in Einrichtungen der Hochschulen, in zugelassenen Krankenhausabteilungen, in zugelassenen Instituten oder in anderen zugelassenen Einrichtungen (Weiterbildungsstätten) durchgeführt.
Zum einen muß also die Weiterbildunsstätte (Klinik, Krankenhausabteilung) zugelassen und zum anderen der mit der Weiterbildung betraute Arzt ermächtigt sein. Die Zulassung der Weiterbildungsstätte als Institution erfolgt nicht durch die Ärztekammer, sondern durch den Staat (Ministerium oder Regierungspräsidium), und zwar auf entsprechenden Antrag des Krankenhauses. Die Weiterbildungsermächtigung des Arztes wird wie bisher durch die Ärztekammer ausgesprochen. Es gibt also ein zweigleisiges Verfahren einmal über die Zulassung der Anstalt und zum anderen über die Ermächtigung des weiterbildungsberechtigten Arztes. Die Ermächtigung zur Weiterbildung in den Bereichen zum Erwerb von Zusatzbezeichnungen richtet sich nach der Anlage zur Weiterbildungsordnung. Es bedarf hierbei regelmäßig keiner Zulassung der Weiterbildungsstätte. Ausreichend ist vielmehr die Tätigkeit bei einem ermächtigten Arzt oder der Nachweis der in der Anlage zur Weiterbildungsordnung geforderten Voraussetzungen.
Die Ermächtigung zur Weiterbildung kann nur erteilt werden, wenn der Arzt fachlich und persönlich geeignet ist. Der Arzt, der für ein Gebiet oder Teilge-

biet oder einen Bereich zur Weiterbildung ermächtigt wird, muß auf seinem Gebiet, Teilgebiet oder in seinem Bereich umfassende Kenntnisse und Erfahrungen besitzen, die ihn befähigen, eine gründliche Weiterbildung zu vermitteln. Er soll diese Kenntnisse und Erfahrungen in langjähriger Tätigkeit nach Abschluß der Weiterbildung in verantwortlicher Stellung erworben haben. Die Ermächtigung kann nur für das Gebiet oder Teilgebiet erteilt werden, dessen Bezeichnung der Arzt führt. Sie kann jedoch nur für **ein** Gebiet oder **ein** Teilgebiet erteilt werden. Selbst wer also zulässigerweise zwei Gebietsbezeichnungen führen darf, wird eine Weiterbildungsermächtigung nur für **ein** Gebiet bekommen. Dies soll auch für die Weiterbildungsermächtigung in einem Haupt- und in einem Teilgebiet gelten. Hier gibt es jedoch in einzelnen Bundesländern flexible Handhabungen (Einzelheiten bei Narr: 1977, Rz 350ff). Der ermächtigte Arzt ist verpflichtet, die Weiterbildung persönlich zu leiten sowie zeitlich und inhaltlich entsprechend dieser Weiterbildungsordnung zu gestalten. Es besteht also eine Verpflichtung, die Weiterbildung nach der Anlage zur Weiterbildungsordnung und entsprechend den Richtlinien über den Inhalt der Weiterbildung auszurichten. Hierzu ist der ermächtigte Arzt verpflichtet. Der in Weiterbildung befindliche Arzt hat hierauf einen Rechtsanspruch. Wird die Ermächtigung mehreren Ärzten an einer Weiterbildungsstätte gemeinsam erteilt, muß die ordnungsgemäße Durchführung und Überwachung der Weiterbildung durch die ermächtigten Ärzte sichergestellt sein. Diese Möglichkeit kommt insbesondere für Krankenhäuser und solche Abteilungen infrage, die zwar eine organisatorische Einheit, dennoch aber bestimmte medizinische Schwerpunkte bilden. So gibt es einheitliche interne Abteilungen, in denen mehrere Internisten mit Schwerpunkten tätig sind. Hier ist eine Rotationsermächtigung aller Ärzte üblich.

Die Ermächtigung wird dem Arzt auf Antrag erteilt. Der antragstellende Arzt hat das Gebiet, das Teilgebiet oder den Bereich und die Weiterbildungszeit, für die er die Ermächtigung beantragt, näher zu bezeichnen. Die Ärztekammer führt ein Verzeichnis der ermächtigten Ärzte, aus dem die Weiterbildungsstätte, das Gebiet, Teilgebiet oder der Bereich, für das sie zur Weiterbildung ermächtigt sind sowie der Umfang der Ermächtigung hervorgehen.

Die Ermächtigung zur Weiterbildung setzt die Zulassung des Krankenhauses oder der entsprechenden Abteilung voraus. Möglich ist jedoch auch die Weiterbildungsermächtigung eines niedergelassenen Arztes, jedoch nur

1. im Gebiet Allgemeinmedizin,
2. in Gebieten, auf die sich das Recht der Europäischen Gemeinschaften nicht bezieht (z. B. Arbeitsmedizin, Allgemeinmedizin) und
3. in Gebieten, in denen das EG-Recht kürzere Weiterbildungszeiten verlangt als das deutsche Recht.

Wenn also beispielsweise nach EG-Recht die Mindestweiterbildungszeit 5 Jahre und nach deutschem Recht die Mindestweiterbildungszeit 6 Jahre beträgt, könnte ein niedergelassener Arzt für die Dauer eines Jahres zur Weiterbildung ermächtigt werden. Da aber das EG-Recht keine einheitlichen Vorschriften für die Weiterbildung zum Allgemeinarzt enthält, kann ein Allgemeinarzt zur Weiterbildung in Allgemeinmedizin bis zu 1½ Jahre ermächtigt werden.

Der Umfang der Weiterbildungsermächtigung richtet sich nach den Richtlinien über die Ermächtigung zur Weiterbildung, die als Empfehlung der Bundesärztekammer vom Vorstand am 15.12. 1978 (DÄ 1979 S.113) beschlossen und den Landesärztekammern zur Einführung empfohlen wurden. Dies ist geschehen (vgl. Äbl. Ba-Wü Heft 3 1981 mit Änderung Äbl. Ba-Wü Heft 2 1983).

Obwohl in den Gebieten Chirurgie und Innere Medizin grundsätzlich ein Wechsel der Weiterbildungsstätte verlangt wird, werden Chirurgen und Internisten, soweit die personellen, fachlichen und einrichtungsmäßigen Voraussetzungen vorliegen, zur vollen Weiterbildung ermächtigt. Die Verpflichtung zum Wechsel der Weiterbildungsstätte in diesen beiden Gebieten ändert also nichts daran, daß bei Vorliegen der Voraussetzungen eine volle Weiterbildungsermächtigung ausgesprochen werden kann. Im einzelnen bestimmen die Richtlinien über die Ermächtigung zur Weiterbildung den Umfang dieser Ermächtigung.

6.18 Widerruf der Ermächtigung

Die Ermächtigung zur Weiterbildung muß widerrufen werden, wenn ihre Voraussetzungen nicht mehr gegeben sind, wenn also die fachliche Qualifikation oder die Zahl der Betten sich geändert hat. Sie erlischt automatisch mit der Beendigung der Tätigkeit eines ermächtigten Arztes an der Weiterbildungsstätte. Ändern sich die für die Erteilung der Weiterbildungsermächtigung maßgebend gewesenen Voraussetzungen, so ist der Umfang der Weiterbildungsermächtigung maßgebend gewesenen Voraaussetzungen, so ist der Umfang der Weiterbildungsermächtigung den geänderten Verhältnissen anzupassen. Der ermächtigte Arzt ist verpflichtet, der Ärztekammer Änderungen in der Struktur und Größe der Weiterbildungsstätte unverzüglich mitzuteilen.

6.19 Erteilung von Zeugnissen über die Weiterbildung

Der ermächtigte Arzt hat dem in Weiterbildung befindlichen Arzt über die unter seiner Verantwortung abgeleistete Weiterbildungszeit ein Zeugnis auszustellen, das die erworbenen Kenntnisse und Fähigkeiten darlegt und zur Frage der Eignung ausführlich Stellung nimmt. Das Zeugnis muß im einzelnen Angaben enthalten über:
1. Die Dauer der abgeleisteten Weiterbildungszeit sowie Unterbrechungen der

Weiterbildung durch Krankheit, Schwangerschaft, Sonderbeurlaubung, Wehrdienst usw.;
2. die in dieser Weiterbildungszeit im einzelnen vermittelten und erworbenen Kenntnisse und Fähigkeiten, wobei bei deren Beurteilung die Richtlinien über den Inhalt der Weiterbildung zugrunde zu legen und die Durchführung der darin vorgeschriebenen ärtzlichen Leistungen (z.B. Operationskatalog) nachzuweisen sind;
3. die fachliche und persönliche Eignung.

Auf Antrag des in Weiterbildung befindlichen Arztes oder der Ärztekammer ist nach Ablauf je eines Weiterbildungsjahres ein Zeugnis auszustellen, das über den jeweiligen Weiterbildungsstand Auskunft erteilt.

Auf die Erteilung eines Zeugnisses der beschriebenen Form hat der in Weiterbildung befindliche Arzt einen Rechtsanspruch. Der zur Weiterbildung ermächtigte Arzt ist verpflichtet, ein Zeugnis entsprechenden Inhaltes zu erstellen. Der zur Weiterbildung ermächtigte Arzt wird insoweit als Vertreter der Ärztekammer und nicht als Arbeitgeber tätig. Demzufolge ist die Erteilung des Zeugnisses über Inhalt und Abschluß der Weiterbildung und eine entsprechende Eignung des Bewerbers ein Verwaltungsakt (Einzelheiten s. Narr 1977, Rz 362 ff.). Dieses Zeugnis ist deshalb von entscheidender Wichtigkeit, weil es Voraussetzung für die Zulassung zu der neu eingeführten „Facharztprüfung" ist, ohne deren Bestehen eine Gebietsbezeichnung nicht erteilt wird.

6.20 Zulassung zur Prüfung und Anerkennung von Arztbezeichnungen

Wer die vorgeschriebene Weiterbildungszeit absolviert, ein entsprechendes Zeugnis einschließlich der Bestätigung über die Eignung erhalten hat, stellt bei der für ihn zuständigen Ärztekammer einen Antrag auf Zulassung zur Prüfung. Die Zulassung wird ausgesprochen, wenn die Weiterbildung ordnungsgemäß abgeschlossen sowie durch Zeugnisse und Nachweise belegt ist. Eine Ablehnung erfolgt, wenn diese Voraussetzungen nicht vorliegen. Sie ist zu begründen.

Die Prüfung erfolgt durch einen Prüfungsausschuß, der bei jeder Ärztekammer gebildet wird. Die Mitglieder des Prüfungsausschusses und ihre Stellvertreter bestellt die Ärztekammer. Der zuständige Fachminister kann ein weiteres Mitglied (von Staats wegen) bestimmen.

Der Prüfungsausschuß entscheidet in der Besetzung mit drei Ärzten, von denen zwei die Anerkennung für das zu prüfende Gebiet, Teilgebiet oder den Bereich besitzen müssen. Die Prüfung kann auch bei Abwesenheit des vom zuständigen Fachminister bestimmten Mitgliedes durchgeführt werden.

Der Prüfungsausschuß beschließt mit einfacher Stimmenmehrheit. Bei Stimmengleichheit gibt die Stimme des Vorsitzenden, der von der Ärztekammer bestimmt wird, den Ausschlag. Die Mitglieder des Prüfungsausschusses entscheiden unabhängig und sind an Weisungen nicht gebunden.
Gegen Entscheidungen des Prüfungsausschusses kann ein Widerspruchsausschuß angerufen werden. Auch er wird bei der Ärztekammer errichtet. Bei Ärztekammern, die über Untergliederungen verfügen (z. B. Bezirksärztekammern in Baden-Württemberg), wird der Prüfungsausschuß bei der Bezirksärztekammer (auch für andere Bezirksärztekammern), der Widerspruchsausschuß bei der Landesärztekammer eingerichtet. Der Widerspruchsausschuß beschließt in der Besetzung mit drei Ärzten, von denen zwei die Anerkennung für das geprügte Gebiet, Teilgebiet oder für den Bereich haben müssen. Gegen Entscheidungen des Widerspruchsausschusses ist Klage vor dem Verwaltungsgericht zulässig.
Der Prüfungstermin wird von der Ärztekammer im Einvernehmen mit dem Vorsitzenden des Prüfungsauschusses festgesetzt. Die Prüfung soll in angemessener Frist nach der Zulassung des Bwerbers zur Prüfung stattfinden. Der Antragsteller ist zum festgesetzten Termin mit einer Frist von mindestens 2 Wochen zu laden.
Die Prüfung ist mündlich. Sie soll für jeden Antragsteller in der Regel 30 Minuten dauern. Es sollen nicht mehr als vier Antragsteller gleichzeitig geprüft werden.
Grundlage der Prüfung sind die vorgelegten Zeugnisse. Die während der Weiterbildung erworbenen und durch das Zeugnis belegten Kenntnisse werden bei der Prüfung zugrunde gelegt. Nach Abschluß der Prüfung entscheidet der Prüfungsausschuß aufgrund der vorgelegten Zeugnisse und der ergänzenden mündlichen Darlegungen des Antragstellers, ob dieser die vorgeschriebene Weiterbildung erfolgreich abgeschlossen und die vorgeschriebenen besonderen oder zusätzlichen Kenntnisse auf dem von ihm gewählten Gebiet, Teilgebiet oder Bereich erworben hat. Kommt der Prüfungsausschuß mehrheitlich zu dem Ergebnis, daß der Antragsteller die vorgeschriebene Weiterbildung nicht erfolgreich abgeschlossen hat, so beschließt er, ob und gegebenenfalls wie lange die Weiterbildungszeit des Antragstellers zu verlängern ist und welche besonderen Anforderungen an diese verlängerte Weiterbildung zu stellen sind.
Bleibt der Antragsteller der Prüfung ohne ausreichenden Grund fern oder bricht er sie ohne ausreichenden Grund ab, gilt die Weiterbildung als nicht erfolgreich abgeschlossen. Eine nicht erfolgreich abgeschlossene Prüfung kann frühestens nach 3 Monaten wiederholt werden. Die Wiederholungsprüfung richtet sich nach den Vorschriften über die Prüfung.
Bei erfolgreichem Bestehen der Prüfung teilt der Vorsitzende des Prüfungsausschusses das Ergebnis der Prüfung der Ärztekammer mit. Diese entscheidet über die Anerkennung einer Gebietsbezeichnung und stellt eine entsprechen-

de Urkunde aus, die den Bewerber zum Führen der beantragten Gebietsbezeichnung berechtigt. Die Anerkennung als Arzt für Öffentliches Gesundheitswesen erfolgt nicht aufgrund einer Prüfung durch die Ärztekammer, sondern aufgrund des Zeugnisses über das Bestehen der staatsärztlichen Prüfung.
Für Zusatzbezeichnungen ist regelmäßig eine Prüfung nicht erforderlich. Die Anerkennung von Zusatzbezeichnungen erfolgt vielmehr grundsätzlich ohne Prüfung allein aufgrund der vorgelegten Zeugnisse und Nachweise. Bestehen aufgrund der Zeugnisse Zweifel an der Eignung des Antragstellers, kann im Einzelfall auch bei Zusatzbezeichnungen die Durchführung einer Prüfung angeordnet werden. Ärzte, die sich bei Inkrafttreten des jeweiligen Kammergesetzes in der Weiterbildung befanden, können diese nach den bisher geltenden Bestimmungen abschließen. Sie müssen insbesondere keine Prüfung machen, weil die bisherigen Bestimmungen eine solche nicht vorsahen. Sie erhalten eine Anerkennung nach der neuen Weiterbildungsordnung aufgrund der bisher geltenden Verfahrensbestimmungen.

6.21 Anerkennung bei gleichwertiger inländischer Weiterbildung

Wer in einem abweichenden Weiterbildungsgang im Inland eine Weiterbildung abgeschlossen hat, erhält auf Antrag die Anerkennung durch die Ärztekammer, wenn die Weiterbildung gleichwertig ist. Über die Gleichwertigkeit entscheidet die Ärztekammer. Der Bewerber muß entsprechende Zeugnisse vorlegen und muß sich einer Prüfung unterziehen. Ein abweichender Weiterbildungsgang von den Vorschriften der Weiterbildungsordnung wird selten vorkommen, da davon auszugehen ist, daß die in der Weiterbildungsordnung vorgeschriebenen Zeiten und Weiterbildungsgänge absolviert werden. Zeiten, die bei einem nicht ermächtigten Arzt absolviert werden, sind keine Weiterbildungszeiten. Die Bedeutung der Vorschrift liegt darin, daß u. U. einzelne abweichende Weiterbildungsstationen anerkannt werden können, beispielsweise Zeiten eines biochemischen Studiums im Rahmen der Weiterbildung zum Laborarzt.
Eine nicht abgeschlossene abweichende Weiterbildung kann unter vollständiger oder teilweiser Anrechnung der bisher abgeleisteten Weiterbildungszeiten nach den Vorschriften der Weiterbildungsordnung abgeschlossen werden. Über die Anrechnung der bisher abgeleisteten Weiterbildungszeiten entscheidet die Ärztekammer nach Anhörung des Prüfungsausschusses. Im ersten Fall geht es um die Anerkennung einer abgeschlossenen, hier um die Anerkennung einer nicht abgeschlossenen Weiterbildung. Dabei ist insbesondere darüber zu entscheiden, ob und welche Weiterbildungszeiten noch zu absolvieren sind.

Auch hier ist vor Entscheidung der Ärztekammer der Prüfungsausschuß als fachliche Instanz zu hören.

6.22 Anerkennung einer ausländischen Weiterbildung

Es ist zu unterscheiden zwischen einem EG-Staatsangehörigen und anderen Ausländern. Wer als Staatsangehöriger eines Mitgliedsstaates der Europäischen Gemeinschaften ein in einem Mitgliedsstaat erworbenes fachbezogenes Diplom, ein Prüfungszeugnis oder einen sonstigen Befähigungsnachweis für ein Gebiet, Teilgebiet oder einen Bereich besitzt, erhält auf Antrag die Anerkennung, soweit nach der deutschen Weiterbildungsordnung in diesem Gebiet, Teilgebiet oder Bereich eine entsprechende Anerkennung möglich ist. Ein EG-Staatsangehöriger mit entsprechender abgeschlossener Weiterbildung in einem EG-Staat und einem entsprechenden Diplom hat also einen Rechtsanspruch auf Erteilung der entsprechenden Gebiets-, Teilgebiets- oder Zusatzbezeichnung nur dann, wenn nach deutschem Recht eine solche Gebiets-, Teilgebiets- oder Zusatzbezeichnung auch erteilt wird. Hier gibt es Unterschiede. Ein Teil der Gebietsbezeichnungen ist in allen EG-Staaten üblich, ein anderer Teil nur in einigen. Sofern eine Übereinstimmung nicht besteht, gelten die jeweiligen nationalen Vorschriften. Die Gebietsbezeichnung, Teilgebietsbezeichnung oder Zusatzbezeichnung muß dann entsprechend dem nationalen Recht erworben werden (Einzelheiten s. Narr 1977, Rz 395 ff.). Eine die Mindestdauer der Weiterbildung nach den EG-Richtlinien unterschreitende Weiterbildungszeit kann durch eine tatsächlich in diesem Gebiet oder Teilgebiet abgeleistete Tätigkeit ausgeglichen werden.

Die von einem Staatsangehörigen eines Mitgliedsstaates der Europäischen Gemeinschaften in einem der Mitgliedsstaaten abgeleisteten Weiterbildungszeiten, die noch nicht zu einem Befähigungsnachweis geführt haben, sind anzurechnen, wenn dieser EG-Staatsangehörige in einem EG-Land seine Weiterbildung vervollständigen will.

Eine Weiterbildung im Ausland außerhalb eines Mitgliedsstaates der Europäischen Gemeinschaften kann ganz oder teilweise angerechnet werden, wenn sie den Grundsätzen dieser Weiterbildungsordnung entspricht und eine Weiterbildung von mindestens *12 Monaten* in einem angestrebten Gebiet, Teilgebiet oder Bereich *in der Bundesrepublik* abgeleistet wurde. Gleiches gilt für die Weiterbildung in einem Mitgliedsstaat der Europäischen Gemeinschaften, wenn sie von einem Arzt abgeleistet wurde, der nicht Staatsangehöriger eines Mitgliedsstaates ist. Während also bei einem EG-Staatsangehörigen und seiner Weiterbildung in einem EG-Land von der Gleichwertigkeit der Weiterbildung ausgegangen wird, muß diese in allen anderen Fällen dargetan und nachgewiesen werden. Zusätzlich hat ein solcher Ausländer vor Anerkennung einer Gebietsbezeichnung eine mindestens zwölfmonatige Tätigkeit im Inland abzuleisten. Eine DDR-Weiterbildung gilt regelmäßig als gleichwertig. Eine Zusatzweiterbildung von 12 Monaten ist nur ausnahmsweise erforderlich, nämlich dann, wenn die vermutete Gleichwertigkeit nicht vorliegt. Im Zweifel ist die Gleichwertigkeit durch eine Prüfung nachzuweisen.

6.23 Aberkennung der Arztbezeichnung

Die Anerkennung einer Arztbezeichnung kann zurückgenommen werden, wenn die für die Anerkennung erforderlichen Voraussetzungen nicht gegeben waren, beispielsweise unrichtige Zeugnisse vorgelegt wurden oder andere Voraussetzungen fehlten. Auch hier ist vor der Entscheidung der Ärztekammer über die Zurücknahme der Prüfungsausschuß und der Arzt zu hören. In dem Zurücknahmebescheid ist außerdem festzulegen, welche Weiterbildungsabschnitte der betroffene Arzt ableisten muß, um eine ordnungsgemäße Weiterbildung nachzuweisen. Die Entscheidung ist zu begründen und kann gegebenenfalls gerichtlich angefochten werden.

6.24 Gebiets- und Teilgebietsbeschränkung

Wer eine Gebietsbezeichnung führt, darf grundsätzlich nur in diesem Gebiet, wer eine Teilgebietsbezeichnung führt, darf im wesentlichen nur in diesem Teilgebiet tätig werden. Ärzte, die mehr als eine Gebiets- oder Teilgebietsbezeichnung führen, müssen in diesen Gebieten oder Teilgebieten tätig sein.
Das Bundesverfassungsgericht hat im Facharzturteil entschieden, daß es sich bei der Begrenzung der Arzttätigkeit auf ein bestimmtes Gebiet um eine vernünftige Erwägung des Gemeinwohles handelt, die eine Einschränkung der freien Berufsausübung grundsätzlich rechtfertigen könne. Demzufolge ist es verfassungskonform, daß der Arzt, der eine bestimmte Gebietsbezeichnung führt, sich grundsätzlich auf dieses Gebiet beschränkt. Gelegentliche Gebietsüberschreitungen sind danach zulässig, systematisch fachfremde Tätigkeit jedoch nicht. Ob eine Gebietsüberschreitung vorliegt, richtet sich nach der Definition der Fachgebiete, die in der Anlage zur Weiterbildungsordnung enthalten sind.
Gleiches gilt für eine Teilgebietsbezeichnung. Wer eine solche führt, darf im wesentlichen nur im Teilgebiet tätig werden. Ein Unfallchirurg muß also vorwiegend (über 50%) unfallchirurgisch, er darf im übrigen allgemeinchirurgisch

arbeiten. Bei mehreren Gebiets- oder Teilgebietsbezeichnungen muß eine Tätigkeit in allen Gebieten und Teilgebieten nachgewiesen werden. Dies ist beispielsweise über die KV-Abrechnung jederzeit nachprüfbar.
Progammierte Untersuchungen zur Vorsorge oder zur Früherkennung von Krankheiten, die in verschiedene Gebiete fallen, dürfen diejenigen Ärzte durchführen, zu deren Gebieten wesentliche Teile des Programmes gehören, wenn die Ärzte die notwendigen Kenntnisse, Erfahrungen und Einrichtungen auch für die Durchführung des übrigen Programmes besitzen. Notwendig ist also die Durchführung des jeweils ganzen Programmes durch ein und denselben Arzt. In diesem Fall sind Gebietsüberschreitungen zulässig (z.B. Neugeborenen-Erstuntersuchungen durch Gynäkologen).
Wegen des Gebotes der Gebietsbeschränkung sind fachübergreifende Gemeinschaftspraxen unzulässig. (Eingehend Narr 1977 Rz 1143.)

6.25 Übergangsbestimmungen

Alle bisher ausgesprochenen Anerkennungen von Arztbezeichnungen bleiben gültig mit der Maßgabe, daß die in der Weiterbildungsordnung bestimmten entsprechenden Bezeichnungen zu führen sind. Die Umstellung der Bezeichnung ist innerhalb einer Frist von 3 Jahren vorzunehmen. Wer also nach früherem Recht die Bezeichnung Facharzt für innere Medizin erworben hat, muß innerhalb von 3 Jahren nach Inkrafttreten der Weiterbildungsordnung die Bezeichnung Facharzt ablegen und die Bezeichnung Arzt für Innere Medizin oder Internist führen.
Wer aufgrund der Übergangsbestimmungen eine Gebietsbezeichnung nach früherem Recht (also ohne Prüfung) erwirbt, erhält ebenfalls eine Arztbezeichnung nach neuem Recht.
Wer aufgrund einer früheren Berufsordnung berechtigt gewesen ist, eine in der neuen Weiterbildungsordnung nicht enthaltene Arztbezeichnung zu führen, behält diese Berechtigung auch weiterhin.
Wer bei Einführung einer neuen Bezeichnung in dem Gebiet, Teilgebiet oder Bereich für das bzw. für den diese Bezeichnung eingeführt worden ist, innerhalb der letzten 8 Jahre vor der Einführung mindestens die gleiche Zeit regelmäßig tätig war, die der jeweiligen Mindestdauer der Weiterbildung entspricht, kann auf Antrag die Anerkennung zum Führen dieser Bezeichnung erhalten. Etwaige Abweichungen sind in der Anlage zur Weiterbildungsordnung für einzelne Gebiete, Teilgebiete oder Bereiche bestimmt. Ein entsprechender Antrag kann nur innerhalb von 2 Jahren nach Inkrafttreten der Weiterbildungsordnung gestellt werden; bei der Entscheidung über den Antrag kann die Kammer auch Zeiten regelmäßiger Berufstätigkeit berücksichtigen, die innerhalb der Antragsfrist liegen.

Rolf Liebold

7 Regelnde Normen der kassenärztlichen Versorgung

7.1 Das Kassenarztrecht in der Reichsversicherungsordnung

7.1.1 Die §§ 368 ff. RVO

Durch die Novelle vom 10. April 1892 zum Krankenversicherungsgesetz (s. Kap. 1) wurde erstmals eine die Ärzte betreffende Norm geschaffen. Die Krankenkassen erhielten danach das Recht, ihre Beziehungen zu den einzelnen Ärzten, die Kassenpatienten behandeln wollten und den Kassen genehm waren, durch Vertrag (Einzelvertrag) nach eigenem Ermessen zu regeln. Auch die 1914 voll in Kraft getretene Reichsversicherungsordnung (RVO) sah in dem einzigen, diese Beziehungen betreffenden § 368 nichts weiter vor. Die in Kapitel 1 geschilderten systemtypischen Differenzen hatten den Gesetzgeber – zunächst ohne den Willen, das ambulante Gesundheitssystem nach eigener Konzeption umzugestalten – veranlaßt, immer mehr Teilfragen der Beziehungen Ärzte-Krankenkassen in der RVO zu normieren. In jeder Phase spielte selbstverständlich auch die jeweilige gesellschaftspolitische Auffassung der gesetzgebenden Körperschaften eine Rolle. So regelt das Kassenarztrecht, das sind die §§ 368 bis 368s RVO, heute:

- Inhalt der kassenärztlichen Versorgung (§ 368 Abs. 1 und 2),
- Bedarfsplanung (§ 368 Abs. 3–5),
- Beziehung Zahnärzte – Zahntechniker (§ 368 Abs. 6),
- Teilnahme an der kassenärztlichen Versorgung (§ 368a),
- Zulassungsinstanzen und Zulassungsordnungen (§§ 368b und c),
- Inanspruchnahme der Ärzte, freie Arztwahl (§ 368d),
- Wirtschaftlichkeit der kassenärztlichen Versorgung (§ 368e),
- Vergütung der ärztlichen Behandlung (§ 368f Abs. 1–5),
- Arznei- und Heilmittelhöchstbeträge (§ 368f Abs. 6 und 7)
- Vertragswesen und Punkt-Bewertungsmaßstab (§ 368g),
- Schiedsverfahren, Schiedsämter und Bewertungsausschüsse (§§ 368h und i),
- Kassenärztliche Vereinigungen, ihre Organe und Satzungen (§§ 368k–m),
- die Aufgaben der Kassenärztlichen Vereinigungen, u.a. der Sicherstellungsauftrag und die Prüfung der Wirtschaftlichkeit (§ 368n),

- Landes- und Bundesausschüsse (§ 368 o),
- die von den Bundesausschüssen zu schaffenden Richtlinien (§ 368 p),
- die Aufgaben der Landesausschüsse, u. a. bei der Bedarfsplanung (§§ 368 q und r),
- Verträge über Mitteilungen bei Rehabilitationsverfahren (§ 368 s).

7.1.2 Rechtsverordnungen aufgrund der §§ 368 ff. RVO

Der Gesetzgeber hat den Ausbau einiger wesentlicher Bestimmungen des Kassenarztrechts der Exekutive überlassen, in diesem Fall dem Bundesminister für Arbeit- und Sozialordnung, der mit Zustimmung des Bundesrates aufgrund konkreter Ermächtigungen in den §§ 368 ff. RVO diese nicht im einzelnen geregelten wesentlichen Teile des Kassenarztrechts durch Verordnung regeln muß. So hat der Bundesarbeitsminister nach Beratung mit dem Bundesausschuß der Ärzte und Krankenkassen und mit Zustimmung des Bundesrates die *Zulassungsordnung* erlassen und inzwischen dreimal teilweise novelliert (s. Kap. 3).

In gleicher Weise hat der Bundesminister für Arbeit- und Sozialordnung ebenfalls nach Beratung mit dem Bundesausschuß der Ärzte und Krankenkassen und mit Zustimmung des Bundesrates eine *Schiedsamtsordnung* erlassen, in der Bestimmungen über die Zahl, die Bestellung und die Amtsdauer und die Amtsführung in den Schiedsämtern, die Erhebung und Höhe der Gebühren und das Verfahren im einzelnen geregelt worden sind (s. 7.2.3.5).

Für die Tätigkeit der Bundes- und Landesausschüsse hat außerdem der Bundesminister für Arbeit- und Sozialordnung mit Zustimmung des Bundesrates nach Anhörung der Kassenärztlichen Bundesvereinigung und der Bundesverbände der Krankenkassen eine *„Verordnung über die Amtsdauer, die Amtsführung und die Entschädigung der Mitglieder der Bundesausschüsse und der Landesausschüsse der Ärzte und Krankenkassen"* geschaffen.

Für den Kassenarzt ist von diesen drei Verordnungen nur die erstgenannte, die Zulassungsordnung, von Bedeutung. Mit den in den beiden anderen Verordnungen geregelten Problemen kommt der einzelne Kassenarzt nicht unmittelbar in Berührung. Hier werden Probleme angesprochen, die sich auf das Zusammenwirken der verschiedenen Institutionen, also der Kassenärztlichen Vereinigungen und der Kassenverbände, auswirken. Trotzdem haben auch diese beiden Verordnungen ein erhebliches Gewicht, wird doch durch das Schiedsamtsverfahren u.a. die Festsetzung der Vergütungen der Ärzte beeinflußt. Mit der Verfahrensregelung für die Bundes- und Landesausschüsse wird ein gewisser Einfluß auf die Schaffung von Richtlinien genommen, die wiederum für das Tätigwerden der Ärzte von Bedeutung sind (s. 7.1.3.0).

7.1.2

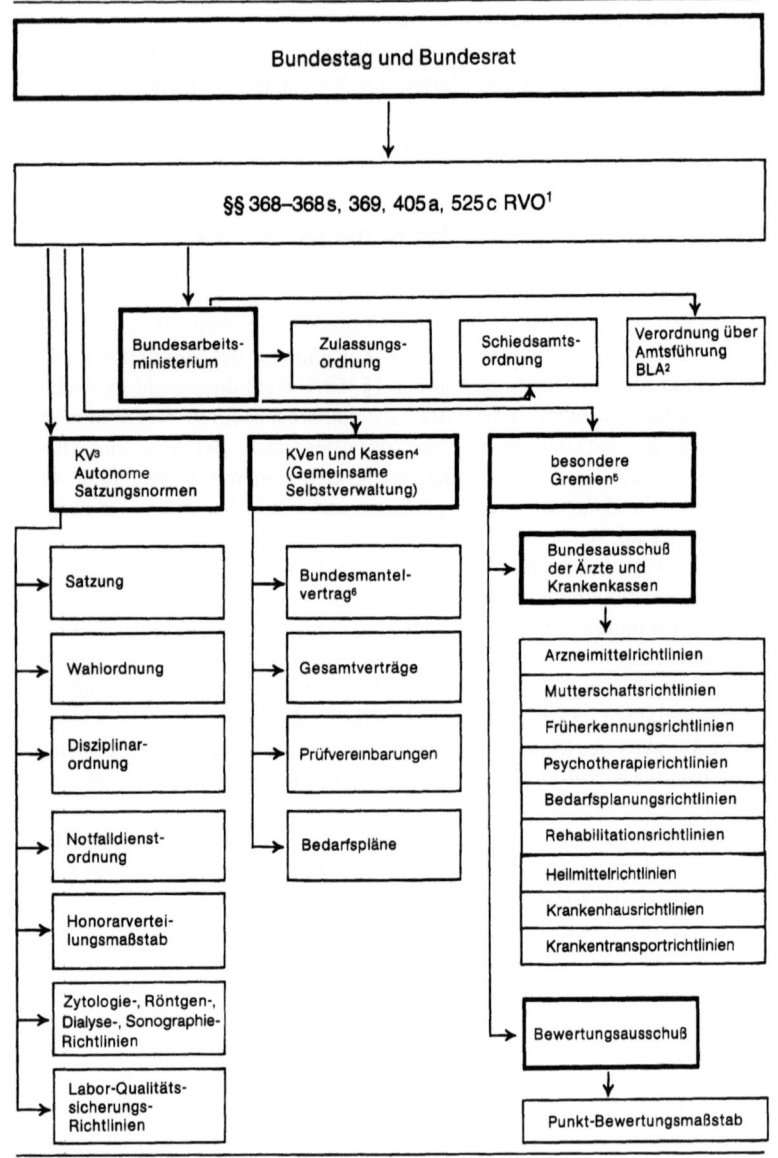

1 Und spezielle Gesetze für Landwirtschaftliche Krankenkassen und Bundesknappschaft
2 Genauer Titel: Verordnung über die Amtsdauer, Amtsführung und die Entschädigung der Mitglieder der Bundes- und Landesausschüsse der Ärzte und Krankenkassen
3 Auf Bundes- und Landesebene
4 Auf Bundesebene: Kassenärztliche Bundesvereinigung und Bundesverbände der Krankenkassen, auf Landesebene: Kassenärztliche Vereinigungen und Landesverbände
5 Auf Bundesebene
6 Bzw. Ersatzkassen- oder Knappschaftsvertrag

7.2 Aus der RVO abgeleitete Normen

7.2.1 Übersicht über die nachgeordneten Normen

Die Bestimmungen des Kassenarztrechts in der RVO übertragen anderen Stellen eine Fülle von Aufgaben zur Ausgestaltung der im Gesetz selbst global kodifizierten Normen. Soweit die weitere Normengestaltung den Kassenärztlichen Vereinigungen nach dem Gesetz selbst überlassen wurde, spricht man vom autonomen Satzungsrecht, das durch die gewählten Vertreter der einzelnen Kassenärztlichen Vereinigungen (Vertreterversammlung) als sozusagen gesetzgebendes Organ dieser Selbstverwaltungskörperschaft ausgeübt wird.

Soweit das Gesetz Ärzte und Krankenkassen gemeinsam zur Ausgestaltung beauftragt, schlägt sich dieses in Verträgen nieder. Außerdem sind bestimmte, gemeinsam von Ärzten und Krankenkassen zu bildende Ausschüsse o. ä. nach dem Gesetz geschaffen worden, die weitere Normen von unterschiedlicher Rechtsqualität beschließen. Siehe schematische Übersicht in Abb. 7, die nur die wesentlichsten Normen enthält.

7.2.2 Die autonomen Satzungsnormen der Kassenärztlichen Vereinigungen

7.2.2.1 Die Satzungen

Aufgrund des Kassenarztrechts muß die Vertreterversammlung jeder Kassenärztlichen Vereinigung (auch der Kassenärztlichen Bundesvereinigung) eine Satzung beschließen, die der Genehmigung der Aufsichtsbehörde bedarf. Der § 368 m RVO nennt die Punkte, die in der Satzung geregelt werden müssen. Hierzu gehören Formalien wie Name, Bezirk und Sitz der KV, Art der Bekanntmachungen, Aufbringung und Verwaltung der Mittel.

Die Satzungen müssen auch die Rechte und Pflichten der ordentlichen und außerordentlichen Mitglieder genauer umreißen. Hier befindet sich in jeder Satzung eine Bestimmung, wonach die auf Bundes- und Landesebene abgeschlossenen Verträge für die Mitglieder der Kassenärztlichen Vereinigung verbindlich sind. Die Mitglieder der Kassenärztlichen Vereinigung (jeder Arzt wird automatisch mit seiner Eintragung im Arztregister außerordentliches und mit seiner Zulassung oder Beteiligung ordentliches Mitglied der örtlich zuständigen Kassenärztlichen Vereinigung, s. Kap. 3) sind zur Erfüllung all der Aufgaben verpflichtet, die sich aus dem Kassenarztrecht der RVO und den nachgeordneten Normen ergeben. In Kap. 3.3.4 sind eine Anzahl von Rechten und Pflichten der Kassenärzte im einzelnen aufgeführt.

◄ Abb. 7. Normgebung im Kassenarztrecht

Die Satzungen regeln u. a. auch die Errichtung der *Prüfungseinrichtungen*, dies sind die Prüfungs- und Beschwerdeausschüsse (s. Kap. 17), sowie die kassenärztliche Fortbildung. Diese spezielle *kassenärztliche Fortbildung* erstreckt sich auf
- die Aufrechterhaltung und Vertiefung des Wissens über Inhalt und Auswirkungen der für die kassenärztliche Tätigkeit jeweils maßgebenden gesetzlichen Bestimmungen, Verordnungen, Richtlinien und Verträge;
- den Erwerb der für die kassenärztliche Tätigkeit erforderlichen Kenntnisse über Leistung der gesetzlichen Krankenversicherung oder Untersuchungs- und Heilmethoden, welche neu in die kassenärztliche Versorgung eingeführt werden;
- die Aufrechterhaltung und Vertiefung des Wissens über die Beachtung des Gebotes der wirtschaftlichen Behandlungs- und Verordnungsweise bei der Ausübung kassenärztlicher Tätigkeit.

Fortbildungsveranstaltungen werden in der Regel von den Kassenärztlichen Vereinigungen allein oder im Zusammenwirken mit den Kammern oder von diesen Kammern allein im Auftrage der jeweils zuständigen Kassenärztlichen Vereinigung durchgeführt.

In den Satzungen sind weiterhin die erforderlichen Verfahrensbestimmungen für die Sitzungen und die Beschlüsse der jeweiligen Vertreterversammlung und des Vorstandes einer KV enthalten.

7.2.2.2 Die Wahlordnungen

Die Satzungen der Kassenärztlichen Vereinigungen müssen auch Bestimmungen darüber enthalten, wie und in welchem Verhältnis aus dem Kreis der Mitglieder dieser Kassenärztlichen Vereinigung Vertreter für die Vertreterversammlung gewählt werden und wie diese Vertreterversammlung wiederum aus diesen Reihen den Vorstand wählt. Diese Bestimmungen sind jedoch fast immer gesondert als Wahlordnung abgefaßt worden. Je nach Größe der einzelnen Kassenärztlichen Vereinigung sind die Wahlverhältnisse unterschiedlich. So gibt es Kassenärztliche Vereinigungen, bei denen auf jeweils 100 Kassenärzte ein Vertreter in die Vertreterversammlung zu wählen ist, während in anderen Kassenärztlichen Vereinigungen bereits auf 50 Kassenärzte ein Vertreter entfällt, schließlich gibt es auch Satzungen, die eine Höchstzahl an Mitgliedern der Vertreterversammlung benennen, so daß sich je nach Zahl der wahlberechtigten Ärzte ein von Wahl zu Wahl wechselndes Verhältnis wählende Ärzte : gewählte Vertreter ergibt.

Die Amtsdauer der jeweiligen Vertreterversammlung und des Vorstandes beträgt vier Jahre. Die Wahlen für die nächste Vertreterversammlung finden in der Regel etwa drei bis vier Monate vor Ablauf der Amtsperiode statt, d.h. meistens im Herbst eines Jahres.

Von dem demokratischen Recht, zu wählen und selbst gewählt zu werden, sollten die Kassenärzte regen Gebrauch machen, denn nur dadurch können sie sich selbst an der Ausgestaltung des Kassenarztrechts beteiligen. Gerade dadurch, daß der Gesetzgeber nicht alles selbst im Gesetz oder in nachgeordneten Verordnungen normiert hat, sondern die Ausgestaltung den Kassenärztlichen Vereinigungen allein oder im Rahmen der gemeinsamen Selbstverwaltung mit den Krankenkassen weitgehend überlassen hat, haben die Wahlen zu den Organen der Kassenärztlichen Vereinigungen wirklich eine Bedeutung.

7.2.2.3 Die Disziplinarordnungen

Die Satzungen der einzelnen Kassenärztlichen Vereinigungen müssen weiterhin nach dem Gesetz Bestimmungen über die Befugnisse der Kassenärztlichen Vereinigungen gegenüber Mitgliedern enthalten, die ihre kassenärztlichen Pflichten nicht oder nicht ordnungsgemäß erfüllen (s. Kap. 5.25). Das Verfahren bei der Ausübung dieser Befugnisse muß hierbei geregelt werden, wobei nach dem Gesetz (§ 368 m RVO) Verwarnungen, Verweise, Geldbußen bis zu 20 000 DM und Anordnung des Ruhens der Zulassung bis zu sechs Monaten vorgesehen werden können. Auch dieser Teil der Satzung ist in der Regel aus dem eigentlichen Satzungstext im engeren Sinne ausgegliedert und in besonderen Disziplinarordnungen kodifiziert worden.

Disziplinarausschüsse beschließen in derartigen Fällen, in denen Kassenärzte beispielsweise nicht ordnungsgemäß abgerechnet haben oder über Quartale hinaus trotz Hinweise und Abstriche seitens der Prüfungseinrichtungen unwirtschaftlich behandeln bzw. verordnen oder nicht zutreffende Auskünfte und Bescheinigungen erteilen. Sollte eine Kassenärztliche Vereinigung oder der angerufene Disziplinarausschuß zu der Auffassung gelangen, daß die im Gesetz vorgesehenen Disziplinarmaßnahmen wegen der Schwere des Verstoßes nicht ausreichen, so kann anstelle einer Disziplinarmaßnahme ein Antrag an den Zulassungsausschuß auf Entziehung der Zulassung oder Widerruf der Beteiligung als wesentlich gravierendere Verwaltungsmaßnahme gestellt werden.

Bei leichteren Verstößen, vor allem dann, wenn man den Eindruck gewinnt, daß sie in Unkenntnis geltender Normen geschahen, wird aber oft zunächst einmal weder der Disziplinarausschuß noch gar der Zulassungsausschuß angerufen, sondern es wird versucht, diesen Kassenarzt durch die KV zu hören und zu beraten. Hier halten es Kassenärztliche Vereinigungen oft so, daß sie den Arzt zu einer Aussprache zu einem Vorstandsmitglied oder einem besonders dafür beauftragten Mitglied oder einer dafür besonders eingesetzten Kommission bestellen.

7.2.2.4 Die Notfalldienstordnungen

Das Kassenarztrecht verpflichtet die Kassenärztlichen Vereinigungen zur Sicherstellung der kassenärztlichen Versorgung für Zeiten, in denen im allgemeinen keine Sprechstunden abgehalten werden, einen ausreichenden Notfalldienst einzurichten (s. auch Kap. 5.16). Das Nähere hierzu haben die Kassenärztlichen Vereinigungen in der Regel in besonderen Notfalldienstordnungen festgelegt, die, wie die vorstehend genannten Normen, für ihre Mitglieder verbindlich sind. Die Regelungen sind äußerst unterschiedlich, was sich schon aufgrund der unterschiedlichen demographischen Verhältnisse in den einzelnen KV-Gebieten ergibt. So findet man einerseits in Großstadt-KVen zentral geregelte Notfalldienste mit speziellen PKWs, die mit Funk ausgerüstet sind, und andererseits in Kassenärztlichen Vereinigungen, die sich über weite Landgebiete erstrecken, relativ dezentrale Notfalldiensteinteilungen, die manchmal nur wenige Ärzte zu einem Notfalldienst zusammenschließen. Hier ist es dann noch so, daß diese wenigen Ärzte abwechselnd an einem Wochenende alle Patienten dieses Gebiets selbst betreuen.

Die Notfalldienstordnungen enthalten u. a. auch Bestimmungen darüber, unter welchen Bedingungen eine Befreiung vom Notfalldienst in den einzelnen KV-Gebieten möglich ist. Generell kann hierzu ausgeführt werden, daß eine rein auf ein engeres Gebiet begrenzte fachärztliche Tätigkeit kein Grund zur Befreiung vom Notfalldienst ist. Eine Fülle von Urteilen hat eindeutig klargestellt, daß jeder ambulant tätige Arzt verpflichtet ist, sein in der Aus- und Weiterbildung erworbenes Wissen über eine allgemeine Erstversorgung von Patienten während seines gesamten Berufslebens so aufrechtzuerhalten, daß er diese Erstversorgung im Rahmen eines Notfalldienstes auch ausführen kann. Weiteres s. in Kap. 5.16.

7.2.2.5 Die Honorarverteilungsmaßstäbe

Die RVO schreibt u. a. den Kassenärztlichen Vereinigungen auch vor, die von den Krankenkassen vierteljährlich insgesamt gezahlten Vergütungen (Gesamtvergütungen) unter die Kassenärzte nach einem Verteilungsmaßstab zu verteilen, den sie im Benehmen mit den Verbänden der Krankenkassen festgesetzt hat. Das Gesetz verbietet hierbei ausdrücklich eine pauschale Verteilung der erhaltenen Vergütung, d. h. es ist z. B. nicht zulässig, einfach je vom Arzt abgerechneten Fall einen bestimmten für die jeweilige Fachgruppe geltenden Betrag auszuzahlen. Die Verteilung der bei der KV eingegangenen Vergütungen muß vielmehr immer nach Art und Umfang der einzelnen Leistungen des Kassenarztes erfolgen. Gleichgültig also, ob die Gesamtvergütung, die von einer Krankenkasse an eine KV gezahlt wird, nach Einzelleistung oder einem Pauschalsystem errechnet wird, muß diese so oder so errechnete Gesamtvergütung an die Ärzte immer nach Einzelleistungen verteilt werden. Näheres hierzu s. Kap. 17.

Honorarverteilungsmaßstäbe enthalten oftmals nähere Bestimmungen über die Abrechnungsfähigkeit einzelner Leistungen und über Entschädigungen für entstandene Sachkosten und die Höhe der entsprechenden Beträge, so z. B. für Porto und Versandkosten, Telefongebühren und dergleichen. Weiterhin werden die Termine von Abschlagszahlungen (und ihre Höhe) und der Schlußzahlungen, die einzubehaltenden Verwaltungskosten (sofern nicht in der Satzung selbst geregelt) und evtl. teilweise Umverteilungsmaßnahmen wie Landzulagen hier festgelegt.

Honorarverteilungsmaßstäbe enthalten darüber hinaus Bestimmungen über evtl. Abstriche bei verspätet eingereichten Abrechnungen, da den Kassenärztlichen Vereinigungen hier durch die evtl. Sonderbehandlung dieser verspäteten Abrechnungen zusätzliche Aufwendungen entstehen.

7.2.2.6 Die Richtlinien zur Ausführung bestimmter Sachleistungen

Für die Ausführung bestimmter Sachleistungen ist es z.T. erforderlich, durch nähere Bestimmungen festzulegen, welche persönlichen Qualifikationen und/ oder räumlichen und apparativen Voraussetzungen erforderlich sind, um derartige Leistungen im Rahmen der kassenärztlichen Versorgung abrechnen zu können.

So hat die Kassenärztliche Bundesvereinigung verbindlich für das ganze Bundesgebiet Richtlinien über die geeigneten *Röntgengeräte* geschaffen. Diese Röntgenapparate-Richtlinien gelten für Röntgenärzte und für Ärzte anderer Gebiete, die ihre Patienten selbst röntgen wollen (sog. Teilröntgenologen). Darüber hinaus hat die Kassenärztliche Bundesvereinigung verbindliche bundeseinheitliche Richtlinien darüber geschaffen, welche *Qualifikationsnachweise* der Arzt beizubringen hat, der als *Teilröntgenologe* tätig werden will.

In ähnlicher Weise gibt es KBV-Richtlinien für *nuklearmedizinische Leistungen und Computer-Tomographien*, in einzelnen KVen auch besondere Richtlinien für *Mammographie, Sonographien* (Geräte und persönliche Qualifikation) oder für die Durchführung von *EKGs*.

Viele Kassenärztliche Vereinigungen haben spezielle *Zytologie-Richtlinien*, die Näheres über die Einrichtung des Arbeitsplatzes und über die persönlichen Voraussetzungen für den Arzt regeln, der zytologische Leistungen abrechnen will.

Ärzte, die die Voraussetzungen, die in diesen Richtlinien genannt sind, nicht erfüllen, erhalten nicht das Recht, die betreffenden Leistungen abzurechnen. Dies ist oftmals wiederum in dem vorgenannten Honorarverteilungsmaßstab verankert. Hinsichtlich der Ausführung *beleg- oder badeärztlicher Leistungen* und von Leistungen der sog. *Großen Psychotherapie* s. 7.2.3.1.

7.2.2.7 Die Labor-Qualitätssicherungs-Richtlinien

Das Eichgesetz von 1969 schreibt u.a. vor, daß bestimmte Meßgeräte geeicht sein müssen. Da eine uneingeschränkte Verwirklichung dieser Bestimmung kaum durchzuführen ist, wurde in einer Eichpflicht-Ausnahmeverordnung vom Juni 1970 u.a. festgelegt, daß bei Meßgeräten die für quantitative Laboruntersuchungen Verwendung finden, anstelle der Eichung eine interne und externe Qualitätssicherung tritt. Mit der Durchführung dieser Qualitätssicherung sind letzten Endes die Kassenärztlichen Vereinigungen beauftragt worden. In besonderen Normen, die sich meistens Qualitätssicherungs-Richtlinien nennen, wurden die hierzu erforderlichen Regelungen geschaffen. Nur Ärzte, die erklären, daß sie an der internen Qualitätssicherung teilnehmen, können die entsprechenden Leistungen abrechnen. Desgleichen ist eine Teilnahme an der externen Qualitätssicherung in Form von mehrmals im Jahr stattfindenden Ringversuchen erforderlich. Die Richtlinien regeln im einzelnen, für welche Laborleistungen diese Bestimmungen gelten, wie die interne und externe Qualitätssicherung durchzuführen ist und welche Konsequenzen bei einer nicht erfolgreichen Teilnahme entstehen, in der Regel wird für bestimmte Laborparameter die Abrechnung abgelehnt, wenn nicht ein jährlich zu erneuerndes Zertifikat über eine erfolgreiche Teilnahme an einem entsprechenden Ringversuch vorliegt.

7.2.3 Die vertraglichen Normen

7.2.3.1 Die Bundesmantelverträge

Das Gesetz schreibt vor, daß die kassenärztliche Versorgung im Rahmen der gesetzlichen Vorschriften und der Richtlinien der Bundesausschüsse durch schriftliche Verträge der Kassenärztlichen Vereinigungen mit den Landesverbänden der Krankenkassen so zu regeln ist, daß eine gleichmäßige, ausreichende, zweckmäßige und wirtschaftliche Versorgung der Patienten gewährleistet ist und die ärztlichen Leistungen angemessen vergütet werden. Den allgemeinen Inhalt dieser Gesamtverträge hat die Kassenärztliche Bundesvereinigung mit den Bundesverbänden der Krankenkassen in Bundesmantelverträgen zu vereinbaren.

Für die Orts-, Betriebs- und Innungskrankenkassen und die Landwirtschaftlichen Krankenkassen gibt es einen einheitlichen Bundesmantelvertrag-Ärzte. Gleichzusetzen ist der Arzt/Ersatzkassen-Vertrag und der Bundesknappschafts-Vertrag. Diese Verträge haben einen wesentlichen Einfluß auf die Tätigkeit der Ärzte im Rahmen der kassen- und vertragsärztlichen Versorgung.

Aufzeichnungspflicht. Der Bundesmantelvertrag regelt u.a. die Aufzeichnungspflicht. Der Kassenarzt soll über den Befund und die Behandlungsmaßnahmen Aufzeichnungen machen (s. auch Kap. 5.9); Aufzeichnungen sind zu machen bei Unfällen, Operationen, Strahlenbehandlungen, Maßnahmen zur Früherkennung von Krankheiten, Leistungen der Mutterschaftsvorsorge und bei Versorgungsleiden. Darüber hinausgehende Bestimmungen in einzelnen Kassenärztlichen Vereinigungen, z. B. in deren Satzung oder in den Honorarverteilungsmaßstäben, verpflichten die Ärzte, an jedem Tag der Inanspruchnahme durch einen Kassenpatienten ein Mindestmaß an Aufzeichnungen zu machen, so daß er die Tatsache der Inanspruchnahme im Streitfall anhand seiner Kartei beweisen kann.

Die ärztlichen Aufzeichnungen sind mindestens zehn Jahre nach Abschluß der Behandlung aufzubewahren, soweit nicht andere Vorschriften, wie z. B. die Röntgenverordnung, eine längere *Aufbewahrungsfrist* erfordern (bei Röntgentherapie 30 Jahre). Nach besonderen Bestimmungen in den Früherkennungsrichtlinien sind die Berichtsvordrucke bei Früherkennungsuntersuchungen fünf Jahre aufzubewahren, nach der Betäubungsmittelverschreibungsverordnung die Durchschriften von Betäubungsmittelrezepten drei Jahre, nach den Zytologie-Richtlinien zytologische Präparate ebenfalls drei Jahre, das gleiche gilt für Kontrollkarten der internen Qualitätssicherung. Die Durchschriften der Arbeitsunfähigkeitsbescheinigungen sind nach dem Bundesmantelvertrag ein Jahr aufzubewahren.

Sprechstunden. Nach dem Bundesmantelvertrag ist der Kassenarzt gehalten, seine Sprechstunden entsprechend dem Bedürfnis nach einer ausreichenden und zweckmäßigen kassenärztlichen Versorgung und den Gegebenheiten seines Parxisbereiches festzusetzen und diese Sprechstunden auf einem Praxisschild bekanntzugeben. Dies gilt auch für den Fall, daß der Kassenarzt eine vorwiegende Bestellpraxis führt. Für die meisten Fachdisziplinen ist es deshalb nicht möglich, reine Bestellpraxen zu führen und das Angeben von Sprechzeiten auf dem Praxisschild zu unterlassen. Nicht angemeldete Patienten müssen im akuten Fall immer auch kurzfristig die Möglichkeit finden, einen Kassenarzt in einer „offenen Sprechstunde" aufzusuchen. Auf der anderen Seite legen es die Kassenärztlichen Vereinigungen den Kassenärzten nahe, nicht generell nur offene Sprechstunden abzuhalten, sondern möglichst viele Patienten nach dem System der Bestellpraxis zu versorgen. Dies kommt für die Mehrzahl der Wiedereinbestellungen sowie beispielsweise bei Vorsorge-, Früherkennungs- und Jugendarbeitsschutzuntersuchungen in Frage. Aber auch darüber hinaus ist es oft bei neuen Krankheitsfällen möglich, aufgrund einer telefonischen oder persönlichen Befragung durch eine Praxishilfe einen genauen Untersuchungs- und Behandlungstermin festzulegen. Das gemischte System zwischen offenen Sprechstunden und Bestellzeiten bringt für Patienten und Ärzte erhebliche Vorteile. Den Patienten werden lange Wartezeiten und damit evtl. auch volkswirtschaftlich bedeutende Verluste durch Ausfall von Arbeitszeiten erspart; dem Arzt bringt dieses System einen ruhigeren Praxisverlauf.

Sollten in einem Gebiet die offenen Sprechzeiten der Kassenärzte alle so einheitlich liegen, daß gewisse Tageszeiten während der Woche nicht durch offene Sprechzeiten abgedeckt sind, muß die Kassenärztliche Vereinigung eingreifen und auf eine andere Verteilung der offenen Sprechzeiten unter den Kassenärzten hinwirken.

Besuchsbehandlung. Der Bundesmantelvertrag regelt weiterhin die Besuchsbehandlung. Auch außerhalb der Praxisräume des Arztes hat der Versicherte im Prinzip die freie Wahl unter den Kassenärzten. Er hat jedoch die entstehenden Mehrkosten dann zu tragen, wenn er ohne zwingenden Grund einen Kassenarzt in Anspruch nimmt, der nicht zu den nächsterreichbaren zählt. Der Kranke soll im allgemeinen keinen Kassenarzt zur Besuchsbehandlung in Anspruch nehmen, dessen Praxisstelle erheblich weiter von seiner Wohnung entfernt liegt als die Praxisstelle des nächsterreichbaren Kassenarztes. Ist die Praxis des zweitnächsten Kassenarztes erheblich weiter als die des nächsten von dem Aufenthaltsort des Patienten entfernt, kann nach einem Urteil des Bundessozialgerichts die Krankenkasse die Übernahme der Mehrkosten (Wegegebühren) ablehnen, die durch die Hinzuziehung dieses zweitnächsten Arztes entstehen.

Besuche außerhalb seines üblichen Praxisbereiches kann der Kassenarzt ohnehin ablehnen, es sei denn, daß es sich um einen dringenden Fall handelt und ein näher gelegener Kassenarzt nicht zu erreichen ist. Eine Besuchspflicht ergibt sich auch für den Arzt mit einer Gebietsbezeichnung, der einen Patienten in seine Behandlung genommen hat, sofern eine Verschlimmerung dieser Krankheit eintritt, die einen Besuch erforderlich macht.

Behandlungsausweis. Nach dem Bundesmantelvertrag-Ärzte ist der Berechtigte – außer in dringenden Fällen – verpflichtet, seinen Anspruch auf kassenärztliche Versorgung durch Vorlage eines Behandlungsausweises bei der ersten Inanspruchnahme nachzuweisen. Solange ein gültiger Behandlungsausweis nicht beigebracht ist, darf der Arzt eine Privatvergütung für die Behandlung verlangen, die er dann zurückzuzahlen hat, wenn der Behandlungsausweis innerhalb einer Frist von zehn Tagen nach der ersten Inanspruchnahme nachgereicht wird. Solange der Behandlungsausweis nicht vorliegt, kann der Kassenarzt verlangen, daß der Kranke seine Identität in geeigneter anderer Form nachweist.

Solange ein Behandlungsausweis für das laufende Kalendervierteljahr nicht vorliegt, soll der Kassenarzt erforderliche Verordnungen auf einem Privatrezept ohne Angabe der Kassenzugehörigkeit mit dem Vermerk „mangels Krankenschein" ausstellen. Der Versicherte muß dann in der Apotheke oder an anderer Stelle die verordneten Mittel selbst bezahlen, er kann sich die verauslagten Beträge (abzüglich eines Apothekenrabatts von 5%) bei seiner Krankenkasse erstatten lassen. Die Kassenarzt ist nicht gehalten, bei der späteren Abgabe eines Behandlungsausweises nachträglich das Privatrezept in ein

Kassenrezept umzuschreiben. Die Ausstellung von Privatrezepten schützt den Arzt vor Regressen, die sich dann ergeben können, wenn die vom Kranken angegebene Kasse nicht zutrifft und deshalb eine Kostenübernahme seitens der fälschlich benannten Kasse entfällt. Außerdem hat dieses Verfahren eine dahingehende Wirkung, daß der Versicherte sich darum bemüht, rechtzeitig einen Behandlungsausweis beizubringen. Dies gilt in gleicher Weise für Heilmittelverordnungen o. ä. Auch sollte der Arzt notwendige Überweisungen, Bescheinigungen der Arbeitsunfähigkeit u. dgl. erst dann aushändigen, wenn der Behandlungsausweis nachgereicht wurde.

Behandlungsfall. Der Bundesmantelvertrag definiert den Behandlungsfall dahingehend, daß die gesamte von demselben Arzt innerhalb desselben Kalendervierteljahres an demselben Kranken vorgenommene Behandlung als Behandlungsfall gilt. Ein einheitlicher Behandlungsfall liegt auch dann vor, wenn sich aus der zuerst behandelten Krankheit eine andere Krankheit entwickelt oder während der Behandlung hinzutritt oder wenn der Kranke, nachdem er eine Zeitlang ohne Behandlung war, innerhalb desselben Kalendervierteljahres wegen derselben oder einer anderen Krankheit von demselben Arzt erneut behandelt wird. Die Begriffe „Krankheitsfall" und „Behandlungsfall" sind also nicht identisch. Einerseits können mehrere Krankheitsfälle zu einem Behandlungsfall gehören, andererseits kann sich ein Krankheitsfall über mehrere Quartale, d. h. mehrere Behandlungsfälle hin erstrecken. Der Begriff des Behandlungsfalles ist einerseits für die statistische Erfassung der Leistungen des Arztes und seiner Verordnungen im Rahmen der Wirtschaftlichkeitsprüfung und andererseits für die Möglichkeit der Abrechnung bestimmter Leistungen nebeneinander nach den Gebührenordnungen von Bedeutung.

Ermächtigung. Zusätzlich zu den Bestimmungen über die Ermächtigung von Ärzten in der Zulassungsordnung (s. Kap. 3) enthält der Bundesmantelvertrag weitere Regelungen über die Ermächtigung von Ärzten und ärztlich geleiteten Einrichtungen.

Überweisungstätigkeit. Auch die Überweisungstätigkeit des Kassenarztes ist im Bundesmantelvertrag näher umrissen. Danach kann ein Kassenarzt eine Überweisung grundsätzlich nur dann vornehmen, wenn ein gültiger Krankenschein vorliegt. Der aufgrund einer Überweisung tätig werdende Arzt kann eine weitere Überweisung nur im Rahmen des ihm erteilten Auftrages vornehmen. Wenn ein Allgemeinarzt beispielsweise einen Patienten an einen Augenarzt überwiesen hat, so kann dieser nicht auf Wunsch des Patienten z. B. eine Überweisung an einen Urologen wegen einer ganz anderen mit dem Augenleiden nicht in Zusammenhang stehenden Krankheit vornehmen.
Der überweisende Arzt soll zusammen mit der Überweisung dem Arzt, an den überwiesen wird, Kenntnis von den bisher erhobenen Befunden und getroffenen Behandlungsmaßnahmen geben. Der aufgrund der Überweisung tätig werdende Arzt soll den erstbehandelnden Arzt über alle Befunde und Berichte

unterrichten. Der auf Überweisung tätige Arzt ist an den ihm erteilten Auftrag gebunden. Bei der Ausfüllung der Überweisungsscheine ist daher darauf zu achten, daß klar zu erkennen ist, auf welche Leistungen sich eine Überweisung bezieht. Hier sind verschiedene Arten zu unterscheiden:
- Überweisung zur Weiterbehandlung,
- Überweisung zur Mitbehandlung,
- Überweisung zur konsiliarärztlichen Untersuchung,
- Zuweisung zur Ausführung einer Auftragsleistung.

Bei der Überweisung zur *Weiterbehandlung* gibt der bisher behandelnde Arzt den Patienten völlig an einen anderen Arzt ab, z. B. weil die Krankheit in ein anderes Gebiet fällt oder der Patient an einem anderen Ort weiterbehandelt werden soll. Bei der *Mitbehandlung* gibt der bisher behandelnde Arzt den Patienten nur zur Behandlung einer bestimmten Krankheit ab, während er andere Krankheiten selbst weiterbehandelt. Bei der *konsiliarärztlichen Untersuchung* wünscht der überweisende Arzt nur die Untersuchung und die entsprechende Beratung durch den Konsiliarius, nicht aber eine Behandlung durch diesen. Bei der Zuweisung zu einer *Auftragsleistung* soll der Arzt, der diesen Auftrag annimmt, ganz bestimmte vorgeschriebene Leistungen, meistens Sachleistungen, wie Röntgenaufnahmen, Szintigramme, Laborleistungen, zytologische Leistungen usw. ausführen und darüber dem behandelnden Arzt einen Bericht mit Befund erteilen. Keinesfalls kann der die Überweisung annehmende Arzt hier selbständig in die Behandlung eintreten.

Krankenhauspflege. Der Bundesmantelvertrag spricht weiterhin die Verordnung von Krankenhauspflege an, die nur dann vorgenommen werden soll, wenn die Aufnahme in ein Krankenhaus erforderlich ist, um die Krankheit zu erkennen oder zu behandeln oder die Krankheitsbeschwerden zu lindern. Die Notwendigkeit ist zu begründen, falls sie sich nicht aus der Art der Erkrankung ergibt. Ist aus anderen als medizinischen Gründen eine Krankenhauspflege notwendig, so ist in der Verordnung darauf hinzuweisen. Hier handelt es sich um Krankenhauseinweisung aufgrund einer sozialen Indikation, so z. B. weil ein alleinstehender Patient zu Hause keine ausreichende Pflege hat.

Arbeitsunfähigkeit. Von besonderer Bedeutung sind auch die Bestimmungen im Bundesmantelvertrag über die Bescheinigung von Arbeitsunfähigkeit. Hiermit befaßt sich besonders das Kap. 15.

Untersuchungs- und Heilmethoden. Der Bundesmantelvertrag installiert einen besonderen Ausschuß für Untersuchungs- und Heilmethoden, der auf Antrag der Kassenärztlichen Bundesvereinigung oder eines Bundesverbandes der Krankenkassen dazu Stellung nehmen soll, ob eine Untersuchung oder Heilmethode als ausreichend, zweckmäßig und notwendig, d.h. als wirtschaftlich zu bezeichnen ist. Die Stellungnahmen des Ausschusses sind von den Ärzten und den Krankenkassen zu beachten, sie werden in einem besonderen Ordner zusammen mit den Stellungnahmen der Deutschen Arzneimittelkommission veröffentlicht und allen Kassenärzten kostenfrei zur Verfügung gestellt.

An dieser Stelle ist im Bundesmantelvertrag auch bestimmt, daß eine neue Untersuchungs- und Heilmethode von den Ärzten im Rahmen der kassenärztlichen Versorgung dann nicht angewandt werden soll, wenn der Ausschuß zu der neuen Methode nicht Stellung genommen hat. Dies kann sich selbstverständlich nur auf solche neuen Untersuchungs- und Heilmethoden beziehen, deren Wirkung zweifelhaft ist, bei denen also nicht von vornherein feststeht, daß sie nunmehr zu den anerkannten Methoden ärztlichen Handelns zählen.

Röntgenleistungen. Der Bundesmantelvertrag bestimmt, daß *Röntgenleistungen* und *nuklearmedizinische Leistungen* nur von solchen Kassenärzten ausgeführt werden dürfen, die den Kassenärztlichen Vereinigungen nachweisen, daß ihnen eine ausreichende apparative Ausstattung zur Verfügung steht. Die Kassenärztliche Bundesvereinigung hat in den schon unter 7.2.2.6 genannten Richtlinien näher umrissen, welche Ausstattungen erforderlich sind. An dieser Stelle wird im Bundesmantelvertrag weiterhin geregelt, daß die Berechtigung zur Ausführung von Röntgenleistungen auch von dem Nachweis der ausreichenden fachlichen Qualifikation abhängig ist. Dies wird durch die entsprechenden Röntgen-Qualifikationsrichtlinien der Kassenärztlichen Bundesvereinigung näher definiert.

Ärztliche Sachleistungen. Auch für andere ärztliche Sachleistungen müssen die erforderlichen Einrichtungen und die erforderliche Vorbildung nachgewiesen werden. Auf der Basis dieser Bestimmung des Bundesmantelvertrages sind die anderen unter 7.2.2.6 genannten Richtlinien der einzelnen Kassenärztlichen Vereinigungen geschaffen worden, für die z. T. die Kassenärztliche Bundesvereinigung Muster vorgegeben hat.

Auskünfte und Bescheinigungen. Den Bestimmungen über die Auskünfte und Bescheinigungen im Rahmen des Bundesmantelvertrages kommt ebenfalls erhebliche Bedeutung für die tägliche Arbeit des Kassenarztes zu. Der Kassenarzt ist danach verpflichtet, den Krankenkassen ohne besonderes Honorar, aber gegen Erstattung der baren Auslagen auf Verlangen die Auskünfte und Bescheinigungen zu erteilen, die die Krankenkassen zur Durchführung ihrer Aufgaben benötigen. Bei der Fülle der Formulare, die den Kassenärzten seitens der Krankenkassen zugestellt werden, ist nicht immer klar, welche Fragen die Krankenkassen wirklich zur Durchführung ihrer Aufgaben benötigen, und zwar so, daß sie dazu der Auskunft des Kassenarztes bedürfen. So bestehen beispielsweise seit Jahren unterschiedliche Auffassungen darüber, ob Auskünfte nach § 1542 RVO (jetzt § 116 SGB X) zu den kostenfrei zu erteilenden Auskünften gehören. Hier handelt es sich um Anfragen der Krankenkassen, welche Leistungen ein Arzt erbracht oder verordnet hat im Zusammenhang mit einer Schädigung, für die ein Dritter (z. B. Haftpflichtversicherung) haftet. Die Krankenkasse möchte sich hier die von ihr verausgabten Beträge bei dem

Dritten erstatten lassen. Sie kann im Grunde die erforderlichen Feststellungen selbst anhand der abgerechneten Krankenscheine, Verordnungsblätter etc. treffen, so daß nach Meinung vieler KVen eine kostenfreie Auskunftspflicht seitens des Kassenarztes nicht gegeben ist.
In Zweifelsfällen sollte sich der Kassenarzt, ehe er all die vielen Auskünfte mit oft erheblichem Zeitaufwand gibt, bei seiner Kassenärztlichen Vereinigung erkundigen, ob er zur kostenfreien Auskunftserteilung in diesem speziellen Fall verpflichtet ist.

Vordrucke. Der Bundesmantelvertrag regelt in seinem Text und in Anlagen dazu die Vordrucke, die zur Durchführung der kassenärztlichen Versorgung erforderlich sind.

Belegarztvertrag. In besonderen Anlagen oder als selbständige Verträge haben die Partner des Bundesmantelvertrages u. a. noch die belegärztliche (stationäre kassenärztliche) Tätigkeit geregelt. Der sogen. Belegarztvertrag (s. Kap. 11) regelt das Verfahren, wie ein Arzt auf Antrag an die örtlich zuständige Kassenärztliche Vereinigung eine Genehmigung für belegärztliche Tätigkeit erhalten kann. Die hierbei zu beachtenden Vorschriften sehen u. a. eine Begrenzung dieser Nebentätigkeit (neben der ambulanten Behandlung) auf in der Regel höchstens 20 Betten (nur in Ausnahmefällen bis 25 Betten) vor.

Badearztvertrag. Die badeärztliche Tätigkeit wird im sog. Badearztvertrag geregelt. Auch hier erteilt die örtlich zuständige Kassenärztliche Vereinigung auf Antrag die entsprechende Genehmigung. Voraussetzung hierfür ist die Niederlassung in einem anerkannten Badeort und der Nachweis einer besonderen im Vertrag näher umrissenen balneologischen Weiterbildung.

Psychotherapievereinbarung. Die Ausübung der sog. Großen Psychotherapie ist in der Psychotherapievereinbarung geregelt, die ebenfalls ein Genehmigungsverfahren (Antrag an die örtlich zuständige Kassenärztliche Vereinigung) vorsieht. Auch hierfür ist der Nachweis der besonderen in der Vereinbarung näher beschriebenen Weiterbildung erforderlich. Diese Vereinbarung regelt u. a. auch das umfangreiche Bewilligungs- und Gutachterverfahren in jedem einzelnen Fall und die evtl. Delegation der Ausführung psychotherapeutischer Leistungen an nichtärztliche Psychotherapeuten und Psychagogen. Für die Ersatzkassen gibt es zusätzlich eine Vereinbarung über die Anwendung der Verhaltenstherapie, eine Leistung, die von den RVO-Kassen nicht vergütet wird.

Der **Arzt-Ersatzkassen-Vertrag** enthält ähnliche Regelungen für die Beziehung zwischen den Vertragsärzten und den Ersatzkassen. Das gleiche gilt für den **Bundesknappschaftsvertrag,** der meistens auf die entsprechenden Bestimmungen des Bundesmantelvertrages-Ärzte verweist.

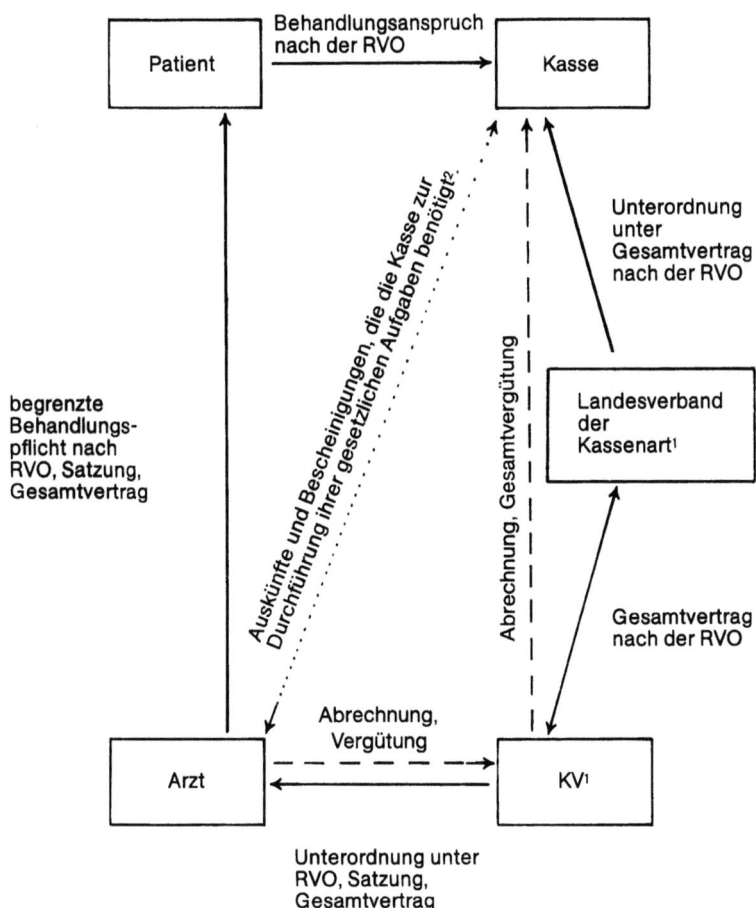

1 Bei überregionalen Krankenkassen, wie z. B. Betriebskrankenkassen Siemens, Allianz, Kaufhof, Karstadt, Bundespost, Bundesbahn, Bundesverkehrsministerium treten der Bundesverband anstelle des Landesverbandes und die Kassenärztliche Bundesvereinigung anstelle der KV (bei allen anderen überregionalen Kassen haben diese Bundesorganisationen den Abschluß nicht an die Landesebene delegiert). Das gleiche gilt für Ersatzkassen und die Bundesknappschaft.
2 Der unmittelbare Verkehr Kassenarzt – Krankenkasse beschränkt sich allein auf diese Auskünfte und Bescheinigungen (z. B. ob eine erneute Arbeitsunfähigkeit wegen **derselben** Erkrankung erfolgt ist), nicht aber z. B. auf Fragen der zweckmäßigen, ausreichenden und wirtschaftlichen Versorgung. Der Arzt unterliegt hier keiner Auskunfts-, Einsichts- oder gar unmittelbaren Regreßpflicht gegenüber einer Krankenkasse. Zum Schutze des Arztes ist hier immer seine KV zwischengeschaltet. Dies gilt auch für die Vergütungsansprüche des Arztes, die sich nur gegen seine KV richten.

Abb. 8. Kassenärztliches Fünfecksverhältnis

7.2.3.2 Die Gesamtverträge

Die Kassenärztlichen Vereinigungen haben zusätzlich zu dem Bundesmantelvertrag mit den einzelnen Landesverbänden der Orts-, Betriebs- und Innungskrankenkassen sowie den Landwirtschaftlichen Krankenkassen Gesamtverträge abzuschließen. Der Begriff „Gesamtvertrag" ist aus der historischen Entwicklung zu verstehen. Die früheren einzelnen Dienstverträge zwischen einem Arzt und einer Krankenkasse wurden im Laufe der Jahrzehnte vor 1933 durch kollektive Verträge = Gesamtverträge abgelöst. Heute gibt es keine einzelnen Verträge zwischen Arzt und Krankenkasse mehr, sondern nur noch Gesamtverträge, die seit 1977 auch nicht mehr zwischen KV und der einzelnen Krankenkasse, sondern nur noch zwischen KV und Landesverband der Krankenkassen abgeschlossen werden. Das heutige Vertragssystem bildet ein Fünfeck-System und ist in Abb. 8 dargestellt (die früheren Dreiecks- oder Vierecks-systeme s. Kap. 1).

Die Gesamtverträge regeln vor allem die Form der Errechnung der Gesamtvergütung und ihre Höhe, desgleichen Zeitpunkt und Höhe von Abschlagszahlungen und die Rechnungslegung seitens der Kassenärztlichen Vereinigungen bei den Krankenkassen. Hierauf wird näher in Kap. 17 eingegangen.

7.2.3.3 Die Prüfvereinbarungen

Das Kassenarztrecht schreibt in § 368n Abs. 5 vor, daß die Kassenärztlichen Vereinigungen nach näherer Bestimmung ihrer Satzung zur Überwachung der Wirtschaftlichkeit der kassenärztlichen Versorgung Prüfungs- und Beschwerdeausschüsse zu errichten haben (s. 7.2.2.2.1). Das Verfahren zur Überwachung und zur Prüfung der Wirtschaftlichkeit sowie das Verfahren vor den Prüfungs- und Beschwerdeausschüssen ist dann aber nicht als autonomes Satzungsrecht in der Satzung der jeweiligen Kassenärztlichen Vereinigung, sondern durch besondere Vereinbarungen mit den Landesverbänden der RVO-Kassen zu regeln. Auf dieses Prüfverfahren wird näher in Kap. 17 noch eingegangen.

7.2.3.4 Die Bedarfspläne

Die Kassenärztlichen Vereinigungen haben zur möglichst gleichmäßigen Verteilung der Ärzte im Interesse der Sicherstellung der kassenärztlichen Versorgung Bedarfspläne im Einvernehmen mit den Landesverbänden der RVO-Kassen zu erstellen (s. 3.2.3). Die Herstellung des Einvernehmens über den jährlichen Bedarfsplan stellt eine vertragliche Regelung im Rahmen der gemeinschaftlichen Selbstverwaltung dar.

7.2.3.5 Das Schiedsamtsverfahren

Während der vielfältigen Auseinandersetzungen zwischen Ärzten und Krankenkassen im Laufe der vergangenen Jahrzehnte seit dem Inkrafttreten des Krankenversicherungsgesetzes von 1883 mußten die Ärzte immer einmal wieder zu dem legitimen gewerkschaftlichen Mittel des Streiks greifen, um ihre Rechte gegenüber den mächtigen Krankenkassen durchsetzen zu können. Sie haben bei derartigen „Ärztestreiks" keinesfalls die Behandlung der Versicherten verweigert, sondern nur auf einer Privatbezahlung bestanden und die Annahme von Krankenscheinen abgelehnt. Die RVO enthielt deshalb vor 1955 die Bestimmung, daß anstelle der Zurverfügungstellung der ärztlichen Behandlung als Naturalleistung in einem solchen Streikfall die Krankenkasse dem Versicherten auch eine Geldleistung zur Verfügung stellen kann, d.h. die vom Versicherten bezahlten Rechnungen erstatten darf. Mit dem Gesetz über das Kassenarztrecht von 1955 ist dieses Streikrecht der Ärzte entfallen. Die Kassenärzte sind heute zu jeder Zeit verpflichtet, die kassenärztliche Versorgung kostenfrei für die Anspruchsberechtigten der Krankenkassen sicherzustellen. Sie dürfen also nicht streiken. Aus diesem Grund mußte in das Kassenarztsystem ein anderes Instrument eingebaut werden für den Fall, daß sich Kassenärztliche Vereinigung und Kassenverbände nicht einigen. So enthält heute die RVO in den §§ 368h und i Bestimmungen über Schiedsämter und Schiedsverfahren.

Kommt ein Vertrag über die kassenärztliche Versorgung ganz oder teilweise nicht zustande oder kündigt eine Vertragspartei einen Vertrag, ohne daß man sich bis zum Auslaufen des Vertrages über einen neuen Vertrag einigen konnte, so hat das örtlich zuständige Schiedsamt den Vertragsinhalt festzusetzen, wobei hier ein gewisses Vermittlungs- und Einigungsverfahren vorausgeht. Bis zur Entscheidung des Schiedsamtes gelten die Bestimmungen eines bisherigen Vertrages vorläufig weiter.

Für den Bundesmantelvertrag (und für Gesamtverträge, die auf Bundesebene für überregionale Krankenkassen geschlossen werden) ist ein Bundesschiedsamt, für die übrigen Gesamtverträge ein Landesschiedsamt zuständig. Die Schiedsämter bestehen jeweils aus einem Vorsitzenden mit der Befähigung zum Richteramt oder höheren Verwaltungsdienst und zwei weiteren unparteiischen Mitgliedern sowie aus Vertretern der Ärzte und Krankenkassen in gleicher Zahl. Die Beschlüsse des Schiedsamtes stellen Verwaltungsakte dar, die selbstverständlich im Sozialgerichtsverfahren überprüft werden können.

Die Befürchtungen beider Vertragspartner, eine Einigung über einen wesentlichen Vertragsbestandteil durch ein Schiedsverfahren monate-, ja jahrelang zu verschleppen und die Unwägbarkeit der Entscheidung eines solchen Schiedsamtes haben eine gewisse Einwirkung dahingehend, daß in der Regel die Vertragsparteien doch versuchen, sich ohne Einschaltung des Schiedsamtes vertraglich zu einigen.

7.2.4 Von besonderen Gremien der gemeinsamen Selbstverwaltung geschaffene Normen

7.2.4.1 Die Richtlinien des Bundesausschusses der Ärzte und Krankenkassen

Als Einrichtung der gemeinsamen Selbstverwaltung sieht das Kassenarztrecht die Einrichtung eines Bundesausschusses der Ärzte und Krankenkassen vor, dem Mitglieder der Kassenärzte und der Krankenkassen in gleicher Zahl sowie drei Unparteiische angehören. Der Bundesausschuß hat die zur Sicherung der kassenärztlichen Versorgung erforderlichen Richtlinien über die Gewähr für eine ausreichende, zweckmäßige und wirtschaftliche Versorgung der Kranken zu schaffen. Die Bestimmungen der RVO, die sich mit den Verträgen befassen, besagen dann wieder, daß diese Verträge im Rahmen der gesetzlichen Vorschriften und der Richtlinien des Bundesausschusses zu gestalten sind.
Der § 368 p RVO zählt eine größere Anzahl von Einzelproblemen auf, die – sofern vom Bundesausschuß als notwendig erachtet – durch Richtlinien geregelt werden sollen:
- die Einführung neuer Untersuchungs- und Heilmethoden,
- die Gewährung ärztlicher Sachleistungen,
- die Verordnung von Arznei- und Heilmitteln,
- die Verordnung von Krankenhauspflege,
- die Verordnung von Belastungserprobungen und Arbeitstherapie,
- die Beurteilung der Arbeitsunfähigkeit,
- Preisvergleichslisten für Arznei- und Heilmittel,
- Maßnahmen zur Früherkennung von Krankheiten,
- Gewähr für ausreichende, zweckmäßige und wirtschaftliche Maßnahmen im Rahmen der Sonstigen Hilfen,
- Bedarfsplanung.

Aus dieser nicht enumerativen Liste heraus wurden bisher vom Bundesausschuß der Ärzte und Krankenkassen folgende Richtlinien geschaffen:
- Arzneimittel-Richtlinien,
- Heilmittel-Richtlinien,
- Preisvergleichsliste für bestimmte Monopräparate (halbjährlich auf den neuesten Stand gebracht),
- Krankenhaus-Richtlinien,
- Krankentransport-Richtlinien,
- Psychotherapie-Richtlinien,
- Mutterschaftsvorsorge-Richtlinien,
- Richtlinien über Früherkennungsmaßnahmen bei Krebserkrankungen von Männern und Frauen,
- Richtlinien über Früherkennungsmaßnahmen bei Säuglingen und Kleinkindern bis zum vollendeten vierten Lebensjahr,

- Rehabilitations-Richtlinien,
- Sonstige-Hilfen-Richtlinien,
- Bedarfsplanungs-Richtlinien.

7.2.4.2 Der Punkt-Bewertungsmaßstab

Seit dem am 1.Juli 1977 in Kraft getretenen Krankenversicherungs-Kostendämpfungsgesetz enthält das Kassenarztrecht in § 368g Abs.4 eine Bestimmung, wonach ein einheitlicher Bewertungsmaßstab für die ärztlichen Leistungen durch einen besonderen Bewertungsausschuß zu schaffen ist. Der Bewertungsausschuß besteht aus je sieben Mitgliedern der Ärzte und der Krankenkassen. Kann man sich in diesem Ausschuß nicht über den Bewertungsmaßstab einigen, so wird er um fünf unparteiische Mitglieder erweitert und hat dann als erweiterter Bewertungsausschuß endgültig zu beschließen. Dieser Bewertungsausschuß hat im März 1978 gesetzesgemäß einen neuen Punkt-Bewertungsmaßstab geschaffen, der für die RVO-Kassen, die Ersatzkassen und die Bundesknappschaft gilt. Durch die Hinzufügung von Abrechnungs- und Ausschlußbestimmungen aufgrund zusätzlicher Vereinbarungen zwischen der Kassenärztlichen Bundesvereinigung und den Bundesverbänden der Krankenkassen haben sich aus diesem einheitlichen Punkt-Bewertungsmaßstab die folgenden beiden Gebührenordnungen gebildet:
1. Bewertungsmaßstab-Ärzte '78 (BMÄ '78).
2. Ersatzkassen-Gebührenordnung (E-GO).
Für die Bundesknappschaft gilt der BMÄ '78. Näheres hierzu s. Kap. 17.

Weiterführende Literatur: [28, 40].

Siegfried Häußler

8 Beziehungen des Kassenarztes zu anderen Institutionen

8.1 Die Begriffsbestimmung

Wenn hier von den Beziehungen des Kassenarztes zu anderen Personen und Institutionen die Rede sein soll, so sind damit nicht die vielfältigen Rechtsbeziehungen gemeint, die an anderer Stelle beschrieben werden (siehe auch Kap. 2, 3, 16, 17). Hier geht es um ärztlich-menschliches Verhalten, um Zusammenarbeit und Verständigung.

8.2 Die Beziehungen zwischen Versicherten und Kassenarzt

Die Beziehungen zwischen Patient und Arzt sind wie alle zwischenmenschlichen Beziehungen auf Gegenseitigkeit angelegt. Die beiden sind Pole eines Spannungsfeldes, dessen Charakteristika bestimmt werden von:
- der Anlage der Beziehung auf Dauer oder nur kurzfristig,
- Verschieden- oder Gleichartigkeit der Partner,
- Kommunikationsmöglichkeit oder -schwierigkeit,
- Befriedigung oder Versagen,
- stimmulierende oder stabilisierende Tendenz,
- distanzierendes oder nahekommendes Verhalten.

Dieses Wechselspiel ist desto wirksamer, je unterbewußter und unerkannter es abläuft. Denn hier handelt es sich nicht nur um eine intellektuelle, sondern auch um eine emotionelle Brücke zwischen beiden.

Einfühlen in die Situation und Verfassung des Patienten bedeutet keine Identifikation, aber es kann bedeuten, daß man in die Schuhe des Patienten tritt, um zu spüren, wo diese drücken. Dies kann die Voraussetzung dafür sein, daß der Patient bereit und imstande ist, an seiner Heilung mitzuarbeiten. Balint sprach davon, daß für den Arzt eine „bedeutsame, aber begrenzte Änderung seiner Persönlichkeit" erforderlich sei, die es dem Patienten gestattet, seinen Arzt quasi als sachverständigen Berater zu „benützen", ohne ihn zu mißbrauchen.

Schließlich müssen besonders psychosoziale Konflikte vom Patienten selbst erkannt und verarbeitet werden.
Insbesondere sind die heutigen Volksseuchen ohne die weitgehend selbständige und eigenverantwortliche Mitarbeit des Patienten nicht zu bewältigen. Dies gilt für Stoffwechselkrankheiten (z. B. Diabetes, Lebererkrankungen) genauso wie für die Hypertonie, Herz-Kreislauferkrankungen, den Rheumatismus, die zahlreichen psychischen, psychosomatischen und psychosozialen Krankheitsbilder und sämtlichen endokrinen Erkrankungen.
Dabei ist bei all diesen Gesundheitsstörungen der Dauerkontakt zwischen Patienten und Arzt besonders wichtig. Nur so ist eine optimale, auf die ganz persönlichen Bedürfnisse des Einzelnen ausgerichtete ärztliche Betreuung möglich. Immer ergeben sich für den Kassenarzt dabei auch soziale Probleme, für deren Lösung er sorgen muß. Dazu gehört z. B. Diät, Pflege, Arbeitsplatzwechsel, Rehabilitation usw.
Wer lebenslang mit seinem Leiden leben muß, der benötigt mehr als andere einen menschlichen Rahmen, der ihm dieses Leben erträglich, ja sogar erfüllt, machen läßt.
Die Beziehung zwischen Patient und Arzt weitet sich so oft über den intimen Ich-Du-Dialog hinweg aus. Dabei bereitet auch hier die Diskrepanz zwischen dem medizinisch Möglichen und dem wirtschaftlich Tragbaren in der gesetzlichen Krankenversicherung Schwierigkeiten.
Nur bei einem hohen Maß gegenseitigem Vertrauens kann diese Spannung sinnvoll überwunden werden.
Auch in den Bereichen Gesundheitsberatung und Krankheitsfrüherkennung sind die Personen- und Milieu-Kenntnis des Kassenarztes oft wichtiger, als Laborergebnisse und klinischer Untersuchungsaufwand.
Die Einengung der Freiheit, die jedes Kranksein für den Patienten bedeutet, kann bei den heutigen Möglichkeiten der Medizin sogar zu seiner Manipulation oder Veränderung seiner Persönlichkeit führen. Dies reicht von den Psychopharmaka bis zur Gen-Manipulation und zu chirurgischen Eingriffen am Zentralnervensystem. Also auch von da aus gesehen ist das Vertrauen zwischen Patienten und Arzt der wichtigste Faktor in den Beziehungen zwischen den beiden.
Gibt es insgesamt Rezepte für diese Beziehungen zwischen Patient und Arzt? Thure von Uexküll hat einmal gesagt: „Während wir Techniken des Transportes, der Produktion, der Kommunikation entwickelt haben, welche die Welt revolutionieren, bleiben die bekannterweise unlösbaren Probleme, wie die menschlichen Beziehungen (des Einzelnen zu sich selbst und zu seinen Mitmenschen und seiner Umwelt) ungelöst". Trotzdem, einige Erfahrungen scheinen mir wichtig:

- Die Beziehungen zwischen Patient und Arzt basieren auf dem gegenseitigen Vertrauen. Dabei haben sich die Akzente von der persönlichen Autorität des Arztes hin zu seiner sachlichen Kompetenz verlagert. Das Vertrauensverhältnis ist dadurch sehr viel verletzlicher geworden.
- Vertrauen wächst durch gegenseitige Bemühungen und Bewährung, ist nicht so sehr Voraussetzung, als vielmehr Ergebnis.
- Jeder Mensch braucht für sein Leben ein Ziel, von dem aus sein Dasein Sinn, Würde und Sicherheit gewinnt. Krankheit kann auch einen Sinn vermitteln, indem sie Inhalt gibt und Maßstäbe setzt. Dies zu erkennen gibt der Beziehung von Patient und Arzt oft eine neue, größere Dimension.
- So wie es vielmals eine krasse Diskrepanz zwischen dem Sachverstand eines Kritikers und der Lautstärke seiner Kritik gibt, die nur mit Toleranz ertragen werden kann, so benötigt auch die Abwehr von Agressionen in der Beziehung zwischen Patient und Arzt ein hohes Maß von Toleranz, das im Blick auf die Schnell-Lebigkeit der Ereignisse eben aufgebracht werden muß.
- Wo viele sich in der Verantwortung teilen, ist keiner mehr richtig verantwortlich. Deshalb sollte gerade bei schwierigen Patienten und Problempatienten jede zusätzlich notwendige Hilfe zwar eingesetzt werden, der behandelnde Arzt muß aber selbst am „Steuer" bleiben.
- Aus der unaufhaltsamen Spezialisierung des medizinischen Wissens droht die zunehmende Fragmentation des Patienten. Deshalb mehr denn je das persönliche Geschehen des Krankseins mit diesem als Person bewältigen. Die Kassenpraxis hat dann eine unzerstörbare Zukunft, wenn sie immer mehr zu einer höchstpersönlichen Betreuung des Patienten führt.

8.3 Die Beziehungen zwischen Kassenarzt und Krankenkasse

Jeder Kassenarzt macht die Erfahrung, daß die Zusammenarbeit mit Personen und Institutionen desto besser ist, je näher auch diese seinen Patienten stehen und sich um diese bemühen. Wo also die Krankenkasse keine anonyme Bürokratie ist, die sich an Buchstaben der Bestimmungen festklammert, sondern eine lebendige Gemeinschaft von Mitarbeitern, die dem Kranken ihrer Kasse helfen wollen, gibt es überhaupt keine unlösbaren Probleme. Wohl aber gibt es einige „Spielregeln" für die Beziehungen zwischen Kassenarzt und Krankenkasse:

- Man unterstelle den Mitarbeitern der Krankenkasse den gleichen guten Willen, den man als Kassenarzt zu haben glaubt.
- Fragen an die Sachkompetenz der Mitarbeiter der Krankenkasse sind nicht so sehr Eingeständnis der eigenen Unkenntnis (keiner ist allwissend), sondern Ausdruck der Arbeitsteilung in einem sehr komplizierten Gesundheitssystem.
  Das Telefon ist ein ebenso schnelles wie preiswertes Kommunikationsmittel. Gesprochene Worte sind außerdem leicht reversibel; geschriebene oft nur sehr mühsam.
- Krankenkassen-Angestellte sind auch Menschen. Sie tragen weder Heiligenscheine noch Teufelskrallen. Es ist gut, wenn man von denen, mit denen man als Kassenarzt zusammenarbeitet, nicht nur den Namen, sondern auch das Gesicht kennt. Ein gelegentlicher Besuch macht dies möglich und erleichtert die Zusammenarbeit ungemein. Dies gilt gegenseitig.
- Bei sachlichen Differenzen zwischen Kassenarzt und Krankenkassen gibt es immer eine Stelle mit Entscheidungsbefugnis. Ehe man also seine Nerven ruiniert und den Partner beleidigt, empfiehlt es sich, diese Stelle einzuschalten. Die Kassenärztliche Vereinigung gibt darüber gerne Auskunft. Sie hat sogar die gesetzliche Verpflichtung, die Interessen der Kassenärzte gegenüber den Krankenkassen wahrzunehmen.

8.4 Die Beziehungen zwischen Kassenarzt und Kassenärztlicher Vereinigung

Die Kassenärztliche Vereinigung ist keine Selbst-Zweck-Organisation, sondern sie hat drei gesetzlich definierte Aufgaben (s. Kap. 1, 2, 7), nämlich die Garantie für die Sicherstellung der kassenärztlichen Versorgung, die Gewährleistung für eine ordnungsgemäße Durchführung der kassenärztlichen Tätigkeit und die Wahrung der Interessen der Kassenärzte gegenüber den Krankenkassen. Aus diesen drei Aufgaben können Spannungen zwischen dem Kassenarzt und seiner Kassenärztlichen Vereinigung entstehen.
Die Erfüllung des Sicherstellungsauftrages verlangt z. B., daß den Versicherten vom Kassenarzt Sprechstunden in ausreichender Zahl – auch am Mittwoch und Freitagnachmittag – angeboten werden, daß eine Versorgung „rund um die Uhr" gewährleistet ist (Notfall und Bereitschaftsdienst) und daß auch bei Epidemien oder in Urlaubszeiten ausreichend Ärzte im Einsatz sind. Die Kassenärztliche Vereinigung kann dabei erforderliche Maßnahmen notfalls „mit

Gewalt" (z. B. durch Disziplinarmaßnahmen) gegenüber dem einzelnen Kassenarzt durchsetzen.

Niemals kann es sich dabei um Willkürmaßnahmen handeln, denn immer ist die Möglichkeit der Überprüfung durch unabhängige Rechtsinstanzen gegeben. Dies gilt auch für die Prüftätigkeit der Kassenärztlichen Vereinigung im Rahmen ihrer Gewährleistungspflicht.

Die Beziehungen zwischen dem Kassenarzt und seiner kassenärztlichen Vereinigung sind also rechtlich klar geregelt, hier bedarf es weder eines besonderen Wohlverhaltens, noch sind massive Aggressionen angebracht.

Aber dies reicht nicht aus. In den Organen der Kassenärztlichen Vereinigung sind Kassenärzte für ihre Kollegen tätig. Sie tun dies freiwillig und aufgrund demokratischer Wahlen. Dabei haben sie berechtigten persönlichen Ehrgeiz genauso wie den Wunsch nach Anerkennung durch die Kollegen, für die sie tätig sind. Es sind keine Übermenschen, keine Intelligenzbestien, keine machtgierigen kleinen Napoleone, sondern eben – Kassenärzte. Mit allen Schwächen, Fehlern, Vorzügen und liebenswerten Eigenschaften, wie sie jeder von uns hat. Also, wie sollte man diese Beziehungen gestalten?

- Die Kassenärztliche Vereinigung ist keine Bürokratie, sondern eine von Kassenärzten für Kassenärzte geleitete Selbstverwaltungskörperschaft. Diese Leitung kann alle vier Jahre durch Wahl ausgetauscht werden.
- Zur Erfüllung ihrer Aufgaben beschäftigen die Kassenärztlichen Vereinigungen qualifizierte Mitarbeiter, die ihre Aufgaben genauso fleißig und zuverlässig erfüllen, wie dies die Mitarbeiter in unserer Praxis tun. Sie erwarten von uns also den gleichen Respekt und die gleiche Anerkennung wie dies unseren Mitarbeitern gegenüber selbstverständlich ist.
- Auskünfte werden von der Kassenärztlichen Vereinigung kostenlos erteilt, allerdings nicht nur an den, der Fragen stellt, sondern auch regelmäßig in Form von Rundschreiben an alle Kassenärzte. Wer diese beherzigt, spart sich nicht nur unnötigen Ärger, sondern sehr oft auch bares Geld.
- Manche Kassenärztlichen Vereinigungen kann man zum „Mondschein-Tarif" auch Nachts über Alibinota erreichen und spart damit doppelt: Der Anruf ist billiger und der Rückruf der Kassenärztlichen Vereinigung am nächsten Tag kostet nichts. Man sollte davon öfter Gebrauch machen, oder falls es diese Möglichkeit noch nicht gibt, danach verlangen. Mangelnder Service ist oft nur ein Mangel an Fantasie. Hier sollte man als Kassenarzt seiner Kassenärztlichen Vereinigung zu Hilfe kommen – in allen Bereichen.

- Spannungen sind ein Indiz der Freiheit, insbesondere bei uns individuell geprägten Kassenärzten. In einer Kassenärztlichen Vereinigung sollte Ordnung, aber kein Kasernengeist oder gar Friedhofsruhe herrschen. Wer sich ungerecht behandelt fühlt, hat die Pflicht, um sein Recht zu kämpfen. Er hilft damit nicht nur sich selber, sondern steigert die Qualität der kassenärztlichen Selbstverwaltung.
- Bevor man „zum Schwerte greift", sollte man mit seinem vermeintlichen oder tatsächlichen Gegner reden. Dies umso mehr, als der Kollege in der Kassenärztlichen Vereinigung und seine Mitarbeiter auf der gleichen Seite stehen – auf der Seite der Kassenärzte. Notfalls entscheidet das Sozialgericht nicht nur darüber, wer Recht hat, sondern was Recht ist.
- Vertrauen ist auch die Basis dieser zwischenmenschlichen Beziehung. Man bekommt es, indem man es zunächst einmal selber schenkt. Nach diesem Grundsatz handelt eine gutgeführte Kassenärztliche Vereinigung. Wenn der Kassenarzt sich genauso verhält, lösen sich die meisten Probleme ohne Hilfe von Rechtsinstanzen.

8.5 Die Beziehungen zwischen Kassenarzt und Sozialgericht

Glücklicherweise kommen nur relativ wenige Kassenärzte in Kontakt mit den Sozialgerichten. Zumeist handelt es sich dabei um Auseinandersetzungen im Rahmen des Prüfwesens (Honorarabstriche und Arzneimittelregresse). Der Kassenarzt ist dabei in einer psychologisch schlechteren Position als die Kassenärztliche Vereinigung, gegen die er seine Klage einreicht. Diese wird vertreten durch einen Juristen (und zumeist durch einen im Prüfwesen erfahrenen Kollegen) für den ein solches Gerichtsverfahren im Laufe der Jahre zur Routine wird. Der Kassenarzt empfindet – wie jeder Staatsbürger – eine Beklemmung, wenn er vor Gericht muß; auch dann, wenn er selber der Kläger ist. Für ihn wird ein solcher Gang nie zur Routine. Er kostet ihn Nerven, Zeit und Geld. Trotzdem muß dieser Gang angetreten werden, dann nämlich, wenn nicht nur Geld, sondern auch Grundsatzfragen des eigenen Handelns, der eigenen Entscheidungsfreiheit und -verantwortung auf dem Spiele stehen. Dabei kann erschwerend sein, daß die Sozialgerichte bei gewissen Voraussetzungen, so z.B. bei der Wirtschaftlichkeitsprüfung paritätisch besetzt sind, nämlich je zur Hälfte mit Vertretern der Kassenärztlichen Vereinigung und der Krankenkassen. Den Vorsitz führt immer ein unabhängiger Richter, der oft nicht nur die nötigen Rechtskenntnisse hat, sondern auch sich in der Problematik kassenärztlicher Tätigkeit recht gut auskennt.

Damit möchte ich Mut machen zu nötigenfalls gerichtlichen Auseinandersetzungen, denn:

> - auch der Kassenarzt lebt in unserem freien Rechtsstaat, in dem Gerichte als dritte Gewalt neben Legislative und Exekutive für Einhaltung von Recht und Ordnung sorgen.
> - Der Kampf ums Recht ist ein Privileg innerhalb einer freien Gesellschaft. Niemand sollte dies geringachten; keine Kassenärztliche Vereinigung wird einem Kollegen einen solchen Kampf übelnehmen.
> - Die Kassenärztliche Vereinigung siegt immer. Wenn sie den Prozeß verliert, hat sie damit den Beweis dafür, daß ihre Prüf- oder Regreßmaßnahmen zu „scharf" waren. Ihre Position gegenüber den Krankenkassen wird also gestärkt. Wenn sie den Prozeß gewinnt, wird ihr Prüfwesen dadurch bestätigt. Wiederum erleichtert ihr dies die Interessenvertretung der Kassenärzte gegenüber den Krankenkassen.
> - Auch Sozialgerichte werden von Irrtümern und Fehlurteilen nicht verschont. Dafür stehen hinter ihnen die Landes- und schließlich das Bundessozialgericht. Bevor man als Kassenarzt diesen weiten Weg durch die Instanzen antritt, sollte man aber unbedingt mit seiner Kassenärztlichen Vereinigung sprechen. Sie kann an einer höchstrichterlichen Entwicklung interessiert sein oder kann die Aussichten eines Verfahrens besser beurteilen; jedenfalls ist ihr Rat erwägenswert.
> - Nach Bundessozialgerichtsurteilen (1972 BSGE 34/252) und nach § 368a Absatz 6 RVO droht dem Kassenarzt sogar die Entziehung der Kassenzulassung, wenn er aus Zeitmangel, Gleichgültigkeit oder kollegialer Rücksichtnahme angekündigte Honorarkürzungen oder Arzneimittel-Regresse immer wieder unwidersprochen läßt. Es kann ihm dies als schuldhafte Verletzung kassen- und vertragsärztlicher Pflichten ausgelegt werden, da er zur Mitarbeit auch im Prüfverfahren verpflichtet ist.

8.6 Die Beziehungen des Kassenarztes zu Vertretern und Assistenten

Die Entwicklung der letzten Jahre hat dazu geführt, daß im Regelfall der Kassenarzt bei Krankheit oder Urlaub nicht einen von ihm bezahlten Vertreter einstellt, sondern von den benachbarten Kollegen vertreten wird. Da jeder in diese Lage kommt oder kommen kann, ist die gegenseitige Vertretung weitgehend problemlos. Das Abrechnungsverfahren in diesen Fällen ist von der jeweiligen Kassenärztlichen Vereinigung geregelt oder wird – insbesondere bei kurzen Vertretungen – auch kollegial abgesprochen.

Bei bestimmten Voraussetzungen, die wiederum von der Kassenärztlichen Vereinigung festgestellt werden, kann der Kassenarzt auch einen Assistenten beschäftigen. Dann treten die gleichen Probleme auf, wie sie bei einem festangestellten Vertreter vorkommen können.

- Vertreter und Assistenten sind darauf angewiesen, daß sie, insbesondere zur Einarbeitung in der fremden Praxis die Hilfe von qualifizierten Mitarbeitern bekommen. Es ist also selbstverständlich, daß bei Abwesenheit des Praxisinhabers die bisherigen Mitarbeiter anwesend sind.
- Zusätzlich ist eine „Arzt zu Arzt-Information" sowohl bei der Übergabe der Praxis, wie bei einer laufenden Zusammenarbeit unerläßlich.
- So sehr jeder Arzt seine Handschrift schätzt, so wenig ist sie für den Kollegen lesbar. Meist ist die Sprechstundenhelferin ein Entzifferungsgenie, aber auch ihre Kräfte können verschlissen werden. Deshalb: Wer überhaupt mit Vertretern oder Assistenten rechnet, sollte lesbare Karteiblätter führen.
- Vertreter und Assistenten lerne gerne hinzu. Jeder Kassenarzt hat seine eigenen Methoden und Erfahrungen. Diese Weitergabe ist mindestens genauso wichtig, wie das angemessene Gehalt. Und selbst von jungen Kollegen zu lernen ist Fortbildung in der eigenen Praxis.
- Dank und Anerkennung sind noch wichtiger. Wir alle leben davon. Wir gehen aber recht geizig damit um.
- Enttäuschungen sind beiderseits möglich. Dann handelt es sich ja nicht um eine Ehescheidung, sondern um die Auflösung eines Vertragsverhältnisses. Je schneller und nüchterner diese erfolgt, desto besser ist es für alle Beteiligten.

Weiterführende Literatur: [1, 17–19, 29, 31, 32].

Rolf Liebold

9 Die kurative ambulante Behandlung

9.1 Die kurative ambulante Behandlung, Hauptteil der gesamten kassenärztlichen Versorgung

Seit dem Beginn eines reichseinheitlichen Krankenversicherungsrechts bis zur Einführung der Mutterschaftsvorsorge ab 1.Januar 1966 umfaßte die kassenärztliche Versorgung nur die kurative Behandlung, d.h. die Feststellung, Linderung und Heilung einer Krankheit im Sinne der RVO. Der Anteil der hierbei stationär kassenärztlich erbrachten Leistungen (belegärztliche Versorgung, s. Kap.11) ist dabei relativ gering, da der überwiegende Teil der stationären Versorgung in Krankenhäusern mit angestellten Ärzten erfolgt. Der Umfang der kassenärztlichen Versorgung erweiterte sich ab 1.Januar 1966 durch die Einführung der Mutterschaftsvorsorge, ab 1.Juli 1971 um die Maßnahmen zur Früherkennung von Krankheiten bei Männern, Frauen, Säuglingen und Kleinkindern bis zur Vollendung des vierten Lebensjahres, ab 1.Oktober 1974 um Rehabilitationsmaßnahmen und ab 1. Dezember 1975 um die sogenannten Sonstigen Hilfen (Beratung über Empfängnisregelung, Verordnung von empfängnisverhindernden Mitteln, nicht rechtswidrige Sterilisation, nicht rechtswidriger Schwangerschaftsabbruch); (s. Kap.3.1.2, Abb.5). Tabellen 8 und 9 lassen eindeutig erkennen, daß insgesamt gesehen und auch mit Ausnahme

Tabelle 8. Anteil des *Umsatzes* ambulant, stationär, Früherkennung, Mutterschaftsvorsorge, Sonstige Hilfen am Gesamtumsatz in % in Nordwürttemberg (RVO + Ersatzkassen, I. Quartal 1982). Quelle: Honorarauszahlungsstatistik der KV NW.

	kur. amb.[a]	stat.	Früherk.	MuVo	Sonst. Hilfen
Ärzte insgesamt	92,5	1,4	3,6	1,6	0,9
Prakt./Allgemeinärzte	97,0	0,1	2,4	0,1	0,3
Internisten	98,5	0,1	1,3	0,02	0,03
Frauenärzte	43,3	6,0	23,7	17,3	9,8
Fachärzte insgesamt	90,1	2,0	4,3	2,4	1,2

[a] einschl. großer Psychotherapie

Tabelle 9. Anteil der *Fallzahl* ambulant, stationär, Früherkennung, Mutterschaftsvorsorge, Sonstige Hilfen an der Gesamtfallzahl in % in Nordwürttemberg (RVO + Ersatzkassen, I. Quartal 1982). Quelle: Honorarauszahlungsstatistik der KV NW.

	kur. amb.[a]	stat.	Früherk.	MuVo	Sonst. Hilfen
Ärzte insgesamt	87,6	0,4	7,9	1,2	2,8
Prakt./Allgemeinärzte	93,8	0,04	4,5	0,1	1,5
Internisten	95,3	0,05	4,3	0,1	0,3
Frauenärzte	46,7	0,9	28,8	6,7	16,9
Fachärzte insgesamt	83,9	0,7	10,0	1,9	3,6

[a] einschl. großer Psychotherapie

der Frauenärzte bei den einzelnen Fachgruppen der überwiegende Teil der ärztlichen Leistungen auf die kurative ambulante Versorgung entfällt. Für alle Ärzte insgesamt betrachtet sind 87,6% der Fälle und 92,5% des Umsatzes der kurativen ambulanten Behandlung zuzurechnen. Bei den Praktischen Ärzten/ Allgemeinärzten liegen die Anteile noch höher, die sich bei den Ärzten insgesamt nur durch die Frauenärzte, deren Leistungen nur noch zu knapp 50% zur kurativen ambulanten Versorgung zu zählen sind, etwas vermindert haben.

9.2 Die Bestimmung des Umfanges der kurativen ambulanten Behandlung im Rahmen der kassenärztlichen Versorgung

9.2.1 Der Krankheitsbegriff in der kassenärztlichen Versorgung

Die das Kassenarztrecht regelnden kodifizierten Normen (s. Kap. 7) enthalten keinerlei Bestimmungen darüber, bei welchen Krankheiten der Versicherte einer gesetzlichen Krankenkasse und seine mitversicherten Familienangehörigen einen Anspruch auf kurative ärztliche Behandlung haben. Das Kassenarztrecht verweist in § 368e RVO auf das Leistungsrecht der Krankenversicherung und hier speziell auf den § 182 RVO, der die Krankenhilfe regelt. Nach § 182 RVO wird als Krankenhilfe gewährt:
1. Krankenpflege
2. Krankengeld

Die Krankenpflege ist vom Beginn einer Krankheit an zu gewähren; sie umfaßt insbesondere:
- ärztliche und zahnärztliche Behandlung,
- Versorgung mit Arznei-, Verband-, Heilmitteln und Brillen, soweit sie nicht durch Rechtsverordnung eingeschränkt ist,
- Körperersatzstücke, orthopädische und andere Hilfsmittel,

- zahnärztliche Behandlung bei der Versorgung mit Zahnersatz und Zahnkronen,
- Belastungserprobung und Arbeitstherapie,
- häusliche Krankenpflege,
- Zuschüsse zu den Kosten für zahntechnische Leistungen.

Krankengeld wird dann gewährt, wenn die Krankheit den Versicherten (mit entsprechendem Anspruch auf Krankengeld) arbeitsunfähig macht; Näheres hierzu s. Kap. 11.

Auch im Leistungsrecht der Krankenkassen wird nicht versucht, näher zu definieren, was eine Krankheit ist, die eine kassenärztliche Versorgung auslöst. Allein eine umfangreiche Rechtsprechung über nunmehr mehr als 80 Jahre hat den Krankheitsbegriff speziell für die Reichsversicherungsordnung entwickelt. Hierbei handelt es sich nicht um einen statischen Begriff, sondern um einen sich nach dem Stand der medizinischen Wissenschaft und medizinischen Technik, den auftretenden Krankheiten und den wirtschaftlichen Möglichkeiten der Krankenversicherung ständig verändernden, d.h. ausdehnenden Begriff.

Während die WHO jede Abweichung von dem vollständigen physischen, geistigen und sozialen Wohlbefinden als Krankheit ansieht, kann „Krankheit im Sinne der RVO" etwa wie folgt definiert werden:

> - Krankheit im Sinne der RVO ist ein regelwidriger Körper- oder Geisteszustand, dessen Eintritt entweder allein Behandlungsbedürftigkeit oder zugleich oder ausschließlich Arbeitsunfähigkeit zur Folge hat.
> - Die Regelwidrigkeit dieses Körper- oder Geisteszustandes ist bereits mit der Abweichung von der durch das Leitbild des gesunden Menschen geprägten Norm gegeben; die Abweichung braucht sich nicht auf die Erwerbsfähigkeit des Versicherten auszuwirken.
> - Die Behandlungsbedürftigkeit ist anzunehmen, wenn der regelwidrige Zustand nach den Regeln der ärztlichen Kunst einer Behandlung mit dem Ziel der Heilung, Besserung, Verhütung der Verschlimmerung oder der Linderung von Schmerzen zugänglich ist.

Gebrechen, angeborene Leiden und Schwächen zählen auch dann als Krankheit im Sinne der RVO, wenn sich besondere Beschwerden oder Schmerzen oder die Gefahr einer Verschlimmerung bzw. des Auftretens derartiger Beschwerden oder Schmerzen einstellen und eine Behandlungsmöglichkeit gegeben ist.

Auf der Basis einer derartigen entwickelten Rechtsprechung hat das Bundessozialgericht u.a. festgestellt, daß *Trunksucht* eine behandlungsbedürftige Krankheit ist, die nicht erst dann anzunehmen sei, wenn bereits Organschäden, Schmerzen oder Beschwerden eingetreten sind. Es genügt vielmehr, daß die Suchterscheinung, die sich in einem Verlust der Selbstkontrolle und der zwanghaften Abhängigkeit von den Suchtmitteln äußert, ohne ärztliche Behandlung nicht behoben oder auch nur gebessert werden kann. Dasselbe gilt ebenfalls beim Vorliegen einer *Rauschgift- oder Medikamentensucht*. Die Sozialgerichtsbarkeit hat in gleicher Weise *neurotische Störungen* als Krankheit angesehen, desgleichen speziell *Sprachstörungen*. Eine *Zeugungsunfähigkeit* des Mannes oder eine *Sterilität* der Frau sind ebenfalls vom Bundessozialgericht als Krankheiten anerkannt worden, desgleichen auf dem zahnärztlichen Sektor das *Fehlen von Zähnen* und *Kieferanomalien*.

Bis heute war es jedoch nicht möglich, in jedem Einzelfall eindeutig festzulegen, ob eine ärztliche Tätigkeit als Behandlung einer Krankheit im Sinne der RVO anzusehen ist. Zwar steht es in vielen Fällen eindeutig fest, daß *kosmetische Operationen,* wie die Straffung von Körperpartien, *nicht* zur kassenärztlichen Versorgung gehören, doch können derartige kosmetische Operationen rehabilitative Leistungen nach Unfällen o. ä. sein und aus diesem Grund zur kassenärztlichen Versorgung zählen. *Körperliche Mißbildungen,* die zwar keine Beschwerden körperlicher Art hervorrufen und keine Verschlimmerungen befürchten lassen, können jedoch seelische Schäden und durch diese wieder somatische Schäden zur Folge haben, so daß zu deren Verhinderung eine Behandlungsbedürftigkeit der ursächlichen Gebrechen erforderlich wird. In solchen Fällen – z.B. bei dem Anlegen erheblich abstechender Ohren – wird es im Einzelfall zu entscheiden sein, ob die Krankenversicherung zur Leistung verpflichtet ist. Der Arzt muß den Patienten vor Ausführung entsprechender Maßnahmen an seine Krankenkasse verweisen, die – ggf. unter Einschaltung des Vertrauensärztlichen Dienstes – Stellung zu nehmen hat, ob sie die Kosten zu übernehmen gedenkt. Bejaht die Krankenkasse eine Kostenübernahme, so handelt es sich um eine Leistung der kassenärztlichen Versorgung, die dann auf Behandlungsausweis abzurechnen ist (s. auch 9.2.3).

9.2.2 Begrenzung und Bewertung der kassenärztlichen Versorgung

Im Rahmen der durch den Krankheitsbegriff im Sinne der RVO etwas eingeengten kassenärztlichen Behandlung können nur derartige Leistungen erbracht werden, die nach den Regeln der ärztlichen Kunst zweckmäßig und ausreichend sind (§ 182 Abs. 2 RVO). Leistungen, die für die Erzielung des Heilerfolges nicht notwendig oder unwirtschaftlich sind, kann der Versicherte nicht beanspruchen. Der an der kassenärztlichen Versorgung teilnehmende Arzt darf sie nicht bewirken oder verordnen; die Kasse darf sie nachträglich nicht bewilligen (§ 368e RVO). Kap. 10 befaßt sich speziell mit dem Problem der notwendigen, ausreichenden, zweckmäßigen und damit wirtschaftlichen Behandlungs- und Verordnungsweise.

Die bei der vom Arzt im Einzelfall zu bestimmenden wirtschaftlichen Behandlungs- und Verordnungsweise zugrunde zu legenden Regeln der ärztlichen Kunst sind nicht langfristig feststehend, sie verändern sich vielmehr aufgrund der fortschreitenden medizinischen Erkenntnisse und des jeweiligen Standes der Medizintechnik und der Pharmazie. So wird es immer ärztliche Diagnostik- und Behandlungsmethoden geben, die entweder als überholt oder nicht bzw. noch nicht ausreichend erprobt für ihre Anwendung anzusehen sind. Das gleiche gilt für die Verwendung von Arznei-, Heil- und Hilfsmittel. So werden beispielsweise heute einige, früher durchaus übliche Laboratoriumsuntersuchungen, wie die Cadmiumreaktion, die Formolgelreaktion, die Gross'sche Flockung, die Takata-Reaktion, Xanthoprotein und die Zinksulfatreaktion oder die Bestimmung des Eiweißes im Harn nach Esbach als überholt angesehen und gehören nicht mehr zu der nach den Regeln der ärztlichen Kunst zweckmäßigen kassenärztlichen Versorgung. Auf der anderen Seite stellt beispielsweise die Akupunktur-Heilbehandlung (bisher) keine nach diesen Regeln anerkannte ärztliche Leistung dar.

Den Kassenärzten steht zur Klärung derartiger Zweifelsfragen in dem gesamten Bundesgebiet ein von der Kassenärztlichen Bundesvereinigung herausgegebener Ordner mit den *Stellungnahmen der Arzneimittelkommission* der deutschen Ärzteschaft zu Arzneimitteln und des *Ausschusses für Untersuchungs- und Heilmethoden* zur Verfügung. Über die jeweils örtlich zuständige Kassenärztliche Vereinigung erhalten die Kassenärzte hierzu Nachträge. Wenn ein Kassenarzt hinsichtlich eines Arzneimittels oder einer Untersuchungs- und Behandlungsmethode Zweifel hat, so kann er sich bei seiner Kassenärztlichen Vereinigung erkundigen, die diese Frage ggf. der KBV zur Weitergabe an einen der beiden Ausschüsse vorlegen wird. Nach § 23 Abs. 3 des Bundesmantelvertrages sollen die Ärzte im Rahmen der kassenärztlichen Versorgung eine neue Untersuchungs- oder Heilmethode nicht anwenden, die Krankenkassen sollen die Kosten dafür nicht übernehmen, solange der Ausschuß für Untersuchungs- und Heilmethoden nicht zu der neuen Methode Stellung genommen hat. Dies kann sich jedoch selbstverständlich nur auf solche neuen Methoden beziehen, deren medizinische Wirksamkeit nach den Regeln der ärztlichen Kunst noch zweifelhaft ist. Wird für eine derartige neue Methode in den Bewertungsmaßstab eine entsprechende besondere Gebührenposition aufgenommen, so zeigt sich schon daran, daß es sich hierbei um eine den jetzigen Regeln der ärztlichen Kunst entsprechende Methode handelt. Wird eine Position aus dem Bewertungsmaßstab gestrichen, weil die Methode veraltet ist, so ist andererseits klar erkenntlich, daß diese Methode nicht mehr den jetzigen Regeln der ärztlichen Kunst entspricht.

9.2.3 Kassenärztliche Leistungen – Privatleistungen

Wenn der Arzt einen Patienten zu Lasten einer gesetzlichen Krankenkasse in Behandlung nimmt, so kann er eine private Vergütung nur fordern,
1. solange ein gültiger Behandlungsausweis nicht beigebracht wurde (s. unter 9.3.6) oder
2. wenn und soweit der Versicherte ausdrücklich verlangt, auf eigene Kosten behandelt zu werden und dieses dem Kassenarzt schriftlich bestätigt.

Der Kassenarzt ist zunächst einmal verpflichtet, den Kassenpatienten nach den Regeln der ärztlichen Kunst, ohne daß diesem Patienten Kosten entstehen, ausreichend und wirtschaftlich zu behandeln. Nach den heute geltenden Regeln der ärztlichen Kunst nicht anerkannte und damit nicht zur kassenärztlichen Versorgung zählende Methoden darf der Arzt dem Patienten nicht im Interesse einer Privatliquidation vorschlagen. Wünscht der Patient von sich aus eine darartige Behandlung, wie z. B. Akupunktur oder Frischzellenbehandlung, so muß der Arzt darauf hinweisen, daß dies auf Krankenschein nicht ausgeführt werden kann und daß der Versicherte auch keinen Erstattungsanspruch gegenüber seiner Krankenkasse hat; entsprechend dem § 4 Abs. 5 d des Bundesmantelvertrages muß er sich die dann evtl. doch gewünschte Privatbehandlung schriftlich bestätigen lassen. Eine solche schriftliche Bestätigung ist dann nicht notwendig, wenn sich der Patient von vornherein nur zur Ausführung eindeutig privater Leistungen wie kosmetische Operationen zu einem Arzt begeben hat, also keine Vermischung von kassenärztlichen und privaten Leistungen erfolgt.

Insgesamt gesehen ergeben sich die unter 9.2.3.1–9.2.3.6 angeführten sechs Problemgruppen der Kombination zwischen kassenärztlicher Abrechnung und privater Liquidation.

9.2.3.1 Ausstellung von Bescheinigungen, die nicht zur Durchführung von Aufgaben der Krankenkassen und nicht für die Lohnfortzahlung erforderlich sind

Die Ausstellung von Bescheinigungen und die Erstellung von Berichten, die die Krankenkassen und der Vertrauensärztliche Dienst zur Durchführung ihrer gesetzlichen Aufgaben und die die Versicherten für den Anspruch auf Fortzahlung des Arbeitsentgeltes benötigen, sind für den Patienten kostenfrei zu erstellen. Für einen Teil derartiger schriftlicher Äußerungen sehen die Bewertungsmaßstäbe in den Nrn. 14–18 BMÄ'78 bzw. E-GO besondere abrechnungsfähige Positionen vor (Befundbericht, Brief ärztlichen Inhalts, Krankheitsbericht, Kurplan, Gutachten o. ä.). Andere kürzere Auskünfte und Bescheinigungen muß der Kassenarzt nach § 30 Abs. 1 Bundesmantelvertrag den Krankenkassen ohne besonderes Honorar, aber gegen Erstattung der baren Auslagen auf Verlangen erteilen, sofern es sich hierbei um Auskünfte han-

delt, die die Krankenkassen zur Durchführung ihrer Aufgaben benötigen. Für andere Bescheinigungen kann der Kassenarzt *privat liquidieren,* hierzu gehören beispielsweise:
- Bescheinigungen für den Besuch eines Kindergartens;
- Bescheinigungen für eine Landesversicherungsanstalt oder die Bundesversicherungsanstalt für Angestellte zur Erlangung eines Heilverfahrens;
- Bescheinigungen für die Finanzämter;
- Bescheinigungen für Schulen, z. B. über Schulfähigkeit oder über die Teilnahme an einer Verschickung;
- Bescheinigungen für private Versicherungsträger;
- Abschriften über die Strahlenbelastung nach der Röntgenverordnung;
- Bescheinigungen für einen Arbeitgeber, daß eine Arbeitsunfähigkeit beendet ist, also wieder Arbeitsfähigkeit besteht;
- ausdrückliche ärztliche Bescheinigung, daß ein Patient während seiner Arbeitszeit den Arzt aufsuchen mußte (wird eine derartige Bestätigung des Aufsuchens einer Arztpraxis nur von einer Sprechstundenhilfe gegeben, so ist sie kostenfrei).

Demgegenüber darf *kein Privathonorar* gefordert werden für
- Ausstellung der gelben Arbeitsunfähigkeitsbescheinigungen für die Lohnfortzahlung (hier kann die Nr. 14a auf dem Behandlungsausweis abgerechnet werden, s. Kap. 15);
- Ausstellung der weißen Krankengeld-Auszahlscheine (hierfür darf keine Nr. auf Behandlungsausweis abgerechnet werden);
- Bescheinigung der Notwendigkeit einer Badekur zu Lasten der Krankenkasse (keine Abrechnungsmöglichkeit);
- Ausstellung von Rezepten, Heilmittelverordnungen, Überweisungen an andere Ärzte, Brillenverordnungen, Hörgeräteverordnungen, Krankenhauseinweisungen, Transportbescheinigungen u. ä. (keine Abrechnungsmöglichkeit) – dies gilt auch bei Privatverordnungen von Arzneimitteln für sog. „Bagatellerkrankungen" nach der „Negativliste" des § 182f RVO (Erkältungskrankheiten, grippale Infekte, Mund- und Rachentherapeutika – ausgenommen bei Pilzinfektionen –, Abführmittel, Mittel gegen Reisekrankheiten) und der Privatverordnung von Verhütungsmitteln („Pille", Pessare, Spiralen etc.);
- Ausfüllung des Vordruckberichts für den Vertrauensärztlichen Dienst (keine Abrechnungsmöglichkeit);
- Bescheinigung über termingebundene Spezialuntersuchung und Bescheinigung über Anwesenheit in Arztpraxis während der Arbeitszeit, sofern derartige Bescheinigungen nicht vom Arzt, sondern von einer ärztlichen Hilfskraft ausgestellt wurden (keine Abrechnungsmöglichkeit);
- Anregung von Rehabilitationsmaßnahmen (s. Kap. 13, keine Abrechnungsmöglichkeit);
- schriftliche Beurteilung über Indikation für einen Schwangerschaftsabbruch (abrechnungsfähig, Nr. P 16c);

- Auskunft darüber, ob eine Arbeitsunfähigkeit wegen derselben Krankheit wie bereits eine frühere Arbeitsunfähigkeit bescheinigt wurde (keine Berechnung);
- Auskunft nach § 1542 RVO darüber, welche Leistungen ein Patient im Rahmen einer Unfallbehandlung vom Arzt bekommen hat, weil die Krankenkasse sich diese zunächst bezahlten Honorare und Kosten von einer anderen Versicherungsgesellschaft zurückerstatten lassen will (Abrechnung je nach Arbeitsaufwand Nr. 16a oder Nr. 16b);
- Auskunft über den Beginn einer Arbeitsunfähigkeit vor ärztlicher Inanspruchnahme (Abrechnung Nr. 16b);
- Bericht an einen anderen Arzt im Zusammenhang mit einer Überweisung über die bisherigen Ergebnisse der Diagnostik und der Therapie (Abrechnung Nr. 16b);
- ärztliche Bescheinigung für den Bezug von Krankengeld bei Erkrankung eines Kindes, wenn Mutter oder Vater zur Pflege dieses Kindes der Arbeit fern bleiben muß, s. Kap. 15, (keine Berechnung).

9.2.3.2 Privatliquidation für Leistungen, die nicht zur kassenärztlichen Versorgung gehören

Hierunter fallen z. B.:
- rein kosmetische Operationen;
- Blutentnahmen zur Bestimmung des Alkoholgehalts im Auftrag der Polizei (muß von der Polizei bezahlt werden);
- Untersuchungen nach den in einzelnen Ländern vorhandenen Kindergartengesetzen müssen von den Eltern privat bezahlt werden, sofern nicht eine der beiden letzten Früherkennungsuntersuchungen für Kleinkinder gerade durchgeführt wurde (und als derartige Untersuchung nach dem Kindergartengesetz damit angesehen werden kann);
- Einstellungs- und Tauglichkeitsuntersuchungen für Betriebe oder z. B. bei Auswanderungen;
- prophylaktische Untersuchungen für Sportvereine o. ä.;
- leistungssteigernde oder die Leistung kurzfristig wiederherstellende Maßnahmen („Spritzen") bei Sportlern;
- Leichenschau und Ausstellung eines Totenscheines;
- Impfungen gegen Hepatitis, Grippe, Keuchhusten, Scharlach usw., die nicht zur kassenärztlichen Versorgung zählen (soweit Krankenkassen derartige Impfkosten nicht als freiwillige Mehrleistungen übernehmen), desgleichen auch rein vorbeugende Tetanusimpfungen (Tetanusimpfungen im Zusammenhang mit einer Verletzung stellen selbstverständlich Leistungen der Krankenkasse bzw. der Berufsgenossenschaft dar). Eine vorbeugende Rötelimpfung ist ebenfalls keine Kassenleistung. Dagegen übernehmen die Krankenkassen die Kosten eines Schutzes durch Gammaglobulin bei einer

Schwangeren, die in den ersten vier Monaten der Gravidität Kontakt mit einer an Röteln erkrankten Person hatte und selbst nicht früher durch eine Rötelnimpfung einen Schutz erhielt.
- Wenn ein präzise zu einer Zeit bestellter Patient nicht erscheint und der Arzt diese Zeit nicht durch Behandlung anderer Patienten ausnutzen kann, kann der Arzt dann die Nr. 9 GOÄ – Verweilgebühr – privat liquidieren.

Eine Kassenleistung liegt aber dann vor, wenn der Arzt auf ein Privatrezept eine Verordnung über Arzneimittel bei sogen. Bagatellerkrankungen oder „Antibabypillen", Pessare etc. zur Schwangerschaftsverhütung ausstellt, obwohl der Versicherte diese Mittel in der Apotheke selbst bezahlen muß (s. auch bei 9.2.3.1).

Jugendarbeitsschutzuntersuchungen sind keine Kassenleistungen (Näheres s. 12.9).

9.2.3.3 Privatliquidation für Leistungen, die über das Notwendige wesentlich hinausgehen

Nach § 368e RVO ist der Kassenarzt – wie schon weiter vorne ausgeführt – verpflichtet, bei seiner Behandlung und bei seinen Verordnungen im Rahmen des Wirtschaftlichen zu bleiben. Wünscht der Patient beispielsweise ausdrücklich eine über das notwendige Maß hinausgehende Behandlung, wie z.B. von Injektionen „zur Stärkung" nach bereits abgeschlossener Rekonvaleszenz oder zur Verhinderung des Alterns, so kann der Arzt derartige Leistungen nicht über Behandlungsausweis abrechnen. Er muß den Patienten darauf aufmerksam machen und sich den Wunsch der evtl. weiteren privaten Behandlung schriftlich bestätigen lassen. Eine zusätzliche private Honorierung neben der Kassenabrechnung ist nicht zulässig (s. auch Kap. 11.7).

9.2.3.4 Privathonorierung bei Kassenleistungen

Es gibt Kassenpatienten, die privat zum Arzt zu gehen wünschen, jedoch die erforderlichen Arzneimittel zu Lasten der Kasse beziehen wollen. Solche Patienten müssen zum Nachweis der Anspruchsberechtigung im Hinblick auf die Arzneiverordnungen ebenfalls einen Behandlungsausweis beim Arzt abgeben und dem Arzt ausdrücklich schriftlich bestätigen, daß sie jedoch eine private Behandlung wünschen. Der Arzt muß zum Nachweis der Berechtigung für die Arzneiverordnungen den Behandlungsausweis dann ohne Eintragung von Leistungen mit einem Vermerk auf die Kassenverordnungen seiner Abrechnung mit beifügen.

Bei einer derartigen privaten Behandlung eines Kassenpatienten gilt der Grundsatz „alles oder nichts". Dies bedeutet, daß es nicht zulässig ist, einen Teil der Leistungen über Krankenschein abzurechnen und einen anderen Teil privat zu liquidieren. Wenn der Patient eine Privatbehandlung wünscht, dann

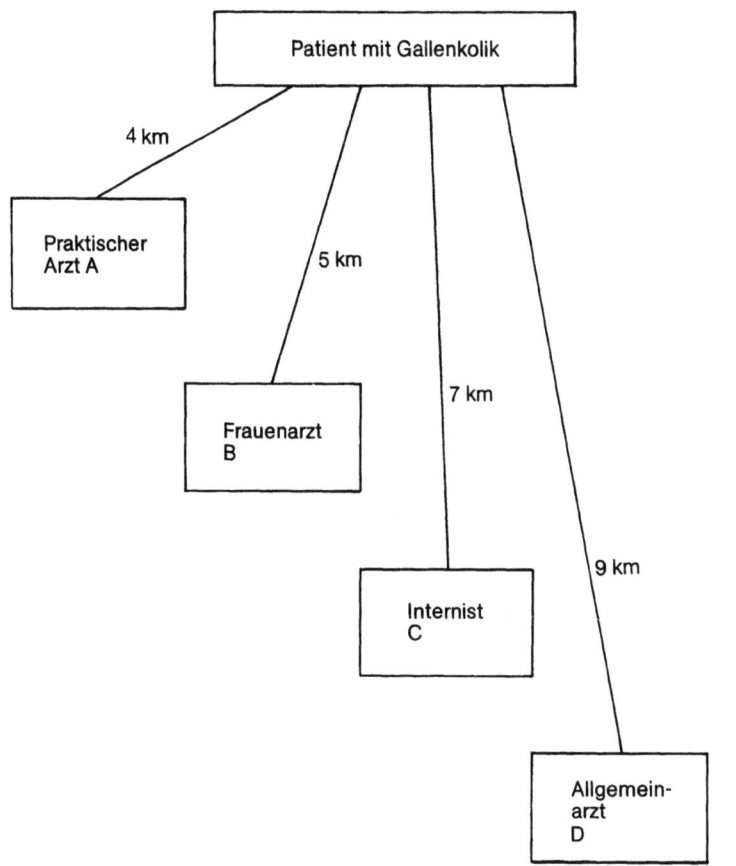

Nächster Arzt des erforderlichen Fachgebiets: Prakt. Arzt A = 4 km. Zweitnächster Arzt des erforderlichen Fachgebiets: Internist C = 7 km.
Gerufen wurde Allgemeinarzt D (9 km), er kann 7 Doppel-km über KV abrechnen; 2 Doppel-km könnten als „Mehrkosten" dem Patienten privat in Rechnung gestellt werden.
War Internist C nicht erreichbar, wird Allgemeinarzt D zum zweitnächsten Arzt, er kann dann voll über KV abrechnen.

Abb. 9. Beispiel für Mehrkosten bei Inanspruchnahme eines Arztes, der nicht einer der nächsterreichbaren ist (aus [28])

müssen alle ärztlichen Leistungen in dem betreffenden Quartal privat verrechnet werden.
Hinsichtlich der Privatbehandlung im Zusammenhang mit belegärztlicher Behandlung s. Kapitel 11.7.

9.2.3.5 Privatliquidation bei nicht beigebrachtem Behandlungsausweis
Hierzu siehe unter 9.3.6.

9.2.3.6 Berechnung der Mehrkosten bei Besuchen

Der Versicherte hat bekanntlich die freie Wahl unter den nächst erreichbaren Kassenärzten (s. 9.3.1). Wünscht der Patient den Besuch eines Arztes, der nicht zu den nächst erreichbaren zählt und ist dieser Arzt zu dem Hausbesuch bereit, so kann der Arzt über den Behandlungsausweis nur Wegegeld für die Entfernung von der Wohnung des Kranken bis zu dem zweiten nächst erreichbaren Arzt des erforderlichen Fachgebietes abrechnen. Die Kosten für die darüber hinausgehenden Kilometer muß der Arzt gemäß § 7 Abs. 2 Bundesmantelvertrag dem Patienten unmittelbar in Rechnung stellen. (Die Inanspruchnahme des zweitnächsten Arztes ist als unwirtschaftlich dann nicht zulässig, wenn dieser zweite wesentlich weiter weg praktiziert und durch dessen Besuchsfahrt erhebliche Mehrkosten entstehen würden.) Die Berechnung erfolgt dann nach § 8 GOÄ.

9.3 Die Inanspruchnahme der ambulanten kassenärztlichen Versorgung

9.3.1 Die freie Arztwahl

Die Versicherten haben die freie Wahl unter den an der kassenärztlichen Versorgung teilnehmenden Ärzten (§ 368 d Abs. 1 RVO). In diese freie Arztwahl hat der Gesetzgeber ärztlich geleitete Einrichtungen, insbesondere Krankenhäuser, mit einbezogen, die im Rahmen der Sonstigen Hilfen Schwangerschaftsabbrüche und Sterilisationen durchführen. Das gleiche gilt für psychiatrische Krankenhäuser und Krankenhäuser mit selbständigen psychiatrischen Abteilungen, die - sofern entsprechende Verträge auf deren Verlangen mit den Kassenärztlichen Vereinigungen geschlossen wurden - ärztliche Maßnahmen der psychiatrischen einschließlich der psychotherapeutischen Versorgung ambulant erbringen können.
In einem bestimmten begrenzten Umfang kann der Versicherte auch poliklinische Einrichtungen der Hochschulen in Anspruch nehmen. (Diese Regelung dient der Sicherung von Forschung und Lehre, indem die Universitäten ebenfalls ambulante Fälle behandeln können.) Der Arzt-Ersatzkassen-Vertrag besagt in seinem § 4 Abs. 3 ausdrücklich, daß die Versicherten bei der Wahl des behandelnden Arztes nicht beeinflußt werden dürfen. Dies gilt auch für Überweisungen. Selbstverständlich kann der überweisende Arzt dem Patienten raten, welchen Kollegen von ihm dieser zweckmäßigerweise aufsuchen sollte, und es ist auch durchaus zulässig, daß er dann dabei einen Kollegen benennt, mit dem er hinsichtlich bestimmter ärztlicher Leistungen ständig zusammenarbeitet. Es darf jedoch kein Zwang ausgeübt werden, wenn der Patient nun für diese Leistung einen anderen Arzt in Anspruch nehmen will.

Der Grundsatz der freien Arztwahl wird jedoch dadurch eingeschränkt, daß die Krankenkasse nur die Kosten übernimmt, die bei der Inanspruchnahme eines der nächst erreichbaren Ärzte entstehen. Hierunter muß man grundsätzlich die beiden nächst erreichbaren Ärzte des erforderlichen Fachgebietes verstehen. Bei der Behandlung in der Sprechstunde des Arztes spielt dies nur dann eine Rolle, wenn der Patient von der Krankenkasse einen Fahrgeldersatz wünscht. Anfallende Fahrtkosten werden von den Krankenkassen ohnehin erst erstattet, soweit sie 5,- DM pro einfache Fahrt übersteigen und dann nur bis zum zweitnächsten Arzt des benötigten Fachgebietes (vorausgesetzt, dieser zweitnächste wohnt nicht unangemessen weiter als der nächste Arzt).

Bei der Besuchsbehandlung kann umgekehrt nur der Arzt des erforderlichen Fachgebietes die anfallenden Wegegebühren abrechnen, der einer der beiden nächst erreichbaren Ärzte ist. Ein weiter entfernt praktizierender Arzt kann der Krankenkasse nur die Kilometer in Rechnung stellen, die der zweitnächste Arzt abgerechnet hätte (s. Abb. 9). Die darüber hinaus anfallenden Kosten muß der Arzt dem Patienten unmittelbar in Rechnung stellen. Die Berechnung vom zweitnächsten Arzt entfällt aber dann, wenn dieser so weit entfernt praktiziert, daß durch seine Besuchsfahrt erhebliche Mehrkosten entstehen würden.

Bei der Berechnung von Wegegeldern ist zu beachten, daß die Gesamtverträge der Kassenärztlichen Vereinigungen in manchen Gebieten oder die entsprechenden Honorarverteilungsmaßstäbe die Abrechnung von Wegegeldern für die gefahrenen Kilometer innerhalb der Ortschaft, in der der Arzt seine Praxis betreibt, ausschließen. In anderen Gebieten wiederum kann auch innerhalb einer Stadt Wegegeld abgerechnet werden. Die Voraussetzung dafür ist immer, daß die Entfernung zwischen der Arztpraxis und dem Aufenthaltsort des Kranken in einer Richtung mehr als 2 km beträgt (bei kürzeren Entfernungen oder dann, wenn innerhalb einer Stadt Wegegeld nicht berechnet werden darf, kommt Wegepauschale zum Ansatz; s. hierzu Nrn. 11 und 12 BMÄ'78 und E-GO).

Die freie Arztwahl wird jedoch auch noch durch eine Anzahl anderer Bestimmungen eingeschränkt, und zwar durch folgende:
- Die begrenzte Teilnahme an der kassenärztlichen Versorgung der beteiligten Krankenhausärzte (s. 3.4.5) und der ermächtigten Ärzte (s. 3.4.6).
- Die *Quartalsbindung* nach § 368 d Abs. 3 RVO, wonach der Versicherte den an der kassenärztlichen Versorgung teilnehmenden Arzt innerhalb eines Kalendervierteljahres nur bei Vorliegen eines triftigen Grundes wechseln soll. Eine Bestimmung, die von den Krankenkassen und ihren Versicherten durch die Ausgabe von Krankenscheinheften und die einschränkungslose Ausstellung neuer Hefte auf Anforderung umgangen wird, mit der Folge eines erheblichen Kostenanstiegs und einer mangelnden Koordinierung aller ärztlichen Bemühungen um die Heilung eines Patienten. Ab 1. Januar 1984 sind die Krankenkassen jedoch verpflichtet, i. d. R. nur einen Krankenschein pro Quartal auszustellen.

- Die Beschränkung des Arztes, der eine Gebietsbezeichnung oder eine Teilgebietsbezeichnung führt (s. Kap. 6), auf dieses entsprechende Gebiet oder Teilgebiet nach den Bestimmungen der jeweiligen Berufsordnung, (manche KVen haben hierzu ausdrücklich festgelegt, daß fachfremde Fälle i. d. R. nicht oder bis zu 5% dann abgerechnet werden können, wenn sie am Rande des eigentlichen Leistungsspektrums des jeweiligen Fachgebietes liegen.
- Die Verpflichtung für den Patienten, die Mehrkosten selbst zu tragen, wenn nicht einer der nächst erreichbaren Ärzte gewählt wird.
- Das unter gewissen Voraussetzungen bestehende Ablehnungsrecht des Arztes (s. 9.3.2).
- Das nicht vorhandene Recht, innerhalb einer ärztlich geleiteten Einrichtung einen bestimmten Arzt in Anspruch zu nehmen.
- Die entgegen dem kodifizierten Recht leider weit verbreitete illegale Usance, daß die für ihre Person beteiligten Chefärzte die kassenärztliche Versorgung in der Regel durch nachgeordnete Ärzte ausüben lassen (der Kassenpatient kann jedoch diese Behandlung durch nachgeordnete Ärzte ablehnen).

Eine freie Wahl eines bestimmten Arztes innerhalb einer ärztlichen Gemeinschaftspraxis besteht auch in der Gemeinschaftspraxis; jedoch ist der Patient bei der Inanspruchnahme einer solchen Praxis auch mit der Behandlung durch einen anderen Arzt dieser Gemeinschaftspraxis einverstanden.

Bei der stationären Behandlung in Vollanstalten (Anstaltskrankenhaus mit großem Pflegesatz, s. Kap. 11.2) besteht keine freie Wahl des Krankenhausarztes, es sei denn, der Patient nimmt die besondere Wahlleistung „Behandlung durch den Chefarzt" gegen entsprechende Zuzahlung in Anspruch. Hinsichtlich des Krankenhauses hat der Versicherte nach § 184 Abs. 2 RVO die freie Wahl unter all den Krankenhäusern, mit denen die Krankenkassen entsprechende Verträge über die Erbringung von Krankenhauspflege abgeschlossen haben. Wird ohne zwingenden Grund ein anderes als eines der nächst erreichbaren geeigneten Vertragskrankenhäuser in Anspruch genommen, so hat der Versicherte die Mehrkosten zu tragen. Die Krankenkassen verstehen unter „Mehrkosten" hier z. T. nicht nur die Mehrkosten eines Transports in das Krankenhaus oder eines Heimtransports, sondern auch die Kosten, die dadurch entstehen, daß ein weiter entfernt gelegenes Krankenhaus höhere Pflegesätze berechnet.

9.3.2 Die Ablehnung der kassenärztlichen Versorgung durch den Kassenarzt

Die Zulassung bewirkt, daß der Kassenarzt zur Teilnahme an der kassenärztlichen Versorgung berechtigt und verpflichtet ist (§ 368a Abs. 4 RVO). Diese Pflicht zur Teilnahme an der kassenärztlichen Versorgung gilt in gleicher Weise für die beteiligten oder ermächtigten Ärzte, jedoch beschränkt auf die im Beteiligungs- oder Ermächtigungsbeschluß genannten Teilgebiete ärztlicher Leistungen. Eine derartige Teilnahmepflicht kann jedoch nicht bedeuten, daß der Arzt Tag und Nacht und einschränkungslos hinsichtlich der Zahl der Patienten jedem zur Verfügung stehen muß. Der Arzt hat selbstverständlich – wie jeder Bürger – einerseits Anspruch auf Freizeit, Ruhe und Erholung. Er kann genauso wie jeder andere Bürger durch Krankheit ausfallen, er muß jedoch andererseits dafür sorgen, daß seine Patienten auch in diesen Perioden weiter eine ausreichende kassenärztliche Versorgung erhalten. Ohne daß alle damit zusammenhängenden Probleme an einer Stelle der kassenärztlichen Normen umfassend kodifiziert sind, ergeben sich insbesondere folgende Fälle, in denen ein Ablehnungsrecht besteht:

- Der Arzt kann die Behandlung von Patienten ablehnen, wenn es sich um Krankheiten handelt, die außerhalb seines Fachgebietes oder seines Teilgebietes liegen; die Berufsordnung verpflichtet ihn sogar zu einer derartigen Ablehnung.
- Der Arzt kann die Annahme weiterer Patienten ablehnen, wenn er bereits so viele Patienten in Behandlung hat, daß deren ausreichende Versorgung durch die Inbehandlungnahme weiterer Patienten gefährdet wird und/oder dem Arzt im Hinblick auf eine ausreichende Erholung und Erhaltung seiner Gesundheit zusätzliche Behandlungszeiten nicht zugemutet werden können. Bei einer derartigen Ablehnung darf jedoch keinerlei Unterschied in bezug auf die Person und das Versicherungsverhältnis des eine Behandlung wünschenden Patienten gemacht werden. Es ist also für einen Kassen- und Vertragsarzt nicht möglich, beispielsweise Ersatzkassen-Versicherte noch anzunehmen und RVO-Versicherte abzulehnen; es ist für ihn auch nicht möglich, überhaupt Kassen-Versicherte abzulehnen, jedoch Privatpatienten weiter anzunehmen.
- Der Arzt kann die Behandlung einzelner Patienten ablehnen, wenn das Vertrauensverhältnis Arzt-Patient in der vorausgegangenen Zeit empfindlich gestört wurde. Eine solche Störung kann beispielsweise dann vorliegen, wenn der Patient sich ständig den Anweisungen des Arztes (wie Bettruhe, Vermeidung von Alkohol etc.) widersetzt hat, wenn es Auseinandersetzungen gab oder der Patient ohne Absprache mit dem behandelnden Arzt gleichsam parallel dazu und zur Kontrolle mit Hilfe eines anderen Krankenscheines einen weiteren Arzt zur Behandlung derselben Erkrankung in Anspruch genommen hat.

- Der Arzt muß eine Behandlung dann ablehnen, wenn die erforderlich werdenden Leistungen außerhalb des Gebiets seiner begrenzten Beteiligung oder Ermächtigung liegen.
- Der Arzt, der nicht zu einem der beiden nächst erreichbaren Ärzte des erforderlichen Fachgebietes gehört, kann die Behandlung des betreffenden weiter entfernt wohnenden Patienten im Hinblick auf die evtl. erforderlichen Hausbesuche, für die die Kasse nicht voll die anfallenden Wegegebühren übernimmt, und damit zusammenhängend im Hinblick auf den für ihn zumutbaren Zeitverlust solcher Besuche ablehnen.

Ein derartiges Ablehnungsrecht besteht selbstverständlich nicht bei einem Notfall.

9.3.3 Die Residenzpflicht des Kassenarztes

Der Kassenarzt muß gemäß § 24 Abs. 2 Zulassungsordnung am Kassenarztsitz seine Sprechstunde abhalten. Er hat seine Wohnung so zu wählen, daß er für die ärztliche Versorgung der Versicherten an seinem Kassenarztsitz zur Verfügung steht.

Diese Bestimmungen über die Residenzpflicht des Kassenarztes lassen erkennen, daß der Arzt zwar nicht verpflichtet ist, Wohnung und Praxisräume an einer Stelle zu haben, daß jedoch die Wohnung nicht so weit entfernt liegen darf, daß er außerhalb der Sprechstunden seinen Patienten für dringende Fälle nicht mehr zur Verfügung steht. In praxi wird diese verpflichtende Bestimmung von den Ärzten oftmals nicht beachtet und von den Kassenärztlichen Vereinigungen auch nicht überwacht. Dies führt dann dazu, daß außerhalb der angekündigten Sprechzeiten behandelnde Ärzte für ihre Patienten nicht erreichbar sind und durch die Inanspruchnahme eines Notfallarztes oder eines anderen, gerade Sprechstunde abhaltenden Arztes die im Grunde erforderliche enge Arzt-Patienten-Bindung sich immer mehr auflöst und der Arzt dann – wie man es schon häufig in der Großstadt findet – nur noch als ein zu bestimmten Tageszeiten erreichbarer „Leistungsanbieter" angesehen wird, von dem man wie in einem Ladengeschäft bestimmte Leistungen wunschgemäß beziehen kann. Entsprechende Terminologien haben sich in die sozialpolitische Diskussion dementsprechend bereits eingeschlichen. Gerade diese immer mehr zurückgehende enge Arzt-Patienten-Bindung wird langfristig wesentliche Auswirkungen auf die Bedeutung und Stellung des niedergelassenen Arztes im sozialen und wirtschaftlichen Raum haben.

Die Residenzpflicht hat auch zur Folge, daß der Arzt dann, wenn er zum Notfalldienst eingeteilt ist, diesen von seiner Praxis und nicht etwa von seiner entfernteren Wohnung auszuüben hat. Dies ist schon deshalb erforderlich, weil der Notfalldienst nicht nur aus Hausbesuchen besteht, sondern gehfähige Patienten schneller und besser in der Arztpraxis behandelt werden können.

9.3.4 Die Präsenzpflicht des Kassenarztes

Nach § 6 Abs. 2 des Bundesmantelvertrages ist der Kassenarzt gehalten, seine Sprechstunden entsprechend dem Bedürfnis nach einer ausreichenden und zweckmäßigen kassenärztlichen Versorgung und den Gegebenheiten seines Praxisbereichs festzusetzen und sie auf einem Praxisschild bekanntzugeben. Dies gilt auch für den Fall, daß der Kassenarzt eine Bestellpraxis führt.
Die Sprechstunden sind grundsätzlich mit festen Uhrzeiten auf dem Praxisschild bekanntzugeben, Sprechstunden „nach Vereinbarung" o. ä. dürfen nur zusätzlich angegeben werden; ausgenommen hiervon sind besondere Sprechstunden, z. B. für die Durchführung von Früherkennungsuntersuchungen (§ 6 Abs. 4 BMV-Ä).
Bei der Verteilung der Sprechstunden auf den einzelnen Tag sollen die Besonderheiten des Praxisbereichs (z. B. durch Abhalten von Abendsprechstunden) berücksichtigt werden (§ 6 Abs. 3 BMV-Ä).
Aus diesen vorgenannten Bestimmungen ergibt sich:
- Jeder Kassenarzt ist gehalten, auf einem Praxisschild genau mit Uhrzeit umrissene Sprechstunden anzugeben. Von dieser Bestimmung können solche Ärzte ausgenommen werden, die im allgemeinen vom Patienten nicht direkt in Anspruch genommen werden, wie Laborärzte, Pathologen, Zytologen oder die nur ein derartig begrenztes Leistungsspektrum haben, das voll durch eine Bestellpraxis abgedeckt werden kann (ermächtigte Ärzte, die nur Früherkennungsuntersuchungen oder Mutterschaftsvorsorge ausführen oder Psychotherapeuten, die nur Große Psychotherapie betreiben).
- Die mit fester Uhrzeit angegebenen sogenannten „offenen Sprechstunden" müssen ausreichend sein und sich sinnvoll auf die ganze Woche von Montag vormittags bis Freitag nachmittags verteilen; hier ist eine Abstimmung mit den örtlich benachbarten Fachkollegen erforderlich.
- Um längere, den Patienten störende und volkswirtschaftlich auch nicht vertretbare Wartezeiten während der offenen Sprechstunden zu vermeiden, sollte der Arzt neben der Ankündigung offener Sprechzeiten eine sogenannte Bestellpraxis betreiben, d. h. er soll die Patienten, bei denen nicht eine sofortige Behandlung erforderlich wird, außerhalb der offenen Sprechstunden zu einem genau festgelegten Termin einbestellen; dies gilt auch ganz besonders für Wiederbestellungen. Die beiden in Abb. 10 und 11 wiedergegebenen mehrsprachigen Formulare helfen, die Patienten auf ein Bestellsystem aufmerksam zu machen und sie ggf. einzubestellen.

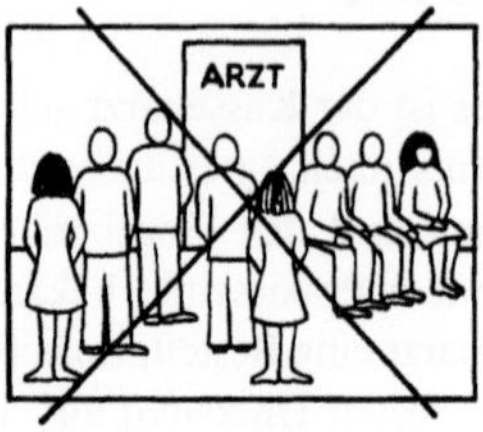

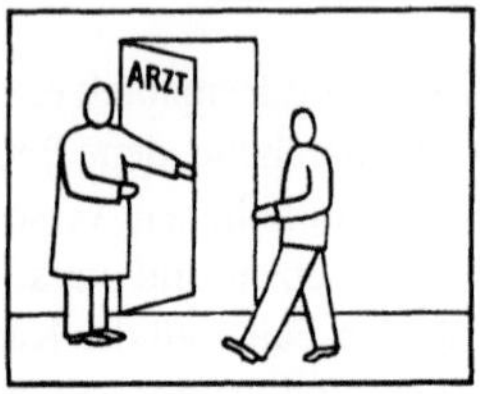

172   9.3.4

Hinweis auf BESTELLPRAXIS

(D) (TR) (YU)

Arztstempel

(D) Zur Vermeidung unnötiger Wartezeit bitte ich meine Patienten um VORANMELDUNG (telefonisch oder persönlich) in der untengenannten Zeit.

(TR) Lüzumsuz beklemelere meydan vermemek için hastalarımdan aşağıda bildirilen saatlerde telefonla veya bizzat randevu almalarını rica ederim.

(YU) Da se izbjegne nepotrebno čekanje, molim svoje pacijente da se unaprijed NAJAVE / telefonom ili osobno / prema dolje navedenom vremenu.

(D) Moglichkeit für die VORANMELDUNG: Montag   Dienstag Mittwoch Donnerstag Freitag Zeit

(TR) Randevu alma imkânı: Pazartesi Salı   Çarşamba Perşembe Cuma Saat

(YU) Mogućnost da se unaprijed NAJAVITE: Ponedjeljak Utorak Srijeda Četvrtak Petak Vrijeme

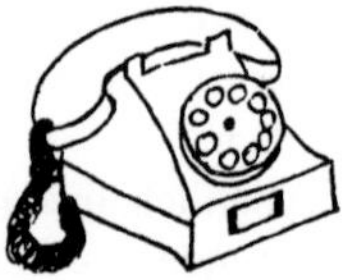

(D)   Telefon-Nummer

(TR)   Telefon numarası

(YU)   broj telefona

(D) Bestellte Patienten und Notfälle haben Vorrang.

(TR) Çağrılmış hastalar ve âcil vak'alar önce alınır.

(YU) Najavljeni pacijenti i hitni slučajevi imaju prvenstvo.

KV NW – Nr S 11 – 11/73/20 000

Rückseite: (D) (GR) (I) (E) (P)

Abb. 10

9.3.4

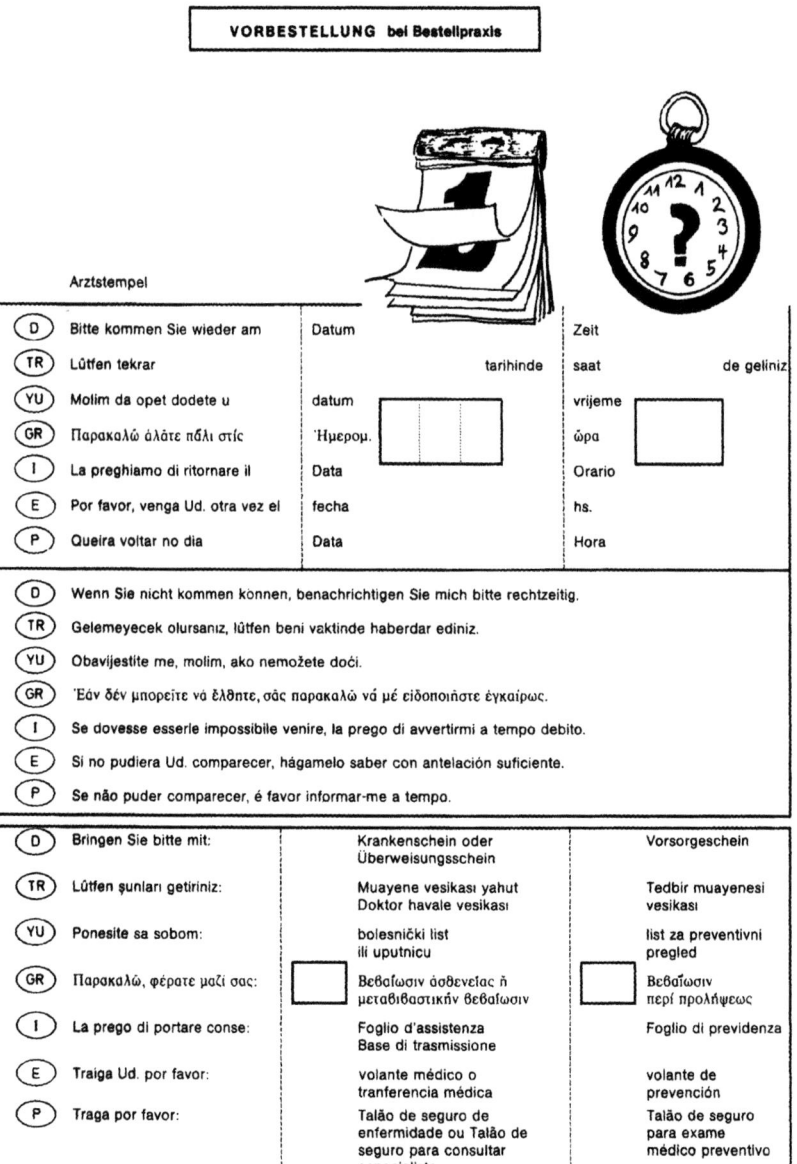

VORBESTELLUNG bei Bestellpraxis

Arztstempel

D	Bitte kommen Sie wieder am	Datum		Zeit	
TR	Lûtfen tekrar		tarihinde	saat	de geliniz
YU	Molim da opet dodete u	datum		vrijeme	
GR	Παρακαλώ ἀλάτε πάλι στίς	Ἡμερομ.		ὥρα	
I	La preghiamo di ritornare il	Data		Orario	
E	Por favor, venga Ud. otra vez el	fecha		hs.	
P	Queira voltar no dia	Data		Hora	

D	Wenn Sie nicht kommen können, benachrichtigen Sie mich bitte rechtzeitig.
TR	Gelemeyecek olursanız, lûtfen beni vaktinde haberdar ediniz.
YU	Obavijestite me, molim, ako nemožete doći.
GR	Ἐάν δέν μπορεῖτε νά ἔλθητε, σᾶς παρακαλῶ νά μέ εἰδοποιήσετε ἐγκαίρως.
I	Se dovesse esserle impossibile venire, la prego di avvertirmi a tempo debito.
E	Si no pudiera Ud. comparecer, hágamelo saber con antelación suficiente.
P	Se não puder comparecer, é favor informar-me a tempo.

D	Bringen Sie bitte mit:	Krankenschein oder Überweisungsschein		Vorsorgeschein
TR	Lûtfen şunları getiriniz:	Muayene vesikası yahut Doktor havale vesikası		Tedbir muayenesi vesikası
YU	Ponesite sa sobom:	bolesnički list ili uputnicu		list za preventivni pregled
GR	Παρακαλῶ, φέρατε μαζί σας:	Βεβαίωσιν ἀσθενείας ἤ μεταβιβαστικήν βεβαίωσιν		Βεβαίωσιν περί προλήψεως
I	La prego di portare conse:	Foglio d'assistenza Base di trasmissione		Foglio di previdenza
E	Traiga Ud. por favor:	volante médico o tranferencia médica		volante de prevención
P	Traga por favor:	Talão de seguro de enfermidade ou Talão de seguro para consultar especialista		Talão de seguro para exame médico preventivo

Abb. 11

9.3.5 Die Praxisvertretung

Vom Zeitpunkt der Eröffnung einer eigenen Kassenpraxis an hat der Arzt die Verpflichtung für eine kontinuierliche Versorgung der Patienten übernommen, die sich in seine Betreuung und Behandlung begeben haben (s. auch Kap. 5.13). Auch wenn der Kassenarzt nur für wenige Tage seine Praxis nicht ausüben kann, gleichgültig aus welchen Gründen (wie Urlaub, Fortbildung oder Krankheit), ist er verpflichtet, dafür zu sorgen, daß seine Patienten die notwendige Weiterbehandlung erhalten. Läuft beispielsweise die bescheinigte Dauer einer Arbeitsunfähigkeit ab, ohne daß bei dem Patienten Arbeitsfähigkeit eingetreten ist, oder gehen die verordneten Medikamente zur Neige, so kann es einem Patienten nicht zugemutet werden, über diesen Zeitpunkt hinaus Tage abzuwarten, bis der behandelnde Arzt seine Praxis wieder aufnimmt. Es ist selbstverständlich, daß die Praxis nicht durch nichtärztliche Hilfskräfte allein weitergeführt werden darf. Der Arzt muß entweder für seine Ausfallzeiten einen Arzt als Praxisvertreter einstellen oder die Patienten nach vorheriger Absprache mit benachbarten Kollegen an diese zur zwischenzeitlichen Behandlung verweisen. Hier hat es sich als zweckmäßig erwiesen, wenn Ärzte von vornherein einen sogenannten *Vertretungsring* informell gründen *(kollegiale Vertretung)*, indem sie sich langfristig über ihre Urlaubszeiten so abstimmen, daß die Mehrzahl der dem Ring angehörenden Ärzte ihre Praxis ausübt und die weiter zu behandelnden Fälle ihrer Kollegen mit versorgen kann. Der neu beginnende Arzt sollte sich gleich nach seiner Niederlassung bemühen, in einen solchen Vertretungsring aufgenommen zu werden, da seine Kollegen im Ring ihn auch im Falle einer plötzlichen Erkrankung vertreten werden unter der Voraussetzung, daß er umgekehrt innerhalb seiner Praxis Vertretungen für andere Kollegen dieses Ringes mit übernimmt.

Die Patienten sind durch einen entsprechenden *Aushang* auf die vertretenden Kollegen unter Angabe von Anschrift, Sprechzeiten und Telefon-Nummern hinzuweisen. Bei Urlaub oder Fortbildung sollte der Aushang bereits etwa zwei Wochen vorher erfolgen, damit Patienten mit chronischen Leiden etc. ihre Behandlung so abstimmen können, daß sie möglichst den vertretenden Arzt gar nicht aufzusuchen brauchen.

Die *Vertretung* sollte im Prinzip nur *durch Ärzte desselben Fachgebietes* erfolgen. In ländlichen Bereichen, in denen die Ärzte einzelner Gebiete relativ dünn vertreten sind, ist es aber auch statthaft, wenn sich beispielsweise Allgemeinärzte, Kinderärzte und Internisten zu einem Vertretungsring zusammenschließen.

Nach § 32 Abs. 1 Zulassungsordnung ist der Kassenarzt gehalten, seiner Kassenärztlichen Vereinigung *Mitteilung* dann zu machen, wenn er selbst länger als eine Woche seine Praxis nicht ausübt. Diese Bestimmung gilt sowohl für die Fälle, in denen er sich in seiner Praxis vertreten läßt als auch für die Fälle einer Ringvertretung in den Praxen seiner Kollegen. Will sich ein Arzt inner-

9.3.5

AOK	LKK	BKK	IKK	VdAK	AEV	KNAPP. SCHAFT

(Name des Versicherten/Versorgungsberechtigten) (Vorname) (geb. am)

(Ehegatte/Kind/Sonst. Angeh.) (Vorname) (geb. am)

(Arbeitgeber/Dienststelle/Rentner/BVG/Frew.) (Mitgl.-Nr.) (Krankensch.-Nr.)

(Wohnung des Patienten)

Krankenscheinquittung

Diese Quittung soll den Arzt bei Vertretung oder im Notfall darüber orientieren, daß Sie den Krankenschein für das laufende Kalendervierteljahr bei Ihrem Hausarzt abgegeben haben und welcher Krankenkasse Sie angehören. *(Ändert sich Ihre Krankenkasse, so lassen Sie sich bitte eine neue Quittung ausstellen.)* Führen Sie diese Quittung stets bei sich.

KV NW Nr. S 7

7/74/10.000

Der Krankenschein wurde abgegeben:

für Quartal	Arztstempel

Abb. 12

halb von zwölf Monaten für mehr als drei Monate vertreten lassen, so muß er nach § 32 Abs. 2 Zulassungsordnung formlos eine entsprechende *Genehmigung* bei seiner Kassenärztlichen Vereinigung beantragen. Die Kassenärztliche Vereinigung muß die Dauer der Beschäftigung eines Vertreters zeitlich befristen. Ist der Arzt nach Ablauf dieser Frist noch nicht in der Lage, seine Praxis wieder selbst auszuüben, muß er eine entsprechende Verlängerung unter Darlegung der Gründe beantragen.

Beschäftigt der Kassenarzt in seiner Praxis einen Vertreter, so ist er verpflichtet, ihn über die kassenärztlichen Pflichten aufzuklären und zu deren Beachtung anzuhalten (§ 32 Abs. 4 Zulassungsordnung). Gleiche Bestimmungen gelten für die Beschäftigung eines Assistenten. Die Zulassungsordnung schreibt neuerdings vor, daß der Kassenarzt nur solche Ärzte als selbständig tätig werdende Vertreter beschäftigen darf, die mindestens eine einjährige Tätigkeit in unselbständiger Stellung als Assistent eines Kassenarztes oder in Krankenhäusern absolviert haben.

Wird ein Arzt in seiner eigenen Praxis im Rahmen eines vorher hier beschriebenen Vertretungsringes für einen Kollegen vertretungsweise tätig, so rechnet er die von ihm erbrachten Leistungen zu seinen eigenen Gunsten unmittelbar mit der Kassenärztlichen Vereinigung ab. Hierfür stehen zwei verschiedene *Abrechnungssysteme* zur Verfügung.

1. Der vertretende Arzt füllt sich selbst einen der üblichen Überweisungsscheine für RVO- oder für Ersatzkassen auf der Vorderseite aus, trägt auf der Rückseite die erbrachten Leistungen ein und läßt diese Scheine nachträglich von dem Arzt, den er vertreten hat, auf der Vorderseite abstempeln und unterschreiben oder
2. der Arzt verwendet hierfür den besonderen zweiteiligen Vordrucksatz „Abrechnungsschein für ärztlichen Notfalldienst und Urlaubs- bzw. Krankheitsvertretung" (Vordruck-Muster 19). Das rosafarbene Original dient der Abrechnung bei der KV, ohne daß der vertretene Arzt nachträglich abstempeln und unterschreiben muß, die gelbe Durchschrift ist dem vertretenen Arzt als Mitteilung über gefundene Diagnosen, durchgeführte Therapien, bescheinigte Arbeitsunfähigkeit etc. zuzustellen.

Bei dem unter 1) beschriebenen System kann sich der vertretene Arzt anläßlich der Unterschriftsleistung und Abstempelung auch entsprechend informieren, er erhält jedoch keine Durchschrift für seine Kartei. Beide Systeme haben Vor- und Nachteile. Der Nachteil beim System 2) liegt darin, daß evtl. die vom vertretenen Arzt nicht nachkontrollierten Angaben über die Kassenzugehörigkeit nicht zutreffend sind und eine Honorierung dann von der fälschlich angegebenen Krankenkasse abgelehnt wird. Bei dem unter 1) genannten System kann anläßlich der Abstempelung durch den vertretenen Arzt eine entsprechende Kontrolle und Berichtigung der Kassenangaben erfolgen.

Um zu verhindern, daß Patienten sich zu einem vertretenden Arzt in Behandlung begeben mit dem unzutreffenden Hinweis, daß sich der Behandlungsausweis bei dem in Urlaub befindlichen Kollegen befindet, sind verschiedene Systeme entwickelt worden, die aber alle nicht befriedigen, weil sie zusätzliche Arbeit verursachen.

1. Ärzte lassen, wenn sie nur durch einen Kollegen vertreten werden, vom Beginn des Quartals an, in dem sie in Urlaub gehen, *Patientenlisten* schreiben, die dem vertretenden Kollegen vor Urlaubsbeginn übermittelt werden.
2. In der Praxis des vertretenen Arztes verbleibt eine nichtärztliche Hilfskraft, um Auskünfte über Versicherungsverhältnisse, bisherige Behandlungen etc. an den vertretenden Arzt zu geben.
3. Ärzte stellen vom Beginn des Urlaubsquartals an sogenannte *Krankenscheinquittungen* aus (s. Abb. 12), die der Patient dann bei den verschiedenen vertretenden Kollegen eines Vertreterringes zum Nachweis des abgegebenen Behandlungsausweises und der Kassenzugehörigkeit vorlegen kann (s. auch folgenden Abschnitt).

9.3.6 Der Nachweis der Kassenzugehörigkeit des Patienten, Behandlungsausweise, Behandlungsfall, Morbidität

Der Patient hat – außer in dringenden Fällen – seinen Anspruch auf kassenärztliche Versorgung durch Abgabe eines Behandlungsausweises bei der ersten Inanspruchnahme des Arztes im jeweiligen Kalenderquartal nachzuweisen. Die wichtigsten Behandlungsausweise sind:
- der *Krankenschein;*
- der *Überweisungsschein* für ambulante kassenärztliche Behandlung bzw. der Überweisungsschein für ambulante vertragsärztliche Behandlung, der zur Mitbehandlung, Weiterbehandlung, Konsiliaruntersuchung, zur Unfallvorstellung oder zur Durchführung bestimmter, genau bezeichneter Leistungen dient;
- der Überweisungsschein zur belegärztlichen Behandlung *(Belegarztschein);*
- der *Behandlungsausweis* für analytische oder tiefenpsychologisch fundierte Psychotherapie (sogenannte *Große Psychotherapie*);
- der *Mutterschaftsvorsorgeschein;*
- die *Berechtigungsscheine* für die verschiedenen Maßnahmen *zur Krankheitsfrüherkennung* bei Männern, Frauen bzw. Säuglingen und Kleinkindern bis zur Vollendung des vierten Lebensjahres;
- der *Überweisungsschein für serologische und mikrobiologische Untersuchungen* im Rahmen der Mutterschaftsvorsorge;
- der Überweisungsschein zur badeärztlichen Behandlung *(Badearztschein);*
- der *Abrechnungsschein* für ärztlichen *Notfalldienst und Urlaubs- bzw. Krankheitsvertretung.*

Die Behandlungsausweise sind nicht nur als Abrechnungsunterlagen für den einzelnen Arzt von Wichtigkeit, sie geben auch die Basis für einen in der kassenärztlichen Versorgung für die Abrechnung und für die Wirtschaftlichkeitsprüfung wichtigen statistischen Begriff, und zwar des Begriffs **„Behandlungsfall"**. Jeder Behandlungsausweis stellt praktisch einen derartigen Behandlungsfall dar. Der § 11 Abs. 2 Bundesmantelvertrag definiert den Behandlungsfall als die gesamte von demselben Arzt innerhalb desselben Kalendervierteljahres an demselben Kranken vorgenommene Behandlung. Ein einheitlicher Behandlungsfall liegt auch dann vor, wenn sich aus der zuerst behandelten Krankheit eine andere Krankheit entwickelt oder während der Behandlung hinzutritt, oder wenn der Kranke, nachdem er eine Zeitlang einer Behandlung nicht bedurfte, innerhalb desselben Kalendervierteljahres wegen derselben oder einer anderen Krankheit von demselben Arzt erneut behandelt wird. Es besteht somit ein erheblicher Unterschied zwischen dem Begriff des Behandlungsfalls und dem des **Krankheitsfalls,** der die gesamte Behandlung einer Krankheit – auch wenn sie über mehrere Quartale sich erstreckt – umfaßt (Abb. 13).

Im Rahmen der Wirtschaftlichkeitsprüfung werden die Summen der vom Arzt abgerechneten Leistungen und der vom Arzt verordneten Arzneimittel, Heilmittel etc. durch die Zahl der von ihm abgerechneten Behandlungsfälle geteilt und somit ein *Fallwert* für die Behandlungs- bzw. Verordnungsweise errechnet. Diese Fallwerte ergeben Anhaltspunkte für die Auswahl der Arztabrechnungen etc., die von den Prüfungsausschüssen näher zu untersuchen sind (s. Kap. 10 und 17).

Die Zahl der abgerechneten Behandlungsfälle wird auch auf die Zahl der Stammversicherten der Krankenkassen umgerechnet, die sich hierdurch ergebende Fallzahl je Versicherten wird als *„Morbidität"* bezeichnet. In der sozialpolitischen Diskussion und bei Honorar- und Vertragsverhandlungen wird die Entwicklung dieser Morbidität beobachtet und in die entsprechenden Kalkulationen mit einbezogen. Es ist Erfahrungstatsache, daß auch bei gleichbleibendem Versichertenbestand die Zahl der Behandlungsfälle ständig zunimmt, d. h. daß die Anspruchsberechtigten häufiger ärztliche Behandlung benötigen bzw. daß sich diese Behandlung auf mehr Ärzte aufteilt, wodurch sich ja weitere Behandlungsfälle ergeben. Die Ursachen für die bisherige ständige Morbiditätszunahme sind vielfältiger Natur, vor allem sind hier zu nennen:

- zunehmende „Vergreisung" der Bevölkerung;
- größerer Bedarf an ärztlichen Leistungen infolge der steigenden Anforderungen einer Industriegesellschaft, vor allem im psychosomatischen Bereich;
- größerer Bedarf an ärztlichen Leistungen aufgrund einer sich wandelnden Einstellung zur „Krankheit", zum Arzt und zur Versicherung (die ärztliche Behandlung als Konsumgut);
- Änderung in Ausbildung und Auffassung der Ärzte (Mehranwendung umfangreicher medizinisch-technischer Methoden wie Laboratoriumstestrei-

9.3.6

Behandlungsfall – Krankheitsfall

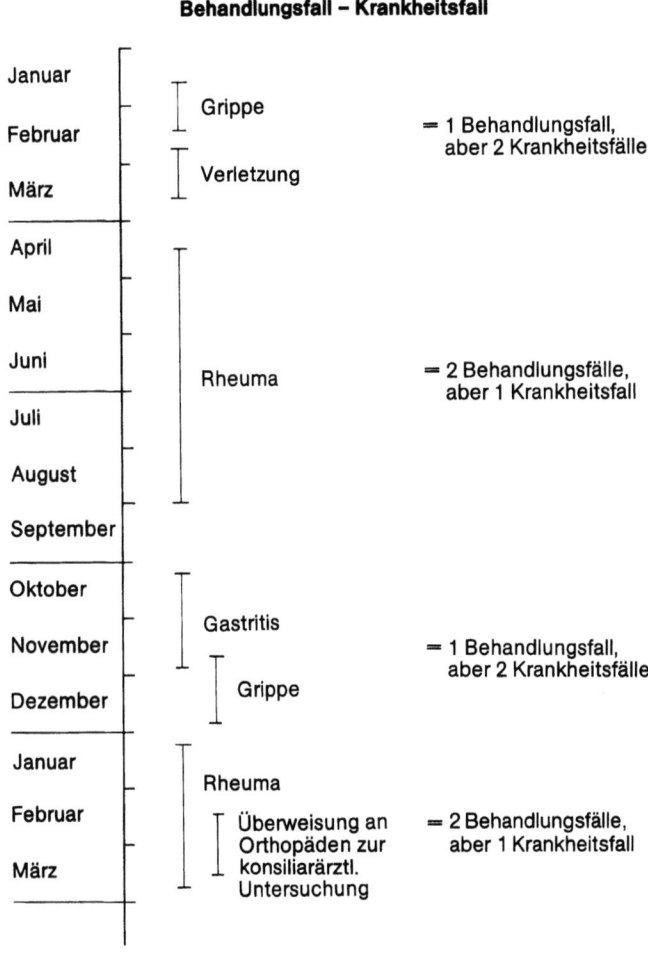

Abb. 13

hen zusätzlich zur alleinigen „klinischen" Untersuchung und Anamneseerhebung durch den Arzt);
- leichtere Inanspruchnahme-Möglichkeit durch mehr niedergelassene Ärzte, durch verminderte Wartezeiten infolge von Bestellpraxen, durch großzügige Zurverfügungstellung von Krankenscheinen in Krankenschein-Scheckheften;
- Einführung neuer – oft langwieriger und kostspieliger – Behandlungsmethoden, die eine Heilung oder Linderung von früher nicht beeinflußbaren Krankheiten ermöglichen;

9.3.6

- Vorsorge- und Früherkennungsmaßnahmen, die oft weitere kurative Leistungen nach sich ziehen;
- Einführung von Rehabilitationsmaßnahmen;
- Einführung der Sonstigen Hilfen (Schwangerschaftsberatung, Schwangerschaftsabbruch, Sterilisation) als Kassenleistung.

Die Höhe der Morbidität in letzter Zeit ist aus Tabelle 10 ersichtlich.

Solange der Patient einen gültigen Behandlungsausweis nicht beigebracht hat, darf der Arzt gemäß § 8 Abs. 3 Bundesmantelvertrag eine Privatvergütung für

Tabelle 10. *Morbidität 1981* (Quelle: Statistische Informationen der KBV)

Kassenart	Mitglieder	Angehörige	Zusammen	Rentner einschl. Angehöriger	alle
	der allgemeinen Krankenversicherung				
a	b	c	d	e	f
AOKen	4,43	2,83	7,26	6,32	6,94
LKKen	2,98	5,33	8,31	5,79	7,26
IKKen	3,85	2,64	6,50	6,35	6,47
BKKen	4,60	3,68	8,28	6,49	7,71
Seekasse	2,77	3,96	6,74	6,39	6,65
Knappschaft	4,18	5,48	9,66	7,04	7,87
zusammen	4,35	3,08	7,43	6,36	7,07
Arbeiter-EK	4,13	3,45	7,58	6,64	7,41
Angestellten-EK	4,78	2,72	7,50	7,29	7,46

Anmerkungen zur Tabelle:
Die Morbidität der Angehörigen in der allgemeinen Krankenversicherung ist auf die Zahl der Stamm-Mitglieder berechnet, da die Krankenkassen die Zahl der mitversicherten Angehörigen nicht genau wissen. Die stark schwankende Morbidität bei den Angehörigen unter den einzelnen Kassenarten erklärt sich aus der unterschiedlich hohen Zahl der Angehörigen. Bei den Landwirten und der Knappschaft sind mehr Familienangehörige mitversichert – hier gibt es wahrscheinlich mehr Kinder noch –, bei den Angestellten-Ersatzkassen ist die Zahl der mitversicherten Angehörigen am niedrigsten.
Aber auch die Betrachtung der Morbidität der Mitglieder allein (Spalte b) zeigt erhebliche Schwankungen, die nicht nur mit dem Altersaufbau und der Krankheitsgefährdung in den einzelnen Berufszweigen, sondern sicherlich auch mit der unterschiedlichen Einstellung zur Krankheit und zur Arztinanspruchnahme zusammenhängen, sonst wäre die niedrige Morbidität der Stammversicherten der Landwirtschaftlichen Krankenkassen einerseits und die höchste Morbidität bei den „aufgeklärten" Mitgliedern der Angestellten-Krankenkassen kaum zu verstehen. Bei der Seekasse hängt die niedrige Morbidität mit der Versorgung durch Schiffsärzte (oder der mangelnden Versorgung) auf See und im Ausland zusammen.

die Behandlung verlangen. Wird der Behandlungsausweis innerhalb einer Frist von zehn Tagen nach der ersten Inanspruchnahme nachgereicht, so muß die entrichtete Vergütung zurückgezahlt werden. Des öfteren wird anstelle einer genau berechneten Privatvergütung bis zum Nachreichen des Behandlungsausweises ein *Pfandbetrag* von beispielsweise 20,- DM gefordert. Die Kassenärztlichen Vereinigungen stellen z.T. für die Nachforderung von Krankenscheinen und/oder für die Quittungsleistung Vordrucke zur Verfügung, andere Vordrucke können von Vordruck-Verlagen käuflich erworben werden (Abb. 14).
Solange ein gültiger Behandlungsausweis nicht vorliegt, sollen gemäß § 8 Abs. 4 Bundesmantelvertrag Arzneiverordnungen etc. auf *Privatrezept* ohne Angabe der Kassenzugehörigkeit mit dem Vermerk „*mangels Krankenschein*" erfolgen. Die Kosten für ein derartiges Privatrezept dürfen von der Krankenkasse nur dann übernommen werden, wenn dieser Vermerk darauf angebracht ist. Die Kassenärztlichen Vereinigungen stellen ihren Ärzten z.T. dafür entsprechende Stempel zur Verfügung. Der Versicherte muß dann die verordneten Medikamente in der Apotheke bezahlen und sich zwecks Erstattung zu seiner Krankenkasse begeben, von der er aber nur einen um 5% niedrigeren Betrag erstattet erhält, da die Krankenkassen von den Apotheken entsprechende Rabatte erhalten. Für den Patienten, der nur aus Säumigkeit die rechtzeitige Abgabe eines Behandlungsausweises unterließ, ist dies eine Lehre, zukünftig den Krankenschein von vornherein dem Arzt zur Verfügung zu stellen. Der Arzt ist nicht gehalten und sollte es unterlassen, nachträglich bei Abgabe des Krankenscheines das Privatrezept in ein Kassenrezept umzuschreiben.
In gleicher Weise sollte der Kassenarzt bis zur Abgabe des Krankenscheines *keine Überweisung* an andere Ärzte zur Weiter- oder Mitbehandlung, zur konsiliarärztlichen Untersuchung oder zur Ausführung von bestimmten Sachleistungen dem Patienten aushändigen, das gleiche gilt für Arbeitsunfähigkeitsbescheinigungen. Derartige Bescheinigungen können bei der Sprechstundenhilfe bis zur Abgabe des Behandlungsausweises hinterlegt werden. Dies dient nicht nur dazu, den Versicherten zur baldigen nachträglichen Abgabe des Behandlungsausweises anzuhalten, sondern soll vor allem den Arzt vor Regressen schützen. Wenn die vom Versicherten mündlich angegebene Kasse, die vom Arzt auf Arzneiverordnungen, Überweisungen etc. vermerkt wird, nicht zutrifft und sich später durch mühsame Recherchen die wirklich zuständige Kasse nicht ermitteln läßt, haftet der Arzt, der die Arzneiverordnungen, Überweisungen usw. getätigt hat, für die hierdurch entstandenen Kosten!
Der *rechtzeitigen Beibringung der Behandlungsausweise* sollte der Arzt bei der Organisation seiner Praxis ausreichend Aufmerksamkeit widmen. Immer wieder einmal bitten Ärzte um Verlängerung des Abrechnungstermins, weil ihnen noch außergewöhnlich viele Krankenscheine etc. fehlen. Solche verspäteten Abrechnungen können Abstriche von der Honorarsumme und das Aussetzen von Abschlagszahlungen zur Folge haben. Außerdem ist es eine Erfahrungs-

9.3.6

AOK	LKK	BKK	IKK	VdAK	AEV	KNAPP. SCHAFT

(Name des Versicherten/Versorgungsberechtigten) (Vorname) (geb. am)

(Ehegatte/Kind/Sonst. Angeh.) (Vorname) (geb. am)

(Arbeitgeber/Dienststelle/Rentner/BVG/Fesw.) (Mitgl.-Nr.) (Krankensch.-Nr.)

(Wohnung des Patienten)

ERKLÄRUNG

Ich bin bei der obigen Krankenkasse versichert und habe mich heute ohne Behandlungsausweis in Behandlung des nachstehend genannten Arztes begeben. Ich wünsche, zu Lasten dieser Krankenkasse behandelt zu werden und verpflichte mich, den für dieses Quartal noch fehlenden Kranken- oder Überweisungsschein binnen 10 Tagen nachzureichen. Ich bin darüber informiert, daß ich die Behandlung privat bezahlen muß, wenn der Schein nicht rechtzeitig nachgereicht wird.

Bis zur Abgabe meines Kranken- oder Überweisungsscheines hinterlege ich einen Pfandbetrag von ... DM, der bei nicht rechtzeitiger Abgabe auf den Betrag der Privatrechnung zu verrechnen ist.

Ort , den 197

Arztstempel

KV NW Nr. S 8
1o/76/20 000

Unterschrift

AOK	LKK	BKK	IKK	VdAK	AEV	KNAPP. SCHAFT

(Name des Versicherten/Versorgungsberechtigten) (Vorname) (geb. am)

(Ehegatte/Kind/Sonst. Angeh.) (Vorname) (geb. am)

(Arbeitgeber/Dienststelle/Rentner/BVG/Fesw.) (Mitgl.-Nr.) (Krankensch.-Nr.)

(Wohnung des Patienten)

QUITTUNG

Von Herrn/Frau/Fräulein
wurden heute ... DM als Pfand hinterlegt. Dieser Betrag wird gegen Rückgabe dieser Quittung zurückgezahlt, wenn ein für dieses Quartal gültiger Kranken- oder Überweisungsschein innerhalb von 10 Tagen (gerechnet vom heutigen Tage an) abgegeben wird.

Ort , den 197

Arztstempel

Unterschrift

Abb. 14

tatsache, daß sich wesentlich später ein erheblicher Teil der fehlenden Krankenscheine gar nicht mehr beschaffen läßt und somit dem Arzt jede Abrechnungsmöglichkeit genommen wird. Die Chancen einer dann anschließenden Privatliquidation sind bei schlampigen oder böswilligen Patienten äußerst gering und stehen meist in keinem angemessenen Verhältnis zu den dem Arzt hierdurch entstehenden Kosten. So sollte beispielsweise bei der Inanspruchnahme des Arztes ohne Behandlungsausweis die entsprechende Karteikarte eindeutig gekennzeichnet werden (z. B. durch Aufstecken eines farbigen Reiters), damit die Sprechstundenhilfe bei der zweiten Inanspruchnahme das Fehlen des Krankenscheines sofort erkennt und mahnen kann. Eine recht einfache und relativ erfolgreiche Methode stellt die Mitgabe eines leeren roten Kuverts mit dem fetten Aufdruck „Inhalt: Krankenschein" dar.
Nach § 8 Abs. 7 Bundesmantelvertrag werden zwar die Krankenkassen den Arzt auf Wunsch bei der Beiziehung nicht beigebrachter Krankenscheine unterstützen, ggf. durch unmittelbare Übermittlung eines Krankenscheines, wenn der Arzt nachweist, daß der Versicherte oder einer seiner berechtigten Familienangehörigen in dem Kalendervierteljahr kassenärztliche Behandlung in Anspruch genommen hat, jedoch kann dies nur dann erfolgen, wenn die vom Patienten angegebene Krankenkasse tatsächlich zuständig ist. Auch für dieses Verfahren haben die Kassenärztlichen Vereinigungen z. T. Vordrucke für ihre Kassenärzte aufgelegt (Abb. 15). Die Verpflichtung der Krankenkassen, den Ärzten notfalls bei der Beschaffung fehlender Behandlungsausweise zu helfen, besteht auch dann, wenn Krankenscheinhefte ausgegeben wurden.
Ist der Arzt im Besitz eines ordnungsgemäßen, für das betreffende Behandlungsvierteljahr gültigen Krankenscheines, so hat er Anspruch auf Honorierung der von ihm erbrachten kassenärztlichen Leistungen, und zwar auch dann, wenn die Krankenkasse später feststellt, daß eigentlich kein Leistungsanspruch gegen diese Krankenkasse mehr bestanden hat. Hat die Krankenkasse auf dem Behandlungsausweis die Gültigkeit durch einen Eindruck oder eine handschriftliche Eintragung auf ein bestimmtes Behandlungsquartal beschränkt oder nur auf eine kürzere Zeit innerhalb eines Quartals und behandelt der Arzt den Patienten zu einem anderen Zeitpunkt, so kann die Kasse die Honorierung dann ablehnen, wenn kein Leistungsanspruch für diesen anderen Zeitraum mehr bestanden hat. Insofern ist die Prüfung der zeitlichen Gültigkeit eines Behandlungsausweises bei dessen Annahme von Bedeutung.
Sind keine besonderen *Gültigkeitsdauern* eingedruckt oder handschriftlich angegeben, so gelten die Behandlungsausweise jeweils für das Quartal, in dem sie ausgestellt worden sind. Ein beispielsweise am 25. März eines Jahres ausgestellter Überweisungsschein gilt also nur noch bis zum Quartalsende. Führt der Arzt, der den Überweisungsschein annimmt, die entsprechenden Leistungen erst im folgenden Quartal aus, so besteht kein Honorierungsanspruch, wenn der Leistungsanspruch des Patienten gegenüber der angegebenen Kasse inzwischen entfallen ist.

184 **9.3.6**

AOK	LKK	BKK	IKK	VdAK	AEV	KNAPP.-SCHAFT

(Name des Versicherten/Versorgungsberechtigten) (Vorname) (geb. am)

(Ehegatte/Kind/Sonst. Angeh.) (Vorname) (geb. am)

(Arbeitgeber/Dienststelle/Rentner/BVG/Freiw.) (Mitgl.-Nr.) (Krankensch.-Nr.)

(Wohnung des Patienten)

ERKLÄRUNG

Ich bin bei der obigen Krankenkasse versichert und habe mich heute ohne Behandlungsausweis in Behandlung des nachstehend genannten Arztes begeben. Ich wünsche, zu Lasten dieser Krankenkasse behandelt zu werden und verpflichte mich, den für dieses Quartal noch fehlenden Kranken- oder Überweisungsschein binnen 10 Tagen nachzureichen. Ich bin darüber informiert, daß ich die Behandlung privat bezahlen muß, wenn der Schein nicht rechtzeitig nachgereicht wird.

................................, den .... 197..
Ort

....
Unterschrift

Arztstempel
KV NW Nr. S 9
7/77/20.000

AOK	LKK	BKK	IKK	VdAK	AEV	KNAPP.-SCHAFT

(Name des Versicherten/Versorgungsberechtigten) (Vorname) (geb. am)

(Ehegatte/Kind/Sonst. Angeh.) (Vorname) (geb. am)

(Arbeitgeber/Dienststelle/Rentner/BVG/Freiw.) (Mitgl.-Nr.) (Krankensch.-Nr.)

(Wohnung des Patienten)

ANFORDERUNG
EINES KRANKENSCHEINES

Ich habe mich zu Lasten meiner Krankenkasse ärztlich behandeln lassen und bitte hiermit, meinem Arzt (s. Stempelaufdruck) einen für dieses Quartal gültigen Krankenschein innerhalb von 10 Tagen unmittelbar zuzusenden. Bei einem anderen Kassenarzt war ich in diesem Quartal noch nicht in Behandlung.

................................, den .... 197..
Ort

....
Unterschrift

Arztstempel
Nicht zu verwenden bei Versicherten, die im Besitz eines Krankenschein-Scheckheftes sind!

Abb. 15

9.3.7 Die Überweisung im Rahmen der kassenärztlichen Versorgung

Etwa 25% der insgesamt abgerechneten Behandlungsausweise sind Überweisungsscheine. Die Gründe für eine derartige Überweisung sind vielfältiger Natur, vor allem kommen hierfür in Frage:

- Eine zweite Erkrankung, die nicht in das Gebiet des erstbehandelnden Arztes fällt, soll von einem anderen Arzt behandelt werden *(Überweisung zur Mitbehandlung),* während die zuerst aufgetretene Krankheit von dem Arzt, der den Original-Krankenschein benützt, weiterbehandelt wird.
- Die einzige festgestellte Krankheit fällt nicht in das Gebiet des aufgesuchten Arztes, der Patient wird zur alleinigen *Weiterbehandlung* an einen anderen Arzt überwiesen.
- Der Patient wird zur alleinigen Weiterbehandlung an einen anderen Arzt infolge Wohnortwechsels oder aufgrund eines gestörten Arzt-Patienten-Verhältnisses überwiesen.
- Der behandelnde Arzt möchte für Diagnosefindung oder Therapieplan den Rat eines Kollegen einholen und überweist zur *konsiliarärztlichen Untersuchung.* Ein derartiger Überweisungsschein berechtigt den annehmenden Arzt nicht zur Durchführung einer eigenen Behandlung, er hat dem Patienten vielmehr nach Abschluß seiner konsiliarärztlichen Untersuchungen an den überweisenden Arzt zurückzuverweisen, dem er das Ergebnis seiner Untersuchungen schriftlich zuzustellen hat.
- Der überweisende Arzt wünscht die *Durchführung bestimmter Leistungen,* meistens sogenannter ärztlicher Sachleistungen, die er für seine Diagnose oder Therapie benötigt und selbst in seiner Praxis nicht erbringen kann und die auf dem Überweisungsschein genau zu bezeichnen sind (bestimmte Laboratoriumsuntersuchungen, bestimmte Röntgenaufnahmen etc.).
- Die Überweisung erfolgt zur Abrechnung einer einmaligen *Notfallbehandlung,* die der Patient zu Zeiten, in denen sein behandelnder Arzt nicht erreichbar gewesen war, in Anspruch genommen hatte.
- Die Überweisung erfolgt zur Vorstellung im Rahmen des kassenärztlichen *Unfallheilverfahrens* nach den dafür bestehenden Bestimmungen (s. Kap. 4.9).

Die für Überweisungen zur Verfügung stehenden Formulare sind unter 9.3.6 bei der Aufzählung der Behandlungsausweise genannt worden.

Um die freie Arztwahl nicht zu beeinträchtigen, soll auf einem Überweisungsschein nur das gewünschte Fachgebiet, jedoch nicht der Name eines bestimmten Arztes angegeben werden. Damit der Überweisungsempfänger tatsächlich die vom überweisenden Arzt gewünschten Leistungen, nicht jedoch andere, bereits durchgeführte Untersuchungen ausführt, und damit keine Parallelbehandlung nebeneinander erfolgt, müssen die Überweisungsscheine sorgfältig und vollständig ausgefüllt werden (s. Abb. 16 und 17). Eine Behandlung ist in

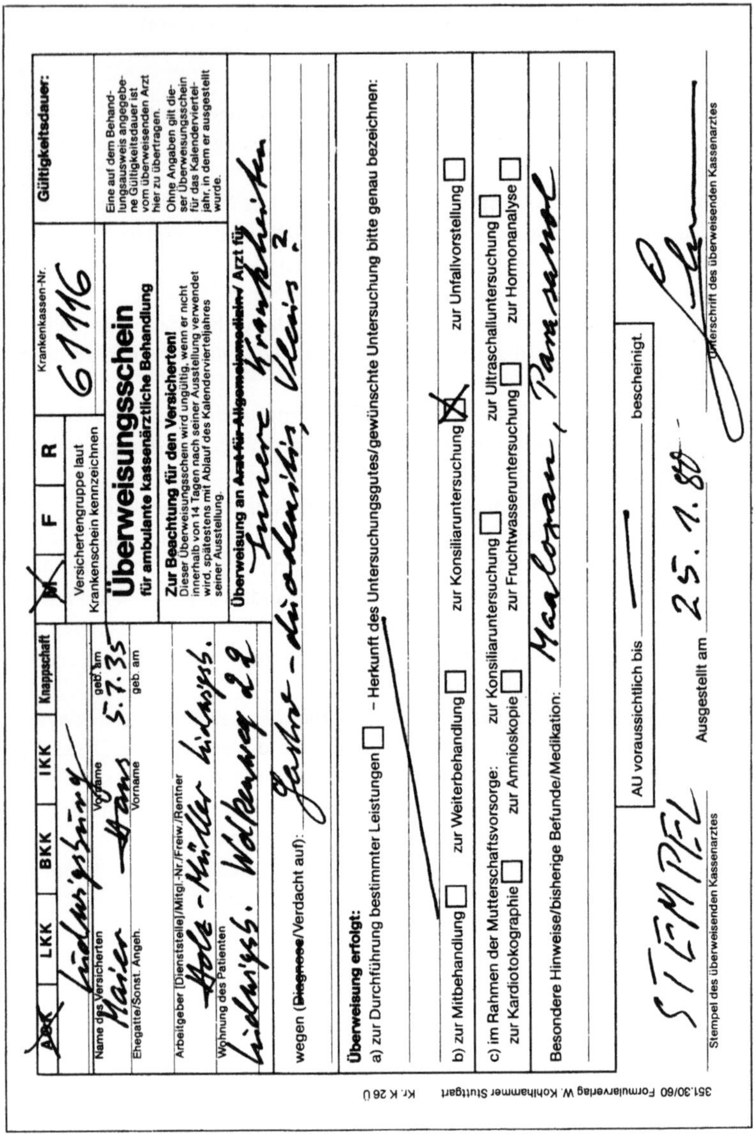

AOK | LKK | BKK | IKK | Knappschaft

Name des Versicherten: Ludwigsburg Maier — Vorname: Hans — geb. am: 5.7.35

Ehegatte/Sonst. Angeh. — Vorname — geb. am

Arbeitgeber [Dienststelle]/Mitgl.-Nr./Freiw./Rentner: Holz-Müller Ludwigsb.

Wohnung des Patienten: Ludwigsb. Wolkenweg 22

M F R — Versichertengruppe laut Krankenschein kennzeichnen

Krankenkassen-Nr. 61116

Überweisungsschein für ambulante kassenärztliche Behandlung

Zur Beachtung für den Versicherten! Dieser Überweisungsschein wird ungültig, wenn er nicht innerhalb von 14 Tagen nach seiner Ausstellung verwendet wird, spätestens mit Ablauf des Kalendervierteljahres seiner Ausstellung.

Gültigkeitsdauer: Eine auf dem Behandlungsausweis angegebene Gültigkeitsdauer ist vom überweisenden Arzt hier zu übertragen. Ohne Angaben gilt dieser Überweisungsschein für das Kalendervierteljahr, in dem er ausgestellt wurde.

Überweisung an ~~Arzt für Allgemeinmedizin/~~ Arzt für Innere Krankheiten

wegen (~~Diagnose~~/Verdacht auf): Gastro-duodenitis, Ulcus?

Überweisung erfolgt:

a) zur Durchführung bestimmter Leistungen ☐ – Herkunft des Untersuchungsgutes/gewünschte Untersuchung bitte genau bezeichnen:

b) zur Mitbehandlung ☐ zur Weiterbehandlung ☐ zur Konsiliaruntersuchung ☒ zur Unfallvorstellung ☐

c) im Rahmen der Mutterschaftsvorsorge: zur Konsiliaruntersuchung ☐ zur Ultraschalluntersuchung ☐ zur Kardiotokographie ☐ zur Amnioskopie ☐ zur Fruchtwasseruntersuchung ☐ zur Hormonanalyse ☐

Besondere Hinweise/bisherige Befunde/Medikation: Maalogan, Panzynorm

AU voraussichtlich bis — bescheinigt.

Ausgestellt am 25.1.80

STEMPEL

Stempel des überweisenden Kassenarztes

Unterschrift des überweisenden Kassenarztes

351.30/60 Formularverlag W. Kohlhammer Stuttgart Kr. K 26 0

Abb. 16. Überweisungsschein im Falle einer erwünschten Konsiliaruntersuchung, die dem Konsiliarius freie Hand im Einsatz diagnostischer Leistungen läßt

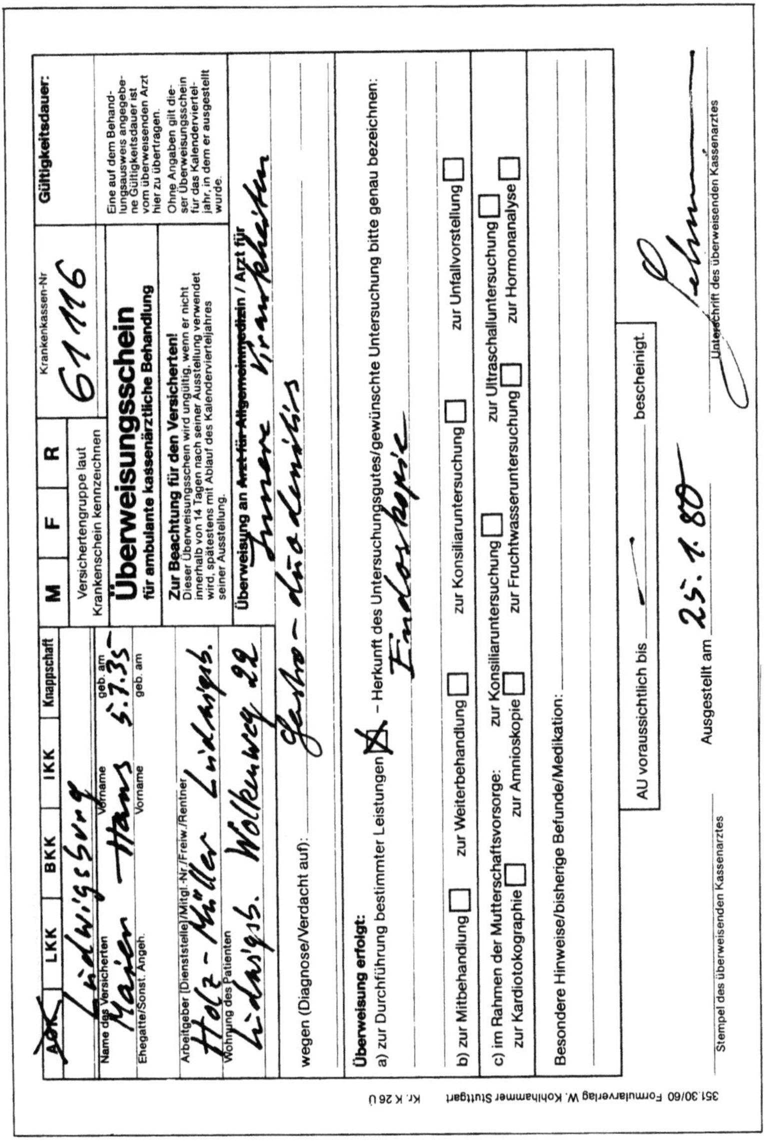

AOK | LKK | BKK | IKK | Knappschaft | M | F | R | Krankenkassen-Nr | Gültigkeitsdauer:

Ludwigsburg 61116

Name des Versicherten: Maier Vorname: Hans geb. am: 5.7.35

Ehegatte/Sonst. Angeh. Vorname geb. am

Versichertengruppe laut Krankenschein kennzeichnen

Überweisungsschein
für ambulante kassenärztliche Behandlung

Arbeitgeber (Dienststelle)/Mitgl.-Nr./Freiw./Rentner: Holz-Müller Ludwigsb.

Wohnung des Patienten: Ludwigsb. Wolkenweg 22

Zur Beachtung für den Versicherten! Dieser Überweisungsschein wird ungültig, wenn er nicht innerhalb von 14 Tagen nach seiner Ausstellung verwendet wird, spätestens mit Ablauf des Kalendervierteljahres seiner Ausstellung.

Eine auf dem Behandlungsausweis angegebene Gültigkeitsdauer ist vom überweisenden Arzt hier zu übertragen.

Ohne Angaben gilt dieser Überweisungsschein für das Kalendervierteljahr, in dem er ausgestellt wurde.

Überweisung an ~~Arzt für Allgemeinmedizin~~ / **Arzt für** Innere Krankheiten

wegen (Diagnose/Verdacht auf): Gastro-duodenitis

Überweisung erfolgt:

a) zur Durchführung bestimmter Leistungen ☒ – Herkunft des Untersuchungsgutes/gewünschte Untersuchung bitte genau bezeichnen: Endoskopie

b) zur Mitbehandlung ☐ zur Weiterbehandlung ☐ zur Konsiliaruntersuchung ☐ zur Unfallvorstellung ☐

c) im Rahmen der Mutterschaftsvorsorge: zur Kardiotokographie ☐ zur Amnioskopie ☐ zur Konsiliaruntersuchung ☐ zur Fruchtwasseruntersuchung ☐ zur Ultraschalluntersuchung ☐ zur Hormonanalyse ☐

Besondere Hinweise/bisherige Befunde/Medikation:

AU voraussichtlich bis — bescheinigt.

Ausgestellt am 25.1.80

Stempel des überweisenden Kassenarztes

Unterschrift des überweisenden Kassenarztes

351.30/60 Formularverlag W. Kohlhammer Stuttgart Kr. K 26 U

Abb. 17. Überweisungsschein im Falle einer gezielt gewünschten Sachleistung, andere diagnostische Leistungen sind nicht abrechnungsfähig beiden Beispielsfällen nicht statthaft, wäre sie erwünscht, hätte zur Mitbehandlung überwiesen werden müssen.

Die Überweisung zu einem anderen Kassenarzt derselben Arztgruppe ist nur in Ausnahmefällen zulässig, so z. B. bei Wohnortwechsel des Patienten oder einer empfindlichen Störung des Arzt-Patienten-Verhältnisses.

Eine Überweisung kann grundsätzlich nur von dem Kassenarzt vorgenommen werden, der im Besitz eines gültigen Krankenscheins ist (sogen. Originalschein). Der aufgrund einer Überweisung tätig werdende Arzt kann eine weitere Überweisung nur im Rahmen des ihm erteilten Auftrages vornehmen, also wenn er beispielsweise zur Durchführung dieses Auftrages einer ganz bestimmten ärztlichen Sachleistung bedarf (Laboruntersuchung, Röntgenaufnahme), die er selbst in seiner Praxis nicht erbringen kann. Hat z. B. ein Allgemeinarzt einen Patienten an einen Orthopäden zur Mitbehandlung wegen einer rheumatischen Erkrankung überwiesen, so kann der Orthopäde für bestimmte Laboratoriumsleistungen eine Überweisung an einen Laborarzt ausstellen. Benötigt dieser Patient aber beispielsweise auch noch eine Brille, so kann die entsprechende Überweisung zum Augenarzt nicht vom Orthopäden, sondern nur von dem Allgemeinarzt, der im Besitz des Originalkrankenscheines ist, ausgestellt werden.

Ärzte, die aufgrund eines Überweisungsscheines zur Mitbehandlung, Weiterbehandlung, zur Konsiliaruntersuchung oder zur Durchführung bestimmter Sachleistungen tätig werden, sind gehalten, dem überweisenden Arzt alle erhobenen Befunde einschließlich solcher Befunde, die aufgrund einer weiteren Überweisung erhoben wurden, mitzuteilen (§ 19 Abs. 2 BMV-Ä).

Der aufgrund einer Überweisung tätig werdende Arzt ist an den ihm erteilten Auftrag gebunden. Erfolgt z. B. eine Überweisung durch einen Allgemeinarzt an einen Internisten zur Mitbehandlung einer Herzerkrankung, so kann der Internist eine auftretende weitere Erkrankung nicht behandeln, da sein Überweisungsauftrag sich hierauf nicht erstreckt. Die Behandlung dieser anderen Erkrankung obliegt allein dem überweisenden Arzt. Wurde eindeutig zur Ausführung einer bestimmten Sachleistung, z. B. zur Vornahme einer Gastroskopie, überwiesen, so kann der Arzt, der die Überweisung erhalten hat, keinerlei andere Leistungen außer der Gastroskopie abrechnen.

Überweisungen an Zahnärzte sind nicht zulässig, der Patient muß den Zahnarzt mit einem speziellen Krankenschein für Zahnbehandlung aufsuchen. Wünscht der Arzt bestimmte Leistungen von einem Zahnarzt, so z. B. die Untersuchung der Zähne im Zusammenhang mit rheumatischen Beschwerden, muß der Arzt diesen Wunsch dem Zahnarzt formlos (auf einem Rezeptvordruck) mitteilen.

Zahnärzte umgekehrt können Anästhesisten hinzuziehen, an Ärzte für Mund-, Kiefer- und Gesichtschirurgie oder für Radiologie überweisen und Material zur histologischen oder labordiagnostischen Untersuchung an entsprechende Ärzte einsenden. Die Abrechnung derartiger Überweisungsfälle vom Zahnarzt zum Arzt erfolgt bei der KV (nicht KZV).

9.3.8 Die Besuchsbehandlung

Auch für die Behandlung außerhalb der Praxisräume des Arztes hat der Berechtigte im Prinzip die freie Wahl unter den Kassenärzten. Unter 9.3.1 wurde schon auf die hier bestehenden Beschränkungen hingewiesen, zu denen auch die Beschränkung i. d. R. auf einen der beiden nächsterreichbaren Ärzte des erforderlichen Fachgebiets gehört. Nimmt der Patient einen weiter entfernt wohnenden Arzt in Anspruch und führt dieser die Besuchsbehandlung aus, so muß er die dadurch entstehenden Mehrkosten tragen (s. Abb. 9). Der § 7 Abs. 4 Bundesmantelvertrag räumt dem Kassenarzt ausdrücklich das Recht ein, Besuche außerhalb seines üblichen Praxisbereichs abzulehnen, es sei denn, daß es sich um einen dringenden Fall handelt und ein näher praktizierender Kassenarzt nicht zu erreichen ist.

Zur Besuchsbehandlung sind nicht nur die Praktischen Ärzte/Allgemeinärzte verpflichtet, sondern auch alle Ärzte anderer Fachgebiete,
1. wenn sie von einem anderen Arzt in ihrem Praxisbereich zur konsiliarischen Beratung hinzugezogen werden und im Zusammenhang damit eine Besuchsbehandlung erforderlich ist oder
2. wenn bei den in ihrer Behandlung stehenden Patienten ein Besuch wegen einer in das jeweilige Fachgebiet fallenden Erkrankung notwendig wird.

Tabelle 11. Anteil der Besuche am Umsatz (RVO-Kassen in Nordwürttemberg, ambulante kurative Behandlung I. Quartal 1980 und 1982). Quelle: Honoraranforderungsstatistik der KV NW

Arztgruppe	Anteil in %	
	1/80	1/82
Anästhesisten	0,7	0,6
Augenärzte	0,2	0,2
Chirurgen	0,5	0,5
Frauenärzte	1,6	1,3
HNO-Ärzte	0,5	0,4
Hautärzte	1,0	1,1
Internisten	5,9	5,7
Kinderärzte	6,9	5,0
Laborärzte	0,1	0,1
Lungenärzte	1,7	1,6
Nervenärzte	1,6	1,6
Orthopäden	0,4	0,4
Radiologen	0,1	0,1
Urologen	1,2	1,0
Fachärzte[a]	2,7	2,5
Allgemeinärzte	21,8	20,8
Insgesamt[a]	10,9	10,1

[a] einschl. nicht aufgeführter Arztgruppen

Darüber hinaus haben Ärzte jedes Fachgebiets selbstverständlich die Verpflichtung zur Hilfeleistung und Besuchsbehandlung in Unglücks- und Notfällen.
Der Patient hat nur dann Anspruch auf Besuchsbehandlung, wenn ihm das Aufsuchen des Arztes in dessen Praxisräumen nicht möglich oder nicht zumutbar ist. Die Krankenkassen sind gehalten, in ihren Krankenordnungen die Versicherten anzuhalten, daß sie die Besuche, die noch am selben Tag ausgeführt werden sollen, rechtzeitig bestellen.
Die Gebührenordnungen und Bewertungsmaßstäbe enthalten unter den Nrn. 5 bis 8b die entsprechenden Gebührenpositionen für Besuche, dringende Besuche, Besuche aus der Sprechstunde heraus, bei Nacht, bei tiefer Nacht, an Sonn- und Feiertagen sowie an Samstagen. Sogenannte Bordbesuche auf den Schiffen werden höher vergütet. Werden mehrere Kranke in unmittelbarem zeitlichem Zusammenhang anläßlich eines Besuches behandelt, so treten Kürzungen ein, die in den Geührenordnungen näher bezeichnet sind. In einigen KV-Bereichen gibt es auch besondere Regelungen für Besuche durch *nichtärztliche Hilfskräfte*, z. B. zum Verband- oder Katheterwechsel, zur Blutentnahme für Laboratoriumsuntersuchungen oder zur Durchführung krankengymnastischer Behandlungen, Massagen etc.
Die Besuchsbehandlung spielt fast ausschließlich bei den Praktischen Ärzten/ Allgemeinärzten eine bedeutsame Rolle, wie Tabelle 11 zeigt.
Zusätzlich zur Besuchsbehandlung sind die *Wegegebühren* (Wegepauschale oder Wegegeld Nrn. 11 und 12 BMÄ und E-GO bzw. § 8 GOÄ) abzurechnen. Hierfür gibt es in den einzelnen KV-Bereichen sehr unterschiedliche vertragliche Regelungen. Z.T. sind die entsprechenden Gebührenordnungs-Nummern auf der Rückseite der Krankenscheine zusammen mit den übrigen Leistungen, z.T. in besonderen Wegegeld-Listen o.ä. einzutragen. Besondere Regelungen gibt es auch jeweils für den Fall, daß bei einer Besuchs-Rundfahrt mehrere Patienten, die auch den verschiedensten Krankenkassen angehören können, besucht werden. Wegen der Unterschiedlichkeit der Regelungen kann dies hier nicht näher dargestellt werden.

9.3.9 Die Dokumentation der kassenärztlichen Versorgung

Der Kassenarzt soll über den Befund und die Behandlungsmaßnahmen Aufzeichnungen machen; Aufzeichnungen sind zu machen bei Unfällen, Operationen, Strahlenbehandlungen, Maßnahmen zur Früherkennung von Krankheiten, Leistungen der Mutterschaftsvorsorge und bei Versorgungsleiden. Diese Bestimmung des § 5 Abs. 1 Bundesmantelvertrag stellt für den an der kassenärztlichen Versorgung teilnehmenden Arzt das Gebot auf, außer den für die Abrechnung bestimmten Anschreibungen auf dem Krankenschein über seine Befunde und Behandlungsmaßnahmen Aufzeichnungen in seiner Kartei vorzunehmen. Der Arzt sollte zumindest zu jeder Inanspruchnahme, die auch zur Abrechnung ärztlicher Leistungen führt, das Datum dieser Inanspruchnahme und die Art der ausgeführten Leistungen (zweckmäßigerweise durch die entsprechenden Nrn. des Bewertungsmaßstabes ausgedrückt) in seiner Kartei vermerken, desgleichen alle verordneten Mittel (lt. Nr. 23 der Arzneimittel-Richtlinien) und getätigten Überweisungen. Das alleinige Notieren der Inanspruchnahmen und der Leistungen unmittelbar auf der Rückseite der Behandlungsausweise ist nicht zulässig und nicht zweckmäßig, da dann der Arzt nach Abgabe seiner Abrechnung keinerlei Unterlagen mehr über die durchgeführte Behandlung besitzt.

Bei der Neugründung oder Umorganisation einer Praxis rentiert es sich, dem Aufzeichnungs- und Karteisystem Aufmerksamkeit zu widmen und sich hier ggf. von erfahrenen Kollegen oder Organisationsberatern, die sich speziell mit Arztpraxen beschäftigt haben, beraten zu lassen und die speziellen Hefte der Reihe „Niederlassungsservice" des Zentralinstituts zu studieren [s. 60].

Für die Besuchspraxis ist es am besten, wenn der Arzt die Karteikarten der zu besuchenden Patienten – geordnet in der Reihenfolge der geplanten Besuche – in einer speziellen Karteitasche (die sich innerhalb der Arzttasche befinden kann) mitnimmt. Er kann sich dann nicht nur am Krankenbett des Patienten über seine bisherigen Befunde und getroffenen Maßnahmen kurz orientieren, sondern er kann auch die ausgeführten Leistungen anläßlich des Hausbesuchs sofort notieren. Werden diese Leistungen nicht unmittelbar auf der Karteikarte, sondern in ein sogenanntes Besuchsbuch eingetragen, so muß die Praxisorganisation gewährleisten, daß eine unverzügliche Übertragung – möglichst tageweise – auf die Karteikarten erfolgt, damit dort die Inanspruchnahmen und Leistungen chronologisch verzeichnet sind.

Die Frage nach der Organisation der Abrechnung innerhalb der Arztpraxis muß ebenfalls von vornherein gründlich überdacht werden. Es ist nicht zweckmäßig, wenn nach Schluß des Quartals begonnen wird, von evtl. vielen hundert Karteikarten die Leistungen auf die Krankenscheine zu übertragen. Dies bedeutet eine mehrtägige, oft die gesamte Praxis und auch die Arztfamilie frustrierende Arbeit, die mehrere Wochenenden empfindlich stören kann. Sinnvoll erscheint eine Organisation, bei der die für die Sprechstunden- und Besuchsbehandlung benutzten Karteikarten erst dann in die Kartei zurückgestellt werden, wenn die erbrachten Leistungen auf die Behandlungsausweise übertragen worden sind. Dieses System läßt es auch als zweckmäßig erscheinen, daß die Behandlungsausweise sich unmittelbar bei der Karteikarte befinden, wenn diese also als Karteitasche ausgearbeitet ist, die außerdem noch wichtige andere Unterlagen, wie Arztberichte etc. aufnehmen kann.

Ärztliche Aufzeichnungen sind zehn Jahre nach Abschluß der Behandlung aufzubewahren, soweit nicht nach anderen gesetzlichen Vorschriften eine längere Aufbewahrungspflicht besteht. Eine längere Aufbewahrung ist auch dann erforderlich, wenn sie nach ärztlicher Erfahrung geboten ist (§ 11 Abs. 2 der Berufsordnung für die deutschen Ärzte). Diese ärztlichen Aufzeichnungen sind Gedächtnisstützen des Arztes (§ 11 Abs. 1 Berufsordnung). Der Arzt ist nicht zur Herausgabe an den Patienten oder an einen anderen Arzt verpflichtet; Näheres s. Kap. 5.

Von der allgemeinen zehnjährigen Aufbewahrungspflicht abweichend gibt es folgende Regelungen:

Aufbewahrung 30 Jahre

Aufzeichnungen bei Röntgentherapie lt. Röntgenverordnung und Strahlenschutzverordnung

Aufbewahrung 5 Jahre

Durchschriften der Berichtsvordrucke bei Früherkennungsuntersuchungen lt. den entsprechenden Richtlinien des Bundesausschusses der Ärzte und Krankenkassen

Aufbewahrung 3 Jahre

Durchschriften von Betäubungsmittelrezepten lt. Betäubungsmittel-Verschreibungs-Verordnung; Zytologische Präparate lt. Zytologie-Richtlinien der Kassenärztlichen Vereinigungen; Kontrollkarten der internen Qualitätssicherung lt. Richtlinien der Bundesärztekammer

Aufbewahrung 1 Jahr

Durchschriften der Arbeitsunfähigkeitsbescheinigungen lt. § 21 Abs. 2 Bundesmantelvertrag (s. Kapitel 15.1.10)

Weiterführende Literatur: [15, 16, 28, 40, 45, 63, 65].

Siegfried Häußler

10 Wirtschaftliche Verordnungs- und Behandlungsweise

10.1 Wirtschaftliche Verordnungsweise

Seit 1914 gibt es in der Reichsversicherungsordnung die Verpflichtung des Kassenarztes zur wirtschaftlichen Verordnungsweise. Dabei wurde „wirtschaftlich" identifiziert mit dem medizinisch Notwendigen genauso wie mit dem durchschnittlich Üblichen. Gerade der letztere Gesichtspunkt unterstützte aber eher die steigende Kostenentwicklung, als daß er sie bremste. Denn wenn alle Ärzte sich mit ihren Verordnungskosten nach oben bewegen, geschieht dies völlig legal im Rahmen des damit genau so ansteigenden Arzneikosten-Durchschnittes.

Inzwischen hat sich die Begriffsbestimmung der Wirtschaftlichkeit, ausgelöst durch den Gesetzgeber als auch durch die Sozialgerichte und die Prüfpraxis der Kassenärztlichen Vereinigungen, sehr gewandelt und gleichzeitig präzisiert. Dabei sind zwei wichtige und zugleich konträre Entwicklungen in Gang gekommen. Wirtschaftliches Handeln wird langsam zu einer medizinischwissenschaftlichen Maxime. Man hat erkannt, daß nicht alles Machbare auch gleichzeitig das Beste ist, sondern daß ein gezielter und überlegter Einsatz der Mittel und Menschen eine bessere Kosten-Nutzen-Relation bringt und zugleich für den Patienten in aller Regel schonender und hilfreicher ist.

Damit ist jedoch die Gefahr entstanden, ökonomische Begriffe aus der Wirtschaft unreflektiert im Gesundheitswesen anzuwenden. Dabei wird verkannt, daß hier – beim Umgang mit den Menschen – andere Gesetze gelten als beim Umgang mit Waren und Material. Die „Produktion" von Gesundheit und die industrielle Produktion unterscheiden sich eben in vielerlei Hinsicht. Vermehrtes Angebot (z. B. an Ärzten oder Krankenhäusern) drückt nicht wie in der Wirtschaft den Preis, sondern steigert ihn, genauso wie es die Nachfrage steigert. In der Industrieproduktion wird der Verkaufsartikel durch Massenproduktion in Großanlagen billiger. Im Gesundheitswesen führen Großanlagen (Groß-Kliniken, medizinisch-technische Zentren) immer zur Verteuerung. Selbst die scheinbar so sichere „Investition in die Zukunft" (Früherkennung: Vorbeugen ist billiger als Heilen) ist ein Mißverständnis. Im Einzelfall ist der Grundsatz richtig; für die Gesamtheit der Versicherten führt jedoch Früherkennung als Dauereinrichtung zu Mehrausgaben.

10.1

Das Anstößige einer solchen Aussage soll darauf hinweisen, daß der Wirtschaftlichkeitsbegriff in der Krankenversicherung seinem Wesen nach ein anderer sein muß als der in der Wirtschaft. Wir stehen aber hier erst am Beginn eines sehr langwierigen Prozesses des Umdenkens und Neu-Überlegens.
Ganz grundsätzlich steht jedenfalls die Kosten-Nutzen-Relation in der Arzneimitteltherapie unter folgenden Kriterien.
1. Es ist zu prüfen, ob der erwünschte therapeutische Erfolg nicht durch ein unangemessen hohes Risiko erkauft wird. Beispiel: Grippemittel mit Phenylbutazion als Wirkstoff, weil das Agranulozytose-Risiko das Grippe-Risiko übertreffen kann.
2. Es ist zu prüfen, ob das Arzneimittel überhaupt für die gegebene Indikation eine „erwiesene" therapeutische Wirksamkeit besitzt. Beispiel: Theophyllin und Nikotinsäure steigern keineswegs die Gehirndurchblutung sondern vermindern sie eher.
3. Es ist zu prüfen, ob das Arzneimittel für die gegebene Indikation auch die Qualitätsanforderungen (Reinheit, biologische Verfügbarkeit u.a.m.) besitzt.

Nun kommt es besonders in der Allgemein-Praxis nicht selten vor, daß eine Therapie notwendig ist, ohne daß dafür erwiesen wirksame Arzneimittel zur Verfügung stehen (Kriterium 2 entfällt dann). Die Kriterien 1 und 3 gelten dann trotzdem, auch und insbesondere bei einer notwendigen Placebo-Therapie. Beispiel: Baldrian-Präparate an Stelle von Tranquilizern.
Es gibt einige konkrete Versuche, Einsparungsmöglichkeiten bei den Arzneiverordnungen zu berechnen. Auch wenn natürlich unbestritten ist, daß durch eine kritische Verordnungsweise Ausgaben gespart werden können, zeigen gerade solche Versuche, daß die praktische Erfahrung des Arztes nicht durch theoretische Überlegungen ersetzt werden kann. So machte z.B. Schönhöfer in seiner Studie „klinisch-pharmakologische Überlegungen zur rationellen Therapie mit Arzneimitteln" [53] Vorschläge, die inzwischen bei näherem Hinsehen sich sogar möglicherweise als kostentreibend herausstellten: Für den Austausch von zwei häufig verordneten Antihypertonika (Briserin und Modenol) orientierte er sich nur an einer Komponente (Reserpin) und ließ die übrigen therapeutisch bedeutenden Bestandteile außer acht. Dadurch wurden Tagesdosierungen als Berechnungsgrundlage angenommen, wie sie in der Praxis kaum verwendet werden. Das Austauschpräparat bekam damit einen scheinbaren Kostenvorteil. Wird jedoch eine praxisgerechte Dosierung zugrundegelegt, geht dieser Vorteil verloren oder die Therapie verteuert sich sogar.
Der Vergleich von Präparaten mit verschiedenen Wirkstoffen oder Wirkstoffkombinationen steht – abgesehen von der therapeutischen Äquivalenz – immer unter dem Vorbehalt, daß eine vergleichbare Dosierung nur für den Durchschnitt der Patienten angegeben werden kann. Im Einzelfall kann ein vermeintlich teureres Präparat bei einem bestimmten Patienten durchaus billiger sein, wenn dieser auf die teurere Substanz besser anspricht.

Tabelle 12. Möglichkeiten zur Kostensenkung durch geeignete Präparateauswahl

Maßnahmen	Zu beachtende Probleme

1. Ersatz durch billigere Präparate mit gleichen Inhaltsstoffen	– Preisvergleich korrekt anstellen! (Tagesdosis mit Tagesdosis, Milligramm mit Milligramm vergleichen)
	– Ist die Preisdifferenz dann noch relevant? (Preisunterbietungen um 10% oder 15% bleiben ohne wesentliche Auswirkungen auf den Preiswettbewerb)
	– Hat das Austauschpräparat
	  – die *gleiche* Bioverfügbarkeit (schlechte Bioverfügbarkeit kann Preisvorteil hinfällig machen),
	  – die gleiche pharmazeutische Qualität,
	  – eine für den betreffenden Patienten geeignete Darreichungsform und Dosierung,
	  – praxisgerechte Packungsgrößen?

2. Ersatz durch billigere Präparate mit Inhaltsstoffen ähnlicher Wirksamkeit	– Ist der andere Wirkstoff hinreichend belegt? (Wirksamkeit, Verträglichkeit) – Spricht der Patient auf den anderen Wirkstoff genauso gut an? – Ist ein Austausch medizinisch vertretbar im Hinblick auf Kontraindikationen, Pharmakokinetik (Niereninsuffizienz!) und Nebenwirkungen, die den Patienten stärker belasten können? – Wird die Patientencompliance beeinträchtigt (z. B. ungünstige Einnahmefrequenz) – Ist das neue Präparat in der *tatsächlich benötigten* Dosierung auch wirklich billiger?
3. Austausch von Präparaten, deren Wirksamkeit bei den empfohlenen Indikationen als „nicht erwiesen" oder fraglich bezeichnet wird	– Deckt sich das Urteil „Wirkung nicht erwiesen" mit der eigenen Erfahrung? – Ist die Beurteilung gängige Lehrmeinung oder die Ansicht eines Einzelnen? – Sind die Belege für die Wirksamkeit des Austauschpräparates wirklich stichhaltiger als für das kritisierte Präparat?

Besondere Vorsicht ist bei der Befolgung von Ratschlägen geboten, die den Austausch von Präparaten mit vermeintlich fraglicher Wirksamkeit empfehlen. Hier muß kritisch geprüft werden, ob das empfohlene Austauschpräparat mindestens den gleichen Prüfkriterien wie das kritisierte unterworfen wird. Dieses Kriterium des einheitlichen Maßstabs wird nicht angewandt, wenn Präparate zur Behandlung der zerebrovaskulären Insuffizienz wie z. B. Cosaldon, Fludilat oder Hydergin, deren Wirksamkeit trotz umfassender klinischer

Belege in Zweifel gezogen wurde, durch Koffein ersetzt werden sollen, für dessen Wirksamkeit in dieser Indikation keinerlei Belege vorliegen.

Daß der Präparatewechsel aus Wirtschaftlichkeitsgründen in jedem Fall sorgfältig überlegt sein will, zeigt die Übersicht in Tabelle 12. In jedem Fall soll der Arzt im Rahmen seiner eigenen Beobachtung und des ihm zugänglichen Wissens zu einem eigenen Urteil kommen.

10.2 Begriffsbestimmung

Das Bundessozialgericht hat mehrfach zum Ausdruck gebracht, daß die Wirtschaftlichkeit der Behandlungs- und Verordnungsweise ein unbestimmter Rechtsbegriff ist (Bundessozialgericht 11, 102, 117; 17, 79, 84; 19, 123, 127). Dies bedeutet, daß die Wirtschaftlichkeit individuell der vollen gerichtlichen Überprüfung unterliegt, also keine allgemein verbindliche Standardisierung und Normisierung erfolgt, mindestens so lange die Patienten und ihr Kranksein nicht normierbar sind. Nach einem Urteil des Bundessozialgerichts vom 3. Juli 1974 sind die Arzneimittel-Richtlinien lediglich wegweisend, die es „dem verordnenden Kassenarzt erlauben, nach seinem pflichtgemäßen Ermessen im Einzelfall mit begründeter Motivation von den Richtlinien abzuweichen".

Aus Entscheidungen unserer Sozialgerichte: „Ein offensichtliches Mißverhältnis zu den Durchschnittswerten der vergleichbaren Arztgruppe liegt zahlenmäßig ausgedrückt dann vor, wenn der Aufwand mehr als 40% über den Durchschnittswerten liegt."

Andererseits gibt es ein Urteil des Bundessozialgerichts vom 24. März 1971, in dem es heißt: „Trotz offensichtlichem Überschreiten der Durchschnittswerte um mehr als 200% sind die Besonderheiten der Praxisführung zu berücksichtigen."

„Soweit die Lage der klägerischen Praxis und die ... besondere Zusammensetzung des Patientengutes ... als Praxisbesonderheit zu würdigen ist, ist diese dadurch in hinreichendem Maße berücksichtigt, daß auch nach der Kürzung im Vergleich zu den anderen Praxen ein doppelt so hoher Arzneikostenaufwand entstand" (Sozialgericht Stuttgart vom 19. Oktober 1977).

Und schließlich dazu noch ein weiteres Urteil des Bundessozialgerichts (BSG, 6 RKa 24/59 vom 29. Mai 1962, BSG 17, 79; ÄM 1962, 2300): „Da der Rechtsbegriff der Wirtschaftlichkeit einen niemals völlig objektivierbaren Beurteilungsspielraum enthält, ist es rechtlich nicht zu beanstanden, wenn die Prüfungsinstanzen die Abstriche so gering schätzen, daß diese evtl. nicht den vollen Betrag der Unwirtschaftlichkeit erfassen, sondern sich in dem Bereich halten, der jedenfalls im Rahmen der Unwirtschaftlichkeit liegt."

10.3 Die Rechtslage

10.3.1 Das Wirtschaftlichkeitsgebot der RVO

Nach § 368e RVO hat der Versicherte „Anspruch auf die ärztliche Versorgung, die zur Heilung oder Linderung nach den Regeln der ärztlichen Kunst zweckmäßig und ausreichend ist. Leistungen, die für die Erzielung des Heilerfolges nicht notwendig oder unwirtschaftlich sind, kann der Versicherte nicht beanspruchen, ein an der kassenärztlichen Versorgung teilnehmender Arzt darf sie nicht bewirken oder verordnen; die Kasse darf sie nachträglich nicht bewilligen."

§ 368f (6): „Im Gesamtvertrag ist für einen zu vereinbarenden Zeitraum ein Höchstbetrag der im Rahmen der kassenärztlichen Versorgung zu Lasten der beteiligten Krankenkassen zu verordnenden Arzneimittel und ein Höchstbetrag der zu verordnenden Heilmittel zu bestimmen ... Soweit die Überschreitung der Höchstbeträge nicht auf einen Anstieg der Verordnungen infolge einer unvorhergesehenen und allgemein erheblichen Zunahme der Krankheitshäufigkeit zurückgeht, haben die Vertragsparteien zu regeln, daß zusätzliche und gezielte Einzelprüfungen der Verordnungsweise der Ärzte durchgeführt werden; ein Ausgleich kann nur im Wege des Einzelregresses erfolgen."

§ 368p (1): „Die Bundesausschüsse beschließen die zur Sicherung der kassenärztlichen Versorgung erforderlichen Richtlinien über die Gewähr für eine ausreichende, zweckmäßige und wirtschaftliche Versorgung der Kranken ... Die Richtlinien über die Versorgung haben Arznei- und Heilmittel so zusammenzustellen, daß dem Arzt der Preisvergleich und die Auswahl therapiegerechter Verordnungsmengen ermöglicht wird."

10.3.2 Die Arzneimittelrichtlinien

Schon seit 1925 gibt es Arzneimittelrichtlinien, die dem Arzt eine Hilfestellung bei der schwierigen Frage geben sollen, wie Arzneimittel einerseits ausreichend, andererseits jedoch wirtschaftlich verordnet werden können. Diese Arzneimittelrichtlinien sind selbstverständlich oftmals im Laufe der Jahre geändert worden. Zuständig für solche Richtlinien ist der Bundesausschuß der Ärzte und Krankenkassen, ein im Kassenarztrecht festgelegter Ausschuß der gemeinsamen Selbstverwaltung (§ 368o RVO).
Die Arzneimittelrichtlinien versuchen, dem Arzt für die Arzneiverordnung im Einzelfall Hinweise für eine wirtschaftliche Verordnungsweise zu geben und sie listen auch die Mittel gruppenweise auf, die im Rahmen der kassenärztlichen Versorgung nicht verordnet werden dürfen (unzulässige Verordnungsweise). Diese Arzneimittelrichtlinien versuchen auch, den Begriff der Wirtschaftlichkeit zu definieren:

„Für die Wirtschaftlichkeit einer Arzneimittelverordnung ist vor dem Preis der therapeutische Nutzen entscheidend. Die Wirtschaftlichkeit einer Behandlung ist zu beurteilen nach dem Verhältnis ihrer Kosten zum Heilerfolg; dabei ist auch die für die Erreichung des Heilerfolges erforderliche Zeit zu beachten. Die Berücksichtigung der Wirtschaftlichkeit bei der Verordnung von Arzneimitteln besagt nicht, daß nur einfache und billige Arzneimittel verordnet werden dürfen; auch die Verordnung von teuren Arzneimitteln kann im Hinblick auf die Art der Erkrankung und die Umstände des Krankheitsfalles wirtschaftlich sein. Der Arzt soll jedoch stets prüfen, ob sich der angestrebte Erfolg auch durch preisgünstigere Arzneimittel erreichen läßt."

10.3.3 Heil- und Hilfsmittel-Richtlinien

Mit Wirkung vom 14. Juli 1982 ab beschloß der Bundesausschuß der Ärzte und Krankenkassen Richtlinien über die Verordnung von Heilmitteln und Hilfsmitteln in der kassenärztlichen Versorgung. Die allgemeinen Verordnungsgrundsätze entsprechen völlig denen, die in den Arzneimittelrichtlinien schon früher festgelegt wurden.

Die Richtlinien definieren Heilmittel als „sächliche Mittel, die zur Behandlung einer Krankheit eingesetzt und überwiegend äußerlich angewendet werden, ohne Arzneimittel zu sein.", „Maßnahmen der Physikalischen Therapie, Sprachtherapie, Beschäftigungstherapie". Hilfsmittel sind, oder als Hilfsmittel gelten: „Körperersatzstücke, orthopädische und andere Hilfsmittel, die erforderlich sind, um einer drohenden Behinderung vorzubeugen, den Erfolg der Heilbehandlung zu sichern oder eine körperliche Behinderung auszugleichen, soweit sie nicht als allgemeine Gebrauchsgegenstände des täglichen Lebens anzusehen sind, Brillen und andere Sehhilfen."

Dabei sind folgende Hinweise wichtig: Maßnahmen der Physikalischen Therapie, der Sprach- und Beschäftigungstherapie, die der Arzt als persönlich erbrachte Leistungen abrechnet, fallen nicht unter die Richtlinien, da sie nach der Definition keine Heilmittel, sondern ärztliche Leistungen sind. So werden auch in Zukunft Verordnungen wie differente Bäder, die der Patient daheim in seiner Badewanne selbst anwendet, bei der Wirtschaftlichkeitsprüfung unter die Arzneimittel fallen. Inhalations- und Bestrahlungsserien, in der Praxis erbracht, werden nach wie vor von den Honorarprüfungsgremien beurteilt.

In den Richtlinien heißt es: „Die Verordnungsweise des Kassenarztes für Heil- und Hilfsmittel wird im Hinblick auf die Wirtschaftlichkeit von den zuständigen Ausschüssen überprüft; dabei soll die Verordnung des Kassenarztes von Heil- und Hilfsmitteln stets im Zusammenhang mit seiner Gesamttätigkeit bewertet werden." Konkret bedeutet dies also, daß neben der Honorar- und Arzneimittelverordnungsprüfung ab jetzt auch Heil- und Hilfsmittelverordnungsprüfung stattfindet. Die Grundsätze, die dabei zur Anwendung kommen, sind

genau die gleichen, wie sie bisher schon bei der Wirtschaftlichkeitsprüfung ganz generell angewandt wurden. Beispiele: Die Verordnung von Heil- und Hilfsmitteln darf nur erfolgen, wenn sich der behandelnde Arzt von dem Zustand des Kranken überzeugt, und sich erforderlichenfalls über die persönlichen Lebensumstände informiert hat, oder wenn ihm diese aus der laufenden Behandlung bekannt sind." Oder „Vor der Verordnung von Heil- und Hilfsmitteln soll der Kassenarzt prüfen, ob entsprechend dem Gebot der Wirtschaftlichkeit das angestrebte Behandlungsziel durch andere Maßnahmen, z. B. sportliche Betätigung, Änderung der Lebensführung, erreicht werden kann."
Es gibt aber auch Besonderheiten sowohl bei der Verordnung wie bei der Überprüfung dieser Maßnahmen, z. B.: „Insbesondere bei Maßnahmen der Physikalischen Therapie soll die jeweilige Verordnung nicht mehr als 6 Einzelbehandlungen umfassen. Die Verordnung längerer Behandlungsserien bedarf der besonderen Begründung, soweit sich die Notwendigkeit nicht aus der Diagnose selbst ergibt." Oder „Die Unterbrechung einer Behandlungsserie von mehr als 10 Tagen verlangt grundsätzlich eine Neuverordnung; das gleiche gilt, wenn die Behandlung nicht innerhalb von 14 Tagen nach der Ausstellung aufgenommen wurde."
Es empfiehlt sich überhaupt, den Inhalt dieser neuen Richtlinien ganz genau zu lesen, insbesondere in dem Abschnitt 3, der sich mit der Verordnungsweise selber befaßt. Er schreibt nämlich vor, wie die Verordnungen ausgefüllt werden müssen. Wenn es dabei u. a. heißt: „Der Kassenarzt hat deshalb unter Nennung der Diagnose..." so sollte aus Gründen der Schweigepflicht die Diagnose nur insoweit angeführt werden, als der Nachbehandelnde sie für seine Tätigkeit unbedingt braucht.

10.4 Transparenz- und Preisvergleichslisten

Nach dem Krankenversicherungs-Kostendämpfungsgesetz ist dem Bundesausschuß Ärzte/Krankenkassen auferlegt, „Arznei- und Heilmittel so zusammenzustellen, daß dem Arzt der Preisvergleich und die Auswahl therapiegerechter Verordnungsmengen ermöglicht wird." Fast gleichzeitig wurde im „Gesetz über Regelungen auf dem Arzneimittelmarkt" bestimmt, daß „eine pharmakologisch-therapeutische und preisliche Transparenz für Fertig-Arzneimittel durch eine Sachverständigen-Kommission mit Hilfe einer Transparenz-Liste" zu erstellen sei.
Welche dieser Listen gilt nun für den Kassenarzt? Für die tägliche Praxis mit dem unerläßlichen Preisvergleich bei den Fertig-Arzneimitteln ist die Preisvergleichsliste des Bundesausschusses das bessere Hilfsmittel. Für die intensivere, nicht unter Zeitdruck stehende Information über medizinisch-pharmazeuti-

sche Merkmale der Fertig-Arzneimittel einschließlich eines Preisvergleichs eignet sich die Transparenzliste. Für beide Listen gilt:
- Die Listen wollen und können dem Arzt die Entscheidung über sein therapeutisches Vorgehen, speziell über seine Arzneiverordnung, nicht abnehmen.
- Die Therapiefreiheit darf durch sie nicht angetastet werden – auch nicht indirekt durch psychologischen Druck in Richtung Kostenersparnis durch billigere Arzneimittel.
- Die Preisvergleichsliste des Bundesausschusses ist eine für den Kassenarzt verbindliche Informationsquelle (nach § 368 p Abs. 3 RVO: Satzungsbestimmung der Kassenärztlichen Vereinigung), mehr ist sie aber auch nicht! Insbesondere deshalb nicht, weil darin die Arzneimittel nicht unter therapeutischen Gesichtspunkten bewertet werden.
- Die Preisvergleichs- und Transparenzlisten heben die Bestimmung der Arzneimittel-Richtlinien nicht auf, wonach vor dem Preis eines Arzneimittels vorrangig der therapeutische Nutzen entscheidend ist, unter Berücksichtigung der Qualität, der Unbedenklichkeit und der Bioverfügbarkeit.
- Trotz der in der Transparenzliste berücksichtigten Qualitätsnormen für Arzneimittel, muß der Kassenarzt entsprechend den Richtlinien des Bundesausschusses im Rahmen seiner eigenen Beobachtungen zu einem Qualitätsurteil kommen. Dies ist zugleich ein wesentlicher Faktor seiner Verordnungsfreiheit.
- Ein Preisvergleich ohne jede Konsequenz ist sinnlos. Die Verordnungen des Kassenarztes sollen also durch diese Listen beeinflußt werden – trotz aller Hinweise auf die Therapiefreiheit. Der Kostendruck hat sie ja ins Leben gerufen. Die Antwort auf diese Diskrepanz kann nur sein: Überlegt verordnen, um jederzeit begründen zu können, weshalb so verordnet wurde (Preis, Qualität, Nebenwirkungen, Verträglichkeit, Bioverfügbarkeit).

10.5 Was vom Kassenarzt nicht verordnet werden darf

10.5.1 Nach den Arzneimittelrichtlinien unzulässige Verordnungen

Die Arzneimittel-Richtlinien führen unter der Ziff. 21 folgendes auf: „Da sie entweder keine Arzneimittel sind oder ihre Verordnung den Bestimmungen des § 368 e RVO widerspricht, dürfen zu Lasten der Krankenkassen nicht ... verordnet werden." Jeder Kassenarzt muß im Interesse seines eigenen Geldbeutels diese Liste kennen und beachten, da er sonst im Wege des Einzelre-

gresses solche Verordnungen selbst bezahlt. Hier einige Beanstandungen von seiten der Krankenkassen als konkrete Beispiele dafür, was vom Kassenarzt nicht verordnet werden darf:
- Thiomucase-Creme als Kosmetikum, Mineralwasser, Color-Brillen, orthopädische Nackenrollen, Pasuma, Multibionta, Striatridin.
- Fachfremde Medikamente, z. b. Oestrogen und Psychopharmaka-Präparate durch Chirurgen, Optalidon und Limbatril durch Röntgenologen.
- Mittel, die für Sprechstundenbedarf nicht verordnet werden dürfen, z. B. gebleichter Zellstoff, Moltex-Krankenunterlagen, Ärzte-Krepp-Papier.
- Widersprechend der oben genannten Ziffer der Richtlinien wurde auch beanstandet: Geriatric Pharmaton, Kavaform, Biovital, Priori, Linusit, Ortho-Novum, Ovanon.

Ein Sonderfall ist die Verordnung von solchen Medikamenten, die im Krankenhaus während einer stationären Behandlung verordnet wurden und nun anschließend ambulant vom Kassenarzt weiter verordnet werden sollen. Wenn es sich dabei um ein Medikament handelt, welches entsprechend den Vorschriften des Arzneimittel-Gesetzes im Rahmen einer klinischen Prüfung im Krankenhaus gegeben wird, so kann es vorkommen, daß dem Patienten bei der Entlassung eine Empfehlung für die Weiterbehandlung beim Hausarzt gegeben wird, die sich evtl. auf eine Substanz bezieht, die noch nicht in der Bundesrepublik zugelassen ist. Auch wenn dies in der Behandlungsempfehlung nicht zum Ausdruck kommt und der Hausarzt diese Substanz dann zu Lasten der Krankenkassen verordnet, steht ein solches Verfahren nicht mit Abschnitt 9 der Arzneimittel-Richtlinien in Einklang und entspricht auch nicht den Bestimmungen des Arzneimittel-Gesetzes.

Es ist auch nicht statthaft, dem Versicherten ganze Hausapotheken auf Kassenrezept vorbeugend zu verordnen, auch wenn die Versicherten dies wünschen. Auch die rein prophylaktische Arzneiverordnung für eine „Reiseapotheke" (Urlaubsverordnungen) wie Salben gegen Mückenstiche, Sonnenbrand, Allergien, Durchfälle usw., was vom Patienten immer wieder gewünscht wird, darf nicht zu Lasten der Krankenkassen erfolgen.

10.5.2 Die „Bagatell-Arzneimittel"

Durch § 182f RVO in der Fassung des Haushaltsbegleitgesetzes 1983 wurden mit Wirkung vom 1.4. 1983 Arzneimittel, die ihrer Zweckbestimmung nach üblicherweise bei geringfügigen Gesundheitsstörungen verordnet werden, von der Verordnung zu Lasten der Krankenversicherung ausgeschlossen. Dieser Leistungsausschluß gilt sowohl für Versicherte als auch für mitversicherte Familienangehörige (also auch für Rentner und deren Angehörige), er gilt aber nicht für Personen, die das 16. Lebensjahr noch nicht vollendet haben. Von der Verordnung sind demnach ausgeschlossen:

10.5.2

„1. Arzneimittel zur Anwendung von Erkältungskrankheiten und grippalen Infekten einschließlich bei diesen Krankheiten anzuwendender Schnupfenmittel, hustendämpfender und hustenlösender Mittel, Schmerzmittel,
2. Mund- und Rachentherapeutika, ausgenommen bei Pilzinfektionen,
3. Abführmittel,
4. Arzneimittel gegen Reisekrankheit."

Für den Kassenarzt ist wichtig, daß es sich dabei um zwei völlig verschiedene Arzneimittelgruppen handelt, nämlich um solche, die ausgeschlossen sind, wenn sie bei bestimmter Indikation verordnet werden (Nr. 1 und 4) und um Arzneimittel, die einer bestimmten Arzneimittelgruppe angehören (Nr. 2 und 3). Dies heißt also z. B., daß Schmerzmittel dann verordnet werden dürfen, wenn sie nicht bei Erkältungskrankheiten und grippalen Infekten indiziert sind, sondern aus anderer Indikation verordnet werden. Genau das gleiche gilt auch bei solche Arzneimitteln, die gegen Erbrechen verordnet werden müssen, allerdings nicht bei Reisekrankheit. Wegen der damit zu erwartenden Auslegungsschwierigkeiten haben am 3. März 1983 die Bundesverbände der RVO-Kassen gemeinsam mit dem Verband der Angestellten-Krankenkassen eV, dem Verband der Arbeiter-Ersatzkassen eV und der Bundesknappschaft einerseits sowie die Kassenärztliche Bundesvereinigung andererseits folgende erste Erklärung zur Anwendung dieser Vorschriften in der ambulanten kassenärztlichen Versorgung abgegeben:

„Zu Abs. 2 Nr. 1

Die Begriffe „Erkältungskrankheit" bzw. „grippaler Infekt" sind wissenschaftlich nicht eindeutig definiert. Im allgemeinen versteht man darunter Lokalinfektionen der oberen und mittleren Luftwege, die mit Fieber, Kopfschmerzen, Rhinitis, Pharyngitis, trockenem Husten, Conjunctivitis o. ä. einhergehen können. Dabei wird in Schweregrade nicht unterschieden.

Der Herausnahme der im Gesetz aufgeführten Arzneimittelgruppen in den genannten Anwendungsgebieten aus der Leistungspflicht der gesetzlichen Krankenversicherung soll in Anlehnung an die Begründung zum Gesetz der Tatbestand der „Befindlichkeitsstörung" zugrunde liegen. Entsprechend dürfen bei „Erkältungskrankheiten" bzw. „grippalen Infekten", die sich als „Befindlichkeitsstörung" darstellen, Arzneimittel nicht zu Lasten der Krankenkassen verordnet werden. In diesen Fällen soll – wenn überhaupt – auf bewährte Hausmittel verwiesen werden. Die Vertragspartner appellieren an die Kassen/Vertragsärzte, diesem Gesichtspunkt verstärkt Rechnung zu tragen. Sollte dennoch im Einzelfall die Verordnung eines Arzneimittels gewünscht werden, so ist diese auf Privatrezept vorzunehmen.

Bei stärker ausgeprägter Symptomatik sowie Verdacht auf Komplikationen handelt es sich nach Auffassung der Vertragspartner nicht mehr nur um eine „Befindlichkeitsstörung".

Zu Abs. 2 Nr. 2

Mund- und Rachentherapeutika sind grundsätzlich[1] bei Erkrankungen des Mund- und Rachenraumes aus der Leistungspflicht der gesetzlichen Krankenversicherung ausgeschlossen. Zur Linderung entsprechender Beschwerden sind lokal anzuwendende Mund- und Rachentherapeutika mit antiphlogistischer, antiseptischer, anästhesierender, adstringierender oder abschwellender Wirkung auf Privatrezept zu verordnen.

Zu Abs. 2 Nr. 3

Abführmittel sind aus der Leistungspflicht der gesetzlichen Krankenversicherung ausgeschlossen. Bei entsprechender Indikation ist die Verordnung eines Abführmittels nicht mehr auf Kassen-, sondern auf Privatrezept vorzunehmen.

Zu Abs. 2 Nr. 4

Arzneimittel gegen Reisekrankheiten sind aus der Leistungspflicht der gesetzlichen Krankenversicherung ausgeschlossen. Bei der Indikation Reisekrankheit sind die entsprechenden Arzneimittel nicht mehr auf Kassen-, sondern auf Privatrezept zu verordnen."

Es ist außerdem vorgesehen, daß in neuen Sprechstundenbedarfs-Regelungen Abführmittel, die im Zusammenhang mit diagnostischen Eingriffen oder ambulant durchgeführten Operationen benötigt werden, zukünftig über Sprechstundenbedarf beziehbar sein werden.

Wichtig ist für den Kassenarzt noch folgendes: Eine Befreiung von der Entrichtung der Verordnungsblattgebühr von DM 2,- pro Medikament führt nicht automatisch zu einer Kostenübernahme der ausgeschlossenen Arzneimittel durch die Krankenkasse. Es bedarf dazu einer extra Antragstellung an die zuständige Krankenkasse und deren ausdrücklicher Genehmigung.

Die ärztliche Verordnung auch von solchen Mitteln, die jetzt nicht mehr unter die Leistungspflicht durch die Krankenkassen fallen, gehört weiterhin zur kassenärztlichen bzw. vertragsärztlichen Behandlung. Die Arzneimittel selbst sind auf Privatrezept zu verordnen, die Kosten für die Arzneimittel sind vom Versicherten selber zu tragen.

Der Ausschluß dieser Arzneimittel gilt sinngemäß auch für die Versorgung mit Heilmitteln bei diesen Indikationen. Hierdurch soll vermieden werden, daß anstelle der ausgeschlossenen Arzneimittel Heilmittel verordnet werden.

---

[1] Von dem Ausschluß sind lokal anzuwendende Arzneimittel nicht betroffen, die bei ulcerierenden Erkrankungen, nach operativen Eingriffen und bei Pilzerkrankungen im Mund-Rachenraum verordnet werden. Dies gilt auch für die Verordnung von künstlichem Speichel.

10.5.3 Der übermäßig hohe Arzneikosten-Durchschnitt

Ungleich höhere Regreßforderungen als durch die Verordnung nicht erlaubter Arzneimittel (Einzelregresse) können entstehen durch die übermäßige Höhe des Arzneikosten-Durchschnittes eines Kassenarztes. Dafür gibt es u. a. folgende Gründe:
- „Vielverschreibweise" (z. B. 18–20 verschiedene homöopatische Präparate);
- zu umfangreiche Medikation;
- unbegründet teure Medikamente;
- aufgrund der angegebenen Diagnose nicht notwendige Mittel;
- unwirtschaftliche Applikationsform (z. B. Ampullen anstatt Tabletten);
- Verordnung gleichartiger Mittel nebeneinander (z. B. Ambene und Butazolidin; neurotrope Vitamine und Dolo-Neurobion; Salben, Öle und Gele mit der gleichen Wirksubstanz);
- Menge des verordneten Sprechstundenbedarfs steht in einem Mißverhältnis zur Zahl der Behandlungsfälle;
- Verordnung zur Partnerbehandlung auf nicht getrennten Rezepten;
- Verordnung zu großer Arzneimittelmengen an einem Tag;
- Mischung von mehreren Originalpräparaten zu einem neuen Mixturpräparat.

Tabelle 13. Arzneikosten je Behandlungsfall (RVO-Kassen in Nordwürttemberg, Quartale 1/80 und 1/82

Arztgruppe	Arzneikosten je Behandlungsfall in DM					
	Mitglieder		Rentner		Zusammen	
	1/80	1/82	1/80	1/82	1/80	1/82
	1	2	3	4	5	6
Augenärzte	3,84	4,58	10,98	13,76	6,48	8,03
Chirurgen	8,96	8,70	14,30	14,53	9,94	9,83
Frauenärzte	14,67	14,79	16,24	17,41	14,84	15,05
HNO-Ärzte	14,09	14,91	12,96	13,68	13,84	14,63
Hautärzte	34,52	36,82	45,66	43,23	36,62	38,97
Internisten	47,18	50,60	126,42	139,30	74,43	81,87
Kinderärzte	30,29	32,20	36,26	40,63	30,40	32,34
Lungenärzte	46,88	51,17	69,61	80,19	52,80	59,45
Nervenärzte	43,00	43,27	90,19	95,22	56,81	58,57
Orthopäden	14,25	15,02	28,35	30,11	17,18	18,09
Urologen	34,53	35,68	45,32	53,25	38,25	41,84
Gebietsärzte[a]	22,89	24,79	56,64	64,90	30,90	34,41
Allg'ärzte/Prakt. Ä.	45,78	49,37	139,14	155,85	72,52	80,74
Gesamt[a]	33,10	35,47	98,66	110,78	50,15	55,40

[a] einschl. nicht aufgeführte Arztgruppen. Quelle: Arzneikostenstatistik KV NW

Die durchschnittlichen Arzneikosten je Behandlungsfall (in Nor-Württemberg) – getrennt je Arztgruppe und nach Mitgliedern und Rentnern – sind aus Tabelle 13 ersichtlich.

10.5.4 Laufender Verstoß gegen die wirtschaftliche Verordnungsweise

Gelegentlich wurde von Kassenseite bei laufenden Verstößen eines Kassenarztes in der Behandlung der Antrag auf Entzug der Kassenzulassung gestellt. Dieses Verfahren ist inzwischen bis zum Landessozialgericht vorgedrungen. In dem diesbezüglichen Antrag heißt es: „Aus der Vielzahl der gegen Herrn Dr. X eingeleiteten Prüfverfahren und den daraus resultierenden ständigen Honorarkürzungen ziehen wir den Schluß, daß Herr Dr. X nicht gewillt ist, das Gebot der Wirtschaftlichkeit bei seiner Behandlungsweise zu beachten. Wir sehen unsere Auffassung dadurch bestätigt, daß trotz der ausgesprochenen Honorarkürzungen nennenswerte Änderungen in der Behandlungsweise des Herrn Dr. X nicht festzustellen sind."
Dies bedeutet also, daß bei laufend wiederholten Verstößen gegen die Wirtschaftlichkeit nicht nur laufend Regreßanträge, Prüfverfahren und schließlich rechtswirksame Regresse verhängt werden, sondern daß hier auch der Entzug der Zulassung durchaus von den Kassen beantragt wird.

10.5.5 Der Arzneimittel-Höchstbetrag, der Heilmittel-Höchstbetrag

In ihren Verträgen mit den Krankenkassen müssen die Kassenärztlichen Vereinigungen nach § 368f Abs. 6 RVO einen „Höchstbetrag der im Rahmen der kassenärztlichen Versorgung zu Lasten der beteiligten Krankenkassen zu verordnenden Arzneimittel" bestimmen. Wird dann dieser vorausgeschätzte Höchstbetrag nicht nur geringfügig überschritten und ergibt die daraufhin vorgeschriebene Ursachensuche, daß nicht eine unvorhergesehene erhebliche Zunahme der Krankheitshäufigkeit der Grund dafür ist, dann soll durch Einzelprüfungen und -regresse ein Ausgleich erfolgen. Jährlich einmal wird aufgrund einer Empfehlung der Konzertierten Aktion im Gesundheitswesen oder der Bundesverbände der Krankenkassen und der Kassenärztlichen Bundesvereinigung auf Landesebene die Veränderung dieses Höchstbetrages vereinbart.
Der Kassenarzt, der einem solchen Regreßverfahren unterworfen wird, erhält zunächst einmal eine Information über seine Verordnungskosten. Wenn daraufhin seine Verordnungsweise sich nicht ändert, wird er einer eingehenden Überprüfung unterzogen und muß mit einem Regreß rechnen. Dies alles soll

zusätzlich zur herkömmlichen Überprüfung der Verordnungsweise stattfinden. In gleicher Weise sind Heilmittel-Höchstbeträge zu vereinbaren. Diese Bestimmung steht jedoch bisher nur auf dem Papier.

10.6 Hinweise für eine wirtschaftliche Verordnungsweise

- Arzneimittel-, Heil- und Hilfsmittel-Richtlinien beachten.
- Sich auf eine überschaubare Zahl von Arzneimitteln beschränken.
- Ein Präparat erst dann gegen ein neues austauschen, wenn man sich von dessen Überlegenheit überzeugt hat. Gefährliche Nebenwirkungen neuer Präparate sind oft erst nach längerer Beobachtungszeit erkennbar. Von Zeit zu Zeit seine eigenen Verordnungsgewohnheiten prüfen; insbesondere Wiederholungsrezepte strenger kontrollieren.
- Bei Multimorbidität – also der Behandlungsbedürftigkeit mehrerer Krankheiten beim gleichen Patienten – ist manchmal Multimedikation unerläßlich. Dabei auch daran denken, daß die Einnahme-Zuverlässigkeit des Patienten mit der Zahl der Tabletten abnimmt.
- Wenige Medikamente, die tatsächlich eingenommen werden, sind wirksamer – und damit wirtschaftlicher – als viele, die liegenbleiben. Bessere Aufklärung über Sinn, Notwendigkeit, Art und Wirkungsweise der Medikamente erhöht die Mitarbeit des Patienten.
- Nicht alle Beschwerden müssen behandelt werden, schon gar nicht alle gleichzeitig. Deshalb für den Patienten akzeptable Prioritäten setzen und pharmaka-ersetzende Heilmaßnahmen physikalischer, diätetischer und psychagogischer Art einsetzen.
- Oft ist die Zeit ein kostenloser, wirksamer und schonender Heilfaktor.
- Kombinationspräparate können eine Hilfe für den Patienten und gleichzeitig eine Kostenersparnis sein. Dies gilt besonders in den häufigen Fällen, in denen eine kausale oder spezifische Therapie nicht möglich ist (z. B. bei Erkältungskrankheiten, Schmerzen, Schlafstörungen).
- Kombinationspräparate erscheinen aber bei ernsthaften Erkrankungen fehl am Platze (Unterdosierung, unterschiedliche Bioverfügbarkeit, Kinetik und Haltbarkeit der Einzel-Wirkstoffe).
  „Ausnahmen bestätigen wie immer die Regel. Bei der Behandlung des Hochdrucks und von Infektionen – also von durchaus ernsthaften Erkrankungen – können Kombinationspräparate durchaus angebracht sein."

- Folgende Kriterien sollten entsprechend den Richtlinien der National Academy of Sciences, USA, bei Kombinationspräparaten beachtet werden:
  - Jede Komponente des Präparates muß zu der beabsichtigten therapeutischen Wirksamkeit beitragen.
  - Jede Komponente muß hinsichtlich Menge, Dosierungsintervall und Wirkungsdauer so eingestellt sein, daß die Kombination sicher und wirksam ist. Dies kann auch bedeuten, daß die zusätzliche Komponente die Sicherheit und Wirksamkeit des Hauptbestandteils erhöht oder die Mißbrauchspotens des Hauptbestandteils abschwächen.
- Wirtschaftlichkeit ist keine Alternative zur Wissenschaftlichkeit, sondern deren unerläßliche Ergänzung.
- Wirtschaftlichkeit ist auch in der Verordnung eine Charakterfrage: Nein sagen können zu sich selber und zum Anspruchsdenken des Patienten.
- Ethische Handlungskriterien können nicht durch Zahlenvergleiche und finanzielle Effektivitätskriterien ersetzt werden.
- Wirtschaftlichkeit setzt ein allgemeines Kostenbewußtsein voraus, nicht nur im Bereich der Arzneimittelverordnung.
- Pharmako-Therapie und Gesprächstherapie ergänzen sich.
- Änderung des Patienten-Verhaltens spart oft Medikamentenkosten.

Die medikamentöse Therapie ist für den Kassenarzt die wichtigste Therapie überhaupt. Insbesondere der Allgemeinarzt setzt sie am stärksten ein. 70 bis 80% aller Verordnungskosten stammen von Allgemeinärzten. Als Faustregel gilt, daß dieser das Doppelte seines eigenen Honorarumsatzes an Medikamentenkosten verursacht. Deshalb treffen ihn auch Arzneiregresse häufiger und stärker als andere Ärzte.

10.7 Wirtschaftliche Behandlungsweise

Die in der Kassenpraxis unerläßliche Wirtschaftlichkeit bezieht sich nicht nur auf die Verordnungsweise. Dieses Postulat gilt für die gesamte Tätigkeit des Kassenarztes, seine eigene Diagnostik und Therapie wie auch seine Überweisungs- und Einweisungspraxis und seine Verordnung von Arbeitsruhe (Arbeitsunfähigkeits-Häufigkeit und -Dauer, s. Kap. 15). Es kommt insgesamt darauf an, daß er die Mittel der Krankenkassen wie beim Privatpatienten so effektiv und so sparsam wie möglich einsetzt.

In der Behandlung unserer Patienten sind wir um so wirtschaftlicher, je individueller wir mit ihnen umgehen. Es ist ja einer der großen Vorzüge der ambulanten Versorgung in der gesetzlichen Krankenversicherung, daß sie zumeist durch den gleichen Arzt über viele Jahre hinweg erfolgt. Dies ist insbesondere bei den großen Gruppen von Patienten auch wirtschaftlich von ganz erheblicher Bedeutung, die den stärksten Anteil an den Kosten der ambulanten Versorgung haben: den chronisch Kranken und den alten Menschen.

Bei beiden Gruppen geht es mehr um Dauerbetreuung als um ständig neue Diagnostik und Therapie. Das dadurch entstehende Vertrauensverhältnis und die Zusammenarbeit sind wesentliche Faktoren der Wirtschaftlichkeit. Aus diesem Grund – der für alle Patienten und unabhängig von der Art ihrer Erkrankung gilt – ist das Vertrauensverhältnis zwischen Patient und Arzt, ihre persönliche Verbindung zueinander, das Fundament einer wirtschaftlichen Behandlung in der gesetzlichen Krankenversicherung.

- Wer Wirtschaftlichkeit will, muß das Vertrauensverhältnis zwischen Patient und Arzt stärken. Wer es stört oder zerstört, trifft die Existenz der gesetzlichen Krankenversicherung.

Damit ist gesagt, daß die Wirtschaftlichkeit in der Behandlung durch den Kassenarzt nicht nur von diesem allein abhängt, von seinem Verhalten, seinen Maßnahmen. Sie hängt genauso ab vom Patienten, aber auch vom Klima, in dem beide miteinander leben und umgehen. Wo nur Rechtsansprüche geltend gemacht werden und Mitverantwortung oder Mitarbeit Fremdworte sind, wird die Wirtschaftlichkeit zur Illusion. Illusionen lassen sich selbst durch Gesetze nicht verwirklichen.

Wirtschaftliche Behandlung heißt:
- Das Notwendige, Zweckmäßige, Ausreichende rechtzeitig nach den Regeln der ärztlichen Kunst tun (wie das Gesetz es befiehlt).
- All das bei seinen Patienten tun und/oder veranlassen, was man bei der gleichen Krankheit bei sich selber oder seinen Angehörigen tun oder veranlassen würde.
- Alles unterlassen, was diesen schlichten Regeln nicht entspricht.

10.7.1 Wirtschaftliche Diagnostik

Das Zentralinstitut für die kassenärztliche Versorgung in Köln hat eine Broschüre „Hinweise für eine gezielte Labordiagnostik des niedergelassenen Arztes" als Hilfe für eine wirtschaftliche, sinnvolle und gestufte Labordiagnostik veröffentlicht. Sie ist inzwischen durch die Kassenärztliche Vereinigung Nord-Württemberg weiterentwickelt worden. Dieses Beispiel zeigt, daß es durchaus möglich ist, aufgrund von Anamnese und einfachem klinischem Befund zu einer Arbeits-Diagnose zu kommen, die dann durch das Labor nur noch gezielt bestätigt oder widerlegt werden muß. Diagnostische Nebelfahrten mit Hilfe

10.7.1

von möglichst vielen Labor-Parametern sind immer unwirtschaftlich, weil mit der Zahl dieser Parameter die Zahl der falschpositiven Befunde zunimmt, die dann ihrerseits wieder sinnlose, aber teure Kontrolluntersuchungen auslösen. Auch in der Diagnostik geht es nicht nur darum, die Kostenentwicklung in Grenzen zu halten, sondern insbesondere darum, die Effektivität zu steigern. Und diese hängt ganz eindeutig nicht von der Vielzahl der Untersuchungen ab, sondern vom gezielten Einsatz aussagefähiger (valider) Methoden. Daraus wird deutlich, daß alle Bereiche der ärztlichen Diagnostik unter das Postulat der Wirtschaftlichkeit fallen, nicht nur das Labor. Neuerdings gibt es erhebliche Kostensteigerungen insbesondere durch den Einsatz der Sonographie, Thermographie, Szintigraphie und der Computer-Tomographie. Die Kassenärztlichen Vereinigungen versuchen zum Teil diese Entwicklungen durch interne Richtlinien sowohl für die Ausführung als auch für die Abrechnung dieser Leistungen zu steuern. Dabei kann keine Richtlinie, keine kollektive Maßnahme, das individuell richtige Verhalten ersetzen.

Einige generelle Hinweise:

- Immer zuerst prüfen, ob durch Anamnese und Befund eine klare, gezielte Indikation für weitere Untersuchungen gegeben ist.
- Ist der Test wirklich notwendig für die Diagnose und relevant für die Therapie? Erfüllung von wissenschaftlichem Interesse ist so wenig eine Kassenleistung wie Schrotschuß-Diagnostik zur Beseitigung eigener Unkenntnis.
- Auch Untersuchungen sind belastend für den Patienten, psychisch und physisch. Sie kosten nicht nur Geld. Nur was wir unseren eigenen Angehörigen zumuten würden, sollten wir auch unseren Patienten auflasten.
- Verlaufsbeobachtung ist eine wichtige diagnostische Methode, wenn offensichtlich keine ernsthafte Erkrankung anzunehmen ist.
- Wer wegen einer Grippe zur Behandlung kommt, braucht und will keine rektale Untersuchung. Man kann auch in der Diagnostik aus einer Mücke einen Elefanten machen.
- Kostenbewußtsein kann man sich aneignen, indem man auf dem Laborzettel nicht nur die Gebührenordnungsziffern, sondern auch den Preis aufschreibt.
- Bei Kontrolluntersuchungen insbesondere den Zeitabstand und den Umfang prüfen. Zu häufige Untersuchungen sind noch kostensteigernder als zu umfangreiche. Was bringen sie für die Therapie?
- Es gibt auch untersuchungs-süchtige Patienten. Sie sind alle iatrogen erkrankt. Also ist die kausale Therapie der Arzt und nicht die wunschgemäße Ausführung von Untersuchungen.

- Neue Untersuchungsmethoden sind nicht deshalb schon besser, weil sie neu sind. Sie sind aber meistens teurer. Deshalb ist bei ihnen die kritische Überprüfung der Indikation besonders wichtig. Was bringen sie mehr, besser, schonender, effektiver?
- Wer nur da sucht, wo es hell ist, wird selten etwas finden. Diagnose muß im Zweifelsfall auch mit Methoden durchgeführt werden, die wir nicht beherrschen. Es kann also sehr wirtschaftlich sein, rechtzeitig zum entsprechenden Fachkollegen zu überweisen.

10.7.2 Wirtschaftliche Überweisungspraxis

Die vom Kassenarzt selbst ausgeführten Leistungen bilden noch nicht das ganze Spektrum seiner Wirtschaftlichkeit. Er kann des Guten zu viel oder auch zu wenig tun. Zu viel, indem er Leistungen erbringt, die eben weder notwendig noch zweckmäßig noch wirtschaftlich sind und oft auch den Regeln der ärztlichen Kunst nicht entsprechen. Zu wenig, indem er seiner Intuition und Erfahrung zu viel vertraut oder nicht merkt, daß er seine Erfahrung zumeist auf Holzwegen sammelt.

Heilkunde für den Menschen ist heutzutage immer auch eine Gemeinschaftsleistung. Patient, Arzt, Krankenkasse, Krankenhaus – alle sind daran beteiligt. Auch für die Überweisungen eines Patienten gibt es unter uns Kassenärzten einige Hinweise, wie sie wirtschaftlich und effektiv gestaltet werden können:

- Zuerst prüfen, welchen Erfolg die Überweisung bringen soll.
- Falls die eigene Diagnose und/oder Therapie nicht wirksam waren, zuerst prüfen, ob wirklich alles getan wurde.
- Eine Überweisung kann ein Akt der Psychotherapie sein –, für Arzt und Patient. Falls dies beabsichtigt ist, muß es dem Konsiliarius mitgeteilt werden. Er ist auch kein Hellseher und kann ohne entsprechende Aufklärung u. U. als Noxe wirken. Placebos sind dazu auch in der Lage.
- Schwierige Patienten mit Dauerbeschwerden verleiten den Arzt (aus Selbsterhaltung) allzu leicht zur Überweisung. Meist führt dies zur Kostensteigerung, nicht aber immer zur Lösung der Probleme. Dies heißt: Nicht alles läßt sich delegieren; das Unangenehme bleibt einem selbst überlassen.
- Man muß sich vergewissern, daß der Konsiliarius sich an den Überweisungsauftrag hält oder nur mit der eigenen Zustimmung diesen erweitert. Bei laufenden Verstößen dagegen hilft ein Arztwechsel meist schnell.

> - Die spürbare oder ausgesprochene Unzufriedenheit des Patienten mit seiner bisherigen Behandlung kann eine Überweisung notwendig machen. Dann ohne Ressentiment die Gründe prüfen und sie dem Kollegen mitteilen. Er wird dann zum Kapitän dieses Schiffes und weiß, daß ihm jederzeit das gleiche passieren kann.
> - Wirtschaftlichkeit verlangt, daß Doppeluntersuchungen vermieden werden. Deshalb bei jeder Überweisung vorhandene relevante Befunde mitgeben, klare Fragen stellen, eigene Kenntnisse vermitteln.

10.7.3 Wirtschaftliche Krankenhauseinweisung

Das Krankenhaus ist mit Recht die teuerste Institution in unserem Gesundheitswesen. Deshalb wird bundesweit versucht, dem Grundsatz Rechnung zu tragen: Soviel stationär wie notwendig, soviel ambulant wie möglich. Dem entsprechen auch die Vorschriften der Richtlinien des Bundesausschusses der Ärzte und Krankenkassen über die Verordnung von Krankenhauspflege, die seit dem 14. Juli 1982 gültig sind. Sie schreiben grundsätzlich vor, daß für die Verordnung von Krankenhauspflege allein medizinische Gründe ausschlaggebend sein dürfen und eine solche nur dann in Frage kommt, wenn die ambulante kassenärztliche Versorgung nicht ausreicht. „Dabei hat der Kassenarzt über die Möglichkeiten in seiner Praxis hinaus durch Überweisung die Leistungsbreite der ambulanten kassenärztlichen Versorgung zu nutzen." Medizinische Notwendigkeit im Sinne dieser Krankenhausrichtlinie liegt nicht vor bei einem Pflegefall, wenn „erforderliche Pflegemaßnahmen allein dem Zweck dienen, einem Zustand der Hilflosigkeit zu begegnen, sich ein chronischer Krankheitszustand mit den besonderen medizinischen Mitteln eines Krankenhauses nicht mehr beeinflussen läßt." Auch nicht bei sozialer Indikation, also z.B. mangelnde Pflege und Betreuungsmöglichkeiten im häuslichen Bereich, sowie bei Maßnahmen, die nicht der Behandlung einer Krankheit im versicherungsrechtlichen Sinne dienen, z.B. bei Schönheitsoperationen, und auch nicht bei einer Unterbringung „aus Gründen der öffentlichen Sicherheit und Ordnung, es sei denn, daß zugleich eine krankenhauspflegebedürftige Erkrankung vorliegt.

Insgesamt also empfehlen sich neben der Beachtung der Krankenhauspflege-Richtlinien folgende Überlegungen:

> - Vor jeder Einweisung die Frage beantworten; weshalb ist für diesen Patienten das Krankenhaus der beste Platz?
> - Gibt es keine Alternative zur Einweisung? Hauspflege, Sozialstation, ambulante Überweisung?

- Die medizinische Indikation zur Einweisung muß klar sein: Eine soziale Indikation bedarf doppelter Klarheit, nämlich der Zustimmung auch der Krankenkasse. Sie ist für die Wirtschaftlichkeit genauso verantwortlich wie der Kassenarzt. Man sollte sie daraus nicht entlassen.
- Falls Angehörige oder der Patient die Einweisung wünschen, ohne daß diese vom Arzt für erforderlich gehalten wird, sollte sie auch keinesfalls erfolgen. Die Ablehnung muß aber verständlich begründet und in der Karteikarte vermerkt werden.
- Selbst wenn zu befürchten ist, daß eine Einweisung notwendig werden wird, sollten alle zweckmäßigen Maßnahmen vorher ambulant durchgeführt werden. Kein Krankheitsverlauf läßt sich mit aller Sicherheit voraussehen. Nur Dumme glauben nicht an Glück und Zufall.
- Auch bei der Einweisung ist die umfassende Information durch den einweisenden Arzt eine wichtige Möglichkeit der Kostenersparnis (genauso wie später bei der Entlassung aus dem Krankenhaus). Das Telefon ist dazu oft einfacher, preiswerter und zeitsparender als ein Brief.

10.7.4 Krankentransporte

Seit dem 14. Juli 1983 sind Krankentransport-Richtlinien des Bundesausschusses der Ärzte und Krankenkassen über die Verordnung von Krankenfahrten, Krankentransport- und Rettungsdienstleistungen in Kraft. Damit wurde gleichzeitig auch ein bundeseinheitlicher Vordruck geschaffen. Die Entscheidung über die Art des Transportmittels trifft grundsätzlich der Kassenarzt, wobei er von der medizinischen Indikation auszugehen hat, den Gesundheitszustand des Patienten, seine Gehfähigkeit und die Länge der Beförderungsstrecke in Betracht ziehen muß. Wegen der ganz erheblichen Kostenunterschiede zwischen den Transportmitteln (öffentliche Verkehrsmittel, PKW, Krankenwagen, Rettungswagen, Notarztwagen, Rettungshubschrauber) und der möglichen Mißachtung der Wirtschaftlichkeit beim Einsatz dieser Mittel empfiehlt es sich dringend, diese Richtlinien eingehend zur Kenntnis zu nehmen.

Ergänzend dazu sollte noch auf folgendes hingewiesen werden: Die Verordnung eines Krankentransportes darf nur (wie alle anderen Verordnungen) vom Arzt persönlich ausgestellt werden, nicht durch nachgeordnete Hilfskräfte. Dies gilt auch im Krankenhaus.

Der Krankentransport darf nur zur nächstgelegenen aufnahmebereiten geeigneten Behandlungsstätte verordnet werden. Eine Verordnung eines Transportes zu einer anderen, weiter entfernt liegenden Behandlungsstätte, etwa auf

Wunsch des Patienten, kann zu Regreßforderungen der Krankenkassen führen.
Krankentransportkosten können von den Krankenkassen nicht als alleinige Leistung übernommen werden, sondern immer nur im Zusammenhang mit einer Krankenbehandlung, also als Nebenleistung zu einer ambulanten oder stationären Krankenbehandlung. Die Verordnung eines Krankentransports, z. B. zur Verlegung eines Patienten von seiner Wohnung in ein Pflegeheim, Altersheim usw. darf nicht zu Lasten der Krankenkassen erfolgen.
Nicht jeder Transport in Zusammenhang mit einer Krankenhauseinweisung ist als Notfall anzusehen (was für den Patienten die Befreiung vom Eigenanteil von DM 5,- je Fahrt bedeuten würde). Ein Notfall ist nur dann anzunehmen, wenn sich der Kranke in Lebensgefahr befindet oder schwere gesundheitliche Schäden zu befürchten sind, sofern nicht unverzüglich medizinische Hilfe erfolgt.

10.7.5 Wirtschaftliche Verordnung von Arbeitsruhe

Pro Jahr bezahlen die Arbeitgeber rund 30 Milliarden DM für Löhne in den ersten sechs Wochen der Arbeitsunfähigkeit. Anschließend bezahlen die Krankenkassen rund 10 Milliarden DM für Krankengeld an solche Versicherte, die noch länger arbeitsunfähig krank sind. Der Ausfall an Produktion, der durch die rund 5,5% arbeitsunfähig Kranken entsteht, ist in diesen Zahlen nicht enthalten (s. Kap. 15). Wirtschaftlichkeit in der Tätigkeit des Kassenarztes hat also mit der Sorgfalt der Bescheinigung von Arbeitsruhe sehr viel zu tun.
Wir bewegen uns dabei vielfach in einer medizinischen, ärztlichen, menschlichen und wirtschaftlich-sozialen Grauzone. Dies heißt, der Ermessensspielraum ist für den Patienten und seinen Kassenarzt ungemein groß, die Verantwortung der beiden also entsprechend. Konkret heißt dabei Wirtschaftlichkeit:

- Befund und Befinden müssen nicht identisch sein. Auch ohne nachweisbar pathologischen Befund kann ein Mensch krank sein. Der Arzt muß ihm dies dann bestätigen. Zum Schluß ist dies eine Frage des Vertrauens zwischen beiden.
- Dieses Vertrauen ist durch Kontrolle nicht ersetzbar. Es gibt nämlich keine Möglichkeit, Kranksein mit letzter Sicherheit zu objektivieren. Dies ist ein Mangel der Medizin, nicht des Kassenarztes.
- Vertrauen ist nicht synonym mit Blindheit, Gutgläubigkeit oder Dummheit. Wo ein gesundes Mißtrauen gegenüber den Angaben des Patienten besteht, sollte dies ausgesprochen werden. Der Patient muß

- wissen, daß er es mit einem intelligenten Fachmann zu tun hat. Wie sollte er ihm sonst vertrauen?
- „Im Zweifel für den Angeklagten", heißt ein Rechtsgrundsatz. „Im Zweifel für den Patienten" gilt in der Medizin. Zweifel darf aber nicht ewig dauern. Einmal endet auch der längste Prozeß und die zweifelhafte Arbeitsunfähigkeit.
- Der Arbeitsversuch ist eine gute Möglichkeit, Zweifel an der Arbeitsfähigkeit zu beheben. Und die pädagogischen Fähigkeiten des Kassenarztes zu erproben.
- Zivilcourage ist ein Fremdwort. Es wird beim Arbeitgeber so wenig gebraucht wie bei der Krankenkasse. Es scheint auch bei uns Kassenärzten Seltenheitswert zu haben. Gemeinsam praktiziert wäre Zivilcourage ein kostenloser, aber unbezahlbarer Faktor der Wirtschaftlichkeit bei der Verordnung von Arbeitsruhe.
- Institutionelle Miseren können durch individuelle Kraftakte nicht beseitigt werden. Wenn Arbeitsunfähigkeit per Saldo den gleichen Lohn bringt wie Arbeit, kann jeder von uns in Versuchung geraten. Wirtschaftlichkeit in diesem Bereich fällt also auch in die Verantwortung der Politiker.

Weiterführende Literatur: [11, 20, 33, 37, 53, 72–74].

Helmut Narr

11 Belegärztliche Behandlung

11.1 Allgemeines

Der Versicherte hat gegenüber seiner Krankenkasse Anspruch auf
- ambulante ärztliche Behandlung und
- stationäre ärztliche Behandlung (Krankenhausbehandlung).

Die ambulante ärztliche Behandlung erfolgt im wesentlichen durch frei niedergelassene Kassenärzte, die stationäre regelmäßig in Krankenhäusern durch angestellte Chef- und Assistenzärzte (Anstaltskrankenhäuser). Zwischen Krankenhäusern und Krankenkassen werden Verträge über die stationäre Behandlung der Versicherten abgeschlossen. Die Krankenkassen können Krankenhäuser die im Krankenhausbedarfsplan nicht aufgenommen sind ablehnen, wenn diese keine Gewähr für eine ausreichende, zweckmäßige und wirtschaftliche Krankenhauspflege bieten oder die Ziele des Krankenhausbedarfsplanes gefährdet werden (§ 371 RVO).
Aus der grundsätzlichen Trennung zwischen ambulanter und stationärer Behandlung folgt auch, daß frei niedergelassene Kassenärzte regelmäßig nur ambulant behandeln, die stationäre Behandlung aber den Krankenhäusern übertragen ist. Sie bedienen sich zur Erfüllung ihrer Verpflichtung angestellter Ärzte. Das Entgelt für die stationäre Behandlung in Krankenhäusern ist der Pflegesatz, der nach den Vorschriften der Bundespflegesatzverordnung errechnet wird und sämtliche mit der stationären Behandlung in einem Krankenhaus entstehenden Kosten einschließlich der Kosten der ärztlichen Behandlung abdeckt. Für ihre Tätigkeit werden die Krankenhausärzte vom Krankenhaus bezahlt.

11.2 Großer und kleiner Pflegesatz

Von dem Grundsatz, daß Kassenärzte nur ambulant und nicht stationär tätig werden, gibt es eine Ausnahme. Die stationäre Behandlung in Krankenhäusern ist dann Gegenstand der Verträge über die kassenärztliche Versorgung zwischen Krankenkassen und Kassenärztlichen Vereinigungen, wenn sie

- durch Kassenärzte erfolgt und
- deren Vergütung nicht durch das Krankenhaus aus dem Pflegesatz abgegolten wird.

Demzufolge gibt es zwei Pflegesatztypen, den sogenannten großen und den sogenannten kleinen Pflegesatz.

Der *große Pflegesatz* enthält neben den Kosten der Unterbringung, Pflege und Verpflegung auch die Entgelte für ärztliche Behandlung im Krankenhaus. Der *kleine Pflegesatz* deckt lediglich die Kosten der Unterkunft, Pflege und Verpflegung des Patienten, nicht jedoch die Kosten der belegärztlichen Behandlung durch den Belegarzt ab. Der große Pflegesatz wird an Anstaltskrankenhäusern bezahlt, in denen festangestellte Chefärzte als Erfüllungsgehilfen des Krankenhauses die ärztliche Behandlung durchführen. Der kleine Pflegesatz wird an Belegkrankenhäuser oder Belegabteilungen bezahlt (§ 3 Abs. 1 und 2 Bundespflegesatzverordnung).

11.3 Der Begriff Belegarzt

Der Arzt, der die stationäre Behandlung von Patienten in Belegkrankenhäusern durchführt, ist demzufolge Belegarzt. Obwohl eine gesetzliche Definition des Begriffes Belegarzt fehlt, versteht man unter einem Belegarzt einen freipraktizierenden Kassenarzt, der eigene oder ihm überwiesene Patienten auch stationär weiterbehandelt, wobei ihm die Möglichkeit zur stationären Behandlung an einem Krankenhaus eingeräumt wird, mit dem er einen Belegarztvertrag abgeschlossen hat. Inhalt des Belegarztvertrages ist die Bereitstellung von Betten und Pflegekräften seitens des Krankenhauses und die Verpflichtung des Kassenarztes, diese Patienten ärztlich zu behandeln. Ein Arbeitsverhältnis zwischen Belegarzt und Krankenhausträger besteht im Gegensatz zum Anstaltskrankenhaus mit Chefärzten nicht. Vielmehr bleibt der Belegarzt freipraktizierender Kassenarzt. Er nimmt lediglich die Einrichtung Krankenhaus zur stationären Behandlung in Anspruch, wird aber kein Arbeitnehmer des Krankenhauses. Er rechnet die Kosten der ärztlichen Behandlung entweder direkt mit dem Privatpatienten oder als Kassenarzt mit der für ihn zuständigen Kassenärztlichen Vereinigung ab. Diese vereinbart in ihren Verträgen mit den Krankenkassen Einzelheiten der belegärztlichen Vergütung. Dabei ist auf eine leistungsfähige belegärztliche Tätigkeit hinzuwirken und sicherzustellen, daß bei der Vergütung die Besonderheiten belegärztlicher Tätigkeit berücksichtigt werden und die Vergütung in einem angemessenen Verhältnis zu dem Betrag steht, der bei Krankenhauspflege aus dem Pflegesatz für die ärztliche Behandlung berechnet werden würde (§ 368g Abs. 6 RVO).

11.4 Die Voraussetzungen für die belegärztliche Tätigkeit

Als Anlage 1 zum Bundesmantelvertrag haben die Kassenärztliche Bundesvereinigung und die Bundesverbände der Krankenkassen einen Vertrag über die stationäre kassenärztliche Behandlung in Krankenhäusern (Belegarztvertrag) abgeschlossen, der die belegärztliche Tätigkeit von Kassenärzten regelt. Belegärztliche Tätigkeit liegt nach diesem Vertrag in seiner derzeitigen Fassung vom 16.8.1978 vor, wenn

1. die Voraussetzungen für die Gewährung von Krankenhauspflege durch die Krankenkassen nach § 371 RVO erfüllt sind, wenn also die Krankenkassen in dem betreffenden Krankenhaus Krankenhauspflege für ihre Versicherten zu gewähren haben;
2. die Krankenkasse Krankenhauspflege oder Anstaltspflege bei Entbindungen im einzelnen Fall auf Verordnung des Kassenarztes bewilligt hat (der Versicherte hat einen Rechtsanspruch auf Krankenhauspflege);
3. die stationäre ärztliche Behandlung nach dem zwischen der Krankenkasse und dem Krankenhaus bestehenden Rechtsverhältnis nicht aus dem Pflegesatz abzugelten ist, zwischen beiden also „nur" der kleine Pflegesatz unter Ausschluß der ärztlichen Leistungen vereinbart ist und
4. der Kassenarzt als Belegarzt für dieses Krankenhaus anerkannt ist.

11.5 Voraussetzung für die Anerkennung als Belegarzt

Die Anerkennung als Belegarzt setzt voraus, daß seine stationäre Tätigkeit nicht das Schwergewicht seiner Gesamttätigkeit bildet, sondern gegenüber seiner ambulanten kassenärztlichen Tätigkeit von nebengeordneter Bedeutung ist. Diese Voraussetzung ist regelmäßig dann nicht mehr gewahrt, wenn der Belegarzt als Einzelarzt mehr als 20 Betten zu versorgen hat. Nur in Ausnahmefällen kann einem Belegarzt gestattet werden, bis zu 25 Betten zu versorgen. Dies hängt vom Einzelfall, von der Art des Gebietes und davon ab, ob bei dieser Bettenzahl die kassenärztliche Tätigkeit insgesamt (ambulant und stationär) noch ordnungsgemäß ausgeübt werden kann. Eine Erhöhung der Bettenzahl ist auch bei Gemeinschaftspraxen und bei gemeinsamer stationärer kassenärztlicher Tätigkeit ohne Gemeinschaftspraxis im ambulanten Bereich möglich und zulässig. Allerdings keine Verdoppelung, sondern lediglich eine angemessene, der tatsächlichen Arbeitsleistung entsprechende Erhöhung. Mehr als 20 bis 25 Betten pro Arzt sind regelmäßig unzulässig (kooperatives Belegarztwesen, DÄ 1981 S.749ff., Narr 1977 RZ 493ff.).

Abgesehen von einer übergroßen Bettenzahl ist als Belegarzt nicht geeignet,
- wer außer seiner ambulanten Tätigkeit Nebentätigkeiten ausübt, die eine ordnungsgemäße stationäre Versorgung von Patienten nicht gewährleisten (infrage kommen alle Nebentätigkeiten wie betriebsärztliche, heimärztliche, gutachterliche oder eine sonstige Tätigkeit);
- wer wegen eines in seiner Person liegenden wichtigen Grundes die stationäre Versorgung der Patienten nicht gewährleisten kann (darunter fallen nicht nur alle persönlichen Gründe wie Sucht, körperliche oder geistige Schwäche o. ä., sondern auch fachliche Ungeeignetheit etc.);
- wer seine Wohnung oder Praxis von dem Krankenhaus, in dem er belegärztlich tätig werden will, so weit entfernt gewählt hat, daß die ordnungsgemäße Versorgung der von ihm ambulant oder stationär zu betreuenden Patienten nicht gewährleistet ist.

Ob und wann dieser letztgenannte Hinderungsgrund vorliegt, hängt ebenso vom Einzelfall ab wie vom Fachgebiet und von den Verkehrsverhältnissen am Ort. Um für eine jederzeit auftretende Notfallsituation rechtzeitig verfügbar zu sein, sollte jedoch die Entfernung zum Krankenhaus keine längere Fahrzeit als etwa 15 Minuten beanspruchen.

Der Belegarzt soll nur in *einem* Krankenhaus tätig sein. Abweichungen hiervon sind nur in zwingenden Ausnahmefällen und nur unter dem Gesichtspunkt möglich, daß dadurch die ärztliche Versorgung nicht beeinträchtigt wird.

11.6 Das Verfahren auf Anerkennung als Belegarzt

Ein Kassenarzt, der die genannten persönlichen Voraussetzungen erfüllt und belegärztliche Tätigkeit ausüben will, muß bei der für seinen Niederlassungsort zuständigen kassenärztlichen Vereinigung die Anerkennung als Belegarzt beantragen. Er muß seinem Antrag eine Erklärung des Krankenhauses beifügen, aus der die Bereitschaft des Krankenhauses hervorgeht, dem Arzt die belegärztliche Tätigkeit zu gestatten. Außerdem ist die Zahl der dem Belegarzt insgesamt zur Verfügung gestellten Betten zu bescheinigen. Die Kassenärztliche Vereinigung holt zu dem Antrag des Arztes die Stellungnahme der Landesverbände der Krankenkassen ein. Sie haben sich dazu zu äußern, ob nach ihrer Auffassung die Voraussetzungen für die Anerkennung als Belegarzt erfüllt sind. Betrachtet die Mehrzahl der Landesverbände der Krankenkassen die Voraussetzungen für die Aufnahme belegärztlicher Tätigkeit als nicht erfüllt *und* schließt sich die Kassenärztliche Vereinigung dieser Auffassung an, lehnt diese den Antrag ab. Bestehen jedoch unterschiedliche Auffassungen zwischen den Landesverbänden der Krankenkassen und der Kassenärztlichen Vereinigung über das Vorliegen der notwendigen Voraussetzungen, sind die gegenseitigen Auffassungen zwischen Krankenkassen und Kassenärztlicher Vereinigung zu klären. Nach einem solchen klärenden Gespräch entscheidet die Kassenärztliche Vereinigung *allein* über den Antrag. Aus der alleinigen Entscheidungsbefugnis der Kassenärztlichen Vereinigung ergibt sich die Berechtigung der Krankenkassen, diese Entscheidung im Rechtsbehelfsverfahren anzufechten. Das gleiche Recht steht dem Arzt zu, wenn sein Antrag abgelehnt wird. Zuständig für das Widerspruchsverfahren ist der Vorstand der Kassenärztlichen Vereinigung. Seine Widerspruchsentscheidung kann vor dem zuständigen Sozialgericht von den Krankenkassen bzw. dem beschwerten Arzt eingeklagt werden.

11.7 Beendigung und Widerruf belegärztlicher Tätigkeit

Da die belegärztliche Tätigkeit die Eigenschaft als Kassenarzt voraussetzt, endet die Anerkennung als Belegarzt automatisch mit der Beendigung seiner kassenärztlichen Zulassung sowie mit der Beendigung der Tätigkeit als Belegarzt an dem Krankenhaus, für welches er als Belegarzt anerkannt war. Über das Ende der belegärztlichen Tätigkeit sind die Landesverbände der Krankenkassen zu informieren.

Die Kassenärztliche Vereinigung hat die Anerkennung als Belegarzt zu widerrufen, wenn ihre Voraussetzungen nicht oder nicht mehr vorliegen. Dies kann bei einer unzulässigen Erhöhung der Bettenzahl ebenso der Fall sein wie bei auftretender Nichteignung aus persönlichen oder sachlichen Gründen, wenn beispielsweise ein Wohnungswechsel zu einer zu großen Entfernung zum Krankenhaus führt. Ein Widerrufsgrund liegt auch dann vor, wenn in der Person des Arztes ein wichtiger Grund vorliegt oder wenn er seine Pflichten gröblich verletzt hat, so daß er für die weitere belegärztliche Tätigkeit ungeeignet ist. Ein wichtiger Grund kann beispielsweise in einer Bestrafung des Arztes wegen einer im Zusammenhang mit seiner ärztlichen Tätigkeit begangenen Straftat zu finden sein. Eine gröbliche Pflichtverletzung kann in einer unkorrekten Abrechnung belegärztlicher Leistungen gegenüber der Kassenärztlichen Vereinigung liegen. In jedem Fall muß der wichtige Grund oder die Pflichtverletzung die Ungeeignetheit in bezug auf die belegärztliche Tätigkeit erweisen. Auch diese Entscheidung ist den Landesverbänden der Krankenkassen und dem Arzt zuzustellen. Beide haben, soweit sie beschwert sind, ein Widerspruchsrecht beim Vorstand bzw. ein Klagerecht vor dem Sozialgericht. Dies gilt insbesondere aber nicht nur, wenn die Landesverbände den Widerruf der Anerkennung als Belegarzt beantragt haben.

11.8 Persönliche Ausübung belegärztlicher Tätigkeit

Auch der Belegarzt ist Kassenarzt. Deswegen gilt auch für die belegärztliche Tätigkeit der Grundsatz, daß diese persönlich auszuüben ist. Hiervon unberührt bleibt jedoch das Tätigwerden eines von der Kassenärztlichen Vereinigung genehmigten Assistenten des Kassenarztes oder eines zur Operationsassistenz zugezogenen Arztes.

Zwar soll die kassenärztliche wie auch die belegärztliche Tätigkeit als freiberufliche Tätigkeit persönlich ausgeübt werden und eine Vervielfältigung der eigenen Arbeitskraft durch ärztliche Mitarbeiter unterbleiben. Effektive belegärztliche Tätigkeit insbesondere im operativen Bereich setzt jedoch häufig die unterstützende Mitarbeit eines Assistenten voraus. Deshalb werden für die belegärztliche Tätigkeit von den Kassenärztlichen Vereinigungen im Regelfall Assistenten genehmigt. Die Genehmigung *beschränkt* sich jedoch auf die belegärztliche Tätigkeit. Ein solcher Assistent darf in der ambulanten kassenärztlichen Praxis des Belegarztes nicht eingesetzt werden. Zulässig ist auch die Hinzuziehung eines Arztes zur Operationsassistenz. Im Gegensatz zum Assistenten braucht der Operationsassistent kein angestellter Assistent des Belegarztes oder des Krankenhauses zu sein. Es kann auch ein anderer Belegarzt oder ein sonstiger Arzt hierfür infrage kommen.

11.9 Honorierung des Belegarztes bei Behandlung von Kassenpatienten

Die Honorierung des Belegarztes erfolgt aus der kassenärztlichen Gesamtvergütung. Über die Berechnung, Abrechnung und Honorierung treffen die Partner des Gesamtvertrages nähere Bestimmungen. Da der Gesamtvertrag zwischen der jeweils zustäzuständigen Kassenärztlichen Vereinigung und den Landesverbänden der Krankenkassen abgeschlossen wird, gibt es innerhalb des Bundesgebietes keine einheitliche Vergütung belegärztlicher Leistungen. Vielmehr unterscheiden sich die Honorarregelungen in den einzelnen KV-Bereichen beträchtlich voneinander. Es gibt jedoch zwei Grundtypen der Vergütung belegärztlicher Leistungen:
1. Es werden *alle* vom Belegarzt im Belegkrankenhaus erbrachten ärztlichen Leistungen als Einzelleistungen erbracht, der Kassenärztlichen Vereinigung in Rechnung gestellt und von ihr nach den Vorschriften ihres jeweiligen Honorarverteilungsmaßstabes vergütet.
2. Als belegärztliche Leistungen werden nur die sogenannten großen Sonderleistungen vergütet. Man versteht darunter Leistungen, die nach der Gebüh-

renordnung über einer bestimmten Wertgrenze liegen, z. B. über 161 Punkten (bei den RVO-Kassen) oder mit DM 23,- und mehr (bei den Ersatzkassen) vergütet werden. Zusätzlich ist in diesen Fällen eine tägliche Visitgebühr berechenbar. Wegen der Einzelheiten belegärztlicher Honorierung ist deshalb in jedem Fall die für den Niederlassungsort zuständige Kassenärztliche Vereinigung zu konsultieren.

Wird ein Patient nicht auf seinen Wunsch, sondern wegen der Art oder Schwere seiner Erkrankung oder eines sonstigen Notstandes in ein Ein- oder Zweibettzimmer aufgenommen, so hat die Abrechnung des ärztlichen Honorars aus der kassenärztlichen Gesamtvergütung über die KV so zu erfolgen, wie wenn der Patient in der allgemeinen Pflegeklasse untergebracht worden wäre. In diesem Fall ist also eine ausschließliche oder zusätzliche Privatliquidation durch den Belegarzt ausgeschlossen.

Gleiches gilt dann, wenn der Patient auf seinen eigenen Wunsch zwar in ein Ein- oder Zweibettzimmer aufgenommen, vom Belegarzt jedoch nicht privat behandelt wird.

11.10 Honorierung des Belegarztes bei Behandlung von Privatpatienten

Diese Formulierung ist weder eindeutig noch präzise gefaßt. Die Frage, ob und unter welchen Voraussetzungen ein Belegarzt privat liquidieren kann, ist umstritten. Es kann jedoch von folgenden Grundsätzen ausgegangen werden:

- Wer als Kassenpatient die allgemeine Pflegeklasse in Anspruch nimmt, wird vom Belegarzt auf Krankenschein behandelt, und die Behandlung erfolgt entsprechend der Schwere der Erkrankung nach den Regeln der ärztlichen Kunst unter Beachtung der in der Kassenpraxis geltenden Grundsätze der Wirtschaftlichkeit der Behandlungs- und Verordnungsweise. Da keine Privatbehandlung vorliegt, entfällt auch eine Privathonorierung.
- Wer die Wahlleistung Arzt in Anspruch nimmt, also die Privatbehandlung durch den Belegarzt ausdrücklich wählt, hat Anspruch auf Privatbehandlung durch den Belegarzt unabhängig davon, ob er in der allgemeinen Pflegeklasse (auf Kosten der Krankenkasse) untergebracht ist oder zusätzlich die Wahlleistung Ein- oder Zweibettzimmer in Anspruch genommen hat. Im letzteren Fall muß er auch dem Krankenhausträger gegenüber den Pflegesatz privat bezahlen. Die Entscheidung für eine Privatbehandlung durch den Belegarzt hat zur Folge, daß auch alle anderen vom Belegarzt zur Behandlung zugezogenen Ärzte privat liquidieren können (Bündelungsprinzip).
- Die Besitzstandsklausel des § 6 Satz 5 Bundespflegesatzverordnung, die für

Altvertragler eine Besitzstandswahrung eingeführt hat, gilt nicht für Belegärzte. Ein Belegarzt, dem vor dem 1.7. 1972 das Recht der Privatliquidation bei Patienten in Ein- und Zweibettzimmern vertraglich eingeräumt war, kann dieses Liquidationsrecht zwar weiterhin ausüben. Das Krankenhaus muß entsprechende Vorbehalte in seinen Aufnahmebedingungen jedoch nicht vorsehen. Ein Patient, der sich bei einem Altvertragler in ein Ein- oder Zweibettzimmer aufnehmen läßt, hat damit deshalb nicht automatisch auch die Privatbehandlung durch den Belegarzt und alle von diesem zur Mitbehandlung zugezogenen Ärzte gewählt. Sie muß vereinbart werden.
- Zuzahlungen auf kassenärztliche Leistungen sind ausgeschlossen. Der Naturalleistungsanspruch gegenüber seiner Krankenkasse ist nicht teilbar. Nur wenn eine Leistung nicht als Kassenleistung gewährt wird (z. B. Akupunktur o. ä.) darf der Kassenarzt diese Leistung privat verrechnen. Eine entsprechende Vereinbarung muß schriftlich getroffen werden. Unzulässig ist auch eine Zusatzvergütung, weil die Kosten durch das Kassenhonorar nicht gedeckt seien (Teilweise a. M. Siegmund-Schultze Arztrecht 1978 S. 43 ff.; siehe auch DMW 1981 S. 1310; sowie Narr 1977 RZ 495 d).
- Wenn ein RVO- oder Ersatzkassenversicherter jedoch privatärztlich behandelt werden will, muß dies schriftlich vereinbart werden. Die Frage, ob und unter welchen Voraussetzungen die Kasse eine selber gewählte Privatbehandlung dem Versicherten erstattet, ist deren Sache. Sie ist jedoch wegen des in der Sozialversicherung geltenden Naturalleistungsprinzipes nur beschränkt zulässig.

11.11 Grundsätze für die Gestaltung von Belegarztverträgen

Die Deutsche Krankenhausgesellschaft und die Kassenärztliche Bundesvereinigung haben im Einvernehmen mit der Bundesärztekammer im Jahre 1959 Grundsätze für die Gestaltung von Verträgen zwischen Krankenhausträgern und Belegärzten vereinbart, die noch heute gültig sind und zwischenzeitlich um die Grundsätze über das kooperative Belegarztwesen ergänzt wurden (DÄ 1981 S. 749). Sie werden zwar nicht in allen, aber doch in den wesentlichen Punkten der Vertragsgestaltung zwischen Krankenhäusern und Belegarzt zugrunde gelegt. Danach gilt:
- Das Rechtsverhältnis zwischen Belegarzt und Krankenhausträger wird durch Abschluß eines Belegarztvertrages begründet, der vor Aufnahme der Tätigkeit schriftlich abgeschlossen werden soll.
- Der Belegarzt als freiberuflich tätiger Arzt ist für die ärztliche Versorgung seiner Patienten allein verantwortlich. Er allein schließt auch mit dem Pa-

tienten den Vertrag über die ärztliche Behandlung. Unabhängig davon kommt zwischen Patient und Krankenhaus ein Krankenhausaufnahmevertrag ohne Einschluß der ärztlichen Behandlung zustande (aufgespaltener Krankenhausaufnahmevertrag).
- Dem Belegarzt wird zur stationären Behandlung eine bestimmte Zahl von Betten zur Verfügung gestellt, über die bei Nichtbelegung im Benehmen mit dem Krankenhausträger auch anderweitig verfügt werden kann.
- Der Krankenhausträger stellt zur sachgemäßen Durchführung der ärztlichen Tätigkeit die notwendige Standardausrüstung an Einrichtungen, insbesondere an Apparaten und Instrumenten zur Verfügung.
- Der Belegarzt ist gegenüber den nachgeordneten ärztlichen und nichtärztlichen Mitarbeitern weisungsberechtigt. Der Belegarzt muß einen bei ihm tätigen Assistenten auch selber finanzieren oder dem Krankenhaus die von ihm verauslagten Kosten erstatten. Er bedarf darüber hinaus zur Beschäftigung des Assistenten einer Genehmigung seiner zuständigen Kassenärztlichen Vereinigung, da auch belegärztliche Tätigkeit kassenärztliche Tätigkeit ist und regelmäßig persönlich ausgeübt werden muß. Im allgemeinen genehmigt jedoch die Kassenärztliche Vereinigung einem Belegarzt die Beschäftigung eines Assistenten im *stationären* Bereich (siehe Kap. 11.8).
- Der Belegarzt ist wie jeder Kassenarzt zu wirtschaftlicher Verordnungsweise im Rahmen der ärztlichen Notwendigkeiten verpflichtet und trägt auch für die nachgeordneten Ärzte die Verantwortung für eine sparsame Verwendung der zur Verfügung stehenden Mittel.
- Regelmäßig ist der Belegarzt auf seinem Fachgebiet auch zur Beratung und Behandlung stationärer Kranker in anderen Abteilungen des Krankenhauses verpflichtet, soweit er von anderen Krankenhausärzten dazu herangezogen und dadurch seine Tätigkeit als freiberuflicher Arzt nicht wesentlich beeinträchtigt wird. Diese konsilliarärztliche Tätigkeit ist dem Belegarzt vom Krankenhausträger zu vergüten. Dieser versucht jedoch häufig, die entsprechende Vergütungsregelung im Vertrag auszuschließen, berechtigt ist dies nicht. Dem Vergütungsanspruch des konsiliar tätigen Belegarztes sind mindestens die Sätze zugrunde zu legen, die von der Kassenärztlichen Vereinigung für die Ortskrankenkassen ihres Bereiches bezahlt werden.
- Die von ihm erbrachten kassenärztlichen Leistungen rechnet der Belegarzt mit der Kassenärztlichen Vereinigung ab. Es gelten die jeweiligen gesamtvertraglichen Regelungen im KV-Bereich. Mit Selbstzahlern, also Patienten, die die Wahlleistung Arzt in Anspruch genommen haben, rechnet der Belegarzt unmittelbar ab. Dies gilt auch für eine etwaige Konsiliartätigkeit.
- Sämtliche Kosten, welche dem Krankenhausträger durch die stationäre Tätigkeit des Belegarztes entstehen, insbesondere Kosten für die Inanspruchnahme der Räume, des Instrumentariums, des Pflegepersonals und der übrigen Hilfskräfte mit Ausnahme der nachgeordneten Ärzte, werden durch den Krankenhausträger getragen. Sie sind im Pflegesatz abgegolten. Es ist des-

halb weder wirtschaftlich erforderlich noch rechtlich zulässig, wenn der Krankenhausträger zusätzliche Abgaben vom Belegarzt in Form eines Bettengeldes oder in anderer Weise verlangt.
- Die Ausübung ambulanter ärztlicher oder kassenärztlicher Tätigkeit im Krankenhaus ist dem Belegarzt – von Notfällen abgesehen – nicht gestattet. Wird er aber ausnahmsweise ambulant im Krankenhaus tätig, muß er die hierdurch entstehenden Kosten erstatten. Entsprechende vertragliche Regelungen sind zulässig.
- Da der Belegarzt allein für die ärztliche Versorgung zuständig ist, regelt er auch für die Zeit seiner Abwesenheit wegen Urlaubs oder Krankheit oder bei sonstiger Verhinderung seine Vertretung selber. Er hat auch die dadurch entstehenden Kosten zu tragen. Nur in Ausnahmefällen ist es zulässig, eine Belegarztabteilung zeitweise zu schließen.
- Der Belegarztvertrag wird regelmäßig auf unbestimmte Zeit abgeschlossen. Während der ersten 6 Monate kann der Vertrag beiderseits mit einer Frist von 1 Monat gekündigt werden, nach Ablauf von 6 Monaten nur noch mit einer Frist von 3 Monaten zum Schluß eines Kalenderjahres. Nach einer fünfjährigen Vertragsdauer ist die Kündigung beiderseits nur noch zulässig, wenn organisatorische oder persönliche Gründe sie erforderlich machen.
Diese in den Grundsätzen enthaltene Bestimmung wird von den Krankenhausträgern regelmäßig nicht angewandt. Fehlt sie, kann der Belegarztvertrag auch nach langjähriger Laufzeit jeweils mit einer Frist von 3 Monaten zum Schluß eines Kalenderjahres gekündigt werden. Es gelten nämlich für das Vertragsverhältnis nicht die Bestimmungen des Kündigungsschutzgesetzes, da der Belegarztvertrag kein Arbeits- oder arbeitnehmerähnliches Rechtsverhältnis begründet. Allerdings müssen für die Kündigung eines Belegarztvertrages sachlich gerechtfertigte Gründe vorliegen. Eine willkürliche Kündigung ist rechtsunwirksam.
- Aus wichtigem Grund kann jede Vertragspartei das Belegarztverhältnis jederzeit fristlos kündigen. Ein wichtiger Grund liegt dann vor, wenn Tatsachen vorgetragen werden, die einer der Vertragsparteien die weitere Fortsetzung des Belegarztvertrages unzumutbar machen. Unabhängig davon läuft der Belegarztvertrag regelmäßig mit Vollendung des 65. Lebensjahres aus.
- Gemeinsame Ausübung belegärztlicher Tätigkeit setzt keine Gemeinschaftspraxis im ambulanten Bereich voraus. Vielmehr können sich ambulant selbständig tätige Ärzte *allein* zu belegärztlicher Arbeit zusammenschließen.

In jedem Fall ist es zweckmäßig, sich vor Abschluß eines Belegarztvertrages durch die zuständige Kassenärztliche Vereinigung beraten zu lassen.

11.12 Die Haftung des Belegarztes

Die Vertragsbeziehungen des Patienten, der in einem Belegkrankenhaus oder einer Belegabteilung behandelt wird, sind nicht auf einen einzigen Vertragspartner, nämlich das Krankenhaus beschränkt, wie dies bei Anstaltskrankenhäusern mit angestellten Chefärzten der Fall ist. Vielmehr wird
1. ein Vertrag mit dem Krankenhausträger über Unterkunft, Pflege und Verpflegung sowie
2. mit dem Belegarzt über die ärztliche Behandlung abgeschlossen.

Es liegt ein sogenannter aufgespaltener Krankenhausaufnahmevertrag vor. Dementsprechend ist auch das Haftungsrisiko zwischen Krankenhaus und Belegarzt aufgeteilt. Der Krankenhausträger haftet regelmäßig für eigenes und fremdes Verschulden der Mitarbeiter in seinem Bereich. Der Belegarzt hingegen für seine ärztliche Behandlung einschließlich einer korrekt durchzuführenden Aufklärung des Patienten (Einzelheiten siehe Narr a.a.O. Rz 867 ff.). Die Abgrenzung zwischen den Risikobereichen Krankenhaus und Belegarzt ist häufig schwierig, insbesondere wenn es zu Überschneidungen kommt. Dies kann der Fall sein, wenn eine vom Krankenhausträger angestellte Schwester auf Anweisung des Arztes eine falsche Spritze aufzieht. In diesen Fällen wird neuerdings vereinzelt auch eine gesamtschuldnerische Haftung von Krankenhaus und Belegarzt angenommen. Dies würde bedeuten, daß der geschädigte Patient sowohl den Krankenhausträger als auch den Belegarzt auf Schadensersatz verklagen kann. Diese Meinung hat sich noch nicht endgültig durchgesetzt. Es verbleibt deshalb bei der Bereichshaftung zwischen Krankenhaus und Belegarzt (vgl. Narr a.a.O. Rz 891 ff.).

11.13 Abrechnung anästhesiologischer Leistungen auf Belegabteilungen durch Anästhesisten

Angestellte Chefärzte für Anästhesie können die von ihnen auf Belegabteilungen erbrachten anästhesiologischen Leistungen regelmäßig nicht über die Kassenärztliche Vereinigung abrechnen. Diese Leistungen sind vielmehr vom Krankenhaus als medizinisch notwendige Standardversorgung zu erbringen und im Pflegesatz abzugelten. Deshalb hat ein Chefarzt für Anästhesie auch regelmäßig keinen Anspruch auf Ermächtigung gegenüber der Kassenärztlichen Vereinigung zur Erbringung und Abrechnung solcher Leistungen über die KV. Er muß diese Leistungen vielmehr im Rahmen seiner Dienstaufgaben durchführen. Der Krankenhausträger hat ihn entsprechend im Dienstvertrag zu vergüten. Nur wenn es sich um ein *reines Belegkrankenhaus* handelt, an dem kein Anästhesist angestellt ist, besteht keine Verpflichtung dieses Krankenhauses, sich die anästhesiologische Versorgung als Krankenhausleistung zu besorgen. In diesen Fällen können Leistungen eines freipraktizierenden Anästhesisten über die kassenärztliche Vereinigung abgerechnet werden (BSG v. 7.10. 1981, BSGE Bd. 52 S. 181 ff. und 187 ff.).

Weiterführende Literatur: [9, 35].

Siegfried Häußler
12 Gesundheitsvorsorge

12.1 Gesundheitsvorsorge in der Krankenversicherung

Erst seit 1.1.1966 gibt es eine systematische Gesundheitsvorsorge der gesetzlichen Krankenversicherung. Bis dahin durfte der Kassenarzt einen Anspruchsberechtigten auf Krankenschein nur behandeln, wenn zumindest Beschwerden bestanden. Selbst die Beratung einer gesunden werdenden Mutter zu Lasten der Krankenkassen war illegal, wurde aber von Versicherten und Ärzten trotzdem praktiziert, da einfach die Notwendigkeit dazu zwang und ein „legaler" Grund sich dann auch finden ließ.
Seit Erlaß der Mutterschafts-Richtlinien durch den Bundesausschuß Ärzte/Krankenkassen (siehe Kap. 12.7), die mehrfach eine Neufassung erhielten (letztmals Juni 79), ist nun eine systematische ärztliche Betreuung auch der gesunden Schwangeren durch den Kassenarzt gewährleistet.
Ein weiterer Schritt in Richtung Gesundheitsvorsorge erfolgte im Rahmen der flankierenden Maßnahmen zur Neuordnung des § 218 (Abtreibung). Der Bundesausschuß erließ am 19. August 1976 dazu „Richtlinien über ärztliche Maßnahmen zur Empfängnisregelung, zur Sterilisation und zum Schwangerschaftsabbruch." Ergänzend hierfür gab die Kassenärztliche Bundesvereinigung im Juni 1976 ein Merkblatt (Nr. 10) über Empfängnisregelung heraus.
Schließlich gehört zur Gesundheitsvorsorge in der Kassenpraxis auch die Durchführung von Untersuchungen nach dem Jugendarbeitsschutzgesetz vom 12. April 1976. Es handelt sich dabei nicht um ein Gesetz im Rahmen der Reichsversicherungsordnung, sondern um ein arbeitsrechtliches Gesetz. Deshalb gehört die Durchführung dieser Untersuchungen auch dann nicht zu den Sicherstellungsaufgaben der Kassenärztlichen Vereinigungen, wenn sie durch den Kassenarzt erfolgen. Dieser rechnet die Honorare nicht über die Kassenärztliche Vereinigung, sondern wie jeder die Jugendarbeitsschutz-Untersuchung durchführende Arzt mit dem zuständigen Gewerbeaufsichtsamt ab.

12.2 Gesundheitsvorsorge während der Schwangerschaft und nach der Entbindung

Den Mutterschafts-Richtlinien des Bundesausschusses Ärzte/Krankenkassen, die mit Wirkung vom 1. April 1975 neu gefaßt wurden, sind hierfür die Einzelheiten zu entnehmen. Deshalb nur einige Hinweise unter dem Aspekt einer gezielten, wirtschaftlichen und wissenschaftlich gesicherten ärztlichen Betreuung.
Das wichtigste diagnostische Instrument ist auch hier die Anamnese. Sie umfaßt entsprechend der Dokumentation im Mutterpaß die Familienanamnese, die Eigenanamnese, die Schwangerschaftsanamnese und die Arbeits- und Sozialanamnese. Bei der Schwangeren selbst spielen durchgemachte Infektions- und Geschlechtskrankheiten, frühere Blutübertragung, geburtshilfliche oder gynäkologische Störungen und chronische Krankheiten eine wichtige Rolle.
Das Ziel aller Untersuchungen während der Schwangerschaft ist ja die frühzeitige Erkennung und Beseitigung von Gesundheitsstörungen und die Früherkennung einer Risikoschwangerschaft bzw. Risikogeburt. Besteht der Verdacht auf eine Risikoschwangerschaft, sollten die Untersuchungsabstände (alle vier Wochen bis zur 32. Woche und alle zwei Wochen in den letzten 8 Schwangerschaftswochen) verkürzt werden.
Schwangerschaftsgymnastik kann zu Lasten der Krankenkasse, auf einem Heilmittel-Verordnungsblatt, verordnet werden. Beginn ca. 15 Wochen vor dem Entbindungstermin; Verordnung ganz einfach: „12 × Schwangerschaftsgymnastik". Soll diese durch eine sachkundige Hebamme durchgeführt werden, empfiehlt es sich, entsprechend dem Wortlaut der Hebammen-Gebührenordnung eine Verordnung auf „Unterweisung zur Geburtsvorbereitung einschließlich Schwangerengymnastik" auf Kassenrezept auszustellen.
Von besonderer Bedeutung ist auch die Verhütung der Röteln-Embryopathie. Hierzu hat die Kassenärztliche Bundesvereinigung ein Merkblatt herausgegeben.
Über die Bestimmungen des Mutterschutzgesetzes informiert u. a. der „Ärztliche Ratgeber für die werdende und junge Mutter", der kostenlos in der erforderlichen Anzahl direkt beim Verlag „Wort und Bild" 8021 Baierbrunn b. München, bezogen werden kann. Für die fremdsprachigen Gastarbeiterinnen gibt es ebenfalls kostenlos beim Informedia-Verlag in Heidelberg einen solchen Ratgeber in Italienisch, Griechisch, Türkisch, Spanisch und Jugoslawisch.

12.3 Immunisierungen und Schutzimpfungen während der Schwangerschaft

12.3.1 Immunisierungen

Bei einer drohenden Ansteckungsgefahr für eine Schwangeren, wenn *Diphtherie, Hepatitis, Röteln* oder *Masern* im Umkreis der Schwangeren aufgetreten sind, können bei mangelnder Immunität passive Immunisierungen mittels Gamma-Globulin angezeigt sein. Die entsprechenden Injektionen sind auf dem Mutterschaftsvorsorgeschein abrechnungsfähig. Das erforderliche Gamma-Globulin kann auf Kassenrezept verordnet werden.

12.3.2 Impfungen

Tetanus bei frischen Verletzungen: Eine Grund-Simultanimpfung oder eine Auffrischungsimpfung im Zusammenhang mit einer frischen Verletzung ist unbedenklich; die Abrechnung kann über einen kurativen Behandlungsausweis erfolgen.
Grippe: Die Impfung mit einem inaktivierten Impfstoff gemäß Packungsangabe ist möglich und kann angezeigt sein. Die meisten Krankenkassen übernehmen inzwischen die Kosten derartiger Grippeimpfungen.
Nicht zu Lasten der Krankenkasse (z. B. bei beabsichtigten Reisen):
Cholera: bei Reisen nach Asien und Afrika – aber nur bei dringender Notwendigkeit.
Gelbfieber: abzuraten; notfalls mit besonderen Vorsichtsmaßnahmen (Hyperimmunglobulin).
Pocken: nicht als Erstimpfung; Wiederholungsimpfung mit vorheriger Gabe von Hyperimmunglobulin.
Typhus und Paratyphus: ebenfalls mit vorherigen Vorsichtsmaßnahmen.

12.4 Untersuchungen und Beratungen der Wöchnerin

Die Richtlinien sehen zwei solche Untersuchungen vor: die erste innerhalb der ersten Woche nach der Entbindung (einschließlich Hämoglobin-Bestimmung) und die zweite etwa sechs Wochen, spätestens jedoch acht Wochen, nach der Entbindung. Der Inhalt der Untersuchungen ist wiederum durch die Dokumentation im Mutterpaß genau beschrieben. In diesen werden auch die wichtigsten Daten des Neugeborenen und die Ergebnisse der Apgar-Untersuchung sofort nach der Entbindung eingetragen.

12.5 Hilfen für Schwangere nach dem Bundessozialhilfe-Gesetz

Schwangeren, die nicht anspruchsberechtigt an eine gesetzliche Krankenkasse sind und deren eigene Mittel beschränkt sind, kann nach § 38 des Bundessozialhilfe-Gesetzes folgendes gewährt werden:
- Hebammenhilfe,
- ärztliche Hilfe,
- Versorgung mit Arznei- und Heilmitteln,
- Entbindungskosten-Beitrag und Stillgeld,
- Ernährungszulage.

Entscheidend ist das für den Wohnort zuständige Sozialamt.

12.6 Müttergenesungswerke

Es gibt z. Zt. 136 anerkannte Müttergenesungsheime mit über 50000 jährlichen Kurplätzen. Sie werden von fünf Trägergruppen unterhalten:
- Die katholische Arbeitsgemeinschaft für Müttererholung;
- Die evangelische Arbeitsgemeinschaft für Müttergenesung;
- Die Arbeiterwohlfahrt;
- Deutsches Rotes Kreuz;
- Der Deutsche Paritätische Wohlfahrtsverband.

Die örtlichen Anschriften können von den Kirchen, den Gemeindebehörden, den regionalen freien Wohlfahrtsverbänden oder von der Zentrale des Müttergenesungswerkes, 8504 Stein b. Nürnberg, erfahren werden.

Erforderlich ist für eine Müttergenesungskur ein ärztliches Attest über die Kurbedürftigkeit, möglichst mit Hinweisen auf körperliche oder seelische Gesundheitsstörungen und Vorschläge für Kuranwendungen, klimatische Bedingungen, gegebenenfalls autogenes Training, Gruppentherapie oder Psychotherapie.

Für sozial und finanziell schwache Familien sind die Sozialämter nach § 36 des Bundessozialhilfegesetzes zur Koatenübernahme verpflichtet. Sonst gewähren Krankenkassen, Rentenversicherungsträger und staatliche Stellen Zuschüsse oder übernehmen die Gesamtkosten.

12.7 Die alleinstehende Mutter

Mütter nichtehelicher Kinder bedürfen der Betreuung durch den Arzt in ganz besonderer Weise. Haben sie doch mit belastenden Problemen zu tun, die sonst bei werdenden Müttern nicht auftreten: Unterhaltsanspruch, Unterstützung während der Schutzfrist, Probleme der elterlichen Gewalt, sonstige Rechtsfragen. Dazu ist oft die zusätzliche Beratung durch Experten notwendig, wie z. B. das zuständige Jugendamt oder der Verband alleinstehender Mütter e. V. Horber Str. 19, 7033 Herrenberg.

12.8 Beratungen zur Empfängnisregelung, zur Sterilisation und zum Schwangerschaftsabbruch

Nach den Sonstige Hilfen-Richtlinien, die der Bundesausschuß dazu am 19. August 1976 erlassen hat, soll die ärztliche Beratung über wissenschaftlich anerkannte Methoden der Empfängnisregelung informieren. Bei Risikofällen (Erbleiden in der Verwandtschaft, verwandte Partner, Frau über 38 Jahre alt) soll die Hinzuziehung eines Humangenetikers erwogen werden. Genaueres darüber steht im Merkblatt 10 vom Juni 1976 der Kassenärztlichen Bundesvereinigung.

Empfängnisverhütende Mittel einschließlich der Spirale darf der Kassenarzt nicht zu Lasten der Krankenkassen verordnen, wohl aber die dazugehörige Beratung über den Krankenschein abrechnen.

Die Sterilisation darf nur erfolgen, nachdem die Patientin über die Möglichkeiten der Empfängnisverhütung aufgeklärt wurde.

Der Schwangerschaftsabbruch kann legalerweise aus vier Indikationen erfolgen.

1. Gefährdung der Gesundheit der Mutter (medizinische Indikation – Abbruch zu jedem Zeitpunkt der Schwangerschaft möglich);
2. Geschädigtes Kind (eugenische Indikation – Abbruch bis zur 22. Woche);
3. Folgen einer Vergewaltigung (ethische Indikation – Abbruch bis zur 12. Woche der Schwangerschaft möglich) und
4. Die Notlagenindikation (soziale Indikation – Abbruch bis zur 12. Woche möglich).

Kritisch ist lediglich die letzte Indikation, da vielfach bei den Frauen das Mißverständnis vorhanden ist, bei sozialen Schwierigkeiten bestehe ein Rechtsanspruch auf den Schwangerschaftsabbruch. In Wirklichkeit ist aber dabei der Abbruch lediglich von der Strafandrohung des § 218 freigestellt, wenn die Voraussetzungen dafür erfüllt sind.

Der Gesetzentwurf verlangt, daß „die Notlage so schwer wiegt, daß von der

Schwangeren die Fortsetzung der Schwangerschaft nicht verlangt werden kann und nicht auf eine andere, für die Schwangere zumutbare Weise abgewendet werden kann". Im vorausgegangenen Urteil des Bundesverfassungsgerichtes heißt es dazu: „... Die allgemeine soziale Lage der Schwangeren und ihrer Familie kann Konflikte von solcher Schwere erzeugen, daß von der Schwangeren über ein bestimmtes Maß hinaus Opfer zu Gunsten des ungeborenen Lebens mit den Mitteln des Strafrechts nicht erzwungen werden können".

Die Notlage muß also nach ihrer Auswirkung und ihrem Inhalt einer schweren Gesundheitsbeeinträchtigung der Schwangeren (§ 218 Abs. 1) gleichkommen und damit Krankheitswert haben oder sich auf schon vorhandene Kinder gesundheitsschädigend (z. B. in Form von Entwicklungsstörungen) auswirken.

> Die Patientin benötigt dazu:
> 1. Schriftliche Feststellung zum Alter der Schwangerschaft und über das Vorliegen einer Indikation;
> 2. Stellungnahme zur besonderen unabwendbaren Notlage durch den Hausarzt oder den Arzt, auf dessen Fachgebiet überwiegend die Begründung für die Notlage beruht (dieser Arzt darf den Schwangerschaftsabbruch nicht durchführen).
> 3. Einwilligung zum Schwangerschaftsabbruch;
> 4. Bescheinigung darüber, daß eine Information über die zu treffenden ärztlichen Maßnahmen, einschließlich der möglichen Komplikation, erfolgt ist;
> 5. Bescheinigung über die erfolgte Sozialberatung gemäß § 218 Abs. 1.

Nach Artikel 2 Abs. 5 des Strafrechts-Reformgesetzes ist „niemand verpflichtet, an einem Schwangerschaftsabbruch mitzuwirken". Dies gilt selbstverständlich auch für den Kassenarzt.

12.9 Jugendarbeitsschutz-Untersuchungen

Das Gesetz zum Schutze der arbeitenden Jugend vom 12. April 1976 sieht vor, daß Jugendliche in den letzten neun Monaten vor Eintritt in das Berufsleben und im Jahr nach Aufnahme der ersten Beschäftigung sich von einem Arzt untersuchen lassen müssen. Nach Ablauf eines jeden weiteren Jahres nach der ersten Nachuntersuchung kann sich der Jugendliche erneut nachuntersuchen lassen.

Die Untersuchungen erfolgen nach einem standardisierten Programm (Doku-

mentation!) mit dem Ziel, festzustellen, „ob die Gesundheit oder die Entwicklung des Jugendlichen durch die Ausführung bestimmter Arbeiten oder durch die Beschäftigung während bestimmter Zeiten gefährdet wird, ob besondere, der Gesundheit dienende Maßnahmen erforderlich sind, ob eine außerordentliche Nachuntersuchung erforderlich ist."
Die Untersuchungen können nicht auf dem Krankenschein mit der Krankenkasse des Jugendlichen verrechnet werden, sondern werden auf Anforderung unter Vorlage der vorgeschriebenen Dokumentation in den meisten Gebieten vom Gewerbeaufsichtsamt bezahlt. In einzelnen KV-Bereichen erfolgt die Abrechnung über die KV.

12.10 Gesundheitsvorsorge im Erwachsenenalter

Mit steigendem Lebensstandard wächst die Erkenntnis, wie wichtig die Erhaltung und Förderung der Gesundheit ist. Deshalb wird der Kassenarzt immer mehr nicht nur bei Krankheit, sondern auch in gesunden Tagen von den Anspruchsberechtigten der Krankenversicherung aufgesucht. Die Patienten möchten Auskunft über eine gesundheitsgemäße Lebensführung, von der Freizeitgestaltung bis zur Urlaubszeit, zum Urlaubsort und Urlaubsinhalt. Dazu kommt die Beratung über Familienplanung, berufliche Belastung, vernünftige Ernährung (Adipositas!), Sauna-Benützung, Trimm-Dich-Teilnahme u. a. m. Entscheidend bei der Erfüllung dieser Aufgaben durch den Kassenarzt ist, daß dieser nicht so sehr allgemeine Regeln weitergibt, sondern den Anfragenden individuell unter Berücksichtigung seiner Biographie, Konstitution, Berufsbelastung und seines derzeitigen Gesundheitszustands berät. (Dabei darf übrigens die notwendige und sinnvolle Reiseapotheke nicht zu Lasten der Krankenkasse verordnet werden.)
Zur individuellen *Urlaubs- und auch Freizeitberatung* gehört dann die Berücksichtigung der besonderen Belastung des „Einzelnen". Dabei zeigt sich heute, daß als einfachstes Kriterium nicht so sehr die Überforderung, sondern ganz im Gegenteil die Unterforderung gelten kann, weil der Grund für die Überlastung zumeist eine einseitige Belastung ist, der ein Mangel an Belastung in einem anderen Bereich entspricht. Diesen Mangel an Belastung, also die Unterforderung festzustellen, ist aber in der freien Praxis sehr viel leichter als die oft vielfachen Gründe der Überforderung. Die Unterforderung bei der Arbeit und im Alltag insgesamt ist gleichsam das Leitsymptom für die individuelle Urlaubsberatung.

- Eine Unterforderung besteht heute vielfach im Bereich der Muskeltätigkeit (Angestellte, Beamte, in den geistigen Berufen Tätige, aber auch schon bei vielen Arbeitern). Deshalb Freizeitgestaltung: Laufen, Radfahren, Schwimmen, Skilanglauf, Rudern, Bergwandern, Tanzen usw.

- Unterforderung des Kreislaufs. Auftreten besonders bei Tätigkeit in klimatisierten Räumen, wo Temperaturwechselreize weitgehend wegfallen, ebenso mangelnde Muskelbewegung und körperliche Anforderung. Auch hier intensiver Ausgleich insbesondere empfehlenswert beim Winterurlaub.
- Unterforderung der geistig-seelischen Kräfte. Wenn die Arbeit kein positives Schaffenserlebnis mehr vermittelt; hier sollte der Ausgleich durch eine geistig-seelische Auffrischung (Literatur, Hobby usw.) erfolgen. Churchill: „Erholung bedeutet, das Licht über den Hirnzonen ausschalten, die dauernd beansprucht werden, und über denjenigen anzünden, die sonst nie beansprucht werden."
- Unterforderung in der Ernährung. Die Kantinenernährung läßt oft Ballaststoffe, vitamin- und mineralsalzhaltige Lebensmittel vermissen. Deshalb auch hier als Ausgleich möglichst Umstellung in der Ernährung.

Für ältere Menschen, Erholungsbedürftige nach Krankheit oder Operation empfiehlt es sich, Frühjahr und Herbst als besonders günstige Jahreszeit für die Erholung vorzusehen. Hier kommt es zu einer anhaltenderen Stabilisierung des vegetativen Grundzustandes als in den Winter- und Sommermonaten. Geeignet sind außerdem die Mittelgebirge mit ihrem milden Reizklima.

Insgesamt kann die individuelle Beratung des Erwachsenen durch den Kassenarzt deshalb so besonders wirksam sein, weil sie immer erfolgen sollte im Zusammenhang mit dem gesamten Dasein, mit dem Alltag des Menschen. Er kennt die Person, ihre Biographie und in der Regel auch die Welt, in der unsere Mitbürger leben.

Während für ärztlich-technische Leistungen, wie Laboratoriumsuntersuchungen, Sonographie, Computer-Tomographie, Dialyse, ständig neue Positionen in die Bewertungsmaßstäbe eingefügt werden, fehlt es für derartige nicht sichtbare und schwer meßbare rein ärztlich-geistige Leistungen an entsprechenden Abrechnungspositionen. Meistens kommt hierfür allein die Abrechnung der Nr. 1 (Beratung) in Frage, gelegentlich auch eine Leistungsnummer der sogen. „kleinen Psychotherapie".

Weiterführende Literatur: [42, 43, 58, 66].

Siegfried Häußler
13 Krankheitsfrüherkennung

13.1 Die Rechtsgrundlagen und Methoden

Seit dem 1. Juli 1971 hat jeder Versicherte, unabhängig von seiner Kassenzugehörigkeit, einen Anspruch auf Maßnahmen zur Früherkennung bestimmter Krankheiten. Bei Kindern bis zur Vollendung des 4. Lebensjahres bedeutet dies einen Anspruch auf acht Untersuchungen zur Früherkennung von Krankheiten, die eine normale körperliche oder geistige Entwicklung des Kindes in besonderem Maße gefährden.
Die Einzelheiten der Untersuchungen werden durch jeweilige Richtlinien des Bundesausschusses Ärzte/Krankenkassen verbindlich für Anspruchsberechtigte, Kassen und Kassenärzte festgelegt.
Die Methode ist bei allen drei Früherkennungs-Untersuchungen (Kinder und Erwachsene) im Grundsatz die gleiche. Es handelt sich um eine Kombination von gezielten Anamnesefragen, einfachen klinischen Untersuchungen und gegebenenfalls zusätzlichen Laboruntersuchungen.
Die Integration der Früherkennungsuntersuchungen in den Leistungskatalog der gesetzlichen Krankenversicherung – und damit in den Sicherstellungsauftrag der Kassenärztlichen Vereinigungen – erfolgte nicht zuletzt deshalb, um damit die effektive, notwendige Kombination von Screening, weitergehender Diagnostik und Behandlung mit nachgehender Betreuung durch Kassenärzte „vor-Ort" zu gewährleisten.

13.2 Die Untersuchungen nach den Kinder-Richtlinien

Die Richtlinien des Bundesausschusses der Ärzte und Krankenkassen über die Früherkennung von Krankheiten bei Kindern bis zur Vollendung des 4. Lebensjahres (Kinder-Richtlinien) schreiben in der Neufassung vom 26. April 1976 für diesen Zeitraum insgesamt acht Untersuchungen vor. Davon sind fünf während des ersten Lebensjahres durchzuführen, wobei die Toleranzgrenzen des Untersuchungs-Zeitraumes relativ eng sind. Im Untersu-

chungsheft, das der fortlaufenden Dokumentation der Befunde dient, ist der jeweilige Untersuchungsinhalt altersspezifisch angegeben.
Der Grund für diese präzise Festlegung von Untersuchungszeitpunkt und -inhalt ist einfach: Nur in bestimmten Entwicklungsphasen lassen sich Gesundheitsstörungen des Kindes, die seine „normale körperliche oder geistige Entwicklung in besonderem Maße gefährden", rechtzeitig und mit Aussicht auf eine erfolgreiche Behandlung erkennen. Dazu sind jeweils spezifische Untersuchungen und Anamnesefragen angegeben, wobei der Gesamteindruck und die Summation von Befunden entscheidend sind, nicht ein einzelner pathologischer Parameter. Ausnahmen davon sind selbstverständlich der Guthrie-Test auf Phenylketonurie am Ende der ersten Woche nach der Geburt und der Mekonium-Test auf Albumin zur Früherkennung der Mukoviszidose. Beide Tests sind für sich allein ohne zusätzliche klinische Symptome aussagefähig.
Mit Wirkung ab 1. Januar 1980 wurde vom Bundesausschuß der Ärzte und Krankenkassen eine Änderung der Richtlinien über die Früherkennung von Krankheiten bei Kindern (Kinderrichtlinien) beschlossen. Die Änderung betrifft die Einführung des TSH-Screenings zur Früherkennung angeborener Hyperthyreose. Demnach ist bei jedem Neugeborenen am 5. Lebenstag (auch wenn dieser Tag auf einen Sonn- oder Feiertag fällt) aus der Ferse Blut zu entnehmen und auf besonderen Untersuchungskarten (Filterpapier) mit je einem Blutstropfen die dort vorgesehenen drei Kreise vollständig zu tränken. Wenn die Untersuchung aus der Blutprobe des Kindes den Verdacht auf das Vorliegen einer Hyperthyreose ergibt, muß der untersuchende Laborarzt den einsendenden Arzt sowie die Eltern (Personenberechtigten) des betroffenen Kindes und – soweit bekannt – den behandelnden Arzt unverzüglich unterrichten. Zwischen dem Eingang der Probe beim untersuchenden Arzt und dem Zugang der entsprechenden Information dürfen nicht mehr als 72 Stunden liegen.
Falls das TSH-Screening ein positives Test-Ergebnis ergibt, so übersendet der die Untersuchung durchführende Arzt an die Eltern des betreffenden Kindes geeignete Probenbehälter mit vorfrankierten Versandhüllen für die Abnahme einer Blutprobe zur Durchführung der Abklärungsdiagnostik, durch den Hausarzt.
Bei den Früherkennungs-Untersuchungen während des ersten Lebensjahres werden die Eltern auf die Notwendigkeit der Rachitis-Prophylaxe hingewiesen. Die dafür notwendigen Medikamente können aber nicht immer zu Lasten der Krankenkassen verordnet werden. Falls dies der Arzt trotzdem tut, muß er mit einem Einzelregreß in voller Höhe der Medikamentenkosten rechnen.
Durch die Früherkennungs-Untersuchungen bei Kleinkindern werden in besonders großem Umfang Folgemaßnahmen ausgelöst.

13.2.1 Spezielle Zusatzuntersuchungen

Wenn sich bei den Untersuchungen ein Verdacht auf Gesundheitsstörungen ergibt, so sind Zusatzuntersuchungen im Einzelfall auf Krankenschein auf Überweisung oder in der eigenen Praxis notwendig.

Angeborene Hüftluxation. Schon in der zweiten Vorsorgeuntersuchung (also in der Regel noch vor der Klinikentlassung von Mutter und Kind) wird nach der angeborenen Hüftgelenksdysplasie, Subluxation oder Luxation gefahndet. Wird eine solche übersehen, kann für das Kind eine lebenslange Körperbehinderung entstehen, da die Chance der Ausheilung jenseits des ersten Lebensjahres enorm sinkt. Es gibt dafür das Merkblatt 11 der Kassenärztlichen Bundesvereinigung. Deshalb sollte spätestens vor Ende des ersten Lebensjahres bei allen Verdachtsfällen – insbesondere bei familiärer Belastung und bei Mädchen – eine genaue Kontrolle erfolgen.

Fußdeformitäten. Das gleiche Merkblatt 11 der Kassenärztlichen Bundesvereinigung gibt Hinweise auf die Verfahrensweise bei Fehlhaltungen und Fehlformen des Fußes. Auch hierbei ist die möglichst frühzeitige Behandlung entscheidend für den Heilerfolg. Im Zweifelsfalle lieber eine Kontrolle zu viel als zu wenig!

Hörschäden. Ein Kind, das nicht hört, lernt auch keine Sprache und bleibt stumm. Davon wieder ist die ganze Persönlichkeitsentwicklung stärker betroffen als von der optischen Sphäre. Die Diagnose eines Hörschadens und dessen Behandlung muß also möglichst frühzeitig einsetzen. Die erste Kontrolle der Hörfähigkeit des Säuglings erfolgt ja schon in der U 3-Untersuchung in der vierten bis sechsten Lebenswoche. Die pädoaudiologische Betreuung sollte bei hörbehinderten Kindern spätestens mit 1½ Jahren beginnen. Mit vier Jahren sollen hör- und sprachgeschädigte Kinder in Sonder-Kindergärten kommen, um in ihrer geistigen und sozialen Entwicklung nicht zurückzubleiben.

Sehschäden. Früherfassung und Behandlung von Sehschäden können vom zweiten Lebensjahr an erfolgen; die Behandlung sollte spätestens mit 1½ Jahren beginnen. Dabei handelt es sich in erster Linie um eine Schielbehandlung, da durch die Schielamblyopie mehr Sehvermögen verlorengeht als durch alle anderen Augenleiden zusammen.

Sprachstörungen. Die häufigsten Sprachstörungen im Kleinkindesalter sind Stammeln und Stottern. Das dreijährige Kind soll normal sprechen und das fünfjährige muß in Sätzen sprechen, ohne zu lispeln, anzustoßen oder zu stottern. Ist dies nicht der Fall, muß noch vor Schulbeginn die Behandlung eingeleitet werden.

Erziehungsschwierigkeiten. Schon im Kleinkindesalter kann eine solche Beratung sinnvoll sein, wenn Verhaltensstörungen oder Erziehungsschwierigkeiten eine solche Frühberatung der Eltern notwendig erscheinen lassen. Dabei ist es besser, statt eigener Beratungsversuche – die nur bei entsprechender Kenntnissen und Erfahrungen aussichtsreich sind – in einer Erziehungsberatungsstelle nicht nur die Ursachen klären zu lassen, sondern dort auch gleichzeitig die jeweiligen heilpädagogischen, psychotherapeutischen oder medizinischen Maßnahmen den ratsuchenden Eltern vorschlagen zu lassen.

13.2.2 Erholungsverschickung

Für Kleinkinder gibt es die gleichen gesundheitsfördernden Maßnahmen wie für Schulkinder: Heimverschickung (für kranke Kinder), Genesungsverschickung (für Rekonvaleszenten und Konstitutions-Kümmerlinge), Erholungsverschickung (bei mehr sozialer als medizinischer Indikation).
Bei Kleinkindern hebt aber das auftretende Heimweh den Erholungseffekt manchmal völlig auf. Deshalb ist in diesem Alter eine Verschickung eigentlich nur bei ganz dringender, durch die Familie selbst nicht zu erfüllender Indikation sinnvoll.
Zuständige Stellen dafür sind das Jugendamt oder das zuständige Gesundheitsamt.

13.2.3 Karies-Prophylaxe

Bei Früherkennungs-Untersuchungen im Kleinkindesalter werden Zahnschäden in einem ungewöhnlich großen Umfang festgestellt. Neben der Veranlassung zahnärztlicher Behandlung sollte hier der Kassenarzt durch folgende Maßnahmen helfen:
- Beratung über gesundheitliche Ernährung (z.B. grobes Vollkornbrot, frisches Obst als Zwischenmahlzeit, rohes Gemüse im Speiseplan, keine Süßigkeiten vor dem Schlafengehen);
- Hinweise auf regelmäßige Zahnpflege, Fluorprophylaxe (1 mg täglich in Tablettenform). Wegen der Kostenübernahme bei der zuständigen KV erkundigen!

13.2.4 Hilfe bei angeborenen Körperbehinderungen und Leiden

Das Bundessozialhilfegesetz in der Neufassung vom 13. Februar 1976 sieht vorbeugende Maßnahmen für körperbehinderte oder psychisch und geistig kranke Kinder vor. Es sollen dadurch den Einzelnen drohende Notlagen ganz oder teilweise abgewendet werden. *Der Arzt, der bei einer Früherkennungs-Untersuchung ein solches Leiden feststellt, hat nach diesem Gesetz die Verpflichtung, die Angehörigen über die gesetzlichen Hilfemöglichkeiten aufzuklären.* Hilfegewährende Stellen sind alle gesetzlichen Krankenkassen, die Ersatzkassen

und – falls diese nicht infrage kommen – die Träger der Sozialhilfe. Diese müssen auch zunächst einspringen, falls über Leistungsträger Unklarheiten bestehen.
Folgende Maßnahmen sind möglich:
- Ärztliche Behandlung (chirurgische Eingriffe, orthopädische Behandlung, Krankengymnastik u.a.);
- Versorgung mit Körperersatzstücken, orthopädischen oder sonstigen Hilfsmitteln;
- Förderung behinderter Kinder im Vorschulalter;
- Hilfe für eine angemessene Schulausbildung, berufliche oder sonstige Fortbildung.

Im Erwachsenenalter kann diese Förderung in vielfältiger Weise fortgesetzt und noch ausgebaut werden (siehe Kap. 14).

13.3 Die Früherkennung beim Erwachsenen

13.3.1 Die Rechtsgrundlagen

Durch das 2. Krankenversicherungs-Änderungsgesetz vom 21. Dezember 1970 wurden die Früherkennungs-Untersuchungen auf Krebs bei Frauen und Männern als Pflichtaufgabe in den Leistungskatalog der gesetzlichen Krankenversicherung eingeführt. Ihre Durchführung erfolgt nach den Krebsfrüherkennungs-Richtlinien des Bundesausschusses Ärzte/Krankenkassen. Eine Abrechnung kann nur dann erfolgen, wenn die entsprechenden Vordrucke *vollständig* ausgefüllt eingereicht werden.

13.3.2 Früherkennungs-Untersuchungen bei der Frau

Nach den seit 1.7.82 geänderten Krebsfrüherkennungs-Richtlinien hat sich der Untersuchungsumfang je nach dem Alter der Patientin geändert. Nach wie vor besteht ein Anspruch auf jährlich einmal eine Untersuchung zur Früherkennung von Krebserkrankungen, aber ab dem 20. Lebensjahr nur auf Früherkennungs-Untersuchung des Genitales, ab dem 30. Lebensjahr zusätzlich der Brust und der Haut, sowie ab dem 45. Lebensjahr zusätzlich des Rektums und des übrigen Dickdarms. Nach wie vor bestimmt die Dokumentation entsprechend den Richtlinien den Inhalt der Untersuchung. Dazu betonten 1976 die Gesundheitsminister der Länder, daß die Kolposkopie zur Früherkennung des Genitalkrebses zwar erwünscht sei, jedoch nicht vorgeschrieben werden könne, da sich damit die Zahl der untersuchenden Ärzte stark verringern würde. Diese Untersuchung kann deshalb – da sie nicht zum offiziellen Untersuchungsprogramm gehört – zwar bei der Früherkennungs-Untersuchung durchgeführt, nicht aber abgerechnet werden. Wird der Arzt allein zwecks Früherkennungsuntersuchung aufgesucht, ist es nicht zulässig, hierfür regelmäßig von vornherein auch einen kurativen Behandlungsausweis zu fordern und darauf eventuell regelmäßig eine Kolposkopie abzurechnen. Dies ist vielmehr nur dann möglich, wenn die Früherkennungsuntersuchung einen entsprechenden Verdacht ergeben hat.

13.3.3 Früherkennungsmaßnahmen beim Mann

Männer haben von Beginn des 45. Lebensjahres an Anspruch auf eine jährliche Untersuchung auf Krebserkrankungen des Rektums, der Prostata, des Dickdarms, der Harnwege und der Haut. Ab 1. Juli 1982 wurde das Untersuchungsprogramm der Krebsfrüherkennungs-Untersuchungen durch die Änderung der Richtlinien des Bundesausschusses der Ärzte und Krankenkassen insofern reduziert, als die bisher vorgesehene Urinuntersuchung auf Eiweiß, Zucker, und Hämaturie mittels Teststreifen ersatzlos weggefallen ist. Aus den Richtlinien ist der neue Inhalt der Untersuchung und die Dokumentation zu entnehmen.

Weiterführende Literatur: [21, 58, 71].

Siegfried Häußler
14 Rehabilitation

14.1 Begriffsbestimmung

Unter Rehabilitation werden die Aufgaben und die dazu notwendigen Maßnahmen verstanden, „einen durch angeborene Behinderung, durch Krankheit oder durch äußere Einwirkung geschädigten Menschen nicht nur aktuell zu behandeln oder symptomfrei zu machen, sondern darüber hinaus ihn durch umfassende Maßnahmen, insbesondere auf medizinischem, aber ebenso auf allgemein-sozialem und auf schulisch-beruflichem Gebiet in die Lage zu versetzen, eine Position, die seiner würdig ist, die ihm im privaten Leben, in der Gesellschaft und im Beruf entspricht, zu finden bzw. wieder zu erlangen" (V. Paeslack).

Verkürzt ausgedrückt: Bei der Rehabilitation geht es darum, chronische oder bleibende Gesundheitsschädigungen und Behinderungen durch berufsfördernde, medizinische und sonstige ergänzende Maßnahmen so gut wie irgend möglich zu verhindern oder in ihrer Auswirkung zu vermindern und damit dem Betroffenen ein menschenwürdiges Leben zu ermöglichen.

Die dafür unerläßliche Zusammenführung ärztlicher, rechtlicher und sozialer Hilfen für den Behinderten ist eine für den Kassenarzt, insbesondere den Allgemeinarzt, geradezu typische Aufgabe. Er hat es ja eigentlich immer nicht nur mit der Bewältigung von Krankheiten zu tun, sondern insgesamt mit der Hilfe zur Bewältigung der Probleme des Lebens seiner Patienten.

14.2 Rechtsgrundlagen

Träger der Rehabilitation sind die gesetzlichen Krankenkassen (einschließlich Ersatzkassen und Bundesknappschaft), die Träger der Rentenversicherung (einschließlich Bundesversicherungsanstalt für Angestellte und Seekasse), die Bundesanstalt für Arbeit, die Träger der gesetzlichen Unfallversicherung, die Versorgungsämter und die Träger der Sozialhilfe. Ihre Verpflichtung erfolgte durch eine Vielzahl von Gesetzen, deren Kenntnis für den Kassenarzt in der Praxis völlig unwichtig ist.

> Der Kassenarzt muß wissen, daß es in der Bundesrepublik keinen Versicherten gibt, dem er nicht die Möglichkeiten der Rehabilitation eröffnen könnte.

14.3 Unterschiede zwischen Rehabilitation und üblicher kassenärztlicher Behandlung

In der kassenärztlichen Praxis kann der Kassenarzt die erforderlichen Maßnahmen (z. B. Krankenhauseinweisung) direkt veranlassen. Der Leistungsträger Krankenkasse wird in der Regel im nachhinein zur Kostenzahlung herangezogen. Bei Rehabilitationsmaßnahmen ist dagegen die *vorherige Entscheidung des zuständigen Kostenträgers* erforderlich. Dieser führt dann die Rehabilitation bis zu ihrem Abschluß in eigener Verantwortung durch. Der Kassenarzt kann also hier nur anregen oder Anträge stellen, aber nicht die Leistung direkt und unmittelbar veranlassen.

In der gesetzlichen Krankenversicherung sind alle Maßnahmen vom Kassenarzt durchzuführen und zu veranlassen, die zur Heilung oder Linderung von Krankheiten nach den Regeln der ärztlichen Kunst im Rahmen des Wirtschaftlichen notwendig sind. Bei der Rehabilitation dagegen gibt es Pflicht- und Ermessensleistungen, d. h. nicht alle Maßnahmen müssen für alle Versicherten in gleicher Weise durchgeführt werden. Dazu müssen außerdem im Einzelfall eine ganze Anzahl versicherungsrechtlicher und medizinischer Voraussetzungen erfüllt sein.

Im Zweifelsfalle gibt die für den Versicherten zuständige Krankenkasse Auskunft. Sie ist der richtige Ansprechpartner für den Kassenarzt.

14.4 Beratungs- und Meldepflicht

Die direkte Kontaktaufnahme mit der zuständigen Krankenkasse entspricht auch den Rehabilitations-Richtlinien des Bundesausschusses Ärzte/Krankenkassen vom 17. Dezember 1975, in denen es unter 1.2 u. a. heißt: „In den Verträgen ist vorzusehen, daß die Mitteilung über eine Behinderung an die Krankenkasse auch dann vom Arzt zu machen ist, wenn für die Beratung des Behinderten und die Durchführung der Rehabilitation nicht ein Träger der gesetzlichen Krankenversicherung, sondern ein anderer Rehabilitationsträger zuständig ist."

Für den Kassenarzt besteht eine Beratungspflicht gegenüber dem Behinderten

über die geeigneten Rehabilitationsmaßnahmen mit dem Ziel, „die Einsicht in die Notwendigkeit einer Rehabilitation zu wecken und zu fördern." Dazu steht dem Kassenarzt außerdem ein Merkblatt als Hilfe zur Verfügung.
Darüber hinaus muß eine „eingetretene oder drohende Behinderung ... den Krankenassen mitgeteilt werden, wenn spezielle medizinische Rehabilitationsmaßnahmen, insbesondere in Kur- oder Spezialeinrichtungen, angezeigt sind und/oder berufsfördernde und/oder ergänzende Leistungen der Rehabilitation ... infrage kommen" (Rehabilitations-Richtlinien).
Diese Mitteilung darf nur dann nicht erfolgen, wenn ihr der Behinderte trotz Darstellung der Vorteile der Rehabilitation ausdrücklich widerspricht.

14.5 Mitzuteilende Behinderungen

Nach den Rehabilitations-Richtlinien sind Behinderungen an die zuständige Krankenkasse „so früh wie möglich" auf einem einheitlichen Vordruck zu melden (Formular: Mitteilung nach § 368 s RVO an die Krankenkassen – Anregung von Rehabilitationsmaßnahmen). Für die Ausstellung kann kein zusätzliches Honorar berechnet werden (siehe Kap. 9.2.3.1)

Die Mitteilungspflicht besteht
- „bei nicht nur vorübergehender erheblicher Beeinträchtigung der Bewegungsunfähigkeit, die auf dem Fehlen oder auf Funktionsstörungen von Gliedmaßen oder auf anderen Ursachen beruht;
- bei Mißbildungen, Entstellungen und Rückgratverkrümmungen, wenn die Behinderungen erheblich sind;
- bei nicht nur vorübergehender erheblicher Beeinträchtigung der Seh-, Hör- und Sprachfähigkeit;
- bei nicht nur vorübergehender erheblicher Beeinträchtigung der körperlichen, geistigen oder seelischen Kräfte aufgrund von schweren chronischen Erkrankungen der inneren Organe oder des Stoffwechsels oder aus anderen Ursachen.

Eine drohende Behinderung steht einer eingetretenen Behinderung gleich" (Rehabiliations-Richtlinien).
Diese Mitteilung an die Krankenkasse soll bei den angegebenen Behinderungen also unabhängig vom Alter (Neugeborene, alte Menschen), Geschlecht und Krankheit (z. B. Diabetes, Bandscheibenschaden) insbesondere immer dann erfolgen, wenn eine Gefährdung der beruflichen Entwicklung oder Tätigkeit oder die Gefahr eines sozialen Abstiegs, der Eintritt von Pflegebedürftigkeit zu befürchten sind oder berufsfördernde Leistungen und solche zur sozialen Eingliederung notwendig werden.

14.6 Voraussetzungen für die Rehabilitation versicherungsrechtlicher Art

Mit Ausnahme der Tuberkulose, bei der der Versicherte einen Rechtsanspruch auf Rehabilitationsleistungen hat, sind die Rehabilitationsleistungen in der Rentenversicherung nicht – wie z. B. die Rente – Pflichtleistungen, sondern Ermessensleistungen. Diese können (müssen nicht!) dann gewährt werden, wenn die versicherungsrechtlichen und medizinischen Voraussetzungen erfüllt sind.

Die versicherungsrechtlichen Voraussetzungen sind für den Versicherten dann erfüllt, wenn er

- aktiv pflichtversichert ist und in den der Antragstellung vorausgegangenen 24 Kalendermonaten mindestens für sechs Monate Beiträge entrichtet hat
- oder die große Wartezeit erfüllt hat (d. h. wenn eine Versicherungszeit von 180 Kalendermonaten einschließlich Ersatzzeiten zurückgelegt wurde)
- oder die kleine Wartezeit (60 Kalendermonate) erfüllt hat und Berufsunfähigkeit oder Erwerbsunfähigkeit vorliegt oder in absehbarer Zeit zu befürchten ist;

Diese Voraussetzung gilt insbesondere für Selbständige Und Hausfrauen, die früher versicherungspflichtig beschäftigt waren. Die Formulierung „in absehbarer Zeit zu befürchten ist" gibt hier dem Kassenarzt die Möglichkeit, rechtzeitig präventiv eine Rehabilitationsmaßnahme in Gang zu bringen.

- oder berufsunfähig infolge eines Arbeitsunfalls eines Wehr- oder Kriegsdienstleidens ist (die sog. fiktive Wartezeit erfüllt hat).

Rentner können medizinische Maßnahmen zur Rehabilitation erhalten bei Rente wegen Berufs- und Erwerbsunfähigkeit sowie Empfänger von Hinterbliebenenrente, die wegen Berufs- oder Erwerbsunfähigkeit eine erhöhte Rente beziehen oder beantragt haben.

Rentner können berufsfördernde Maßnahmen zur Rehabilitation dann erhalten, wenn sie Rente ebenso wegen Berufs- oder Erwerbsunfähigkeit erhalten.

> Keine der beiden Maßnahmen wird gewährt an Empfänger von Altersrenten, von Ruhegeld, Empfänger von Witwen- oder Witwerrenten oder von Renten an frühere Ehegatten und an Empfänger von Waisenrenten.

14.7 Voraussetzungen medizinischer Art

Im Gegensatz zur Krankenversicherung reicht allein das Vorliegen einer Krankheit oder eines chronischen Leidens in der Rehabilitation nicht zur Leistungsgewährung aus. Es müssen mehrere miteinander verknüpfte medizinische Tatbestände gegeben sein:

- das Leiden,
- die Gefährdung oder Minderung der Erwerbsfähigkeit,
- die voraussichtliche nachhaltige Wirkung auf das Leistungsvermögen.

Eine voraussichtliche Besserung von Beschwerden oder Symptomen ist also für sich allein kein ausreichender Grund für Rehabilitationsmaßnahmen. Deshalb gehören rein prophylaktische, präventive Maßnahmen und Erholungskuren nicht zu den Aufgaben der Rentenversicherungsträger. Die Rentenversicherungsträger haben sich untereinander über die Definition der in den Rehabilitationsleistungen enthaltenen unbestimmten Rechtsbegriffe geeinigt und damit allgemeine Auslegungsgrundsätze geschaffen.

> Wichtig ist, daß durch das 20. Rentenanpassungsgesetz seit dem 1. Juli 1977 im Rahmen der Kostendämpfung die medizinischen Voraussetzungen für die Genehmigung von medizinischen Rehabilitationsmaßnahmen dahin ergänzt wurden, daß Heilbehandlungen nur noch gewährt werden dürfen, wenn nicht in den vorangegangenen zwei Jahren bereits eine medizinische Rehabilitationsmaßnahme gewährt oder bezuschußt worden ist.

Dies gilt auch, wenn in diesen zwei Jahren die gesetzliche Unfall- oder die Krankenversicherung (Erholungskur!) solche Maßnahmen gewährt hat. Krankenhaus und Krankenpflege gelten dagegen nicht als Rehabilitationsmaßnahme. Wenn dringende gesundheitliche Gründe (eine unmittelbare Bedrohung der Berufs- oder Erwerbsfähigkeit) vorliegen, muß der zweijährige Abstand für eine Wiederholungs-Heilbehandlung nicht beachtet werden.

14.8 Die Antragstellung für Rehabilitationsmaßnahmen durch den Kassenarzt

Nur bei wenigen Versicherungsanstalten, insbesondere seit vielen Jahren bei der Landesversicherungsanstalt Württemberg in Stuttgart hat der behandelnde Haus- oder Facharzt gleichzeitig auch die Funktion des ärztlichen Gutachters für die Maßnahmen zur medizinischen Rehabilitation. Dort erstellt also der

Hausarzt das Antrags-Gutachten selbst, während er im übrigen Bundesgebiet die Anregung dazu auf dem schon erwähnten Formular (Anregung von Rehabilitationsmaßnahmen) an die zuständige Krankenkasse gibt. Dabei soll er angeben, ob seine Mitwirkung an der Aufstellung des Gesamtplanes notwendig ist oder vom Patienten gefordert wird. Hält der Rehabilitationsträger eine solche Beteiligung des behandelnden Arztes nicht für erforderlich, muß er das diesem unter Angabe von Gründen mitteilen. Bei Meinungsverschiedenheiten darüber sollte der Kassenarzt seine Kassenärztliche Vereinigung einschalten. Dies empfiehlt sich auch dann, wenn der Rehabilitationsträger es unterläßt, dem behandelnden Arzt den Gesamtplan mitzuteilen.

Unabhängig davon, ob das Gutachten vom Kassenarzt erstellt oder nur Rehabilitationsmaßnahmen von ihm angeregt werden, sollte dabei folgendes von ihm beachtet werden:

- Vor Antragstellung selbst eine ausreichende diagnostische Abklärung durchführen;
- möglichst alle für die Beurteilung relevante Informationen und Befundunterlagen der Anregung oder dem Antrag mitgeben;
- prüfen, ob der gleiche Erfolg nicht mit weniger aufwendigen und einfacheren Maßnahmen erreichbar ist;
- Patienten von kontraindizierten oder unnötigen Antragstellungen abhalten. Falls dies nicht möglich, dem Gutachter mitteilen.
- Ebenso fehlende Reise- oder Kurfähigkeit mitteilen.
- Patienten über Sinn, Zweck und vermutlichen Inhalt der beantragten Rehabilitationsmaßnahmen informieren und zur eigenen aktiven Mitwirkung motivieren (Gewicht, Rauchen, Alkohol!).
- Bei erfolgter Einberufung Wünsche des Patienten zur Terminverschiebung sorgfältig prüfen und nur in dringenden Fällen unterstützen (Gefährdung der unerläßlichen regelrechten Abwicklung der Einberufung).
- Bei Einberufung Bericht über seit Antragstellung erfolgte Umstellung in der Therapie oder zwischenzeitliche Untersuchungen mitgeben.

In der gesetzlichen Unfallversicherung erfolgt die Antragstellung im Rahmen des D- und H-Arzt-Verfahrens.

Eine Sonderform der Antragstellung ist diejenige zum sogenannten Anschluß-Heilverfahren, auf das sich Krankenversicherung und Rentenversicherung zur Vermeidung von unnötigen und sinnlosen Zeitzwischenräumen zwischen stationärer Erst- und rehabilitativer Weiterbehandlung geeinigt haben. Diese stationäre Heilbehandlung findet zumeist in Schwerpunktkliniken, z.B. nach Herzinfarkt, schweren Gefäß- oder Lebererkrankungen, schweren rheumatischen Erkrankungen oder auch postoperativ statt.

14.9 Die Weiterbehandlung durch den Kassenarzt nach Heilbehandlung

Der Entlassungsbericht nach einer stationären Heilbehandlung, der jetzt in einheitlicher Form für alle Rentenversicherungsträger erfolgt, enthält detaillierte Angaben über den Verlauf, die Haupt- und Nebenleiden, gegebenenfalls auch Ratschläge für weitere erforderlich erscheinende hausärztliche oder rehabilitative Maßnahmen.

Die Dauer einer eventuellen Schonungszeit (Arbeitsunfähigkeit) wird vom entlassenden Arzt der Behandlungsstelle (also nicht wie bei der üblichen Krankenhausentlassung vom Kassenarzt!) festgesetzt. Diese Schonungszeit beträgt in der Regel bis zu 7, in medizinisch begründeten Ausnahmefällen bis zu 14 Kalendertagen.

14.10 Onkologische Nachsorge

Durch Bemühungen einzelner Kassenärztlicher Vereinigungen im Bundesgebiet ist es gelungen, in ihrem Bereich auf vertraglicher Ebene eine flächendeckende, wohnortnahe und chancengleiche Versorgung von Tumorpatienten nach der Erstbehandlung mit den zuständigen Krankenkassen zu vereinbaren. Es handelt sich dabei um standardisierte Kontrolluntersuchungen, ob der Tumorpatient noch rezidivfrei ist bzw. ob noch eine Remission besteht. Die dafür geschaffene, regional verschiedene Dokumentation standardisiert diese Nachkontrollen je nach Tumorart sowohl nach Inhalt wie nach Zeitabstand. Es ist also notwendig, daß der einzelne Kassenarzt sich bei seiner zuständigen Kassenärztlichen Vereinigung über das jeweilig gültige Nachsorgeprogramm informiert.

14.11 Berufsfördernde Maßnahmen und Leistungen zur Rehabilitation

Der Kassenarzt kann auf die gleiche Weise wie medizinische Maßnahmen auch berufsfördernde Maßnahmen zur Rehabilitation anregen bzw. beantragen. Es handelt sich dabei um folgende Leistungen:
- Hilfen zur Erhaltung oder Erlangung eines Arbeitsplatzes einschließlich Leistungen zur Förderung der Arbeitsaufnahme und Eingliederungshilfen an Arbeitgeber;
- Berufsfindung und Arbeitserprobung, Berufsvorbereitung einschließlich der wegen einer Behinderung erforderlichen Grundausbildung;

- berufliche Anpassung, Fortbildung, Ausbildung und Umschulung einschließlich eines zur Teilnahme an diesen Maßnahmen erforderlichen schulischen Abschlusses,
- sonstige Hilfen der Arbeits- und Berufsförderung, um dem Versicherten eine angemessene Erwerbs- oder Berufstätigkeit auf dem allgemeinen Arbeitsmarkt oder in einer Werkstatt für Behinderte zu ermöglichen (§ 1237a Abs. 1 Satz 1 RVO).

Auch dafür sind besondere Voraussetzungen erforderlich, nämlich daß
- das Leistungsvermögen des Versicherten erwarten läßt, daß er das Ziel der berufsfördernden Maßnahmen erreichen wird;
- die berufsfördernden Maßnahmen geeignet sind, den Versicherten möglichst auf die Dauer beruflich einzugliedern;
- die berufsfördernden Maßnahmen nach Eignung, Neigung und bisheriger Tätigkeit des Versicherten angemessen erscheinen (vgl. § 1237a Abs. 2 RVO).

Wichtige zusätzliche Informationen über die Rehabilitation enthält die Broschüre des Zentralinstituts für die kassenärztliche Versorgung in der Bundesrepublik Deutschland: „Die Rehabilitation Behinderter als neue Aufgabe für den Kassenarzt" von Dr. Volker Flörkemeier.

14.12 Behindertensport

Nach dem Rehabilitationsangleichungsgesetz vom August 1974 kann Behindertensport als Rehabilitationsmaßnahme verordnet werden. Voraussetzung für die Verordnung von Behindertensport ist somit die Rehabilitationsmöglichkeit, d. h. Behindertensport kann nur dort verordnet werden, wo eine Rehabilitation oder Habilitation möglich ist. Nach dem Rehabilitationsgesetz ist nicht nur Rehabilitation möglich auf Kosten der gesetzlichen Versicherungsträger, sondern auch Habilitation, d. h. seit Geburt Behinderte können ebenfalls nach dem Rehabilitationsangleichungsgesetz Leistungen erwarten.

Entsprechend diesem Gesetz sind Rehabilitationsmaßnahmen dazu da, eine Eingliederung oder Wiedereingliederung in den Beruf oder in das gesamte soziale Leben für körperlich, geistig oder seelisch behinderte Menschen zu ermöglichen.

Eine weitere wichtige Voraussetzung für die Verordnung von Behindertensport ist die Rehabilitationsbereitschaft des Behinderten, d. h. der Behinderte, der Behindertensport aufgrund des Rehabilitationsangleichungsgesetzes erhält, muß selbst mitarbeiten und bereit sein, die ihm angebotene Möglichkeit voll auszuschöpfen. Es soll daher eine Rückkopplung zwischen ärztlichem Gruppenleiter und verordnendem Arzt erfolgen, um zu verhindern, daß Leistungen weiter vom behandelnden Arzt angeordnet werden, diese aber vom

14.12

Behinderten nur unvollständig in Anspruch genommen werden. Deshalb soll Behindertentransport in der Regel nur für ¼ Jahr verordnet werden, wobei es selbstverständlich ist, daß die Gesamtdauer des notwendigen Behindertensports länger als dieses Vierteljahr ist. Die Begrenzung auf ein Vierteljahr dient dazu, den Erfolg der bisherigen Maßnahme zu überprüfen und die Mitarbeit des Behinderten nachzufragen, damit eine weitere Verordnung nur dann erfolgt, wenn diese sinnvoll und weiter erfolgversprechend ist.

Behindertensport soll nur dann verordnet werden, wenn der Behinderte nicht in der Lage ist, durch eigene Maßnahmen, d. h. durch selbständiges Sporttreiben oder Üben seine Rehabilitation durchzuführen. Es darf auf keinen Fall dazu kommen, daß Übergewichtige auf Kosten der gesetzlichen Versicherungsträger Tischtennis spielen oder Untertrainierte Schwimmstunden nehmen. Nur solche Behinderte sollen Behindertensport verordnet bekommen, die entweder aufgrund der Gefährlichkeit der Erkrankung, z. B. Infarktpatienten, keinen Sport ohne Überwachung, auch ärztliche Überwachung, durchführen dürfen und können, oder wegen der Art der Erkrankung nicht in der Lage sind, Bewegungsabläufe selbständig zu üben. Dies könnte der Fall sein, sowohl bei Beschädigungen des Bewegungsapparates, als auch bei neurologischen Leiden, d. h. bei Lähmungen.

Behindertensport soll nur so lange verordnet werden, bis der Zustand erreicht ist, in dem der Behinderte weiter seine Übungen selbst durchführen kann. Dies wird besonders der Fall sein bei Behinderungen durch Verletzungen im Bereich des Bewegungsapparates, aber auch bei neurologischen Leiden wird der Fall eintreten, daß der Behindertensport so erfolgreich durchgeführt wurde, daß von einem bestimmten Zeitpunkt ab der Behinderte allein weiter üben kann. Dies wird weniger der Fall sein z. B. bei Infarktpatienten, da hier die Gefährlichkeit der sportlichen Betätigung immer im Vordergrund stehen wird und selbständiges Üben ohne ärztliche Aufsicht kaum möglich sein wird.

Auch bei Verordnung von Behindertensport gilt der Grundsatz der Wirtschaftlichkeit.

Die Verordnung kann formlos auf einem normalen Verordnungsblatt erfolgen, wobei folgende Angaben enthalten sein sollten:
1. Diagnose
2. Die Gründe, weshalb Behindertensport für erforderlich gehalten wird.
3. Die zeitliche Dauer des Behindertensports und die Anzahl der wöchentlich notwendigen Übungsstunden.
4. Eine Empfehlung für die Auswahl der für den Behinderten geeigneten Sportart unter Berücksichtigung der am Wohn- oder Arbeitsort des Behinderten bestehenden Möglichkeiten, wobei die Behindertensportarten Gymnastik, Leichtathletik, Schwimmen und Bewegungsspiele in Gruppen in Frage kommen.

Die Verordnung ist zur Unterrichtung des betreuenden Arztes der Behindertensportgemeinschaft gedacht. Ärztlich verordneter Behindertensport bedarf vor seinem Beginn der Bewilligung durch den Rehabilitationsträger (z. B. Krankenkasse).

Behindertensport kann auch nach Inkrafttreten der Heil- und Hilfsmittel-Richtlinien verordnet werden, wenn die obengenannten Voraussetzungen zutreffen.

Weiterführende Literatur: [20, 21, 23, 54, 67, 69].

Rolf Liebold
15 Bescheinigung der Arbeitsunfähigkeit und Begutachtungen

15.1 Die Bescheinigung der Arbeitsunfähigkeit

15.1.1 Die Arbeitsruhe als therapeutisches Mittel

In der kassenärztlichen Behandlung stehen die Ärzte oftmals vor der Frage, ob sie Patienten die Arbeitsunfähigkeit oder das Weiterbestehen einer Arbeitsunfähigkeit bescheinigen und damit Arbeitsruhe verordnen sollen. Diese Verordnung von Arbeitsruhe ist neben der Behandlung durch den Arzt selbst und der Verordnung von Arznei-, Verband-, Heil- und Hilfsmitteln eine sehr wichtige therapeutische Maßnahme, zu deren Verfeinerung auch die Verordnung von Bettruhe, ein Ausgangsverbot oder die Genehmigung oder sogar Anordnung von Spaziergängen gehört. Der Kassenpatient ist aufgrund der Krankenordnung seiner jeweiligen Krankenkasse gehalten, die Therapieanweisungen des Arztes einzuhalten, also auch diejenigen über Bettruhe, Ausgang usw.

15.1.2 Der Begriff „Arbeitsunfähigkeit"

> Arbeitsunfähigkeit ist dann gegeben, wenn der Versicherte seine zuletzt ausgeübte Beschäftigung überhaupt nicht mehr oder nicht mehr ohne erhebliche Beschwerden und Schmerzen oder nicht mehr ohne Gefahr für seine Gesundheit und seine Arbeitskraft ausüben kann.

Diese Definition hat sich im Laufe der Jahrzehnte im Rahmen der Rechtsprechung entwickelt, sie ist nicht im Gesetz kodifiziert.
Bei manchen Krankheiten oder Verletzungen ist es für den Arzt leicht, den Tatbestand der Arbeitsunfähigkeit festzustellen und entsprechend zu bescheinigen. Bei vielen anderen Erkrankungen wird es jedoch dem Arzt schwerfallen, objektive Feststellungen zu treffen. Er ist hier sehr stark auf die subjektiven Äußerungen des Patienten über Befinden, Schmerzen, Beschwerden und dergleichen angewiesen. Der Arzt muß hier unter Berücksichtigung des Persön-

lichkeitsbildes des einzelnen Patienten und seiner Erfahrungen mit diesem Patienten eine Entscheidung darüber treffen, ob die vorliegende Krankheit zur Bescheinigung der Arbeitsunfähigkeit berechtigt. In Zweifelsfällen wird sich der Arzt oft mit einer zunächst sehr kurz terminierten Bescheinigung behelfen, um zusätzliche Erkenntnisse im Verlauf der Behandlung zu gewinnen.

15.1.3 Kreis der Arbeitsunfähigen

Arbeitsunfähig kann im Grunde jeder Patient werden, also auch eine Hausfrau, die ihre Hausarbeit nicht mehr oder nur unter der Gefahr der Verschlimmerung ihres Gesundheitszustandes verrichten kann, oder ein Rentner, der nicht mehr in der Lage ist, sein Gärtchen in Ordnung zu halten; desgleichen ein freiwillig versicherter Selbständiger (sofern ohne Anspruch auf Krankengeld versichert), der nicht mehr in der Lage ist, in seinem Ladengeschäft Kunden zu bedienen. Solche Fälle sind jedoch für das hier zu behandelnde Problem der Bescheinigung der Arbeitsunfähigkeit ohne Bedeutung, da sie mangels Anspruch auf ein Entgelt seitens des Arbeitgebers oder der Krankenversicherung keiner Bescheinigung bedürfen. Die Bescheinigung der Arbeitsunfähigkeit hat nur bei den gegen Entgelt in abhängiger Tätigkeit beschäftigten Arbeitern und Angestellten und bei freiwillig Versicherten mit Anspruch auf Krankengeldzahlung Bedeutung.

15.1.4 Gesetzliche Grundlagen

Die entsprechenden Bestimmungen für eine Entgeltfortzahlung im Krankheitsfall bei bestehender Arbeitsunfähigkeit befinden sich:
- für den Fall der Lohn- oder Gehaltsfortzahlung durch den Arbeitgeber im Lohnfortzahlungsgesetz, das ab 1. Januar 1970 in Kraft trat,
- im Falle der Krankengeldzahlung durch die Krankenkasse, die immer dann erfolgt, wenn kein Anspruch auf Lohn- oder Gehaltsfortzahlung besteht, in § 183 RVO. Krankengeld und Krankenpflege (zu der u.a. die ärztliche Behandlung und die Verordnung von Arzneimitteln gehört) bilden zusammen die Krankenhilfe. Während Krankenpflege ohne zeitliche Begrenzung gewährt wird, gibt es für die Krankengeldzahlung Aussteuerungsfristen (s. unter 15.1.9).

15.1.5 Die volkswirtschaftliche Bedeutung der Bescheinigung von Arbeitsunfähigkeit

Nach Untersuchungen der Kassenärztlichen Vereinigung Schleswig-Holstein entfallen 72,4% aller durch die Tätigkeit eines Praktischen Arztes/Allgemeinarztes entstehenden Kosten auf den Faktor „Entgelt während Arbeitsunfähigkeit". Die Höhe dieser Entgelte, denen kein Produktivitätserfolg gegenübersteht, liegt jetzt etwa bei 40 Milliarden DM pro Jahr. Sie stellen somit ein volkswirtschaftlich eminentes Problem dar.

Durchschnittlich sind in den Monaten der Drucklegung dieser 3. Auflage an jedem Arbeitstag etwa 5,5% der in der Bundesrepublik Deutschland tätigen Arbeiter und Angestellten arbeitsunfähig geschrieben. Dies bezeichnet man als „Krankenstand". Tabelle 14 zeigt, daß sich dieser Krankenstand zwischen 1970 und 1980 praktisch wenig verändert hat, er schwankte immer um 5,5%, jetzt liegt er bei 5%.

Seitdem die Arbeitslosigkeit in der Bundesrepublik erheblich zugenommen hat, zeigt der Krankenstand eine sinkende Tendenz,
a) weil die Firmen oft fehlende Arbeitnehmer vorrangig entlassen,

Tabelle 14. Krankenstand der Pflichtversicherten der gesetzlichen Krankenversicherung (Quelle: Arbeits- und Sozialstatistische Mitteilungen, Nr. 11/12-1977, S. 372, und Bundesarbeitsblatt 6/1981, S. 137 sowie 1/1983, S. 126).

	insgesamt	Männer	Frauen
1970	5,6	5,7	5,4
1971	5,3	5,6	5,2
1972	5,5	5,6	5,3
1973	5,9	6,1	5,5
1974	5,5	5,8	5,3
1975	5,3	5,5	5,0
1976	5,3	5,6	5,0
1977	5,4	5,6	5,0
1978	5,5	5,8	5,2
1979	5,7	5,9	5,3
1980	5,7	6,0	5,2
1981	5,3	5,6	4,8
davon (September 1982):			
Ortskrankenkassen	4,6	4,7	4,4
Betriebskrankenkassen	5,3	5,4	5,2
Innungskrankenkassen	3,7	3,9	3,1
Landw. Krankenkassen	1,2	1,1	1,4
See-Krankenkasse	6,8	6,7	7,9
Bundesknappschaft	7,7	7,9	4,6
Ersatzkassen für Arbeiter	4,1	4,0	4,5
Ersatzkassen für Angestellte	3,3	3,6	3,2

b) weil sich dies wiederum auf das Anforderungsverhalten der Versicherten gegenüber dem Arzt erheblich auswirkt.

Hieran zeigt sich, wie wenig objektisierbar „Arbeitsunfähigkeit" ist.

Der Krankenstand ist, wie Tabelle 14 ebenfalls zeigt, bei den Kassenarten und damit bei den verschiedenen versicherten Bevölkerungskreisen äußerst unterschiedlich; desgleichen liegt er regelmäßig bei den Männern höher als bei den Frauen, was u. a. ebenfalls mit den unterschiedlichen Arbeiten in Zusammenhang steht.

Bei rund 21,4 Millionen Versicherten mit Anspruch auf Krankengeld (Pflichtmitglieder und freiwillige Mitglieder mit Anspruch) bedeutet ein Krankenstand von 5%, daß an jedem Arbeitstag rund 1050000 Versicherte ihrer Arbeit nicht nachgehen können. Auch dies zeigt die volkswirtschaftliche Bedeutung der Bescheinigung von Arbeitsunfähigkeit.

15.1.6 Die 6-Wochen-Periode nach dem Lohnfortzahlungsgesetz

Nach § 1 des Lohnfortzahlungsgesetzes hat der Arbeiter bis zur Dauer von sechs Wochen Anspruch auf Fortzahlung des Arbeitsentgelts. Wird der Arbeiter innerhalb von zwölf Monaten infolge *derselben Krankheit* wiederholt arbeitsunfähig, so werden diese Zeiten zusammengezählt, sofern zwischen ihnen nicht mindestens ein Abstand von sechs Monaten liegt.

Die folgenden drei Beispiele sollen dies erläutern. Sie lassen erkennen, wie bedeutsam die auf der Arbeitsunfähigkeitsbescheinigung angegebene Diagnose ist. In Zweifelsfällen wenden sich die Krankenkassen an den jeweiligen Arzt, der die Arbeitsunfähigkeit bescheinigt hat, mit der Frage, ob „dieselbe Krankheit" vorgelegen hat. Der Arzt ist verpflichtet, derartige Auskünfte kostenlos zu geben (s. 9.2.3.1).

Beispiel 1:

Datum	Diagnose	AU-Zeit
01.02–22.02.1983	Rheuma	3 Wochen
02.05–30.05.1983	Rheuma	4 Wochen
Zeiten werden zusammengezählt		7 Wochen

Nach sechs Wochen endet Anspruch auf Lohn- und Gehaltsfortzahlung, dafür beginnt Anspruch auf Krankengeld gegenüber der Krankenkasse.

Beispiel 2:

Datum	Diagnose	AU-Zeit
01.02.–22.02.1983	Rheuma	3 Wochen
02.05.–30.05.1983	Ulcus duodeni	4 Wochen

Keine Zusammenzählung, da nicht dieselbe Krankheit.

Beispiel 3:

Datum	Diagnose	AU-Zeit
01.02.–22.02.1983	Rheuma	3 Wochen
01.10.–25.10.1983	Rheuma	4 Wochen

Keine Zusammenzählung, da Abstand zwischen beiden AU-Zeiten mindestens sechs Monate beträgt.

15.1.7 Wann besteht kein Anspruch auf Lohnfortzahlung?

Keinen Anspruch auf Lohnfortzahlung haben nach dem Lohnfortzahlungsgesetz:
1. Personen, die nur *kurzfristig* beschäftigt sind (bis zu 4 Wochen);
2. Personen, die nur *geringfügig* beschäftigt sind (bis zu 10 Stunden die Woche oder bis zu 45 Stunden im Monat);
3. Frauen, die *Mutterschaftsgeld* von ihrer Krankenkasse erhalten (mit Aufstockung durch den Arbeitgeber),
4. Personen, die an einer *selbstverschuldeten* Krankheit leiden und
5. Arbeitsunfähige, deren 6-Wochen-Periode der Lohnfortzahlung bereits *ausgeschöpft* ist.

15.1.8 Die Höhe der Lohnfortzahlung und des Krankengeldes

Als Lohn- bzw. Gehaltsfortzahlung ist vom Arbeitgeber das Entgelt zu zahlen, das der erkrankte Beschäftigte bei der für ihn maßgebenden regelmäßigen Arbeitszeit erhalten hätte, wenn er nicht arbeitsunfähig krank geworden wäre. Besteht kein Anspruch auf Lohn- bzw. Gehaltsfortzahlung und muß die Krankenkasse mit Krankengeld eintreten, so beträgt dieses 80% des wegen der Arbeitsunfähigkeit entgangenen regelmäßigen Entgelts (Regellohn). Es darf aber das entgangene regelmäßige Nettoarbeitsentgelt nicht übersteigen.
Die Krankengeldzahlung wird aber durch die Beitragsbemessungsgrenze nach oben limitiert. Wenn beispielsweise ein Plattenleger 4200,– DM im Monat verdient, so bekommt er ab der 7. Woche einer Krankheit keineswegs 80% von

4200,- DM, sondern höchstens 80% des Lohns, der seiner Beitragsbemessung für die Krankenkasse zugrunde gelegt wird. Diese Beitragsbemessungsgrenze wird von Jahr zu Jahr amtlich festgelegt; sie beträgt z. B. für 1983 3750,- DM. Der vorgenannte Plattenleger erhält also als Krankengeld höchsten 80%, davon; dies wären im Jahr 1983 3000,- DM, vorausgesetzt, daß sein Nettolohn so hoch war.

15.1.9 Die Aussteuerung

Die ambulante Krankenpflege und auch die stationäre Krankenhauspflege wird heute von den gesetzlichen Krankenversicherungsträgern zeitlich unbeschränkt gewährt. Dagegen endet gemäß § 183 Abs. 2 RVO der Anspruch auf Krankengeld wegen *derselben Krankheit nach höchstens 78 Wochen innerhalb von drei Jahren*, gerechnet vom Tag des Beginns der Arbeitsunfähigkeit an. Tritt während der Arbeitsunfähigkeit eine weitere Krankheit hinzu, so wird hierdurch die Leistungsdauer nicht verlängert. Die folgenden Beispiele mögen dies erläutern.

Beispiel 1:

Datum	Diagnose	AU-Dauer
ab 01.02.1980	Diabetes	20 Wochen
ab 01.01.1981	Diabetes	25 Wochen
ab 01.03.1982	Diabetes	30 Wochen
		75 Wochen
am 31.01.1982 enden die drei Jahre		
ab 01.03.1982	Diabetes	15 Wochen

Der Kranke war in seinen individuellen drei Krankheitsjahren weniger als 78 Wochen arbeitsunfähig geschrieben, erhielt also immer Lohn- bzw. Gehaltsfortzahlung oder Krankengeld.
Ab 01.02.1982 zählt eine neue 3-Jahres-Periode mit neuem Anspruch auf Krankengeld.

Beispiel 2:

Datum	Diagnose	AU-Dauer
ab 01.02.1980	Diabetes	20 Wochen
ab 01.01.1981	Diabetes	35 Wochen
ab 01.03.1982	Diabetes	30 Wochen
		85 Wochen

Der Anspruch auf Krankengeld endet hier nach 78 Wochen, für die restlichen sieben Wochen erfolgen keine Zahlungen der Krankenkasse.

Beispiel 3:

Datum	Diagnose	AU-Dauer
ab 01.02.1980	Diabetes	30 Wochen
ab 01.01.1981	Diabetes	25 Wochen
ab 01.08.1981	Hepatitis	13 Wochen
ab 01.03.1982	Diabetes	20 Wochen

Da die Hepatitis nicht während einer Arbeitsunfähigkeit wegen Diabetes hinzugetreten ist, sondern während eines Zeitraumes auftrat, in dem der Versicherte arbeitete, wird sie nicht mitgezählt, somit wird die 78-Wochen-Aussteuerungsfrist nicht überschritten.

Da nach 78 Wochen Arbeitsunfähigkeit wegen derselben Krankheit der Krankengeldanspruch erlischt (Zeiten einer Lohn- bzw. Gehaltsfortzahlung werden hier mitgerechnet) und der Kranke dann von seinem Vermögen bzw. wenn dies nicht vorhanden ist, von den Zahlungen des Sozialamtes leben muß, *spielen wiederum die vom Arzt bei der Bescheinigung der Arbeitsunfähigkeit angegebenen Diagnosen eine bedeutende Rolle.* Im Zweifelsfall wird sich auch hier die Krankenkasse an den Arzt mit der Frage wenden, ob es sich bei den verschiedenen Arbeitsunfähigkeitszeiten um Zeiten wegen derselben Krankheit gehandelt hat.

Die Krankenkassen beobachten diese Zeiten der Arbeitsunfähigkeit wegen derselben Erkrankung und halten den Versicherten rechtzeitig vor dem Ende ggf. an, einen Rentenantrag zu stellen. Auch in diesem Zusammenhang wird der Kassenarzt evtl. eingeschaltet werden.

15.1.10 Unterschiedliche Verfahren bei Lohnfortzahlung und Krankengeldzahlung

Bei Lohnfortzahlung und Krankengeldzahlung handelt es sich um zwei verwaltungsmäßig unterschiedliche Systeme, für die es unterschiedliche Bescheinigungsverfahren gibt.

Normalerweise bescheinigt der Kassenarzt eine bestehende Arbeitsunfähigkeit auf dem *gelben Dreifach-Satz.* Es ist nicht seine Aufgabe zu prüfen, ob aus leistungsrechtlichen Gründen evtl. keine Lohn- bzw. Gehaltsfortzahlung mehr erfolgt und deshalb Krankengeld von der Krankenkasse zu zahlen ist. In diesem Fall wird der Patient von sich aus mit einem „Krankengeldauszahlungsschein" den Arzt aufsuchen, der auf weißem Papier gedruckt ist und auf dem dann der Arzt die weiterhin bestehende Arbeitsunfähigkeit zu bescheinigen hat.

Jeweils für die Ausstellung eines gelben Durchschreibesatzes „Arbeitsunfähigkeitsbescheinigung" kann der Arzt die Nr. 14A auf den Behandlungsausweisen anschreiben. Für die Bescheinigung der Arbeitsunfähigkeit auf den weißen Krankengeldauszahlungsscheinen darf keine besondere Nummer auf den Behandlungsausweisen angesetzt werden, da es sich hier um eine Bescheinigung für die Krankenkasse handelt, die in der Regel kostenfrei zu erstellen ist, während es sich bei den gelben Lohnfortzahlungsbescheinigungen in erster Linie um Bescheinigungen für den Arbeitgeber handelt.

Das erste Blatt der gelben Bescheinigung (Format DIN A6) ist dem Patienten für den Arbeitgeber auszuhändigen, die erste Durchschrift (Format DIN A5 quer) ist für die Krankenkasse bestimmt, die zweite (weiße) Durchschrift verbleibt beim Arzt, er soll sie ein Jahr aufbewahren (s. Kap. 9.3.9).

Der Arzt ist verpflichtet, dafür zu sorgen, daß die erste (gelbe) Durchschrift der Krankenkasse zugestellt wird. Hierfür gibt es unterschiedliche Regelungen je nach Kassenart und KV-Gebiet. Z. T. gibt es Sammelstellen (getrennt nach Kassenart), die dem Arzt frankierte und adressierte Kuverts zur Verfügung stellen. Der Arzt soll dann unverzüglich, d. h. ohne schuldhaftes Zögern, alle Durchschriften, die für diese Kassenart bestimmt sind, dieser Sammelstelle zusenden. Dies muß in der Regel mehrfach innerhalb einer Woche geschehen. Soweit keine Sammelstellen bestehen, soll der Arzt dem einzelnen Patienten die Durchschrift in einem verschlossenen Kuvert mitgeben, damit der Versicherte selbst sie seiner Krankenkasse zustellt. Dieses Verfahren gilt generell im Bundesgebiet für Ersatzkassen.

15.1.11 Rückwirkende Feststellung einer Arbeitsunfähigkeit

Nach § 21 des Bundesmantelvertrages soll die Arbeitsunfähigkeit für eine *vor* der ersten Inanspruchnahme des Arztes liegende Zeit „grundsätzlich" nicht bescheinigt werden. Eine Rückdatierung des Beginns der Arbeitsunfähigkeit auf einen vor dem Behandlungsbeginn liegenden Tag ist nur „ausnahmsweise" und nur nach gewissenhafter Prüfung und „in der Regel" nur bis zu zwei Tage zulässig. Diese Formulierung läßt zu, daß ausnahmsweise außerhalb der Regel eine Rückdatierung für mehr als für zwei Tage zulässig ist. Dies müssen jedoch Einzelfälle bleiben und vom Arzt bei Rückfragen begründet werden können. Kritiklose Rückdatierungen haben zu häufigen Beanstandungen seitens der Krankenkassen und in deren Folge z. T. zu Disziplinarmaßnahmen gegen einzelne Ärzte geführt.

Im Normalfall soll der Arzt erst von dem Tag seiner *Untersuchung* an die Arbeitsunfähigkeit bescheinigen. Es ist selbstverständlich, daß eine so schwerwiegende Bescheinigung, wie die der Arbeitsunfähigkeit, nur aufgrund einer gewissenhaften Untersuchung des Patienten, nicht etwa aufgrund eines Telefonanrufs oder einer Vorsprache eines Angehörigen des Patienten erfolgen kann.

15.1.12 Die voraussichtliche Dauer der Arbeitsunfähigkeit

Besteht ein Lohnfortzahlungsanspruch (ist also der gelbe Durchschreibesatz auszufüllen), so soll die gesamte voraussichtliche Dauer der Arbeitsunfähigkeit hierauf bescheinigt werden. Listen, die für die einzelnen Krankheiten eine Durchschnittsdauer angeben, gibt es nicht, sie sind im Hinblick auf den individuellen Verlauf jeder Krankheit auch nicht aufstellbar. Der Arzt muß also von sich aus unter Berücksichtigung der Schwere des Krankheitsbildes und der Person des Versicherten die voraussichtliche Arbeitsunfähigkeitsdauer schätzen und angeben. Er soll hierbei vorsichtig sein und lieber eine zu kurze als eine zu lange Zeit eintragen. Dauert die Arbeitsunfähigkeit länger als in der Bescheinigung angegeben, so ist eine neue zweite Bescheinigung auszustellen (für die wiederum die Nr. 14 A auf dem Behandlungsausweis angesetzt werden kann).

Erhält der Patient Krankengeld, so ist die Arbeitsunfähigkeit auf dem weißen Krankengeldauszahlschein nicht im voraus, sondern rückwirkend – in der Regel für jeweils 7 Tage – zu bescheinigen.

15.1.13 Keine stundenweise AU-Schreibung

Ist es erforderlich, einem Patienten für diagnostische oder therapeutische Leistungen zu einer bestimmten Uhrzeit in die Arztpraxis zu bestellen, die mit der Arbeitszeit des Patienten kollidiert, so ist es nicht möglich, dem Patienten deshalb für einige Stunden oder auch für den ganzen Arbeitstag Arbeitsunfähigkeit zu bescheinigen, wenn dieser arbeitsfähig ist.

Für solche Fälle muß der Arzt entweder auf einem Rezeptblatt oder dort, wo es hierfür besondere Vordrucke gibt, auf diesen bescheinigen, daß der Patient zur Vornahme termingebundener Untersuchungen den Arzt während seiner Arbeitszeit aufsuchen mußte (Abb. 18 zeigt ein Muster einer derartigen Bescheinigung).

Inwieweit die Arbeitgeber daraufhin dem Patienten die Ausfallzeiten bezahlen, hängt vom jeweiligen Arbeitsvertrag bzw. Tarifvertrag ab.

15.1.14 Teilarbeit bzw. Probearbeit zur Wiedereingliederung

In manchen Fällen kann es einem Patienten zwar nicht zugemutet werden, den ganzen Tag zu arbeiten. Einige Stunden am Tag jedoch wäre eine Arbeit nicht nur möglich, sondern im Hinblick auf eine langsame Wiedereingliederung sogar sinnvoll. In solchen Fällen soll dem Patienten ein kurzer Brief an den Arbeitgeber (bzw. wenn dort vorhanden, an den Betriebsarzt) mitgegeben werden. Es bleibt aber bei der vollständigen Bescheinigung der Arbeitsunfähig-

15.1.14

(Name d. Mitarbeiters)	(Vorname)	(geb. am)	

(Arbeitgeber)

(Wohnung d. Mitarbeiters)   Arztstempel

HONORARFREIE Bescheinigung

(D) Der / die Obengenannte wird gebeten, diese Bescheinigung nach Ausfüllung durch den Arzt schnellstens beim Arbeitgeber abzugeben.

(TR) Yukarıda adı geçenin bu vesikayı doktor tarafından doldurulduktan sonra derhal işverene vermesi rica olunur.

(YU) Dostavite što prije ovu potvrdu svom poslodavcu, čim je liječnik izda.

(GR) Ὁ/ἡ ὡς ἄνω ἀναφερόμενος/η παρακαλεῖται, ὅπως παραδώση τὸ συντομώτερον τὴν βεβαίωσιν αὐτὴν εἰς τὸν ἐργοδότην μετὰ τὴν συμπλήρωσιν ἐκ τοῦ ἰατροῦ.

(I) Si prega il sopra nominato di consegnare questo certificato al piu presto possibile al suo datore di lavoro, dopo e stato compilato dal medico.

(E) Se ruega a la persona arriba mencionada, que entregue el presente certificado, después de haber sido rellenado por el médico, lo más rapidamente posible, en la empresa donde trabaja.

(P) Rogamos à pessoa supracitada, que faça o favor de entregar este atestado, depois do mesmo ter sido preenchido pelo médico, o mais rapido possivel, na empresa onde trabalha.

HONORARFREIE Bescheinigung (Ausfüllung und Abstempelung durch Arzthelferin)

(D) Der / die Obengenannte war zu dem angegebenen Zeitpunkt in meiner Sprechstunde.

(TR) Yukarıda adı geçen belirtilen saatlerde muayenenanemde bulunmaktaydı.

(YU) Potvrđujem da sam u navedenom vremenu pregledao pacijenta.

(GR) Ὁ/ἡ ὡς ἄνω ἀναφερόμενος/η ἦταν εἰς τὸ ἰατρεῖον μου τίς ὥρες ἐπισκέψεως κατὰ τὸ ἀναφερόμεν χρονικό σημεῖο.

(I) Il sopra nominato è stato nel mio consultorio alle ore indicate.

(E) La persona arriba mencionada estuvo en mi consultorio a la hora indicada.

(P) A pessoa supracitada esteve no meu consultório na hora indicada.

(D)	Datum	Zeit von		bis	
(TR)	Tarih	Saat	den		e kader
(YU)	datum	vrijeme od	do		
(GR)	Ἡμερομηνία	ὥρα ἀπὸ	ἕως		
(I)	Data	Orario dalle	allo		
(E)	Fecha	Horario de las	hasta		
(P)	Data	Hora das	às		

Nr S 16   bitte wenden

Abb. 18

keit. Wenn eine solche langsame Wiedereingliederung noch im Rahmen der Lohnfortzahlungsperiode stattfindet, ist ohnehin der Arbeitgeber für das gesamte Entgelt zuständig; besteht die Arbeitsunfähigkeit schon mehr als sechs Wochen, so daß die Krankenkasse inzwischen Krankengeld zu zahlen hat, so wird diese das Krankengeld um den Lohn für die Teilzeitarbeit kürzen.

15.1.15 Keine Bescheinigung während stationärer Behandlung

Während stationärer Krankenhausbehandlung soll der Kassenarzt keine Bescheinigung über die bestehende Arbeitsunfähigkeit ausstellen. Nach einem Abkommen zwischen den Arbeitgeberverbänden und den Krankenkassen sind diese verpflichtet, den Arbeitgeber über die bestehende Arbeitsunfähigkeit bei stationärer Behandlung zu informieren. Die Angehörigen des stationär Aufgenommenen bedrängen jedoch oft den Kassenarzt wegen einer derartigen Bescheinigung. Es ist nichts dagegen einzuwenden, wenn als Art „Serviceleistung" eine derartige Bescheinigung erstellt wird, jedoch kann dafür nicht die Nr. 14A auf dem Behandlungsausweis angesetzt werden. Begibt sich der Patient im Anschluß an den Krankenhausaufenthalt wieder in die ambulante Behandlung durch den Kassenarzt, so muß selbstverständlich eine an den Krankenhausaufenthalt anschließende Arbeitsunfähigkeit vom Kassenarzt bescheinigt werden.

15.1.16 Arbeitsunfähigkeit wegen Schwangerschaftsabbruch oder Sterilisation

Im Zusammenhang mit einem Schwangerschaftsabbruch oder einer Sterilisation kann der Arzt in gleicher Weise wie bei sonstigen Anlässen Arbeitsunfähigkeit bescheinigen.

15.1.17 Krankengeldzahlung wegen der Betreuung eines erkrankten Kindes

Seit 1. Januar 1974 gibt es nach dem für die Krankenkassen maßgeblichen Leistungsrecht in der RVO das sogenannte „Pflege-Krankengeld", das an die Mutter oder den Vater eines erkrankten Kindes dann gezahlt wird, wenn dieser Elternteil das kranke Kind beaufsichtigen, betreuen oder pflegen und deshalb seiner Arbeit fernbleiben muß. Voraussetzung ist, daß eine andere im Haushalt lebende Person diese Beaufsichtigung, Betreuung oder Pflege nicht übernehmen kann und daß das Kind das achte Lebensjahr noch nicht vollendet hat. Der Anspruch auf Pflege-Krankengeld besteht in jedem Kalenderjahr für jedes Kind nur längstens für fünf Arbeitstage, und zwar jeweils einmal für die Mutter und einmal für den Vater. (Daneben gibt es u. U. ein weitergehendes tarifvertragliches Recht, so z. B. nach dem Bundesangestelltentarif – BAT –, das einen Anspruch gegenüber dem Arbeitgeber von 6 Tagen und bei Kindern bis zum vollendeten 14. Lebensjahr begründet.)

Der Arzt, der das erkrankte Kind behandelt, muß, wenn eine Krankenkasse leistungspflichtig ist, eine entsprechende Bescheinigung ausstellen, aus der hervorgeht, daß eine Beaufsichtigung, Betreuung oder Pflege des Kindes durch einen Angehörigen erforderlich ist.

Der Arzt braucht nicht zu prüfen, ob beispielsweise die in einem Arbeitsverhältnis stehende Mutter des Kindes nun tatsächlich zu Hause bleiben muß oder ob nicht etwa eine andere Person diese Betreuung übernehmen kann. Entsprechende Erklärungen muß der Versicherte selbst auf die Rückseite dieses bundeseinheitlichen Vordruckes abgeben.

15.1.18 Bescheinigung der Arbeitsfähigkeit

Im Rahmen der Lohnfortzahlung ist die Arbeitsfähigkeit nicht ausdrücklich zu bescheinigen. Der Arbeitgeber merkt selbst, wann sein Mitarbeiter wieder zur Arbeit erscheint. Bei der Krankengeldzahlung ist dagegen die Bescheinigung der Arbeitsfähigkeit auf den entsprechenden weißen Formularen erforderlich, weil die Krankenkasse diesen Termin genau wissen muß, um ihre Geldleistungen entsprechend einstellen zu können.

Wenn in Einzelfällen ein Arbeitgeber auf die ausdrückliche Bescheinigung der Wiederarbeitsfähigkeit besteht, weil er den Mitarbeiter ohne eine solche Bescheinigung nicht auf einem gefährlichen Arbeitsplatz einsetzen kann, so handelt es sich hierbei nicht um Bescheinigungen im Rahmen der Krankenversicherung, die kostenfrei zu erteilen sind. Der Arzt kann vielmehr für eine derartige Bescheinigung ein Privathonorar unter Anwendung der amtlichen Gebührenordnung-Ärzte (GOÄ) vom Patienten verlangen, das sich dieser dann von seinem Arbeitgeber erstatten lassen muß (s. Kap. 2.3.1).

15.2 Begutachtungen der Berufs- oder Erwerbsunfähigkeit in der Kassenpraxis

15.2.1 Allgemeines

In seiner Praxis wird der Kassenarzt durch anfragende Krankenkassen, aber auch durch den Patienten selbst immer wieder vor die Frage gestellt, ob eine Berufs- oder Erwerbsunfähigkeit vorliegt und somit eine Berentung des Patienten in Frage kommt. Zu entscheiden sind diese schwierigen, tief in den Lebensablauf des einzelnen Patienten eingreifende Fragen selbstverständlich nicht vom Kassenarzt, sondern vom Rentenversicherungsträger und seinen für ihn gutachterlich haupt- oder nebenamtlich tätig werdenden Ärzten. Die Krankenkassen aber möchten oft gerade dann, wenn eine Aussteuerung bei der Krankengeldzahlung ansteht, wissen, ob eine Berufs- oder Erwerbsunfähigkeit anzunehmen ist, um den Versicherten zu bewegen, einen Rentenantrag zu stellen. Sie haben hierfür verschiedene Anfrageformulare geschaffen. Derartige Anfragen sind als gutachterliche Äußerungen auf Verlangen einer Krankenkasse anzusehen, für die diese ein Honorar (je nach Umfang) nach Nr. 16b oder Nr. 17 BMÄ bzw. E-GO zu entrichten hat.

15.2.2 Die verschiedenen Rentenarten

Nach dem heutigen Recht der gesetzlichen Krankenversicherung werden unabhängig davon, ob es sich um Leistungen aus der Rentenversicherung der Arbeiter (Landesversicherungsanstalten) oder aus der Rentenversicherung der Angestellten (Bundesversicherungsanstalt für Angestellte) handelt, Rentenleistungen an Versicherte gewährt wegen
- Berufsunfähigkeit
- Erwerbsunfähigkeit,
- Erreichen der Altersgrenze.

Den früheren Begriff der Invalidenrente gibt es heute nicht mehr. Als weitere besondere Rentenart wäre noch die Hinterbliebenenrente zu erwähnen. Für die Altersrente und für die Hinterbliebenenrente sind keine besonderen ärztlichen Aussagen erforderlich, dagegen muß für die beiden erstgenannten Fälle der Berufs- bzw. Erwerbsunfähigkeit eine entsprechende ärztliche Feststellung vorliegen.

15.2.3 Begriff der Berufsunfähigkeit

Der Begriff der Berufsunfähigkeit ist in § 1246 Abs. 2 RVO definiert:

> „Berufsunfähig ist ein Versicherter, dessen Erwerbsfähigkeit infolge von Krankheit oder anderen Gebrechen oder Schwäche seiner körperlichen oder geistigen Kräfte auf weniger als die Hälfte derjenigen eines körperlich und geistig gesunden Versicherten mit ähnlicher Ausbildung und gleichwertigen Kenntnissen und Fähigkeiten herabgesunken ist. Der Kreis der Tätigkeiten, nach denen die Erwerbsfähigkeit eines Versicherten zu beurteilen ist, umfaßt alle Tätigkeiten, die seinen Kräften und Fähigkeiten entsprechen und ihm unter Berücksichtigung der Dauer und des Umfangs seiner Ausbildung sowie seines bisherigen Berufs und der besonderen Anforderungen seiner bisherigen Berufstätigkeit zugemutet werden können. Zumutbar ist stets eine Tätigkeit, für die der Versicherte durch Maßnahmen zur Erhaltung, Besserung oder Wiederherstellung der Erwerbsfähigkeit mit Erfolg ausgebildet oder umgeschult worden ist."

Vereinfacht ausgedrückt ist ein Kranker dann berufsunfähig, wenn er durch seine Arbeit nur noch weniger als die Hälfte dessen leisten und damit verdienen kann, was ein Gesunder mit ähnlicher Ausbildung und gleichwertigen Kenntnissen und Fähigkeiten sonst leistet bzw. verdient.
Wichtig sind die Fakten:
„weniger als die Hälfte",
„ähnliche Ausbildung",
„gleichwertige Kenntnisse und Fähigkeiten".
Berufsunfähigkeit bedeutet jedoch nicht Erwerbsunfähigkeit, d.h. der Versicherte, der für seinen Beruf nicht mehr geeignet ist, kann ggf. noch im Rahmen eines anderen Berufs einem Erwerb nachgehen. Hier kommt es darauf an, ob ein solcher anderer Beruf *zumutbar* als Ersatztätigkeit ist. Die Rechtsprechung hat sich sehr oft mit diesen Fragen befassen müssen und eigentlich ziemlich enge Grenzen für die Zumutbarkeit der Verweisung auf eine andere Tätigkeit geschaffen.

15.2.4 Begriff der Erwerbsunfähigkeit

In § 1247 Abs. 2 RVO befindet sich eine Definition des Begriffs der Erwerbsunfähigkeit:

> „Erwerbsunfähig ist der Versicherte, der infolge von Krankheit oder anderen Gebrechen oder von Schwäche seiner körperlichen oder geistigen Kräfte auf nicht absehbare Zeit eine Erwerbstätigkeit in gewisser Regelmäßigkeit nicht mehr ausüben oder nicht mehr als nur geringfügige Einkünfte durch Erwerbstätigkeit erzielen kann. Nicht erwerbsunfähig ist, wer eine selbständige Erwerbstätigkeit ausübt."

Erwerbsunfähig ist also ein Kranker, der auf absehbare Zeit eine Erwerbstätigkeit in gewisser Regelmäßigkeit überhaupt nicht mehr ausüben kann oder aber ein Kranker, der zwar noch ein bißchen arbeitet, hiermit aber nur noch sehr geringfügige Einkünfte erzielen kann. Einfach ausgedrückt ist also der Tatbestand der Erwerbsunfähigkeit ein noch wesentlich schwerwiegenderer als der Tatbestand der Berufsunfähigkeit. Aus diesem Grund ist die Erwerbsunfähigkeitsrente auch wesentlich höher als die Rente wegen Berufsunfähigkeit.

Das Altersruhegeld entspricht in seiner Höhe einer derartigen Rente wegen Erwerbsunfähigkeit. Ein Kranker, der Berufsunfähigkeitsrente erhält, bekommt somit eine Aufbesserung von dem Zeitpunkt an, von dem ihm nach Erreichen der Altersgrenze Altersruhegeld zusteht. Die Umwandlung in Altersruhegeld muß der Rentenversicherungsträger von Amts wegen vornehmen.

15.2.5 Rehabilitationsmaßnahmen anstelle von Rente

Anstelle einer Berufsunfähigkeitsrente kann der Rentenversicherungsträger Rehabilitationsmaßnahmen gewähren, wenn hierdurch die Erwerbsfähigkeit voraussichtlich erhalten, wesentlich gebessert oder wiederhergestellt werden kann. Solche Rehabilitationsmaßnahmen können und sollten vom Arzt angeregt werden. Es kann auch sein, daß der Versicherungsträger von sich aus mit einer entsprechenden Frage an den Kassenarzt herantritt (s. Kap. 14).

Während der Rehabilitationsmaßnahmen und auch bereits vorher, wenn solche vorgesehen, aber noch nicht begonnen wurden, wird vom Rentenversicherungsträger ein sogenanntes *Übergangsgeld* gezahlt. Ist der Patient bereits wegen der Berufsunfähigkeit berentet, so wird die Rente auf das zu gewährende Übergangsgeld angerechnet. Erhielt er noch keine Rente, sondern bisher Krankengeld von der Krankenkasse, so tritt das Übergangsgeld anstelle des Krankengeldes.

Weiterführende Literatur [8, 50].

Siegfried Häußler
16 Ärztliche Zusammenarbeit

Allein schon zur Erfüllung der rein medizinischen Aufgaben in Diagnose und Therapie ist Zusammenarbeit der Ärzte untereinander sowohl in der ambulanten kassenärztlichen Versorgung als auch mit den in der stationären Versorgung tätigen Ärzten unerläßlich. Darüber hinaus macht die Einbindung in eine Vielzahl sozialer und versicherungsrechtlicher Aufgaben auch eine kontinuierliche Zusammenarbeit mit Institutionen des Systems der sozialen Sicherheit und des Gesundheitswesens für den Kassenarzt notwendig.

16.1 Zusammenarbeit mit niedergelassenen Ärzten

Im Berufsrecht der Ärzte ist das kollegiale gegenseitige Verhalten vorgeschrieben. Verstöße dagegen werden deshalb nicht vor den Disziplinarausschüssen der Kassenärztlichen Vereinigung, sondern vor den Disziplinargerichten der Ärztekammer behandelt (S. Kap. 5.25.1).
Konkret handelt es sich bei der Zusammenarbeit mit niedergelassenen Ärzten der gleichen Gebietsbezeichnung um Urlaubs- und Krankheitsvertretung, Zusammenarbeit im Notfalldienst, Weiterbehandlung beim Orts- und Arztwechsel des Patienten.
Jeweils ist dabei die kollegiale Absprache und gegenseitige Information die wichtigste Aufgabe. Insbesondere beim Arztwechsel des Patienten können nur so unnötige Spannungen verhindert werden. Ein Hausbesuch bei einem Patienten eines anderen Arztes sollte nur im Vertretungsfall (Notfall) vorgenommen werden.
Es gehört zur wirtschaftlichen Behandlungsweise, daß jede Überweisung vorher auf ihre Notwendigkeit überprüft, dann aber gegebenenfalls rechtzeitig veranlaßt wird. Die Effektivität der konsiliarischen Inanspruchnahme oder der Mit- und Weiterbehandlung durch einen Arzt einer anderen Gebietsbezeichnung wird nur durch eine ausreichende gegenseitige Information gewährleistet.

16.2 Kassenarzt – Krankenhausarzt

Bei Krankenhauseinweisungen von Patienten empfiehlt sich nicht nur die Mitgabe aller wichtigen Unterlagen, sondern nach Möglichkeit auch der vorherige telefonische Kontakt mit dem aufnehmenden Arzt. Nicht selten bitten Familienangehörige während einer stationären Behandlung um einen solchen Kontakt, um dadurch mehr Informationen über ihren Angehörigen zu erhalten, als dies sonst möglich ist. Auch zum konsiliarisch an der kassenärztlichen Versorgung beteiligten Chef- oder leitenden Abteilungsarzt eines Krankenhauses ist der telefonische Kontakt bei Überweisungen sicher die einfachste und wirksamste Form der notwendigen gegenseitigen Information.

16.3 Kassenarzt – Vertrauensarzt

Die jetzige Beratungstätigkeit des Vertrauensarztes (früher hatte er mehr eine Kontrollfunktion) kann vom Kassenarzt dadurch angeregt werden, daß er auf der Arbeitsunfähigkeits-Bescheinigung vermerkt: „VÄD erwünscht". Damit diese dann tatsächlich erfolgt – der Krankenkasse entstehen dadurch zusätzliche Kosten –, ist eine kurze Begründung erforderlich. Für den Kassenarzt kann der Vertrauensarzt gerade bei schwierigen oder arbeitsunwilligen Versicherten eine genau so große Hilfe sein wie bei der dringlichen Einleitung von Rehabilitations-Maßnahmen bei dafür geeigneten Versicherten.

16.4 Kassenarzt – Betriebsarzt

Es können sowohl medizinische (Arbeitsplatz-Belastung) als auch soziale (Mikroklima der Mitarbeiter) Gründe sein, die eine gute Zusammenarbeit mit dem zuständigen Betriebsarzt notwendig machen. Dabei sollte man diesem die Prüfung und gegebenenfalls Veranlassung eines betriebsinternen Arbeitsplatz-Wechsels (durch eine entsprechend formulierte schriftliche Bitte) völlig überlassen, denn nur er kennt die Situation am Arbeitsplatz dazu gut genug.

16.5 Kassenarzt – Durchgangsarzt

Aufgrund des Abkommens Ärzte-Berufsgenossenschaften vom 1. Januar 1956 (Stand 1.10. 1978) ist der Kassenarzt verpflichtet, alle unfallverletzten Versicherten, bei denen Arbeitsunfähigkeit besteht, sowie verunfallte Schüler, deren

Behandlungsbedürftigkeit voraussichtlich länger als sieben Tage bestehen wird, einem Durchgangsarzt vorzustellen. Die Überweisung erfolgt ohne Überweisungsschein mit dem Vordruck ÜV. Ein Überweisungsschein muß allerdings zusätzlich zum ÜV-Schein dann ausgestellt werden, wenn eine Verletzung eine Zuweisung an einen Hals-Nasen-Ohren- oder Augenarzt notwendig macht. Wird von diesem ein berufsgenossenschaftliches Heilverfahren durchgeführt, erhält der Kassenarzt seinen Überweisungsschein zurück. Beim Hautarzt ist nur ein ÜV-Schein erforderlich.

Die Arbeitsunfähigkeits-Bescheinigung wird grundsätzlich vom Hausarzt ausgestellt, mit folgenden Ausnahmen:
1. bei sofort in berufsgenossenschaftliche Behandlung genommenen Arbeitsunfall-Verletzten;
2. bei primärer Inanspruchnahme des D-Arztes durch den Verletzten und keiner weiteren Behandlungsnotwendigkeit durch den Kassenarzt;
3. bei Nicht-Erreichbarkeit des Hausarztes (z. B. an Wochenenden).

Die Abrechnung einer Erstbehandlung durch den Kassenarzt erfolgt nur dann gegenüber der Berufsgenossenschaft, wenn der D-Arzt ein berufsgenossenschaftliches Heilverfahren für notwendig hält und dies dem Kassenarzt mitteilt (sonst wie üblich auf Krankenschein).

Während der D-Arzt nur ein Facharzt für Chirurgie oder Orthopädie sein kann, ist ein H-Arzt ein an der Durchführung der berufsgenossenschaftlichen Behandlung beteiligter Arzt ohne notwendige Facharztanerkennung. Er muß nur zur Behandlung der bei seinen Patienten vorkommenden Unfällen fachlich befähigt, entsprechend ausgestattet und zur Übernahme der damit verbundenen Pflichten (z. B. Dokumentation) bereit sein. Eine Überweisung von Betriebsunfällen von einem niedergelassenen Arzt ist nur zum D-Arzt, nicht aber zum H-Arzt möglich.

Es empfiehlt sich dringend, das Merkblatt für Kassenärzte zum Abkommen Ärzte-Berufsgenossenschaften der Kassenärztlichen Bundesvereinigung (Stand 1.10. 1978) durchzulesen. Es enthält eine große Anzahl wichtiger Einzelheiten zum Problem der Zusammenarbeit zwischen Kassenarzt und D-Arzt.

16.6 Kassenarzt – Amtsarzt

Als Amtsarzt wird der Leiter eines Gesundheitsamtes bezeichnet. Von den hoheitlichen Aufgaben, die dieser Amtsarzt im (staatlichen oder kommunalen) Gesundheitsamt zu erfüllen hat, bringen ihn folgende in Kontakt mit dem Kassenarzt:
- Aufsicht über Medizinalpersonen (z. B. Überprüfung der Approbation der Ärzte),
- Überwachung der Gemeindepflege und Sozialstationen,

- Kontrolle der Leichenschau-Scheine,
- Amtsärztliche Untersuchungen und Begutachtungen,
- Seuchenbekämpfung (meldepflichtiger Krankheiten!),
- richterliche Leichenschau.

Aus den genauso wichtigen fürsorgerischen Aufgaben des Amtsarztes bringen folgende eine Zusammenarbeit mit dem Kassenarzt:
- Sonderberatung und -betreuung für behinderte Kinder,
- Mitwirkung bei der Kindererholung,
- Fürsorgerische Betreuung bei Tuberkulose, chronisch Kranken, körperlich-, geistig- und seelisch Behinderten, Alkoholikern, Suchtkranken, Geschlechtskranken.

Schon aus diesem unvollständigen Katalog ergibt sich, wie wichtig eine gute Zusammenarbeit zwischen Kassenarzt und Amtsarzt ist.

> Falls in der Praxis Fragen auftreten, die Gesetze des Gesundheitswesens betreffen (z. B. Impfungen, Zwangseinweisungen von Süchtigen und Geisteskranken, Schwangerschaftsunterbrechung usw.) ist der *Amtsarzt* immer die richtige Auskunftsperson.

16.7 Kassenarzt – Arbeitsamtsarzt

Durch die überall im Bundesgebiet durchgeführte Gebietsreform sind die Zuständigkeitsbereiche der Amtsärzte bei den Arbeitsämtern durchweg größer geworden. Ihre Aufgaben haben sich dadurch nicht verändert. Für den Kassenarzt sind davon folgende von Bedeutung:
- Beratung beim Einsatz von gesundheitlich geschädigten Jugendlichen an geeigneten Ausbildungsplätzen (Jugendarbeitsschutzgesetz!);
- Umsetzung und Umschulung von Behinderten (Bundessozialhilfe- und Bundesrehabilitationsgesetz);
- Ärztliche Begutachtung von Arbeitslosen auf deren Vermittlungsfähigkeit auf dem allgemeinen Arbeitsmarkt;
- Beratung von Altersrentnern für Teilzeit- oder Leichtarbeit.

16.8 Die Zusammenarbeit mit nichtärztlichen Heilberufen

Die Veränderung des Krankheitsspektrums in den letzten Jahrzehnten von den Infektionskrankheiten hin zu den chronisch-degenerativen Leiden hat auch zu einem wachsenden Bedarf an nichtärztlichen Mitarbeitern geführt.

Erstmals wurde dies im Bereich der Rehabilitation deutlich, wo nach einem Vorschlag der WHO folgende Spezialabteilungen in einem Rehabilitationszentrum enthalten sein sollten: Krankengymnastik, Beschäftigungstherapie, Sprachtherapie, Berufsberatung, Sozialdienst, psychologischer Dienst, vorberufliches Training, prothetische Versorgung, sonderpädagogische Hilfen.

Der Einfluß der psychosozialen Medizin in der früher nur naturwissenschaftlich orientierten Heilkunde drückt sich auch in einer großen Reihe neuer nichtärztlicher Heilberufe aus. Dabei ist auch bei diesen die Ausdifferenzierung noch in vollem Gange. Zum Teil handelt es sich um spezialisiertes Assistenzpersonal als Folge der fortschreitenden ärztlichen Spezialisierung (z. B. Dialyse-Schwestern, Zytologie-Assistenten, Dokumentations-Assistent).

Für den Kassenarzt ist diese Entwicklung zugleich Chance und Gefahr: er kann durch Delegation von Arbeit am Patienten an solche Mitarbeiter, die Zeit für seine eigene Tätigkeit und deren Effizienz steigern. Er kann aber auch zum Manager werden, der nur noch delegiert und dirigiert. Das gleiche gilt für den Patienten: Er kann durch den steigenden Einsatz solcher Mitarbeiter noch mehr als bisher schon zum passiven Objekt zum desaktivierten Gegenstand der Aktivitäten anderer werden, oder aber er wird gerade durch diese mehr als bisher zu handelnden, selbstverantwortlichen Subjekt entwickelt, dem durch Anleitung, Übung und Hilfe die Mitarbeit an der eigenen Gesundung und Gesunderhaltung ermöglicht wird.

16.8.1 Kassenarzt – Krankenschwester

In der freien Praxis gehört die Gemeindeschwester oder die Schwester in der Sozialstation, sei sie in Voll- oder Teilzeitbeschäftigung, zum diagnostischen und therapeutischen Team des Kassenarztes. Ein laufender Kontakt zu ihr ist insbesondere für den Allgemeinarzt unerläßlich. Er kann bestimmte Einzelaufgaben (Verbandwechsel, Insulin-Injektionen, Dekubitus-Pflege usw.) zu Lasten der Krankenkasse an sie delegieren. Die Schwester sollte andererseits vom Arzt ermutigt werden, ihm eigene Beobachtungen und Erfahrungen an gemeinsamen Patienten mitzuteilen und ihn insbesondere auf positive oder negative Therapie-Ergebnisse hinzuweisen.

16.8.2 Kassenarzt – Krankengymnast(in)

Die Indikationen für den Einsatz der Krankengymnastik als Bestandteil der kassenärztlichen Therapie sind noch viel zu wenig bekannt.
In der **Inneren Medizin:** Die krankengymnastische Behandlung bei Herz-Kreislauf- und Gefäßerkrankungen; bei rheumatischen Erkrankungen; bei Krankheiten des Stoffwechsels und Störungen der inneren Sekretion oder bei

funktionell bedingten Störungen. Erkrankungen der Atemorgane (Asthma, Emphysem, Schwartenbildung) Post-Infarkt-Behandlung. Verordnungsbeispiel: „10 × krankengymnastische Ganzbehandlung auf neurophysiologischer Grundlage wegen apoplektischem Insult. Hausbesuch erforderlich!".

In der **Chirurgie:** Die Übungsbehandlung nach Frakturen, Luxationen, Distorsionen, Amputationen sowie anderen Verletzungen; nach Operationen; nach Verbrennungen.

In der **Orthopädie:** Die Behandlung bei Haltungsschwächen; nach entzündlichen und bei degenerativen Erkrankungen; bei Deformitäten der Gliedmaßen und der Wirbelsäule; bei Gelenkerkrankungen, insbesondere Versteifungen, und nach Gelenkoperationen.

In der **Kinderheilkunde:** Krankengymnastische Behandlung von Spastikern, bei Mukoviszidose, Asthma, angeborene Mißbildungen (Spina bifida, Dysmelie).

In der **Frauenheilkunde:** Schwangerschaftsgymnastik (verordnungsfähig auf Kassenrezept!), Wochenbett-Gymnastik, Karzinom-Nachbehandlung.

In der **Rehabilitation:** Behandlung von Querschnittsgelähmten, Amputierten, körperbehinderten Jugendlichen und Erwachsenen.

Für den Krankengymnasten steht gerade die Aktivierung des Patienten und die Hilfe zur Selbsthilfe ganz im Vordergrund.

16.8.3 Kassenarzt – nichtärztliche Psychotherapeuten

Leistungen der sogenannten „Kleinen Psychotherapie" (autogenes Training, Hypnose, Logotherapie, Verhaltenstherapie u.a.m.) kann jeder Kassenarzt, der die erforderlichen Kenntnisse und Erfahrungen besitzt, selbst erbringen oder durch andere Ärzte erbringen lassen. Er kann diese aber nicht an nichtärztliche Psychotherapeuten delegieren, weil hierfür vertragliche Regelungen fehlen. Dies kann auch nicht durch Ausstellung von Verordnungen z.B. an Diplom-Psychologen geschehen. Wohl aber kann nach dem Ersatzkassenvertrag ein ärztlicher Psychotherapeut zur Prüfung der Frage, ob eine tiefenpsychologisch fundierte oder analytische Psychotherapie indiziert ist, eine Testuntersuchung des Versicherten durch einen Diplom-Psychologen veranlassen und diese dann selbst auf seinem Kranken- oder Überweisungsschein abrechnen. Die Honorarregelung mit dem Psychologen muß er dann selbst vornehmen.

Ein Sonderfall ist die Beschäftigung von Diplom-Psychologen durch Kinderärzte zur Behandlung von zerebralgeschädigten Kindern. Diese darf nur der Behandlung von Krankheiten mit Methoden dienen, die sowohl der Arzt als auch der Psychologe beherrschen. Nicht zur Leistungspflicht der Krankenkassen (und damit auch nicht zu deren Lasten abrechnungsfähig) gehören Erziehungsberatung, Sozialberatung, Beratung in schulischen Angelegenheiten.

16.9 Zusammenarbeit mit sonstigen Institutionen

Die Zusammenarbeit des Kassenarztes mit seiner Kassenärztlichen Vereinigung, den Krankenkassen und den Rentenversicherungsträgern wird in Kap. 8 ausführlich besprochen.

16.9.1 Kassenarzt – Apotheker

Im allgemeinen ist das Verhältnis des Kassenarztes zu den Apothekern in seiner Umgebung problemfrei. Wichtig ist, daß von Anfang geklärt wird, daß die Abgabe eines Medikamentes ohne Verordnung nur im Ausnahmefall und nur nach vorheriger telefonischer Zustimmung durch den Arzt erfolgt. Falls dieser nicht erreichbar ist, kann der Apotheker nur dann davon abweichen, wenn er den Patienten gut kennt und er einen Mißbrauch nicht zu befürchten hat. Ebenso sollten Änderungen der Verordnung durch den Apotheker nur nach vorheriger Absprache mit dem Arzt erfolgen. Solche können aber auch durchaus sinnvoll sein, wenn z. B. der Medikamentenname versehentlich falsch geschrieben oder die Packungsgröße nicht angegeben wurde.

In letzter Zeit sind Meldungen über eine unzulässige, unkorrekte, z. T. aber auch strafbare, nämlich betrügerische „Zusammenarbeit" zwischen Ärzten und Apothekern erschienen.

Nach den verschiedenen Berichten sollen folgende Fälle der „Zusammenarbeit" in Rede stehen:

1. Ein Arzt händigt zur Erleichterung für seine Patienten Arzneimittelrezepte etc. diesen Patienten nicht aus, sondern beschafft diese Mittel unmittelbar in der Apotheke und gibt vorher oder nach Beschaffung in der Apotheke die Mittel in natura an die Patienten ab. Ein solches Verhalten wäre auch dann, wenn der Arzt davon keinerlei finanzielle Vorteile hat, nach der Berufsordnung unzulässig und kann zu einer berufsgerichtlichen und/oder disziplinarischen Ahndung führen. Die Patienten haben nicht nur freie Arzt-, sondern auch freie Apothekenwahl, die nicht unterdrückt werden darf. Aus diesem Grund sind Arzneiverordnungen etc. den Patienten zur Selbstbeschaffung der verordneten Mittel auszuhändigen.
Selbstverständlich kann in dem einen oder anderen Ausnahmefall, wenn es sich um einen bettlägerigen oder gehbehinderten Patienten handelt und keine Angehörigen für die Beschaffung des Medikaments zur Verfügung stehen, einmal eine Ausnahme gemacht werden, indem der Arzt selbst oder seine Mitarbeiter das Medikament beschaffen oder vorstrecken.
Genauso kann bei Spritzampullen, die in der Praxis verbraucht werden sollen, der Arzt das Medikament selbst beschaffen. Hier muß er dann aber dem Namen des Patienten auf dem Rezept den Vermerk „ad manus medici" zusetzen.)
2. Patienten liefern Rezepte mit besonders teuren Arzneimitteln in Apotheken ab und beziehen dafür – z. T. nur mit einem Bruchteil des Rezeptwertes – Kosmetika, Alkoholika oder andere Dinge des täglichen Bedarfs. Hier läge ein betrügerisches Verhalten des Apothekers und des betreffenden Patienten vor. Auch der Arzt könnte wegen unnötiger oder unwirtschaftlicher Verordnungen in einen Regreß genommen werden.

16.9.1

Der Arzt muß darauf achten, daß er nicht reine Wunschverordnungen ausstellt, noch dazuhin mit Mengen, die über den täglichen Bedarf der nächsten Tage oder der nächsten zwei Wochen wesentlich hinausgehen, es sei denn, es handelt sich um bekannte seriöse Patienten, bei denen auch eine ausreichende Sicherheit besteht, daß die Medikamente tatsächlich eingenommen werden.

3. Mitarbeiterinnen von Ärzten haben fingierte Rezepte auf Namen tatsächlicher Patienten ausgestellt und dem Arzt zur Unterschrift untergeschoben. Sie haben dann anschließend in Apotheken in Absprache mit dem Apotheker oder mit dessen Mitarbeitern ohne Wissen des Apothekers anstelle der aufgeschriebenen Medikamente für einen Teil des Wertes Kosmetika, Alkoholika oder andere Dinge des täglichen Bedarfs bezogen. Hier handelt es sich nicht nur um ein standeswidriges Verhalten des Apothekers (soweit dieser eingeschaltet ist), sondern auch um ein strafrechtlich zu wertendes betrügerisches Verhalten der beteiligten Mitarbeiter des Arztes und des Apothekers. Darüber hinaus kann der Arzt aber als Praxisinhaber hinsichtlich des entstandenen Schadens mithaften. Dem Arzt ist u. U. auch vorzuwerfen, daß er leichtfertig Rezepte unterschreibt, ohne sich über die Berechtigung der verordneten Mittel durch persönlichen Kontakt mit dem Patienten ausreichend informiert zu haben.

4. Der Arzt oder seine Angehörigen beziehen aus der Apotheke Kosmetika, Alkoholika oder andere Gegenstände des täglichen Bedarfs (auch Hundefutter soll vorgekommen sein!), der Apotheker führt darüber ein Konto, das monatlich durch die Hergabe entsprechender fingierter Rezepte auf den Namen tatsächlich vorhandener Patienten ausgeglichen wird. Hier handelt es sich nicht nur hinsichtlich des Apothekers, sondern auch des Arztes um Betrug, der neben einer Bestrafung durch die Strafgerichtsbarkeit auch zu berufsrechtlichen und kassenarztrechtlichen Verfahren vor dem Disziplinarausschuß oder zu einer Entziehung der Zulassung führen kann. Daneben besteht zivilrechtlich eine Schadensersatzpflicht.

5. In diesem Zusammenhang muß darauf hingewiesen werden, daß es auch nicht zulässig ist, neben einer kleineren Menge von Praxisbedarf über bestimmte Firmen eine größere Menge von Bedarfs des täglichen Lebens zu beziehen und dafür bei der Steuer über den Gesamtbetrag eine Rechnung mit einzureichen, die nur auf „Praxisbedarf" lautet. Auch ein solches Vorgehen kann zu strafrechtlichen und steuerrechtlichen Konsequenzen führen.

6. Weiterhin muß in diesem Zusammenhang darauf aufmerksam gemacht werden, daß ein Arzt, dem neben den Gebühren im Einzelfall Kostenersatz zusteht, vor allem bei der Anwendung von Radioisotopen (sofern hierfür nicht ein Pauschalbetrag seitens der KV vereinbart wurde), nur die tatsächlich gezahlten Nettokosten auf dem Behandlungsausweis abrechnen kann, nicht etwa Bruttopreise, „Listenpreise" o. ä., von denen er DM- oder Naturalrabatte, „Rückvergütung" o. ä. erhalten hat.

Aus der Verpflichtung der Kassenärztlichen Vereinigung, die Rechte aller Kassenärzte wahrzunehmen und auch den Krankenkassen gegenüber die Gewähr für eine ordnungsgemäße kassenärztliche Versorgung zu übernehmen, ergibt sich auch die Pflicht gegen Außenseiter, die kassenarztrechtliche oder strafrechtliche Verfehlungen begehen, vorzugehen. Diese Ärzte müssen damit rechnen, daß sie zumindest einem Disziplinarverfahren unterworfen werden, wenn nicht sogar der Antrag auf Entziehung der Zulassung zu stellen ist.

16.9.2 Kassenarzt – Arbeitgeber

Bei begründeten Zweifeln an der Arbeitsunfähigkeit eines Arbeitnehmers kann der Arbeitgeber bei der zuständigen Krankenkasse eine Nachuntersuchung durch den Vertrauensärztlichen Dienst erbitten. Er darf aber bei dem Kassenarzt keinerlei Auskünfte über seinen Arbeitnehmer einholen. Auch die Mitarbeiter des Kassenarztes müssen darauf hingewiesen werden, daß sie selbst scheinbar banale Auskünfte („Ist mein Arbeiter X gerade bei Ihnen? War er gestern in der Sprechstunde? Wie lange ist er denn noch arbeitsunfähig?" usw.) abzulehnen haben, weil sie einen (strafbaren) Bruch der Schweigepflicht bedeuten.

Weiterführende Literatur: [2, 14, 30, 39, 60, 62].

Rolf Liebold

17 Abrechnung, Leistungsvergütung und Prüfwesen

17.1 Die Abrechnung des Kassenarztes

17.1.1 Allgemeines

Die Abrechnungsbedingungen für den Kassenarzt werden von seiner zuständigen Kassenärztlichen Vereinigung unter Berücksichtigung der dort geschlossenen Gesamtverträge und der autonomen Satzungsnormen dieser KV aufgestellt und bekanntgegeben. Sie weichen von KV zu KV ab, so daß hier nur einiges Grundsätzliches und allgemein Gültiges zur Abrechnung des Kassenarztes ausgeführt werden kann. Nach seiner Zulassung sollte sich jeder Kassenarzt bei seiner zuständigen Kassenärztlichen Vereinigung ausführlich über die Abrechnungsbedingungen informieren und die dazu von dieser Kassenärztlichen Vereinigung herausgegebenen Unterlagen studieren. Es ist mit Sicherheit nicht zweckmäßig, sich auf die Kenntnisse einer Hilfskraft, die von einem Vorgänger übernommen oder frisch angestellt worden ist, zu verlassen. Die Erfahrungen der Kassenärztlichen Vereinigungen zeigen immer wieder, daß so mancher Kassenarzt jahrelang (auch zu seinen Ungunsten) falsch abrechnet. Der Kassenarzt sollte sich daher vor der Abgabe seiner ersten Abrechnung mit seiner KV oder deren Abrechnungsstelle in Verbindung setzen, einen Termin vereinbaren und seine erste Abrechnung mit den sachverständigen Mitarbeitern der KV durchsprechen. Es wird dabei zweckmäßig sein, wenn er die Hilfskraft aus seiner Praxis zu dieser Durchsprache mitnimmt, die in erster Linie für das Aufschreiben der erbrachten Leistungen und für die Durchführung der Abrechnung zuständig ist. Keinesfalls darf er aber die Abrechnung allein den Hilfskräften überlassen, zumindest durch Stichproben muß er sich von der Richtigkeit überzeugen, denn er allein trägt die Verantwortung für die Korrektheit der Abrechnung.

17.1.2 Pünktliche Abrechnung

Die Honorarverteilungsmaßstäbe der einzelnen Kassenärztlichen Vereinigungen (s. Kap. 7.2.2.5) enthalten besondere Bestimmungen über Abzüge für den Fall, daß ein Kassenarzt ohne ausreichende Entschuldigung seine Abrechnung erheblich verspätet einreicht. Solche Abzüge können bei einer wesentlichen Verspätung gut 10 oder 15% des Gesamtkassenumsatzes erreichen. Abgesehen von solchen Honorarminderungen kann der Kassenarzt nicht weiter mit Vorauszahlungen rechnen, wenn er seine Abrechnungen nicht pünktlich einreicht.

Als Entschuldigung für verspätete Abrechnungsabgabe ist immer wieder zu hören, daß noch Behandlungsausweise in einem erheblichen Umfang fehlten und erst angemahnt werden mußten. Dies stellt keine Entschuldigung dar, da bei ausreichender Praxisorganisation Behandlungsausweise nicht in einem größeren Umfang fehlen sollten. Der Arzt und seine Mitarbeiter müssen eben während des laufenden Quartals die Patienten ständig an die Abgabe der Behandlungsausweise erinnern und ggf. die weitere kostenfreie Kassenbehandlung bis zur Abgabe der Behandlungsausweise ablehnen (Weiteres hierzu s. unter Kap. 9.3.6).

Sollten nur noch einzelne Scheine fehlen, so ist dies kein Grund, die Abrechnung zu verzögern. Einzelne Scheine können ein Quartal später abgerechnet werden. Nicht zweckmäßig und bei den meisten KVen auch nicht zulässig ist das einzelne Nachreichen von verspätet eingetroffenen Behandlungsausweisen.

17.1.3 Eintragung der erbrachten Leistungen auf den Behandlungsausweisen

Die Rückseiten der Behandlungsausweise enthalten im allgemeinen ein Drei-Monats-Abrechnungsschema. Jede Doppelspalte dieses Schemas ist in den meisten KV-Gebieten für einen Monat des jeweiligen Quartals zu verwenden. In die schmale Datumsspalte soll dann nur das Tagesdatum, nicht aber das Monats- oder gar Jahresdatum eingetragen werden. Quartal und Jahr lassen sich aus der linken oberen Ecke der Rückseite erkennen, der Monat daraus, ob die erste, die mittlere oder die dritte Doppelspalte benutzt wurde. Abb. 19 und 20 erläutern die richtige chronologische Eintragung. Einige KVen wünschen eine fortlaufende Eintragung – nicht nach Monaten in den drei Spalten sortiert. In diesen KV-Gebieten muß selbstverständlich in der schmalen Vorspalte dann neben dem Tages- auch das Monatsdatum eingetragen werden (s. Abb. 20a).

Die Eintragungen sollten nicht mit Bleistift und auch nicht mit rotem oder grünem Kugelschreiber, sondern nur mit blauem oder schwarzem Kugelschreiber

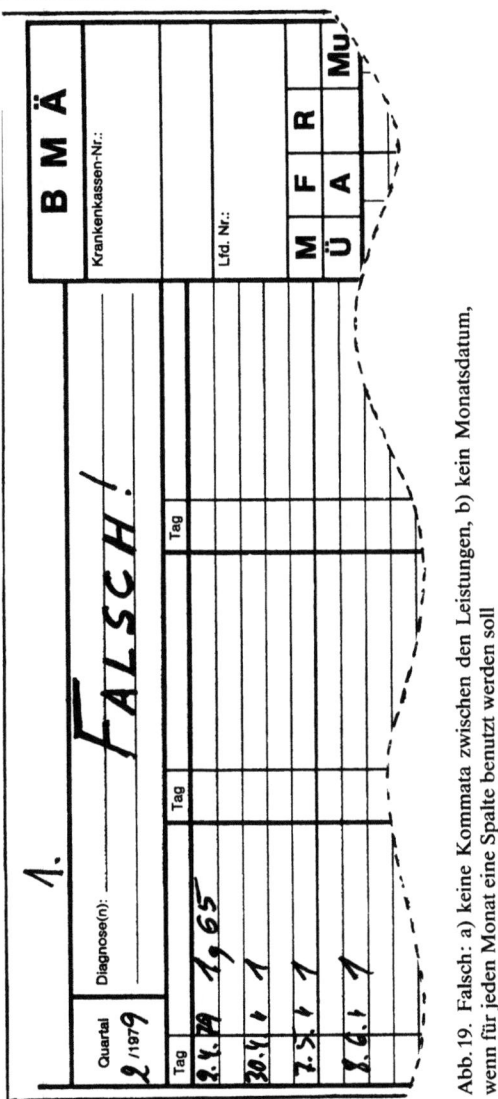

Abb. 19. Falsch: a) keine Kommata zwischen den Leistungen, b) kein Monatsdatum, wenn für jeden Monat eine Spalte benutzt werden soll

bzw. Tinte vorgenommen werden. Die rote oder grüne Farbe sollte den Bearbeitern in der KV und den Krankenkassen vorbehalten bleiben, damit keine Verwechslungen entstehen.

Die Eintragungen der Leistungen müssen in chronologischer Reihenfolge vorgenommen werden (Abb. 21). Sinnvoll ist es, diese Eintragungen auf den Be-

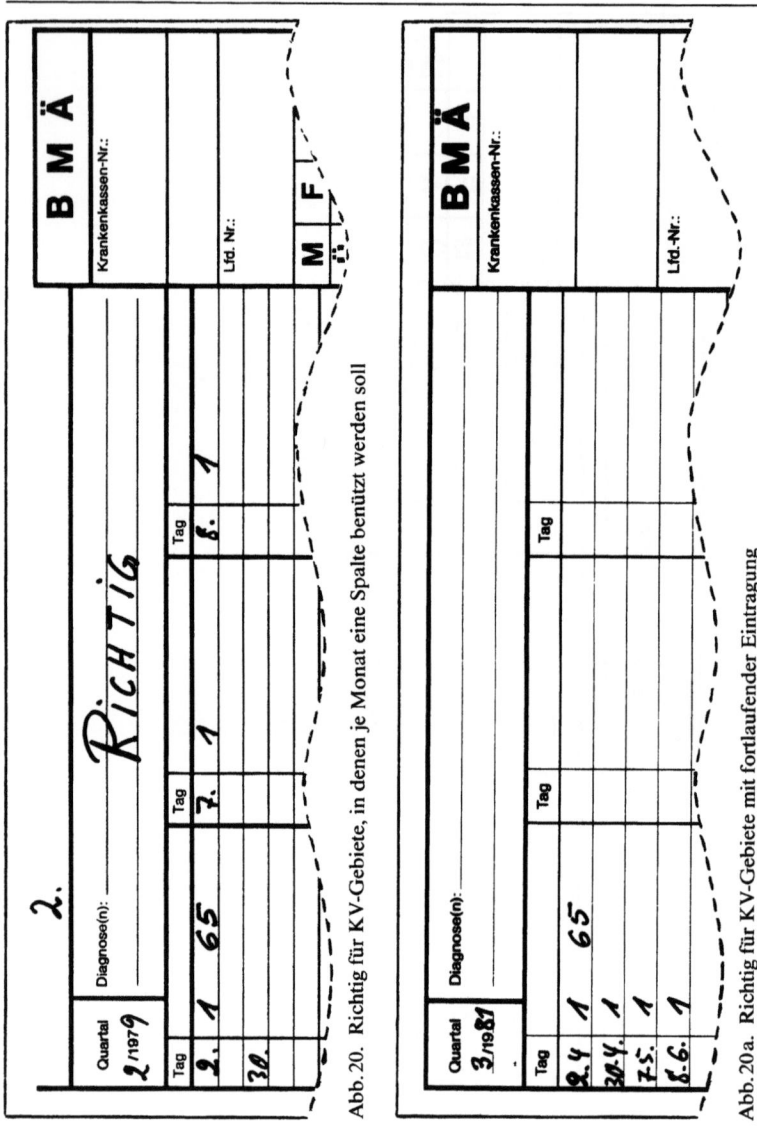

Abb. 20. Richtig für KV-Gebiete, in denen je Monat eine Spalte benützt werden soll

Abb. 20a. Richtig für KV-Gebiete mit fortlaufender Eintragung

handlungsausweisen nicht erst nach Ende des Quartals vorzunehmen, sondern laufend – möglichst täglich – eine Übertragung von den Karteikarten durchzuführen. In erster Linie sollten die Leistungen in der Arztkartei festgehalten werden, damit die Behandlung ggf. später rekonstruierbar ist.

Im eigenen Interesse des abrechnenden Kassenarztes müssen alle Leistungen

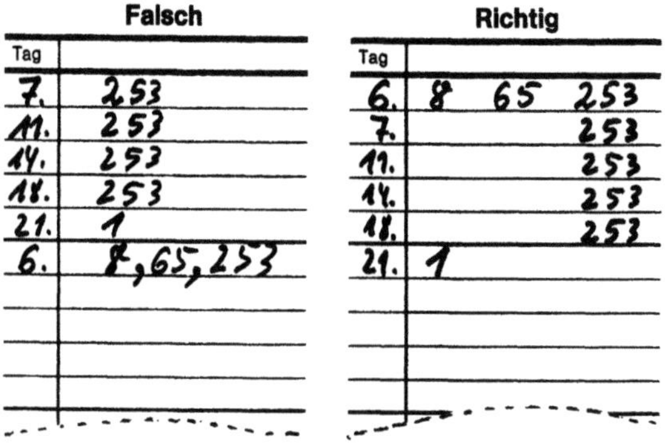

17.1.3

Falsch		Richtig			
Tag		Tag			
7.	253	6.	8	65	253
11.	253	7.			253
14.	253	11.			253
18.	253	14.			253
21.	1	18.			253
6.	8,65,253	21.	1		

Abb. 21

Falsch		Richtig			
Tag		Tag			
2.	1/65/548	2.	1	65	548
4.	⎫	4.			548
8.	⎬ 548	8.			548
11.	⎬	10.			548
14.	⎭	14.			548
17.	1	17.	1		

Falsch		Richtig			
Tag		Tag			
1.	1-65-253	1.	1	65	253
5.	"	5.			253
8.	"	8.			253
11.	"	11.			253
15.	"	15.			253

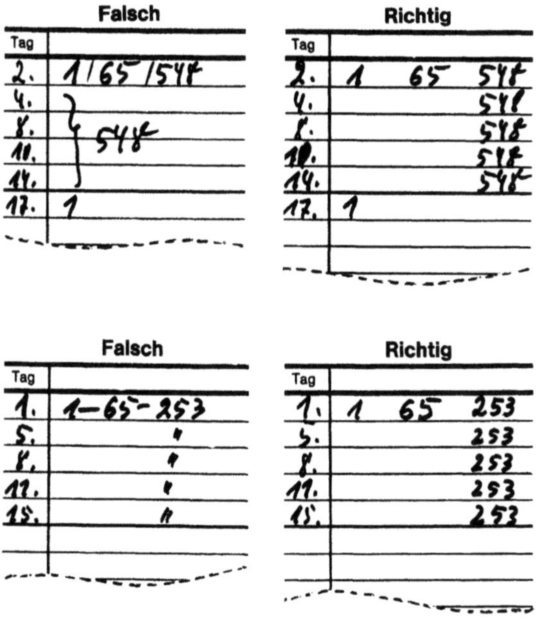

Abb. 22

deutlich lesbar, d.h. in klarer Schrift und voneinander gut abgesetzt – ohne Zwischenzeichen – eingetragen werden. Zwischenzeichen wie Kommata oder Schrägstriche könnten leicht als zusätzliche Ziffern gelesen werden und sollten deshalb nicht verwendet werden. Einige KVen empfehlen, einfach einen Abstand zu lassen (so Beispiele 20, 20a), andere KVen wünschen einen Bindestrich: 1 – 65 – 253.

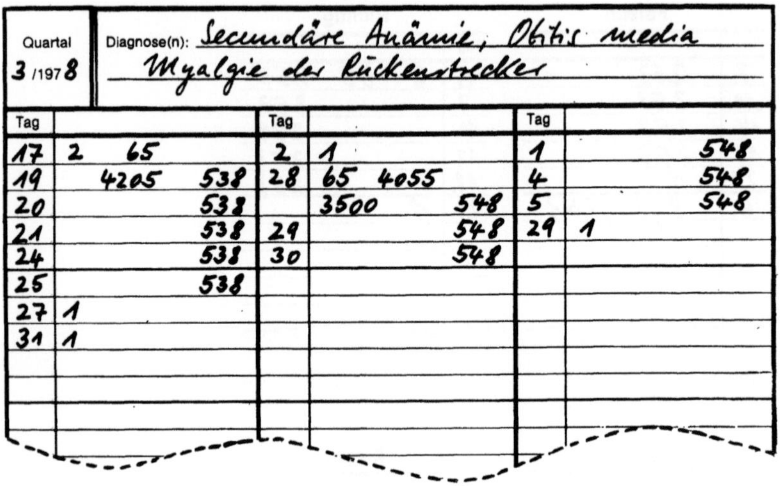

17.1.3

Quartal 3/1978	Diagnose(n): Secundäre Anämie; Otitis media Myalgie der Rückenstrecker					
Tag			Tag		Tag	
17	2	65	2	1	1	548
19	4205	538	28	65 4055	4	548
20		538		3500 548	5	548
21		538	29	548	29	1
24		538	30	548		
25		538				
27	1					
31	1					

Abb. 23

Bei der Mehrzahl der erbrachten Leistungen genügt es, wenn die entsprechende Nummer der Gebührenordnungen (bzw. des Bewertungsmaßstabes) angegeben wird. Zusätzliche Erläuterungen sollten aus Gründen der Übersichtlichkeit nur dann angebracht werden, wenn diese auch ausdrücklich vorgeschrieben sind.

Bei einigen KVen wird die Angabe von Symbolen für einige häufige Leistungen wie Besuche verlangt, bei den meisten KVen sind inzwischen derartige Symbole restlos abgeschafft worden; hier sind immer und ausschließlich die entsprechenden Nummern der Gebührenordnungen (bzw. Bewertungsmaßstäbe) zu verwenden. Der Kassenarzt wird sich hierüber bei seiner KV vor der ersten Abrechnung informieren müssen.

Die Beispiele in Abb. 22 und 23 erläutern, wie eine ordnungsgemäße, leicht lesbare Abrechnung auf der Rückseite der Behandlungsausweise aussehen sollte. Nur wenn der Kassenarzt seine Abrechnung so deutlich erkennbar ausführt, kann er erwarten, daß all diese Leistungen richtig in die elektronische Datenverarbeitung übernommen und ihm gutgeschrieben werden. Die Kassenärztlichen Vereinigungen geben sich zwar sehr viel Mühe, auch schlecht leserliche Abrechnungen richtig zu erkennen, jedoch sind hier den Mitarbeiterinnen der KVen, die vorprüfen und Daten erfassen, menschliche Grenzen gesetzt.

17.1.4 Gebührenordnungen bzw. Bewertungsmaßstäbe

Für die Abrechnung kommt je nach Kostenträger eine der drei folgenden Gebührenordnungen bzw. Bewertungsmaßstäbe in Frage:
1. Bewertungsmaßstab-Ärzte 1978 (BMÄ '78);
2. Ersatzkassen-Gebührenordnung (E-GO);
3. amtliche „Gebührenordnung für Ärzte" (GOÄ).

Tabelle 17. Übersicht über die für die einzelnen Kostenträger anzuwendenden Gebührenordnungen (Stand 1. Januar 1984)

1. BMÄ:
- Ortskrankenkassen[a]
- Betriebskrankenkassen[a]
- Innungskrankenkassen[a]
- Landwirtschaftliche Krankenkassen[a]
- Seekasse[a]
- Bundesknappschaft
- Sozialhilfeträger
- Versorgungsämter (BVG und BEG)[b]
- Landespolizei in Ba.-Württembg.[c]

Beide Gebührenordnungen sind aus dem gesetzlichen einheitlichen Punkt-Bewertungsmaßstab gem. § 368g Abs. 4 RVO unter Einfügung vertraglicher Zusätze entwickelt worden. Sie gelten ab 1. Juli 1978.

2. Ersatzkassen-Gebührenordnung (E-GO):
- Ersatzkassen

3. Amtliche Gebührenordnung für Ärzte (GOÄ):
 a) alte GOÄ vom 18. März 1965:
 Für die nachstehenden Kostenträger erfolgt noch für eine Übergangszeit die Abrechnung und Vergütung **noch nach der alten GOÄ**, der Übergang zur neuen GOÄ oder zum BMÄ wird von den KVen mitgeteilt.
- Dienstunfall Postbeamte
- Bundesgrenzschutz
- Zivildienst
- Polizeibeamte[d] (nur in einzelnen KV-Gebieten Abrechnung über KV)
- Berufsgenossenschaften (Abrechnung über KV nur für „Schülerunfallversicherung")
- Dienstunfall Bundesbahnbeamte (keine Abrechnung über KV)
- Bundeswehr[e]

 b) neue GOÄ vom 12. November 1982:
- Postbeamtenkrankenkasse
- Bundesbahnbeamte
- Privatpatienten
- Bundesentschädigungsgesetz
- Jugendarbeitsschutzgesetz
- Für **Privat**patienten gilt die **neue** amtliche Gebührenordnung, GOÄ, vom 12. November 1982 mit den dort im § 5 genannten Be-

> dingungen der Berechnung zwischen dem Einfachsatz und dem Dreieinhalbfachen, bzw. dem Zweieinhalbfachen bei sogen. „technischen Leistungen".
> – Bundeswehr[e] für Untersuchungen wie
>   a) Tauglichkeitsuntersuchungen,
>   b) Untersuchungen von Soldaten, Beamten und Arbeitnehmern sowie Familienangehörigen auf Tropenverwendungsfähigkeit,
>   c) Heilbehandlung von Soldaten fremder Staaten und deren Familienangehörigen, soweit die Bundeswehr vertraglich zur Kostenübernahme verpflichtet ist,
>   d) fachärztliche Untersuchungen von Soldaten, Beamten und Arbeitnehmern im Rahmen der betriebsärztlichen Versorgung.
>   Die Kostenübernahmeerklärungen erhalten z. Z. folgenden Passus:
>   „Die ärztlichen Leistungen werden vorbehaltlich einer eventuell späteren anderslautenden Vereinbarung zunächst mit den Einfachsätzen des Gebührenverzeichnisses zur GOÄ vom 12.11.1982 vergütet."
> – Polizei, Blutentnahmen in deren Auftrag.
>
> [a] Insgesamt als RVO-Krankenkassen bezeichnet.
> [b] Ausgenommen bei Betreuung durch eine Ersatzkasse, dann gilt die E-GO.
> [c] Und Beamte der Landesfeuerwehrschule; außerhalb Baden-Württembergs s. bei GOÄ.
> [d] In Baden-Württemberg gilt für die Landespolizei der BMÄ.
> [e] Soweit es sich um ambulante Behandlung von Soldaten der Bundeswehr und ärztliche Untersuchungen im Musterungsverfahren handelt. (Sonstige Untersuchungen für die Bundeswehr s. unter neue GOÄ).

Der BMÄ '78 und die E-GO sind beide am 1. Juli 1978 in Kraft getreten und inzwischen mehrfach verändert und ergänzt worden. Man kann sie beide als moderne Gebührenordnungen bezeichnen. Während früher Bewertungsmaßstab und Ersatzkassen-Adgo stark voneinander abwichen und vor allem zum Kummer der abrechnenden Ärzte eine völlig unterschiedliche Numerierung aufwiesen, sind beide Gebührenordnungen jetzt in der Numerierung der Leistungsbezeichnung und der relativen Bewertung völlig identisch (wie es das Kassenarztrecht in § 368g Abs. 4 RVO vorschreibt). Zum BMÄ '78 und zur E-GO gibt es jedoch unterschiedliche zusätzliche Abrechnungs- und Ausschlußbestimmungen, die vom Kassenarzt bei der Abrechnung zu beachten sind. Die zum 1. Januar 1983 in Kraft getretene neue amtliche Gebührenordnung (GOÄ 1983) wurde vom BMÄ abgeleitet und ist daher in Numerierung und Leistungsbezeichnung ebenfalls weitgehend übereinstimmend mit BMÄ und E-GO. In dem Handkommentar von Wezel und Liebold zum BMÄ, E-GO und GOÄ sind alle drei Gebührenordnungen so kombiniert enthalten, daß man zu jeder Leistung sofort die evtl. unterschiedlichen Abrechnungs- und Ausschlußbestimmungen erkennen kann.

> Die Anwendung einer falschen Gebührenordnung stellt immer wieder einen der häufigsten Abrechnungsfehler dar. Der Arzt und seine Mitarbeiter sollten bei der Abrechnung sich immer wieder fragen, welche Gebührenordnung hier zu benutzen ist. Tabelle 17 gibt eine Übersicht darüber, für welche Kostenträger welcher Maßstab gilt.

17.1.5 Angabe von Diagnosen

Die auf den Behandlungsausweisen abgerechneten Leistungen müssen durch entsprechende Diagnoseangaben begründet sein. In der Praxis wird oft am Beginn eines Behandlungsquartals eine erste Diagnose auf dem Behandlungsausweis eingetragen, die aber die im Verlauf der Behandlung später ausgeführten Leistungen nicht erklärt, da sich diese Leistungen auf später hinzugekommene andere Krankheiten beziehen. Bei der Fertigstellung der Abrechnung nach Quartalsende müssen folglich die Diagnosen überprüft und ergänzt werden. Auch Verdachtsdiagnosen, die sich dann nicht bestätigt haben, sind zur Erklärung abgerechneter Leistungen ggf. anzugeben.

17.1.6 Sonstige Angaben

Bei dringenden Besuchen, Besuche aus der Sprechstunde heraus oder bei Nacht muß nach den Leistungslegenden die Uhrzeit angegeben werden. Uhrzeitangaben sind auch dann erforderlich, wenn zwei Leistungen zu verschiedenen Zeiten an einem Tag abgerechnet werden, die während einer Inanspruchnahme nicht nebeneinander berechnungsfähig sind. Damit derartige Uhrzeitangaben in Ziffern nicht versehentlich als Abrechnungsnummern gelesen und in die elektronische Datenverarbeitungsanlage eingegeben werden, sollten sie deutlich abgesetzt in Klammern vermerkt werden (Abb. 24).
Müssen anläßlich eines Besuches mehrere erkrankte Personen, die nicht in der Lage sind, die Praxis aufzusuchen, behandelt werden, so ermäßigen sich für den zweiten und jeden weiteren Kranken die Gebühren. Die entsprechenden Nummern für Besuche müssen deshalb entsprechend gekennzeichnet werden, wofür es aber in den einzelnen KV-Gebieten unterschiedliche in Buchstaben ausgedrückte Kennzeichnungssysteme gibt. Der besseren Lesbarkeit halber sollten hier jedoch immer Großbuchstaben angeschrieben werden. Für die Ersatzkassen ist es vorgeschrieben, daß der Empfänger eines Arztbriefes (Nr. 15 E-GO) angegeben wird (Abb. 25).
Desgleichen ist bei einigen Laboratoriumsleistungen des Abschnittes „Laboratoriumsuntersuchungen" die Art der Untersuchung anzugeben. Bei Laboratoriumsleistungen, die in Laborgemeinschaften erbracht worden sind, muß ein

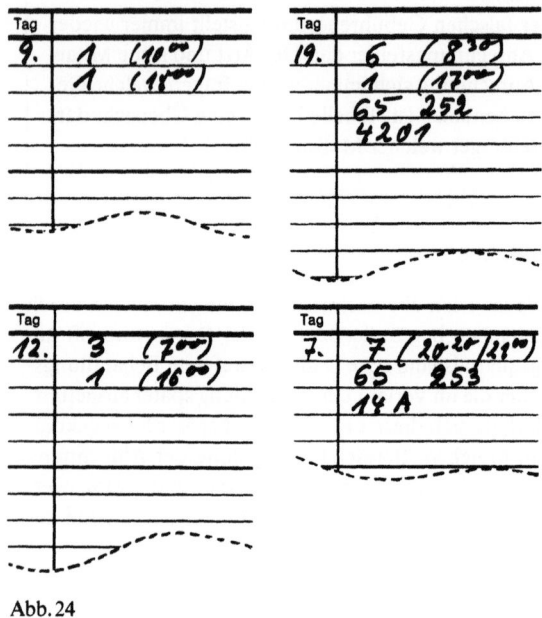

Abb. 24

„B" hinter der betreffenden Nummer angebracht werden; andere Großbuchstaben sind dann erforderlich, wenn vollmechanisierte Analysegeräte eingesetzt werden (s. folgende Beispiele, Abb. 26).

Besondere Abrechnungsbestimmungen gibt es in den einzelnen KVen für die Abrechnung von *Porto-, Versandkosten*, sowie, wenn im Interesse des Kranken telefoniert wird, hinsichtlich der *Telefongebühren* (s. Abb. 25 a), desgleichen für die Abrechnung von *Wegegeldern und Wegepauschalen*. Hier ist es unbedingt erforderlich, daß der Arzt sich vor der ersten Abrechnung ausreichend informiert.

17.1.7 Unterschriften, Datum, Stempel

Wenn auch die Behandlungsausweise entsprechende Rubriken noch vorsehen, so ist es *nicht mehr erforderlich*, jeden Behandlungsausweis zu unterzeichnen. In allen KV-Gebieten werden den abrechnenden Ärzten jedes Quartal „Sammelerklärungen" zugestellt, die einmal zu unterzeichnen sind und die Unterschriftsleistung auf jedem Behandlungsausweis ersetzen. Die Behandlungsausweise sind jedoch mit dem Stempel des Arztes zu versehen. Dies geschieht im eigenen Interesse des Abrechnenden, damit seine Scheine nicht ver-

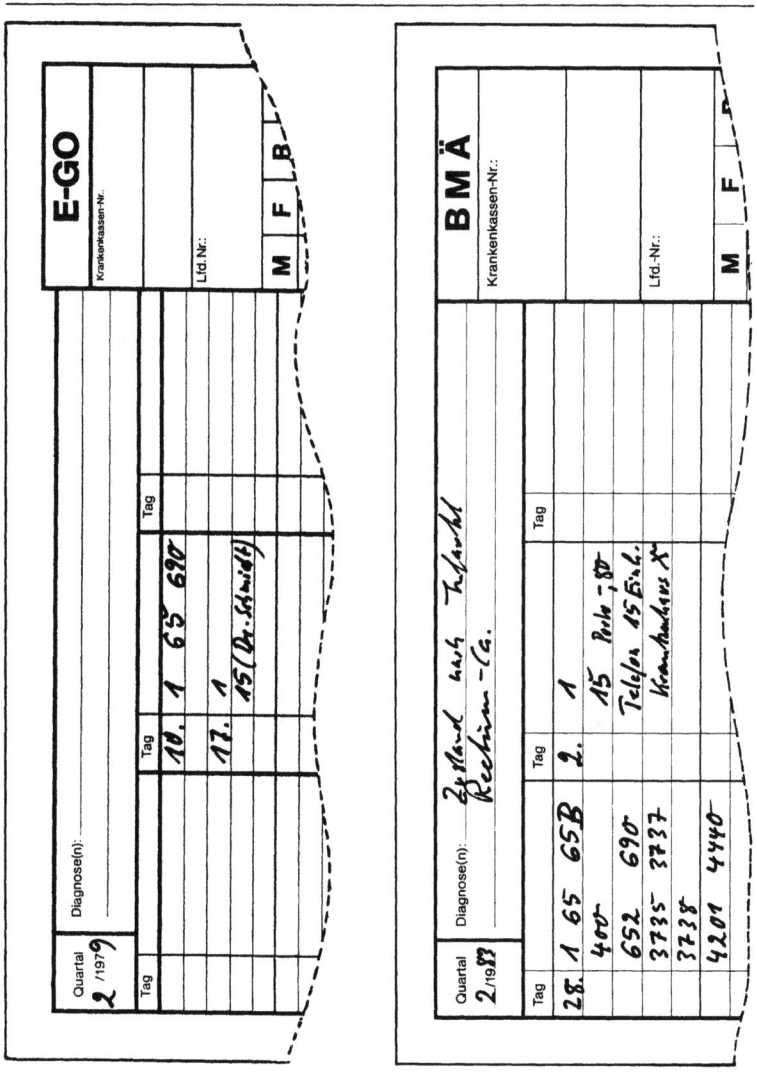

Abb. 25 Abb. 25 a

Abb. 25. Brief dem Patienten mitgegeben: kein Porto

Abb. 25 a. Brief per Post: –,80 DM Porto; außerdem Telefonat mit Krankenhaus (Labordiagnostik betr. Rectum-Ca. entsprechend onkologischem Diagnostikprogramm in Nordwürttemberg aufgrund erstem Verdacht nach Krebsfrüherkennungsuntersuchung mit Test auf Blut im Stuhl.)

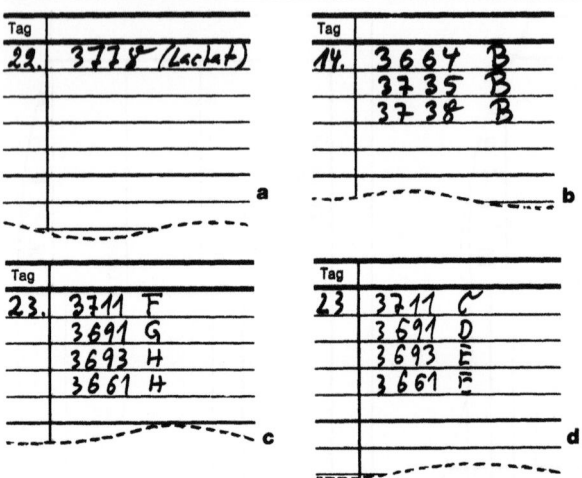

Abb. 26a–d. *a* Art der Untersuchung angeben; *b* GPT, Gamma-GT und AP in Laborgemeinschaft; *c* vollmechanisiertes Analysengerät in eigener Praxis, F = 100%, G = 75%, H = 50% (der Arzt kann die am höchsten bewertete Leistung an erster Stelle = 100% setzen); *d* Die gleichen Leistungen, doch Ausführung in Laborgemeinschaft mittels vollmechanisiertem Analysengerät

sehentlich einem anderen Arzt zugeordnet werden. Eine Datumsangabe auf den einzelnen Behandlungsausweisen in der Rubrik neben der Unterschrift ist ebenfalls *nicht mehr erforderlich*.

Selbstverständlich sind Überweisungsscheine, Verordnungsblätter, Krankenhauseinweisungen, Arbeitsunfähigkeitsbescheinigungen etc., also alle Belege, mit denen Leistungen Dritter veranlaßt werden, vom Arzt *eigenhändig* zu unterschreiben.

17.1.8 Abrechnung im Rahmen der „Sonstigen Hilfen"

Leistungen im Rahmen der „Sonstigen Hilfen" (Beratungen über Empfängnisregelung und Schwangerschaftsabbruch, Untersuchungen und Bescheinigungen im Zusammenhang mit dem Wunsch auf Schwangerschaftsabbruch, nicht rechtswidriger Schwangerschaftsabbruch, nicht rechtswidrige Sterilisation) sind auf den normalen Kranken- oder Überweisungsscheinen abzurechnen, sie müssen jedoch durch das Voranstellen des Buchstabens *„P"* vor jeder Nummer der Gebührenordnung gekennzeichnet werden (Abb. 27).

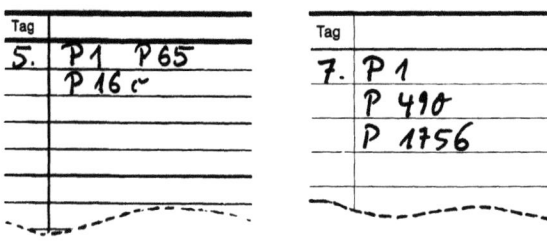

Abb. 27

17.1.9 Abrechnung im Rahmen der Mutterschaftsvorsorge

Leistungen im Rahmen der Mutterschaftsvorsorge werden auf dem besonderen „*Mutterschaftsvorsorgeschein*" abgerechnet, bei dem es sich um einen vierteiligen selbstdurchschreibenden Formularsatz handelt. Die Scheine enthalten vier Spalten, wovon in jedem Quartal eine Spalte zu benutzen ist. Nach Abschluß eines jeden Quartals ist das jeweils oberste Blatt des Vordrucksatzes zur Abrechnung einzureichen, für die weitere Betreuung und Abrechnung kann der Arzt auf den verbliebenen Blättern die bisher bereits ausgeführten Leistungen in den vorausgegangenen Spalten erkennen.

Die Mutterschaftsvorsorgescheine werden bei der jeweils zuständigen Krankenkasse ausgestellt; in Nordwürttemberg und Nordbaden kann sich der Arzt den Vordrucksatz selbst ausstellen.

Die *Erstuntersuchung* nach Feststellung der Schwangerschaft (Nr. 70 BMÄ '78 bzw. E-GO) kann im gesamten Mutterschaftsvorsorgefall nur einmal berechnet werden, nicht etwa je Quartal. Ein Anspruch auf die Gebühr für die Erstuntersuchung besteht nur dann, wenn der Arzt die im *Mutterpaß* vorgesehenen Angaben vollständig eingetragen hat.

Rein kurative Leistungen, die nicht im Zusammenhang mit der Mutterschafts-*vorsorge* stehen, sind nicht über den Mutterschaftsvorsorgeschein, sondern über einen Kranken- oder Überweisungsschein abzurechnen. Begibt sich eine Frau nur zur Mutterschaftsvorsorge zu einem Arzt, beispielsweise zu einem Gynäkologen, und wird kein krankhafter Befund erhoben, so ist es nicht zulässig, trotzdem einen Kranken- oder Überweisungsschein zu fordern. Die zur Mutterschaftsvorsorge gehörenden Leistungen sind in den *Mutterschaftsrichtlinien* festgelegt, hier sind auch die in Frage kommenden Nummern des BMÄ '78 bzw. der E-GO ersichtlich.

Die normale Betreuungs-*Untersuchung* im Rahmen der Mutterschaftsvorsorge, die im Normalfall etwa achtmal vor der Geburt und zweimal nach der Geburt auszuführen ist, kann nach Nr. 65, also als eingehende, das gewöhnliche Maß übersteigende Untersuchung, berechnet werden. Am Beginn eines jeden Betreuungs-Quartals ist es zulässig, daneben eine Beratung anzusetzen.

17.1.10 Abrechnung von Krankheits-Früherkennungsmaßnahmen

Die *Berechtigungsscheine* bei den durch die entsprechenden Richtlinien genau festgelegten Untersuchungen zur Früherkennung von Krebserkrankungen bei Männern oder Frauen (wie auch bei den in einzelnen KV-Gebieten darüber hinaus vereinbarten Untersuchungen zur Früherkennung anderer Krankheiten) können nur zusammen mit dem dazugehörigen *Berichtsvordruck (Untersuchungsbogen)* abgerechnet werden, und zwar nur dann, wenn diese Berichtsvordrucke vollständig ausgefüllt sind.

Leistungen, die Bestandteil der Früherkennungsuntersuchungen sind, wie Beratung und eingehende Untersuchung, können nicht für dieselbe Inanspruchnahme nochmals auf kurativem Schein abgerechnet werden. Die Anforderung eines kurativen Scheines setzt überhaupt voraus, daß der Patient sich mit dem Wunsch auf Behandlung einer Erkrankung zum Arzt begeben hat bzw. wünscht, eine bei der Früherkennungsuntersuchung festgestellte Erkrankung durch diesen Arzt behandeln zu lassen. Es ist keineswegs statthaft, von vornherein bei der Annahme eines Patienten zur Früherkennungsuntersuchung einen kurativen Schein (Krankenschein oder Überweisungsschein) zu fordern.

17.1.11 Abgabe der Abrechnung

Jede KV versendet vor Beginn eines neuen Abrechnungsquartals ein sogenanntes „Abrechnungs-Rundschreiben", in dem Anweisungen für die Abgabe der Abrechnung enthalten sind und in dem die Schlußtermine für das Einreichen der Abrechnungspakete genannt werden. Dort oder in anderen Informationen der KV wird genau beschrieben, wie die Fälle zu sortieren, zu zählen, ggf. zu bündeln und abzurechnen sind. Das genaue Zählen der Fälle, gruppiert nach Kassen und in diesen evtl. nach Versichertengruppen, geschieht im Interesse des abrechnenden Arztes; er hat damit eine Kontrolle beim Vergleich mit der späteren Computer-Abrechnung, ob wirklich alle von ihm eingereichten Fälle in der KV erfaßt und bewertet worden sind.

Die Verfahren sind in den einzelnen KVen unterschiedlich; es ist unbedingt erforderlich, daß sich der Arzt hier genau über diese Verfahren bei seiner KV informiert.

17.2 Bearbeitung der Abrechnung in der KV

17.2.1 Bearbeitung der Abrechnung in der Verwaltung

In den 18 Kassenärztlichen Vereinigungen und der Kassenärztlichen Bundesvereinigung sind mehr als 5000 hauptamtliche Mitarbeiter tätig, wovon mehr als die Hälfte sich mit der Bearbeitung der Abrechnungen der Kassenärzte beschäftigt. Die rund 67 000 an der kassenärztlichen Versorgung teilnehmenden Ärzte rechnen pro Jahr mehr als 270 Mio. „Fälle" ab. Geht man davon aus, daß im Durchschnitt aller Scheine je Schein etwa 6,5 Leistungen anfallen, so muß man pro Jahr in der Bundesrepublik mit etwa 1,7 Mrd. Leistungen rechnen, die zu prüfen, zu bewerten und je Arzt und je Kostenträger abzurechnen sind. Ohne große elektronische Datenerfassungs- und Datenverarbeitungsanlagen (EDV) wäre eine derartige Arbeitsflut nicht zu bewältigen. Mit dieser Abrechnung wird einerseits der in § 368n Abs. 1 RVO u. a. gestellte Auftrag erfüllt, daß die Kassenärztlichen Vereinigungen den Krankenkassen und ihren Verbänden gegenüber die Gewähr dafür zu übernehmen haben, daß die kassenärztliche Versorgung den gesetzlichen und vertraglichen Erfordernissen entspricht. Die KV muß also pflichtgemäß die Ordnungsmäßigkeit und Wirtschaftlichkeit der Abrechnung überprüfen. Mit der Abrechnung wird aber auch der in § 368n Abs. 2 RVO gestellte Auftrag ausgeführt, nach dem die KVen die Rechte der Kassenärzte gegenüber den Krankenkassen wahrzunehmen haben. Die Durchführung der Abrechnung in der in der Bundesrepublik allgemein geltenden Form, bei der die Kassenärzte selbst nur die Nummern der Gebührenordnung bzw. des Bewertungsmaßstabes anzugeben haben, jedoch keinerlei Gebühren in DM einzutragen, evtl. mit Zuschlägen zu multiplizieren und je Patient und Krankenkasse aufzuaddieren haben, stellt für den Kassenarzt eine erhebliche Erleichterung dar. Er braucht die Beiträge je Kostenträger auch nicht diesen in Rechnung zu stellen und den Eingang der Zahlungen von in der Bundesrepublik mehr als 1 500 Kostenträgern (wobei in der Abrechnung des einzelnen Arztes gut bis zu 50 Kostenträger vorkommen können) zu überwachen. Alle diese Aufgaben, die in anderen Staaten der einzelne Arzt durchführen muß, nimmt ihm seine KV ab. Die *Verwaltungskosten,* die ihm hierfür von den Honorarzahlungen der KV abgezogen werden, betragen für diese und für die übrigen Aufgaben, die die KV zu übernehmen hat (z. B. für den Sicherstellungsauftrag), zwischen 1% und 3% unterschiedlich je KV.

17.2.2 Wirtschaftlichkeitsprüfung

Das in § 182 RVO den leistenden Krankenkassen vom Gesetzgeber auferlegte *Wirtschaftlichkeitsgebot,* wonach die Krankenpflege ausreichend und zweckmäßig sein muß, jedoch das Maß des Notwendigen nicht überschreiten darf, ist in § 368e RVO – soweit zuständig – an den Kassenarzt weitergegeben worden (s. Kap.10). Nach § 368n Abs. 5 RVO haben die KVen zur Überwachung der Wirtschaftlichkeit der kassenärztlichen Versorgung *Prüfungs- und Beschwerdeausschüsse* zu errichten. Die näheren Bestimmungen hierüber müssen in den Satzungen der KVen enthalten sein (s. Kap.7.2.2.1). Gemeinsam mit den Landesverbänden der Krankenkassen haben die KVen das Verfahren zur Überwachung und Prüfung der Wirtschaftlichkeit sowie das Verfahren vor den Ausschüssen zu vereinbaren. Den Ausschüssen gehören seit der Änderung des Kassenarztrechts durch das Kostendämpfungsgesetz in jedem Fall Vertreter der Ärzte und der RVO-Krankenkassen in gleicher Zahl an. Den *Vorsitz* in den Ausschüssen führt jährlich wechselnd ein Vertreter der Ärzte oder ein Vertreter der RVO-Krankenkassen; die Stimme des Vorsitzenden gibt bei Stimmengleichheit den Ausschlag. Damit wird heute das Prüfungsverfahren stärker als früher von kassenfiskalischen Gesichtspunkten und nicht mehr allein davon bestimmt, was die als „Prüfärzte" ehrenamtlich in ihrer Freizeit tätigen niedergelassenen Kollegen des geprüften Arztes nach den Regeln der ärztlichen Kunst für ausreichend, angemessen und notwendig erachten.

Die vorstehend genannte in § 368 n Abs. 5 RVO geregelte paritätische *Besetzung der Prüfungsausschüsse und Beschwerdeausschüsse* gilt nicht für die Ersatzkassen. Das Prüfungsverfahren ist hier vertraglich geregelt, nach § 15 des Arzt/Ersatzkassenvertrages bestehen diese Einrichtungen, dort Kommissionen genannt, aus mindestens drei, höchstens fünf Vertragsärzten sowie einem Vertreter der Ersatzkassen, der mit beratender Stimme teilnimmt. Hier liegt also die Entscheidung über Wirtschaftlichkeit oder Unwirtschaftlichkeit allein in den Händen der hierzu sachverständigen Ärzte.

Das Prüfungsverfahren, das in ähnlicher Weise auch zur Überprüfung der Verordnungen des Arztes, also vor allem der Arzneimittelverordnungen eingesetzt wird, spielt sich in etwa wie folgt ab:

- *Auswahl der zu prüfenden Abrechnungen* aufgrund der EDV-Ausdrucke oder aufgrund der Prüfungsergebnisse vorausgegangener Abrechnungsquartale, in denen ein Arzt wegen Unwirtschaftlichkeit aufgefallen war (in manchen KVen besteht die Regelung, daß neu anfangende Ärzte in den ersten Quartalen ausnahmslos einer Überprüfung zugeführt werden, um sie von Anfang an sinnvoll hinsichtlich einer wirtschaftlichen Behandlungs- und Verordnungsweise beraten zu können).
- Versand des Abrechnungspaketes (Behandlungsausweise) und der bisher vorliegenden „Prüfakten" an einen der ehrenamtlich tätigen *Prüfärzte*, der in der geplanten Prüfungsausschuß-Sitzung teilnehmen soll. Dieser Prüfarzt soll zu Hause in Ruhe die Abrechnung seines Kollegen durchsehen und dann darüber in der Ausschuß-Sitzung berichten. (Bei der KV Nord-Württemberg z. B. muß er einen schriftlichen *„Prüfarzt-Bericht"* abgeben, der Unterlage der Verhandlung im Prüfungsausschuß ist; in Nordwürttemberg hat der Arzt zur Durchsicht etwa drei bis vier Wochen Zeit.) Es wird immer ein solcher Arzt als Prüfarzt ausgewählt, der demselben Fachgebiet angehört, dessen Praxis sich jedoch weit entfernt von derjenigen des zu prüfenden Kollegen befindet.
- *Prüfungsausschuß-Sitzung* (es existieren in jeder KV mehrere Prüfungsausschüsse und Prüfungskommissionen nebeneinander), in Nordwürttemberg werden in einer solchen Sitzung etwa sechs bis zehn Arztabrechnungen durchgesprochen, geprüft und darüber Beschluß gefaßt.

17.2.2

- *Beschlußfassung im Prüfungsausschuß.* Hier kann festgestellt werden, daß keine Unwirtschaftlichkeit zu erkennen war oder daß ein Hinweis zu einzelnen Leistungspositionen für ein wirtschaftlicheres Verhalten zu geben ist oder daß bei einzelnen Positionen oder insgesamt bei ganzen Leistungsgruppen ein Abzug wegen unwirtschaftlicher Behandlung durchgeführt werden muß. Die Hauptaufgabe des Prüfungsverfahrens liegt nicht darin, derartige Abstriche vorzunehmen, sondern den Arzt hinsichtlich einer wirtschaftlichen Behandlungs- bzw. Verordnungsweise zu beraten; deswegen sollten Hinweise auf evtl. unwirtschaftliches Verhalten in den Vordergrund gestellt werden und Prüfungsabstriche der Ausnahmefall sein. Die unterschiedlich organisierten Verfahren in einzelnen KV-Gebieten sehen z. T. ausdrücklich vor, daß Abstriche erst dann vorgenommen werden können, wenn vorher zu dem betreffenden Problem Hinweise erteilt worden sind und der Arzt auch rein zeitlich in der Lage gewesen war, diese Hinweise zu beachten und sein Verhalten zu ändern. Ein derartiges Hinweisverfahren ist vor allem für die Ersatzkassen bundeseinheitlich vorgeschrieben. Selbstverständlich gibt es hier Ausnahmen in den Fällen, in denen ein Arzt von vornherein derartig eklatant unwirtschaftlich abrechnet, daß sofort durchgreifende Gegenmaßnahmen nötig werden. In solchen Fällen können die Abstriche manchmal mehrere 10000,- DM je Quartal betragen, obwohl sie insgesamt gesehen in den meisten KVen nicht einmal 1% der Umsatzsumme der jeweiligen Kassenärzte erreichen und nur eine sehr kleine Zahl der insgesamt an der kassenärztlichen Versorgung teilnehmenden Ärzte von derartigen Prüfabstrichen betroffen wird.
- Gegen den Beschluß des Prüfungsausschusses kann der Arzt, jede betroffene Krankenkasse oder die KV *Widerspruch* einlegen.
- Über den Widerspruch entscheidet der *Beschwerdeausschuß.* Während im allgemeinen zu den Sitzungen der Prüfungsausschüsse die einzelnen Ärzte, deren Abrechnung geprüft wird, nicht geladen werden, da ja in den meisten Fällen der Prüfungsausschuß nicht einen Honorarabstrich beschließt und somit die geprüften Ärzte aus ihrer Sicht unnütz hinzugebeten worden wären, werden die betroffenen Ärzte im Widerspruchsverfahren regelmäßig geladen. Sie haben Anspruch auf ausreichendes „rechtliches Gehör" und können sich auch vertreten und unterstützen lassen. Für den Fall, daß ein betroffener Arzt daran denkt, jemanden zur Unterstützung mitzubringen, sollte er beachten, daß vor dem Beschwerdeausschuß nicht formale Rechtsfragen, sondern ärztliche Fragen einer ausreichenden, zweckmäßigen und notwendigen Versorgung nach den Regeln der ärztlichen Kunst zur Diskussion stehen.
- Gegen den Beschluß des Beschwerdeausschusses können der Arzt, die betroffenen Krankenkassen oder die KV *Klage* beim örtlich zuständigen *Sozialgericht* einlegen.

- Gegen das Urteil des Sozialgerichts kann im allgemeinen *Berufung* beim *Landessozialgericht* eingelegt werden.
- Unter Umständen ist eine *Revision* gegen das Urteil des Landessozialgerichts beim *Bundessozialgericht* möglich.

Diese Sozialgerichtsverfahren sind in allen drei Instanzen für den klagenden Arzt gerichtsgebührenfrei; selbstverständlich muß er – sofern er nicht voll obsiegt – die ihm persönlich entstehenden Kosten einschl. derjenigen eines hier zumindest ab dem Landessozialgericht erforderlichen Rechtsbeistandes tragen. Einerseits sollten die Mühen der Abfassung von Schriftsätzen, die erforderliche Zeit und der Kostenaufwand Beachtung finden, andererseits aber sollte jeder an der kassenärztlichen Versorgung teilnehmende Arzt, der nach reiflicher Prüfung guten Gewissens der Meinung ist, nur das Ausreichende und Zweckmäßige und nicht mehr als das Notwendige geleistet zu haben und der sich dabei nicht auf Außenseitermethoden, sondern auf die allgemein anerkannten Regeln ärztlicher Kunst beruft, den Weg zu einem Widerspruch und evtl. zu einem Sozialgerichtsverfahren nicht scheuen. Seine Einstellung zur richtigen kassenärztlichen Versorgung wird dann ausreichend geprüft und gewürdigt werden und er wird es erreichen, daß nicht kassenfiskalische Gesichtspunkte ausschlaggebend sind.

17.2.3 Die Nachprüfung durch die Kostenträger

Die Kassenärztlichen Vereinigungen benötigen etwa ein Vierteljahr, um die Millionenfülle der eingereichten Behandlungsausweise zu überprüfen, zu berechnen, umzusortieren und den Krankenkassen in Rechnung zu stellen.
Nach den Verträgen haben anschließend die Krankenkassen etwa ein viertel oder ein halbes Jahr zu einer Nachprüfung und ggf. Beanstandung Zeit. Die Krankenkassen können hier die Berichtigung von rechnerisch-sachlichen Mängeln bei der KV beantragen. Die KV wird diese Anträge prüfen und entweder negativ bescheiden oder aber diese Abstriche nachträglich dem Kassenarzt in Rechnung stellen. Hiergegen hat wiederum der Kassenarzt ein Widerspruchsrecht an den Vorstand seiner KV. Gegen dessen Beschluß kann er das Sozialgericht anrufen. Das gleiche Widerspruchsrecht hat er auch, wenn schon im Laufe des Abrechnungsverfahrens die Verwaltung der KV bestimmte Leistungen gestrichen oder geändert hat, worüber sie ihm Mitteilung geben muß. Die Krankenkassen beschränken sich jedoch nicht nur auf eine Nachprüfung auf rechnerisch-sachliche Richtigkeit, sondern steigen auch von sich aus in eine Wertung der Wirtschaftlichkeit der ausgeführten kassenärztlichen Leistungen ein. Inwieweit die Krankenkassen hier ein Antragsrecht an die Prüfungsinstanzen der KV haben, ist aufgrund abweichender Rechtsauffassungen in den entsprechenden Vereinbarungen unterschiedlich geregelt. Bei den Ersatzkassen gilt bundesweit eine Regelung im Arzt/Ersatzkassen-Vertrag, die dieser Kassenart ein Widerspruchsrecht einräumt.

17.3 Vergütung der kassenärztlichen Leistungen

17.3.1 Der Arzt rechnet immer Einzelleistungen ab

Gleichgültig nach welcher Methode die einzelnen Kostenträger ihre Vergütungen an die Kassenärztliche Vereinigung zur Verteilung auf die Kassenärzte entrichten, der Arzt rechnet immer seine einzelnen erbrachten Leistungen bei seiner KV ab, indem er die entsprechenden Nummern der Gebührenordnungen bzw. Bewertungsmaßstäbe auf der Rückseite der Behandlungsausweise vermerkt. Von diesem „immer" gibt es eine Ausnahme: die Maßnahmen zur Früherkennung von Krankheiten bei Männern, Frauen, Säuglingen und Kleinkindern bis zum vollendeten vierten Lebensjahr. Für die einzelnen Untersuchungen sind hier Pauschalbeträge vereinbart worden, die sich jedoch aus den Vergütungssätzen für die einzelnen, in den jeweiligen Untersuchungskomplexen enthaltenen Leistungen zusammensetzen.

17.3.2 Der Arzt erhält immer eine nach seinen abgerechneten Einzelleistungen ausgerichtete Vergütung

Entsprechend einer Bestimmung in § 368f Abs. 1 RVO erhält der an der kassenärztlichen Versorgung teilnehmende Arzt immer eine seinen erbrachten und nach Prüfung anerkannten einzelnen Leistungen entsprechende Vergütung, also eine „Einzelleistungsvergütung".

Bei der sogenannten „reinen Einzelleistungsvergütung" ergibt sich seine Vergütung aus der Summe der anerkannten einzelnen Leistungen, multipliziert mit den im voraus feststehenden Sätzen der Gebührenordnung bzw. bei einem Punkt-Bewertungsmaßstab aus der Summe der Punkte für die anerkannten Leistungen (aufgeführt im Gebührenverzeichnis des Bewertungsmaßstabes), multipliziert mit dem von vornherein feststehenden vereinbarten Punktwert. Ein solches Vergütungssystem setzt voraus, daß die Errechnung der von der Krankenkasse an die KV zu zahlenden Gesamtvergütung für alle an der kassenärztlichen Versorgung teilnehmenden Ärzte zusammen nach der Summe dieser einzelnen Leistungen aller teilnehmenden Ärzte erfolgt (Abb. 28).

Sofern die Errechnung der Gesamtvergütung von der Krankenkasse an die KV nach einem pauschalierten oder plafondierten System erfolgt, wird die Summe der bei der KV zur Verfügung stehenden Gelder nicht ausreichend (oder im Ausnahmefall auch höher) sein als die Summe der von den Kassenärzten abgerechneten anerkannten Einzelleistungen. In solchen Fällen muß eine Modifizierung der Einzelleistungsvergütung für den einzelnen Kassenarzt erfolgen, indem beispielsweise seine einzelnen Leistungen nicht mit 100%, sondern nur mit 95% vergütet werden *(Quotierung)* oder indem der vereinbarte

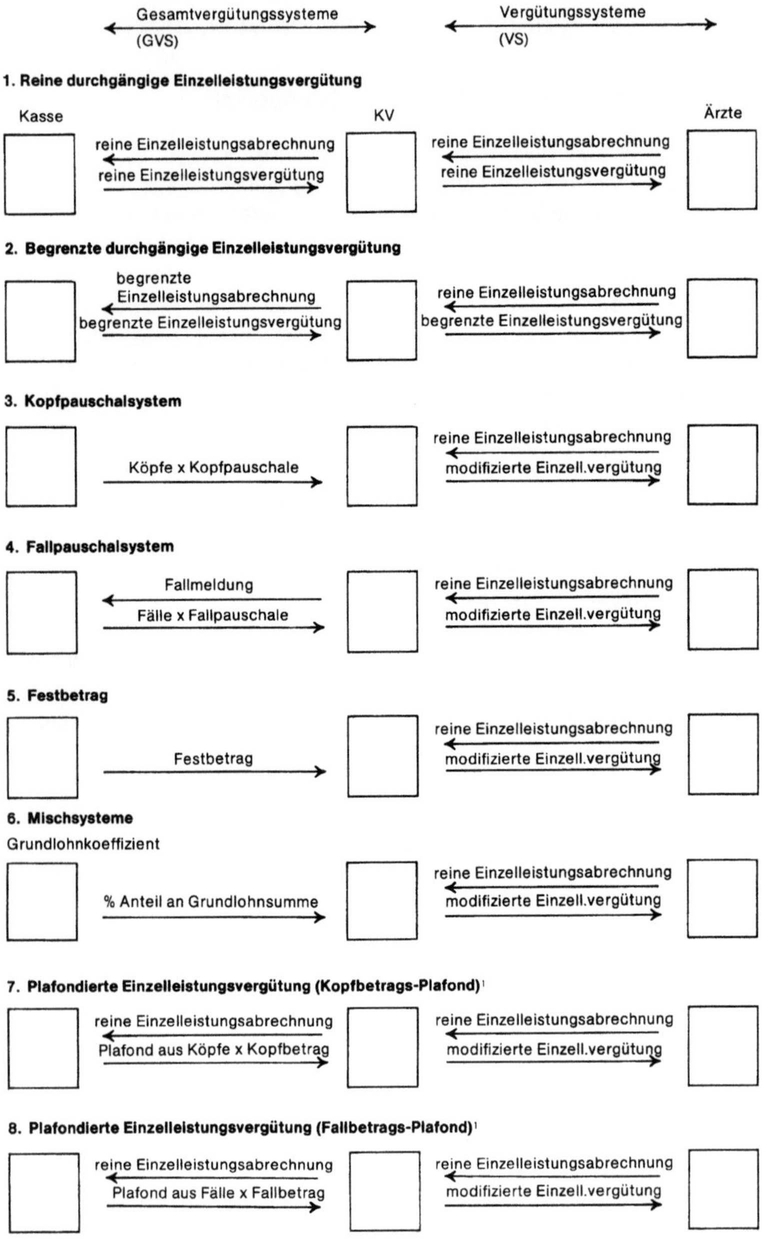

17.3.2

Gesamtvergütungssysteme	Vergütungssysteme
(GVS)	(VS)

1. Reine durchgängige Einzelleistungsvergütung

Kasse — KV — Ärzte

← reine Einzelleistungsabrechnung
→ reine Einzelleistungsvergütung

← reine Einzelleistungsabrechnung
→ reine Einzelleistungsvergütung

2. Begrenzte durchgängige Einzelleistungsvergütung

← begrenzte Einzelleistungsabrechnung
→ begrenzte Einzelleistungsvergütung

← reine Einzelleistungsabrechnung
→ begrenzte Einzelleistungsvergütung

3. Kopfpauschalsystem

→ Köpfe x Kopfpauschale

← reine Einzelleistungsabrechnung
→ modifizierte Einzell.vergütung

4. Fallpauschalsystem

← Fallmeldung
→ Fälle x Fallpauschale

← reine Einzelleistungsabrechnung
→ modifizierte Einzell.vergütung

5. Festbetrag

→ Festbetrag

← reine Einzelleistungsabrechnung
→ modifizierte Einzell.vergütung

6. Mischsysteme
Grundlohnkoeffizient

→ % Anteil an Grundlohnsumme

← reine Einzelleistungsabrechnung
→ modifizierte Einzell.vergütung

7. Plafondierte Einzelleistungsvergütung (Kopfbetrags-Plafond)[1]

← reine Einzelleistungsabrechnung
→ Plafond aus Köpfe x Kopfbetrag

← reine Einzelleistungsabrechnung
→ modifizierte Einzell.vergütung

8. Plafondierte Einzelleistungsvergütung (Fallbetrags-Plafond)[1]

← reine Einzelleistungsabrechnung
→ Plafond aus Fälle x Fallbetrag

← reine Einzelleistungsabrechnung
→ modifizierte Einzell.vergütung

---

1 sofern Plafond überschritten, falls nicht, s 1.

Abb. 28

Punktwert verändert wird *(retrospektiver Punktwert)*. Aber auch dann, wenn die Einzelleistungen nur mit 95% bezahlt werden, bleibt es immer eine Einzelleistungsvergütung, denn der Arzt, der mehr Fälle hat und mehr Leistungen oder höherwertige Leistungen erbringen muß, erhält entsprechend mehr Honorar als ein anderer Arzt. Auf keinen Fall erhalten die Ärzte eine pauschale Vergütung „je Fall".

Für die *Ersatzkassen* gilt seit langer Zeit und weiterhin das System der *reinen Einzelleistungsvergütung* (neuerdings ausgenommen Laborleistungen), während die *RVO-Kassen* bedauerlicherweise seit 1976 dieses System wieder verlassen haben. Hier sind infolge einer pauschalierten oder plafondierten Gesamtvergütung die KVen gezwungen, die *Einzelleistungsvergütungen* für den einzelnen abrechnenden Arzt *zu modifizieren*.

17.3.3 Die Krankenkasse zahlt immer eine Gesamtvergütung

Seit der Bildung der Kassenärztlichen Vereinigungen im Jahr 1931 ist es gesetzlich reichs- bzw. bundesweit geregelt, daß die Krankenkassen nicht eine Vergütung für den einzelnen Arzt zahlen, der Leistungen für ihre Versicherten erbracht hat, sondern mit befreiender Wirkung eine Gesamtvergütung für alle für sie erbrachten kassenärztlichen Leistungen. Seit dem Gesetz über das Kassenarztrecht (GKAR) von 1955 schreibt der § 368f Abs.1 RVO vor, daß die Kassenärztlichen Vereinigungen diese Gesamtvergütung unter die Kassenärzte unter Berücksichtigung der Art und des Umfanges der erbrachten einzelnen Leistungen verteilen müssen.

Gleichgültig ob die gesamte Vergütung, die eine Krankenkasse vierteljährlich an eine KV zu zahlen hat, aus der Summe der abgerechneten Einzelleistungen (bei der reinen Einzelleistungsvergütung) oder nach einem Pauschalsystem errechnet wird, es ist immer eine Gesamtvergütung.

Unter pauschaler Gesamtvergütung versteht man vor allem die folgenden in § 368f Abs.2 RVO genannten Gesamtvergütungssysteme:

- Errechnung der Gesamtvergütung nach dem *Kopfpauschalsystem* (Pauschalbetrag je Versicherten),
- Errechnung der Gesamtvergütung nach dem *Fallpauschalsystem* (Pauschalbetrag je Fall),
- Gesamtvergütung als *Festbetrag* (feste Summe pro Quartal).

Das Gesetz läßt auch die Vereinbarung von sogenannten „*Mischsystemen*" aus den vorgenannten Pauschalsystemen, der Einzelleistungsvergütung und anderen im Gesetz nicht erwähnten Methoden zu. Als solche Mischsysteme sind u. a. zu verstehen:

1. Errechnung der Gesamtvergütung nach Einzelleistungen mit einer Höchstbegrenzung (Plafond) nach dem Kopfpauschalsystem;
2. Errechnung der Gesamtvergütung nach Einzelleistungen mit einer Höchstbegrenzung (Plafond) nach dem Fallpauschalsystem.

Bei den RVO-Kassen wurde vom 1. Juli 1978 bis zum 30. Juni 1979 das unter 1. genannte System vorwiegend durchgeführt; für die folgende Zeit bis Ende 1980 haben die KBV und die Bundesverbände der RVO-Kassen ein System vorgeschlagen, das dem unter 2. genannten im Prinzip entspricht. In praxi sind die Gesamtvergütungssysteme wesentlich komplizierter, da sie unter Umständen unterschiedliche Berechnungsmodalitäten für einzelne Leistungsgebiete, wie ambulante kurative Versorgung, stationäre kurative Versorgung, Mutterschaftsvorsorge, Früherkennungsmaßnahmen, Sonstige Hilfen, vorsehen. Abb. 28 soll einen Überblick über die Vergütungssysteme (Kassenarzt – KV) und Gesamtvergütungssysteme (KV – Krankenkasse) geben.

17.3.4 Vereinbarungen über die Höhe der Gesamtvergütung

Das Gesamtvergütungssystem und die Höhe der Gesamtvergütung sind im Gesamtvertrag, d. h. durch die einzelnen KVen und die Landesverbände der Krankenkassen zu vereinbaren. Seit dem Kostendämpfungsgesetz hat die neugeschaffene „Konzertierte Aktion im Gesundheitswesen" einmal jährlich eine Empfehlung über die angemessene Veränderung der Gesamtvergütungen abzugeben. Kommt eine derartige Empfehlung nicht zustande, haben die Kassenärztliche Bundesvereinigung und die Bundesverbände der Krankenkassen (einschl. Ersatzkassenverbände und Bundesknappschaft) eine dementsprechende Empfehlung zu vereinbaren. Dies kann jedoch nicht erzwungen werden, so daß durchaus Fälle denkbar sind, in denen auch zwischen den Spitzenorganisationen eine derartige Empfehlungsvereinbarung nicht zustande kommt, für die dann auch nicht etwa das Bundesschiedsamt zuständig wäre. In einem solchen Fall müssen die entsprechenden verbindlichen gesamtvertraglichen Regelungen eben ohne Empfehlung vereinbart werden, wie es auch vor dem Kostendämpfungsgesetz üblich war und im allgemeinen mit gutem Erfolg auf partnerschaftlicher Basis in den einzelnen Ländern geschah.
Je nach Gesamtvergütungssystem ist bei einer Errechnung nach Einzelleistungen eine Veränderung des Punktwertes zum Punkt-Bewertungsmaßstab bzw. eine Anhebung der in DM ausgedrückten Gebühren oder bei einem Pauschalsystem eine entsprechende Anhebung des Kopf-, Fall- oder Festbetrages zu vereinbaren. Bei einer nach oben begrenzten Errechnung der Gesamtvergütung nach Einzelleistung (Plafond) wäre außer einem veränderten Punktwert eine entsprechende Veränderung des Plafonds vertraglich festzulegen.
Die Ersatzkassen vergüten die ärztlichen Leistungen seit Jahrzehnten im Rahmen einer reinen Einzelleistungsvergütung (neuerdings ausgenommen Laborleistungen). Der Punktwert, mit dem die (für RVO- und Ersatzkassen einheitlichen) Gebührenzahlen (Punktzahlen) für die einzelnen Leistungen zu multiplizieren sind, wurde in früheren Jahren von Jahr zu Jahr um 4% bis 4,5% angehoben. 1981 trat hier eine Spaltung insoweit ein, als der Punktwert für La-

boratoriumsleistungen nur um 3,5% angehoben wurde (für die übrigen Leistungen um 4,5%). Die sich daraus errechnenden DM-Gebühren für die einzelnen Leistungen in der E-GO wurden dann im Rahmen der allgemeinen Kostendämpfungsbewegung für 1982 und das erste Halbjahr 1983 nicht mehr verändert („eingefroren"). Für die RVO-Krankenkassen und die Bundesknappschaft wurde für die Zeit vom 1.Juli 1978 bis zum 30.Juni 1979 ein Übergangs-Kopfpauschalsystem vereinbart, mit dessen Hilfe ein Ausgangspunktwert für den neuen BMÄ errechnet werden sollte mit dem Ziel, ab 1.Juli 1979 dann wieder zur reinen Einzelleistungsvergütung unter Benutzung dieses Ausgangspunktwertes (und einer prozentualen Anhebung dieses Punktwertes) überzugehen. Bedauerlicherweise ist es ab 1.Juli 1979 in den meisten KV-Gebieten nicht wieder zu dieser angestrebten Lösung gekommen; vielmehr wurde für die Laboratoriumsleistungen im Rahmen der kurativen Behandlung ein Fallpauschalsystem (bei einer KV auch ein Kopfpauschalsystem) und für die übrigen ambulanten kurativen Leistungen ein Einzelleistungssystem mit einer Limitierung („Deckel", Plafond) vereinbart. Dieses Limit wurde wiederum mit Hilfe eines Fallwertes errechnet. Für die übrigen Leistungsarten (Mutterschaftsvorsorge, Früherkennungsmaßnahmen, Sonstige Hilfen) gilt nach wie vor – wie bei den Ersatzkassen – das reine Einzelleistungsvergütungssystem. Allein im Gebiet der Kassenärztlichen Vereinigungen Nord-Württemberg und Nordbaden gibt es dieses Fallpauschalsystem für Laboratoriumsleistungen nicht, sondern wird auch für diese Leistungsgruppe das nach oben limitierte Einzelleistungsvergütungssystem angewandt.

Dieses relativ komplizierte Vergütungssystem führt für die RVO-Abrechnung allgemein dazu, daß die exakte Vergütungshöhe meistens nicht von vornherein feststeht, sondern erst später mit Hilfe eines nachträglich ermittelten Punktwertes errechnet werden kann, wenn die Anforderungen an Einzelleistungen und Pauschalen bzw. begrenzten Gesamtvergütungssummen gegenübergestellt werden. Wie bei den Ersatzkassen wurden die vereinbarten Fallpauschalen, Kopfpauschalen, Punktwerte für 1982 und für das erste Halbjahr 1983 „eingefroren"; für die Zeit vom 1.7.1983 bis zum 30.6.1985 bleiben die Gebührensätze für Laborleistungen weiter „eingefroren", während die übrigen Sätze zweimal angehoben werden. So hat sich sowohl für RVO- als auch für Ersatzkassen infolge der eingefrorenen Vergütungen und der steigenden Praxiskosten das Kostenverhältnis ungünstig verschoben, so daß das Realeinkommen der Kassenärzte – unabhängig von der Tatsache, daß immer mehr Ärzte an den insgesamt zur Verfügung stehenden Vergütungen partizipieren – rückläufig ist.

17.3.5 Abschlagszahlungen

Infolge des hier bisher dargestellten Verfahrens vergehen zwischen dem ersten Leistungstag innerhalb eines Behandlungsvierteljahres und der endgültigen Feststellung und Zahlung einer Abrechnung mindestens neun Monate. Der Kassenarzt wird im allgemeinen nicht in der Lage sein, diese Zeit ohne Vergütung abzuwarten. Deshalb sehen die Honorarverteilungsmaßstäbe oder ähnliche autonome Normen der einzelnen KVen und die Gesamtverträge mit den Krankenkassen Abschlagszahlungen vor. Hierfür haben sich in praxi zwei Systeme entwickelt:

1. Der Arzt erhält im Laufe eines Leistungsquartals jeweils etwa am Monatsende eine Abschlagszahlung, also beispielsweise am 28.1., 28.2. und 28.3. je eine Abschlagszahlung für die Leistungen im 1. Quartal. Die Schlußzahlung für dieses Quartal unter Verrechnung der drei Abschlagszahlungen erfolgt dann nach Bearbeitung in der KV etwa am 10. Juli. Bei diesem System verfügt der Arzt zu jedem Monatsende über einen Teil der ihm zustehenden Vergütung, darüber hinaus erhält er jedes Vierteljahr noch eine zusätzliche Zahlung (Schlußzahlung).
2. Nur in den ersten beiden Monaten eines Leistungsquartals werden gegen Monatsende Abschlagszahlungen geleistet, also beispielsweise für das 1. Leistungsquartal am 28.1. und am 28.2. Gegen Ende des dritten Monats, also am 28.3. erfolgt bereits die Schlußzahlung für das 4. Leistungsquartal des Vorjahres; die Schlußzahlung für das 1. Leistungsquartal erfolgt dementsprechend etwa am 28.6. Auch bei diesem System verfügt der Arzt gegen Ende jeden Monats über einen Anteil der ihm zustehenden Vergütung, und zwar jeweils etwa 30%. Bei den Ersatzkassen werden im allgemeinen Abschlagszahlungen von jeweils 25% und dann eine entsprechend höhere Schlußzahlung geleistet. Genaueres muß der einzelne Kassenarzt bei seiner zuständigen KV erfragen.

Weiterführende Literatur: [28, 40, 70, 77].

Rolf Liebold

18 Umsatz, Kosten, Einkommen

18.1 Umsatz – Einkommen

Die Öffentlichkeit sprach in den letzten Jahren ständig vom angeblich hohen Einkommen der niedergelassenen Ärzte und verwechselte dabei meistens die Begriffe „Umsatz" und „Einkommen". Im Durchschnitt aller Ärzte kann man davon ausgehen, daß etwa je die Hälfte des Umsatzes aller Kassenärzte auf die Kosten und die andere Hälfte auf das Bruttoeinkommen entfallen. Der Einzelfall sieht jedoch meistens ganz anders aus, da sich hier eine erhebliche Variationsbreite durch die unterschiedlichen Bedingungen in den einzelnen Arztdisziplinen, dem Leistungsangebot und der Leistungsinanspruchnahme je Arzt und der rationellen bzw. unrationellen Gestaltung des Praxisablaufs ergibt.
Die Gebührenordnungen bzw. Bewertungsmaßstäbe führen in den Gebührenverzeichnissen nicht Honorare (= Einkommen), sondern Gebühren auf, d. h. Wertansätze, die außer dem Honorar für die geistige und manuelle Tätigkeit des Arztes die allgemeinen Praxiskosten abgelten. Dies gilt für jede Gebührenordnung, gleichgültig ob sie diese Wertansätze unmittelbar in DM ausdrückt oder diese erst aus der Multiplikation von Punktzahlen mal Punktwert errechnet werden müssen. Zu den in den Gebühren enthaltenen allgemeinen Praxiskosten kommen daneben besonders erstattungsfähige besondere Kosten hinzu (s. 18.2). Der Arzt, aber vor allem auch seine Umwelt, müssen sich deshalb immer darüber im klaren sein, daß erst diese Kosten vom Umsatz abzuziehen sind, um zum Bruttoeinkommen zu gelangen. Aber auch dieses Bruttoeinkommen ist nicht voll verfügbar, da hier noch die persönlichen Steuern und die unbedingt erforderlichen Rücklagen für die Alters-, Unfall- und Krankheitsabsicherung enthalten sind. Das für das Leben *verfügbare Einkommen* aus ärztlicher Tätigkeit dürfte im Durchschnitt aller Ärzte etwa bei 30% des Umsatzes liegen.

18.2 Allgemeine Praxiskosten und erstattungsfähige besondere Kosten

Die drei für die Abrechnung in Frage kommenden Gebührenordnungen bzw. Bewertungsmaßstäbe (BMÄ '78, E-GO und GOÄ – s. 17.1.4) enthalten in ihren Allgemeinen Bestimmungen sachlich etwa gleichartige Regelungen darüber, welche allgemeinen Praxiskosten mit den Gebühren abgegolten und welche besonderen Kosten darin nicht enthalten sind.
Zu den allgemeinen Praxiskosten zählen alle Aufwendungen des Arztes, die für die Bereithaltung und Ausführung seiner ärztlichen Tätigkeit erforderlich sind, ohne daß sich diese Aufwendungen exakt einer einzelnen Leistung zuordnen lassen. Dazu zählen auch die Kosten, die durch die Anwendung von ärztlichen Instrumenten und Apparaturen entstanden sind, also beispielsweise durch den Einsatz eines Elektrokardiographen oder Röntgengeräts einschl. des dabei anfallenden Papierverbrauchs.
Die allgemeinen Praxiskosten kann man etwa wie folgt gruppieren:
- Praxisräume (Miete, Strom, Gas, Heizung, Reinigung, Dekoration, Reparaturen);
- Praxisbetrieb (Bücher, Zeitschriften, Bürobedarf, Praxisversicherung, Beiträge, Gebühren);
- Praxispersonal (Lohn, Sozialbeiträge, Sachbezüge);
- Praxiseinrichtung (Reparaturen, Wäsche, Berufskleidung, kleine Anschaffungen bis 800,- DM, Labor, Medikamente, Sprechstundenbedarf, Röntgenmaterial);
- Praxisfahrten (Garage, Steuer, Versicherung, Treibstoff, Reparaturen, Reinigung, fremde Beförderungsmittel);
- Fortbildung, berufspolitische Tagungen (Reisekosten);
- Sonstige Praxisausgaben, Umsatzsteuer, Zinsen usw.;
- Abschreibungen (AFA) für Anschaffungen über 800,- DM.

Die Kosten für Arzneimittel, Verbandmittel und Materialien, die Kosten für Instrumente, Gegenstände und Stoffe, die der Kranke zur weiteren Verwendung behält oder die mit einer einmaligen Verwendung verbraucht sind, können – soweit nicht entsprechende Materialien etc. in natura als *„Sprechstundenbedarf"* seitens der Kostenträger zur Verfügung gestellt werden – neben den Gebührenpositionen gesondert auf dem Behandlungsausweis in Rechnung gestellt werden.
E-GO und BMÄ '78 enthalten hier besondere Bestimmungen für die sogenannten *„Einmalartikel"*. Danach sind mit den Gebühren abgegolten (obwohl es sich hier um typische, mit der einmaligen Anwendung verbrauchte Gegenstände handelt): die Kosten für Einmalspritzen, Einmalkatheter, Einmalhandschuhe, Einmalskalpelle, Einmalkanülen, Einmalinfusionsnadeln. Dagegen sind besonders berechnungsfähig die Kosten für Einmalinfusionsbestecke,

Einmalbiopsienadeln, Einmaldarmrohre, Einmaldrainagesauggeräte. Bei der Abrechnung nach der GOÄ sind dagegen die Kosten aller Einmalartikel besonders berechnungsfähig. Holzspatel, Holzstäbchen, Gummifingerlinge, Urinauffangbeutel für Kinder werden im allgemeinen aufgrund der Sprechstundenbedarfsvereinbarung in natura geliefert. Der Kassenarzt tut gut daran, sich vor seiner Niederlassung darüber zu erkundigen, welche Artikel er als Sprechstundenbedarf (meistens getrennt für RVO-Kassen einerseits und Ersatzkassen andererseits) über eine Apotheke oder ein Geschäft für Medizinalbedarf beziehen kann und für welche anderen Artikel er die Kosten auf dem Behandlungsausweis mit ansetzen darf. Die von den einzelnen Kassenärztlichen Vereinigungen herausgegebenen Ordner mit den dort jeweils geltenden Bestimmungen enthalten wohl überall die entsprechenden Sprechstundenbedarfsvereinbarungen.

Zu den besonders erstattungsfähigen Kosten zählen – wenn nicht durch den regionalen Gesamtvertrag ausdrücklich ausgeschlossen – auch die Kosten, die dem Arzt im Einzelfall dadurch entstehen, daß er sich im Interesse eines Kranken schriftlich äußert *(Portokosten)*, daß er Unterlagen versendet *(Versandkosten)* oder sich telefonisch im Interesse des Patienten mit einem anderen Arzt, einer ärztlich geleiteten Einrichtung oder einer sonstigen Institution in Verbindung setzt *(Telefonkosten)*. Auch hierüber muß sich der Arzt in seinem KV-Gebiet erkundigen. Dort, wo die Abrechnung derartiger Kosten nicht vertraglich ausgeschlossen wurde, kann beispielsweise neben den Gebührennummern für einen Brief ärztlichen Inhalts, eines Befundberichts etc. das Porto vermerkt werden. In gleicher Weise können die entstandenen Telefonkosten abgerechnet werden (Abb. 29).

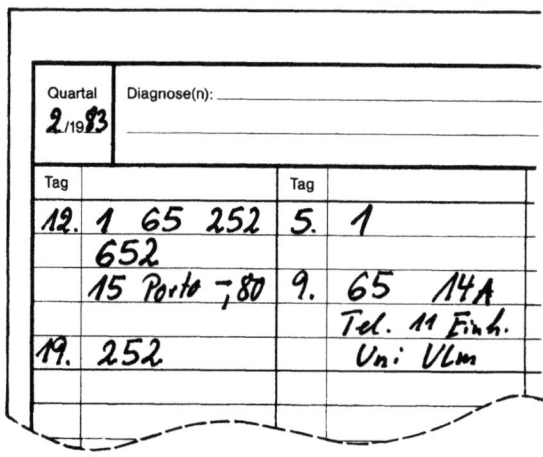

Abb. 29

Für Arztgruppen, bei denen regelmäßig Porto- und Versandkosten anfallen, sind fast überall Pauschalbeträge festgelegt worden. Für die Ersatzkassen gelten hierfür bundeseinheitlich die Nrn. 18a bis 18d, die *Versandkostenpauschalen* für Laboratoriumsuntersuchungen, Versendung von Röntgenfilmen und Szintigrammen, für zytologische Untersuchungen und für histologische Untersuchungen aufführen. Der Arzt muß hier in jedem Versandfall die entsprechende Nummer anschreiben. Für RVO-Kassen gibt es jedoch auch Regelungen, nach denen beispielsweise einem Laboratoriums- oder Röntgenarzt automatisch je Behandlungsfall ein derartiger Betrag für Versand- und Portokosten zugesetzt wird, so daß eigene Anschreibungen nicht erforderlich sind. Hierüber sollte der Arzt sich bei seiner KV ausreichend informieren.

Die Kosten der Laboratoriumsdiagnostik, der Zytologie, der Histologie, der Zytogenetik, der Strahlendiagnostik, der Anwendung radioaktiver Substanzen (Radionuklide) sowie der Strahlentherapie sind – ausgenommen von den schon genannten Versand- und Portokosten – in den Gebührensätzen enthalten, sofern nicht bei den einzelnen Positionen etwas anderes bestimmt ist. Ausgenommen hiervon sind die Kosten für zu *inkorporierende Substanzen* (nicht Bariumbrei) = *Röntgenkontrastmittel*. In manchen KV-Gebieten sollen die Ärzte derartige Röntgenkontrastmittel, sofern sie sie in größerem Umfang benötigen, direkt beim Hersteller oder bei einer pharmazeutischen Großhandlung bestellen – im allgemeinen jeweils für ein Quartal –, um die Kosten niedrig zu halten. Eine Beschaffung über Sprechstundenbedarf oder im Einzelfall mittels Rezept „ad manum medici" ist ebenfalls möglich, jedoch unwirtschaftlich.

Bei kurzlebigem radioaktivem Material soll der Arzt im Hinblick auf das Gebot der Wirtschaftlichkeit ein optimales Verhältnis zwischen der zu beschaffenden Menge und der damit zu untersuchenden bzw. zu behandelnden Patientenzahl anstreben. Er soll also derartige Untersuchungen und Behandlungen auf bestimmte Tage konzentrieren. Die Kosten für das radioaktive Material wäre durch die Anzahl der behandelten Patienten zu teilen und auf den einzelnen Behandlungsausweisen in DM in Rechnung zu stellen.

18.3 Umsatz- und Einkommensstatistik

Obwohl die Umsatz- und Einkommensverhältnisse bei den einzelnen Kassenärzten so stark differieren, daß Durchschnittswerte im Grunde nicht aussagefähig sind, sollen derartige Durchschnittsangaben im folgenden gegeben werden, um dem Leser wenigstens einen kleinen Überblick über die Umsatz- und Einkommenssituation zu ermöglichen. Dabei darf nicht unbeachtet bleiben,
- daß die Zahl der Kassenärzte von Jahr zu Jahr um etwa 3% zunimmt und sich diese Steigerung nach Einsetzen der für Ende 1984 erwarteten *„Ärzteschwemme"* verdoppeln kann;

- daß die von den Kostenträgern gezahlten Gesamtvergütungen zwar meistens von Jahr zu Jahr linear durch Vereinbarung höherer Punktwerte angehoben werden, diese Anhebungen jedoch infolge ihrer Fixierung auf die Beitragseinnahmen der Kassen unzureichend sind;
- daß aber in vielen Gebieten durch eine stärkere Zunahme der Zahl der abgerechneten Leistungen im Vergleich zur Anhebung eines vereinbarten Mengenlimits („Deckel", Plafond) zum Ausgleich der Punktwert reduziert werden muß und
- daß mit einer weiteren überproportionalen Kostenentwicklung gerade in Hinblick auf die Störfaktoren auf dem Weltmarkt zu rechnen ist.

Hieraus ergibt sich, daß der Anteil der Kosten am Umsatz steigen wird und daß bei einer Verteilung der ärztlichen Leistungen auf ein erhebliches Mehr an Ärzten in den meisten Fällen eine *Umsatzstagnation*, wenn nicht gar ein Umsatzrückgang und eine darüber hinausgehende Einkommensreduzierung je Arzt eintreten kann. In letzter Zeit sind hierzu in Fachzeitschriften des öfteren Prognosen veröffentlicht worden, die vorausschauend auf die nächsten etwa zehn Jahre mit Einkommensminderungen von um 50% rechnen.

Die folgende Tabelle 18a zeigt den Anteil der Betriebsausgaben und des Einnahmeüberschusses (=Bruttoeinkommen) bei den Allgemeinärzten/prakt.

Tabelle 18a. Umsatzmittelwerte (DM) für Ärzte in der Bundesrepublik Deutschland 1980. (Quelle: „Kostenstrukturanalyse in der Arztpraxis 1980", S.31, Zentralinstitut für die kassenärztliche Versorgung in der Bundesrepublik Deutschland, Dezember 1981)

	Allgemeinärzte	„Fach"ärzte
Umsatz	271 006	375 395
davon KV-Umsatz	231 131	295 553
Betriebsausgaben	122 585	188 755
Einnahmeüberschuß (Bruttoeinkommen)	148 421	180 640

Tabelle 18b. Verfügbares Einkommen der Ärzte 1980 in DM (Mittelwerte).

	Allgemeinärzte	„Fach"-ärzte	Gesamt
Einnahmenüberschuß	148 000	187 000	170 000
Einkommensteuer	54 442	75 366	66 170
Kirchensteuer	4 231	5 904	5 169
Kindergeld	+1 800	+1 800	+1 800
Einkommen nach Steuer	91 127	107 530	100 461
Altersversorgung	27 338	32 259	30 138
=verfügbares (Netto-)Einkommen	63 789	75 271	70 323

Ärzten und den Ärzten mit sonstigen Gebietsbezeichnungen (hier abkürzend als „Fach"ärzte bezeichnet) auf. 1980 betrug bei den Allgemeinärzten/prakt. Ärzten der Einnahmeüberschuß 54,8 v. H., die Kosten somit 45,2 v. H., bei den „Fach"ärzten der Einnahmeüberschuß 49,7 v. H., die Kosten somit 50,3 v. H. In der Tabelle 18b wurde für 1980 aus den vorgenannten Einnahmeüberschüssen das Einkommen nach Steuer und nach weiterem Abzug der erheblichen Ausgaben für Alterssicherung das dann noch frei verfügbare Nettoeinkommen errechnet. Dieses lag bei den Allgemeinärzten/prakt. Ärzten bei 23,5 v. H. des Umsatzes und bei den Fachärzten bei 20 v. H. Selbstverständlich sind die Streuungen je Arztgruppe und genauso auch innerhalb der einzelnen Arztgruppen sehr stark (s. Tabelle 18c).

Tabelle 18c. Der Kostenanteil am Umsatz bei den einzelnen Arztgruppen 1980 und 1981 (Quelle: Kostenstrukturanalyse des Zentralinstituts, Köln, 1983)

Arztgruppe	Anteil der Kosten am Umsatz in v. H.	
	1980	1981
Augenärzte	41,1	43,4
Chirurgen	50,5	57,9
Gynäkologen	50,3	49,6
Hautärzte	43,1	45,6
HNO-Ärzte	47,5	44,8
Internisten	51,1	51,8
Kinderärzte	47,6	46,8
Laborärzte	60,3	64,8
Neurologen	42,0	42,0
Orthopäden	54,4	52,0
Radiologen	61,5	63,7
Urologen	50,0	55,8
Fachärzte gesamt	50,3	51,2
Allgemeinärzte	45,2	45,8
Ärzte gesamt	48,4	49,3

Nachdem in Tabelle 18c der unterschiedliche Anteil der Kosten am Umsatz bei den einzelnen Arztgruppen in den Jahren 1980 und 1981 dargestellt worden ist und man hier auch sehen kann, daß sich diese Kostenanteile bei den einzelnen Arztgruppen unterschiedlich nach oben oder nach unten verändern, wird in Tabelle 18d ein Überblick über die Rangfolgen der Arztgruppen mit den Umsätzen und nach Abzug der Kosten mit den daraus resultierenden Bruttoeinkommen gegeben. Die sich hierbei ergebenden Verschiebungen sind graphisch dargestellt.

Tabelle 18d. Rangfolge der Arztgruppen bzgl. Umsatz und Einkommen – 1981 – in Nordwürttemberg

Rang		Umsatz in DM	Rang		Einkommen in DM
1	Laborärzte	1323922	1	Laborärzte	466021
2	Radiologen	473958	2	Orthopäden	196655
3	Orthopäden	409697	3	Radiologen	172047
4	Urologen	367231	4	Internisten	168677
5	Internisten	349953	5	Urologen	162316
6	Frauenärzte	285506	6	Augenärzte	155927
7	Hautärzte	282762	7	Hautärzte	153823
8	Augenärzte	275489	8	Frauenärzte	143895
9	Chirurgen	269110	9	Allgemeinärzte	140744
10	Allgemeinärzte	259675	10	HNO-Ärzte	138481
11	HNO-Ärzte	250872	11	Kinderärzte	118485
12	Kinderärzte	222716	12	Chirurgen	113295

Quelle: Umsatzschichtung KV NW 1981, Kostenstrukturanalyse des Zentralinstituts 1981

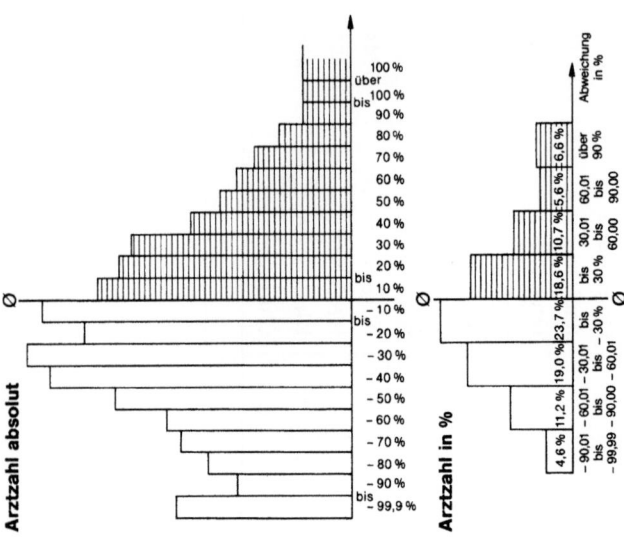

Abb. 30b. Abweichung der Umsätze *aller* an der kassenärztlichen Versorgung teilnehmenden *Ärzte* in Nordwürttemberg vom Durchschnitts-Umsatz (∅)1981. Quelle: Schichtenstatistik KV NW, entnommen [72]

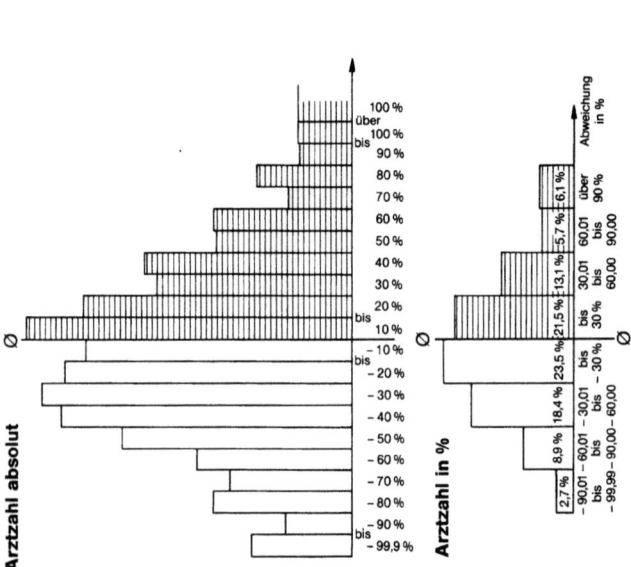

Abb. 30a. Abweichung der Umsätze aller an der kassenärztlichen Versorgung teilnehmenden *Allgemeinärzte/Praktiker* in Nordwürttemberg vom Durchschnitts-Umsatz (∅)1981. Quelle: Schichtenstatistik KV NW, entnommen [72]

Die vorstehenden statistischen Angaben sollten nicht auf Heller und Pfennig genau betrachtet werden, sie enthalten gewisse Abweichungen, da sie aus unterschiedlichen Arbeiten stammen und sich auf unterschiedliche Gebiete beziehen. Dies ist jedoch unwichtig, es kommt nur darauf an, ungefähre Größenordnungen zu erkennen. Selbst wenn vielfach die tatsächlichen individuellen Einkommensverhältnisse doch noch wesentlich günstiger liegen sollten als vorstehend dargestellt, so sind die Erwartungen bei einem Zuwachs von demnächst jährlich 12 000 jungen Ärzten und einem Bedarf von höchstens etwa 6 000 Ärzten nicht günstig.

Die Tabellen 19a und 19b und Abbildungen 30a und 30b zeigen beispielhaft für Allgemeinärzte/praktische Ärzte und für alle Ärzte auf, wie breit sich die Umsätze auffächern, wenn eine Schichtung der Einzelumsätze erfolgt. Nur 58,61% der Umsätze der Allgemeinärzte/praktischen Ärzte bzw. 54,45% der Umsätze aller Ärzte liegen in einer Zone von +40% bis ./. 40% um den jeweiligen Durchschnittsumsatz; hinzu kommen die erheblichen Umsatzunterschiede für die einzelnen Disziplinen innerhalb der „Fach"ärzte (s. Tab.20). Dies

Tabelle 19 a. Umsatzschichtung der Allgemeinärzte und praktischen Ärzte, Nordwürttemberg, 1981

Abweichung vom Durchschnittsumsatz	+%	./. %	+ und ./. %
bis 10%	8,90	7,24	16,14
10,01%–40%	18,26	24,21	42,47
40,01%–70%	27,16	31,45	58,61
	9,20	13,80	23,00
70,01% und mehr	36,36	45,25	81,61
	10,10	8,29	18,39
	46,46	53,54	100,00

Tabelle 19 b. Umsatzschichtung aller Kassenärzte, Nordwürttemberg, 1981

Abweichung vom Durchschnittsumsatz	+%	./. %	+ und ./. %
bis 10%	6,68	8,14	14,82
10,01%–40%	16,14	23,49	39,63
40,01%–70%	22,82	31,63	54,45
	8,97	15,52	24,49
70,01% und mehr	31,79	47,15	78,94
	9,72	11,34	21,06
	41,51	58,49	100,00

zeigt die geringe Aussagekraft von Durchschnittsangaben. Das „finanzielle Schicksal" des einzelnen Arztes kann sehr viel besser, aber auch sehr viel schlechter ausfallen. Das ist nun einmal Vorteil und Risiko eines freien Berufes!

18.4 Fallzahl und Fallwert

Für den niederlassungsinteressierten Arzt, aber auch anschließend während seines ganzen Berufslebens als Kassenarzt, spielen Fallzahl und Fallwert eine bedeutende Rolle. Je nach Leistungsangebot des Arztes und nach dem Leistungsbedarf der Patienten gibt es auch hier breite berechtigte Streuungen innerhalb der einzelnen Fallgruppen. Trotzdem geben die Fallzahlen und Fallwerte (Umsatz je Fall) in Tabelle 21 Anhaltspunkte.

In stark überbesetzten Gebieten sind schon heute wesentlich ungünstigere Verhältnisse anzutreffen bis zu einem Absinken der durchschnittlichen Gesamtfallzahl je Arzt auf nur noch 400 Fälle anstelle der in Tabelle 21 genannten rund 1012 Fälle (im 1/81 waren es noch 1070 Fälle)!

Tabelle 20. Umsatz je Arzt im I. Quartal 1981 und 1982 in Nordwürttemberg (Quelle: Honorarauszahlungsstatistik der KV NW, vor Abzug der Verwaltungskosten)

Arztgruppe	Umsatz je Arzt in DM	
	1/81	1/82
Anästhesisten	16697	17368
Augenärzte	75572	72642
Chirurgen	64395	64477
Frauenärzte	71496	69759
HNO-Ärzte	66636	68473
Hautärzte	76495	73295
Internisten	92197	89849
Kinderärzte	59854	54451
Laborärzte	245782	253246
Lungenärzte	57719	52484
Nervenärzte	54856	57250
Orthopäden	108659	106034
Pathologen	80448	104834
Psychotherapeuten	13325	12848
Radiologen	151125	150313
Urologen	90820	91548
Fachärzte[a]	80424	79226
Allgemeinärzte/Praktische Ärzte	69229	65967
Insgesamt[a]	75954	74037

[a] nur aufgeführte Arztgruppen

Tabelle 21. Fallwerte und Fälle je Arzt, RVO- und Ersatzkassen, nur kurative ambulante Leistungen der freipraktizierenden Ärzte (ohne Krankenhausärzte) (Quellen: Honorarauszahlungsstatistik, Honoraranforderungsstatistik der KV NW)

Arztgruppe	Fallwerte 2/81 in DM		Fälle je Arzt 2/81	
	RVO	EK	RVO	EK
Anästhesisten	132,03	130,59	44	41
Augenärzte	41,28	43,57	1170	490
Chirurgen	85,84	90,87	513	226
Frauenärzte	35,55	35,25	522	355
HNO-Ärzte	57,77	59,15	686	344
Hautärzte	47,13	47,46	927	577
Internisten	103,98	91,58	587	302
Kinderärzte	48,30	51,13	670	344
Laborärzte	64,82	70,54	2782	1495
Lungenärzte	85,15	88,22	426	160
Nervenärzte	119,69	132,23	358	156
Orthopäden	85,77	80,31	829	447
Pathologen	39,31	38,93	1605	622
Psychotherapeuten	285,34	416,94	12	13
Radiologen	104,26	113,13	869	373
Urologen	121,29	115,59	507	234
„Fachärzte"[a]	71,56	68,74	665	344
Allg'ärzte/Prakt.	63,59	55,80	774	241
Insgesamt[a]	67,76	64,16	712[b]	300[b]

[a] nur aufgeführte Arztgruppen
[b] insgesamt also 1012 Fälle im KV-Durchschnitt, in ungünstigen Gebieten jedoch wesentlich weniger, vgl. 18.4!

Sofern keine grundlegenden gesetzlichen Änderungen erfolgen, werden alle überzähligen Ärzte, die an Krankenhäusern etc. keine Beschäftigung finden, in die freie Praxis strömen. Dies wird noch in diesem Jahrhundert zu einer Verdoppelung der Zahl der niedergelassenen Ärzte führen. Auf keinen Fall kann damit gerechnet werden, daß die gesetzliche Krankenversicherung und die übrigen Kostenträger dies durch entsprechend doppelte Ausgaben für ärztliche Behandlung, die jetzt schon bei 17 Mrd. DM liegen, ausgleichen, zumal diese Ausgaben ohnehin aufgrund der Wirtschaftsveränderungen weiter steigen werden. Wie auch im folgenden Kapitel zum Ausdruck gebracht, sollte der Arzt deshalb die Chancen einer Niederlassung am erwogenen Ort sorgfältig eruieren und Praxisausbau und Ausstattung so gestalten, daß er die auf ihn zukommenden Kapitalkosten auch bei stagnierendem Umsatz bewältigen kann.

Weiterführende Literatur: [3, 4, 12, 13, 55, 56, 77].

Helmut Narr
19 Mitgliedschaft in Laborgemeinschaften

19.1 Praxisausstattung

Die ärztliche Praxis ist ein Unternehmen wie ein Anwalts- oder Architekturbüro. Notwendig ist deshalb eine vernünftige Relation zwischen einzusetzenden Mitteln und wirtschaftlichem Erfolg. Dazu gehört nicht nur eine überlegte Auswahl des Niederlassungsortes, sondern auch eine sinnvolle Planung der Praxiseinrichtung und des Praxisablaufes. Bei wachsender Arztdichte kommt insbesondere der Standortwahl erhöhte Bedeutung zu. Auch das Fachgebiet spielt eine Rolle. Wer sich an einem Ort niederläßt, der mit Ärzten des entsprechenden Gebietes bereits gut besetzt ist, belastet sich mit einer Hypothek, die häufig nur sehr schwer oder gar nicht abzutragen ist. Informationen zur Standortwahl unter Berücksichtigung des jeweiligen Fachgebietes sind deshalb außerordentlich wichtig. Niederlassungsplanungen ohne Einschaltung der KV sind riskant, weil nur sie über Niederlassungsmöglichkeiten und etwaige Schwierigkeiten Bescheid weiß. Einzelheiten der Standortwahl sind in Bd. 3, 4. Auflage 1983 des Niederlassungsservice des Zentralinstitutes für die kassenärztliche Versorgung dargelegt.

Die rationelle Ausstattung der Arztpraxis ist in gleicher Weise unter dem Gesichtspunkt einer sinnvollen Kosten-/Nutzrelation zu sehen. Ausstattungswünsche sollten sich nicht am gewohnten Bild des Krankenhauses orientieren, sondern an den Notwendigkeiten der freien Praxis und den eigenen ärztlichen und finanziellen Möglichkeiten. Überspezialisierungen, wie sie teilweise am Krankenhaus üblich sind, taugen für die freie Praxis nicht. Auch hierzu gibt es Empfehlungen in Bd. 4 Niederlassungsservice des Zentralinstitutes für die kassenärztliche Versorgung (1980).

19.2 Die Laborgemeinschaft als Mittel zur Rationalisierung des Praxisablaufes

Eine Möglichkeit zur Rationalisierung des Praxisablaufes bietet sich durch den Beitritt zu einer Laborgemeinschaft. Insbesondere Allgemeinärzte und Internisten, aber auch Ärzte anderer Gebiete schließen sich zum Betrieb solcher Laborgemeinschaften zusammen. Damit wird nicht nur die eigene Praxis entlastet, sondern oft auch eine qualitative Leistungsverbesserung erreicht. Allerdings ist die Gründung von Laborgemeinschaften und die Abrechnung der dort erbrachten Leistungen als eigene Leistung der teilnehmenden Ärzte rechtlich und kassenarztrechtlich nicht ganz unproblematisch.

19.3 Das Prinzip der persönlichen Leistungserbringung

Ärztliche Tätigkeit ist Dienstleistung und als solche regelmäßig persönlich zu erbringen. Dies ist nicht nur ein allgemeinrechtliches Prinzip (§ 613 Abs. 1 BGB), sondern auch ein berufsrechtliches. Der Arzt muß nämlich nach der Berufsordnung seine ärztliche Tätigkeit persönlich ausüben. Gleiches gilt für den Kassenarzt mit der Folge, daß Assistenten in der Arzt- und Kassenpraxis nur mit Genehmigung der zuständigen Kassenärztlichen Vereinigung beschäftigt werden dürfen.

Dennoch gehört zur ärztlichen Tätigkeit nicht nur die höchstpersönliche Behandlung durch den Arzt. Vielmehr werden ihr auch Hilfstätigkeiten zugerechnet, die in der ärztlichen Praxis unter Anleitung, Aufsicht und Verantwortung des Arztes von nichtärztlichen Mitarbeitern erbracht werden. Dies ist im § 122 Abs. 1 Satz 2 RVO für den Bereich der kassenärztlichen Versorgung ausdrücklich geregelt, gilt aber auch für jede andere ärztliche Tätigkeit (5.11.5). Voraussetzung ist nach dieser Bestimmung, daß Hilfeleistungen nichtärztlicher Personen vorliegen, die vom Arzt angeordnet und von ihm verantwortlich überwacht werden. Die Mithilfe anderer Personen im Bereich der ärztlichen Tätigkeit rechnet deshalb nur dann zu dieser ärztlichen Behandlung, wenn der Arzt verantwortlich an dieser Hilfeleistung durch eine je nach Lage des Falles mehr oder weniger intensive persönliche Anleitung oder Beaufsichtigung der Hilfsperon mitgewirkt hat. Dies gilt für jede nicht ausschließlich dem Arzt vorbehaltene Leistung. Da dazu die Laborleistungen rechnen, auch für Laborleistungen.

Daraus folgt, daß lediglich das Ingangsetzen, also Verordnen einer Leistung durch den Arzt diese Leistung noch nicht zu einer ärztlichen Leistung macht. Notwendig ist andererseits aber auch nicht, daß der Arzt jeden Teilschritt zur Erbringung einer Laborleistung oder einer anderen durch nichtärztliche Mitarbeiter teilweise erbringbaren Leistung selber durchführt. Die Frage ist allein, wie intensiv im Einzelfall die Überwachung der nichtärztlichen Mitarbeiter sein muß, die entsprechend ihrer Ausbildung durchaus einen eigenen Verantwortungsbereich haben.

Unproblematisch ist dies bezüglich der Tätigkeit nichtärztlicher Mitarbeiter in der eigenen Praxis. Hier ist nicht nur eine Anleitung und jederzeitige Überwachung, sondern auch ein allfälliges Eingreifen des Arztes möglich. Die räumliche Beziehung zwischen anordnendem und überwachendem Arzt und dem nichtärztlichen Mitarbeiter kann deshalb als Beurteilungskriterium, ob die Tätigkeit eines nichtärztlichen Mitarbeiters zur ärztlichen Behandlung gehört, durchaus eine Rolle spielen. Wer beispielsweise einen Orthopädiemechaniker oder einen Masseur in seiner ärztlichen Praxis beschäftigt, kann die Leistungen dieses nichtärztlichen Mitarbeiters als eigene Leistungen abrechnen. Wer jedoch die Leistungen eines selbständig tätigen Orthopädiemechanikers in Anspruch nimmt, beschränkt sich auf die Verordnung einer von diesem selbständig zu erbringenden Leistung, die er im übrigen auch auf der Basis eines Lieferantenvertrages als eigene Leistung mit der zuständigen Krankenkasse oder dem Patienten direkt abrechnet. In der eigenen Praxis erbrachte Laborleistungen sind also ärztliche Leistungen, da sie der Diagnose, also der eigentlichen ärztlichen Tätigkeit zuzurechnen sind.

19.4 Die Laborgemeinschaft als partielle Praxisgemeinschaft

Die Besonderheit der ärztlichen Laborgemeinschaft besteht darin, daß sich mehrere Ärzte – auch verschiedener Fachgebiete – zu dem Ziel zusammenschließen, die in ihren Praxen anfallenden Laborleistungen außerhalb dieser Praxen in einer eigens hierzu gegründeten und von ihnen getragenen Institution erbringen zu lassen. Es findet deshalb ein Zusammenschluß nach den Regeln der Gesellschaft des bürgerlichen Rechtes mit dem Ziel statt, nur Laborleistungen außerhalb der Praxis in einer gemeinsam errichteten und finanzierten Institution zu erbringen. Mit der partiellen Auslagerung der Laborleistungen aus der eigenen Praxis stellt sich zwangsläufig die Frage, ob es sich bei den in der Laborgemeinschaft erbrachten Leistungen um erbrachte eigene oder bezogene Fremdleistungen handelt. Dies hängt von der Ausgestaltung des Gesellschaftsvertrages für Laborgmeinschaften und zum anderen davon ab, welche Leistungen mit welcher Überwachungsintensität der beteiligten Ärzte in dieser Laborgemeinschaft erbracht werden. [Dazu Laborrichtlinien der KBV (19.6).]

19.5 Rechtsgrundlagen für die Abrechnung von Leistungen in Laborgemeinschaften

Erstmals im § 14 der Ersatzkassengebührenordnung (E-GO) und ihr folgend in Abschnitt M II, 3 des Bewertungsmaßstabes für Ärzte (BMÄ) wurde eine eindeutige Rechtsgrundlage für die Abrechnung bestimmter in Laborgemeinschaften erbrachter Leistungen als eigene ärztliche Leistungen geschaffen. Danach werden Laborleistungen, die in ärztlichen Laborgemeinschaften erbracht worden sind, *unter Zugrundelegung der von der Kassenärztlichen Bundesvereinigung erlassenen Richtlinien* über die Arbeitsweise von Laborgemeinschaften dann als eigene Leistungen des Arztes vergütet, wenn
- dieser Mitglied der Laborgemeinschaft ist,
- das Untersuchungsmaterial aus der eigenen ambulanten Praxis stammt
- und folgende der Kassenärztlichen Vereinigung gegenüber nachzuweisende Bedingungen erfüllt sind:
1. Die teilnehmenden Ärzte haben eine kontinuierliche für alle Leistungsbereiche qualifizierte ärztliche Aufsicht zu gewährleisten.
2. Die einwandfreie Übermittlung des Untersuchungsmaterials und die unverzügliche Mitteilung des Ergebnisses müssen gesichert sein, wobei Kosten für den Versand des Untersuchungsmaterials und für die Übermittlung des Untersuchungsergebnisses innerhalb der Laborgemeinschaft nicht berechnungsfähig sind.
3. Jeder der teilnehmenden Ärzte darf nur solche Laborleistungen berechnen, die er aufgrund seiner persönlichen Kenntnisse und Fähigkeiten innerhalb seines Fachgebietes auch in seiner eigenen Praxis erbringen dürfte. Die in der Laborgemeinschaft erbrachten Leistungen sind auf dem Behandlungsausweis zu kennzeichnen.
4. Die Qualitätssicherung ist gemäß den hierfür geltenden Bestimmungen durchzuführen. Dies sind die Richtlinien der Bundesärztekammer zur Durchführung der statistischen Qualitätskontrolle und von Ringversuchen im Bereich der Heilkunde, die bei Heinemann/Liebold aaO V, 4 abgedruckt sind.
5. Der Zusammenschluß sowie die jeweiligen Veränderungen sind von den teilnehmenden Ärzten unter Angabe der eingesetzten Geräte ihrer Kassenärztlichen Vereinigung anzuzeigen. Diese informiert die zuständigen Landesverbände der Krankenkassen sowie den VdAK (Ortsausschuß).

19.6 Die Laborrichtlinien der KBV

Ergänzend gelten für die Ersatzkassenabrechnung (bei der RVO-Abrechnung nur dann, wenn die zuständige KV dies ausdrücklich beschlossen hat, was in vielen Bereichen der Fall ist) *die Richtlinien der Kassenärztlichen Bundesvereinigung über die Arbeitsweise von Laborgemeinschaften* in der Fassung des Beschlusses der Vertreterversammlung der KBV vom 11.5. 1982 (DÄ 1982 Heft 22 S.75). Diese Richtlinien enthalten folgende zusätzliche Erfordernisse:

I. Für jeden an einer Laborgemeinschaft teilnehmenden Vertragsarzt besteht eine unmittelbare Bereithaltungspflicht von Laboruntersuchungen, so weit sie in das Gebiet des betreffenden Arztes fallen: Dazu gehören:
- Harnsediment;
- Zählung der Leukozyten;
- Bestimmung des Hämoglobins oder des Hämatokrits bzw. der Erythorzyten;
- Qualitative und semiquantitative Untersuchungen im Harn oder Blut mittels Teststreifen oder Testtabletten, insbesondere auf Glukose, Harnstoff, Cholinesterase und Azeton.

Für das Vorhalten der Teststreifen und Testtabletten sind sachgemäße Lagerung und Verschluß der Behälter sowie Beachtung der Verfalldaten erforderlich.

II. *Jeder an einer Laborgemeinschaft teilnehmende Kassen-/Vertragsarzt trägt die Verantwortung für die in der Laborgemeinschaft durchgeführten und von ihm abgerechneten Untersuchungen* von der Probennahme über die Analytik bis zur Beurteilung des Analysenergebnisses.

1. Die teilnehmenden Kassen-/Vertragsärzte haben eine *kontinuierliche, für alle Leistungsbereiche qualifizierte ärztliche Aufsicht zu gewährleisten.* Bei Inanspruchnahme von Hilfspersonal muß der Kassen-/Vertragsarzt das Personal in dessen Tätigkeit anleiten und überwachen. Der teilnehmende Arzt muß sich regelmäßig über die Tätigkeit des in der Laborgemeinschaft beschäftigten Hilfspersonals, insbesondere über die wirksame Kontrolle der Analysengänge vergewissern und für das Laborpersonal zur Abklärung von Zweifelsfragen persönlich erreichbar sein. Dies setzt die räumliche Nähe des Praxissitzes zum Sitz der Laborgemeinschaft voraus.
2. *Ein Kassen-/Vertragsarzt kann Leistungen, die von ihm in einer Laborgemeinschaft erbracht werden, nur abrechnen, wenn sie in sein Fachgebiet fallen und er sie aufgrund seiner persönlichen Kenntnisse und Fähigkeiten auch in seiner eigenen Praxis erbringen dürfte.*
   Diese Leistungen betreffen Untersuchungen,
   a) die für die Tätigkeit des niedergelasssenen Arztes medizinisch relevant sind,
   b) deren zeitlich eingeschränkte Verfügbarkeit bei Durchführung in Laborgemeinschaften ärztlich unbedenklich ist,

c) für die anerkannte und zuverlässige analytische Methoden einschließlich der Möglichkeiten der Qualitätssicherung zur Verfügung stehen,
d) für deren sachgerechte analytische und medizinische Beurteilung alle erforderlichen Daten auch bei Durchführung in Laborgemeinschaften zur Verfügung stehen,
e) für welche beim Einsatz meachnisierter Analysensysteme zuverlässige und betriebssichere Verfahren zur Verfügung stehen.

Die Qualitätssicherung ist gemäß den hierfür geltenden Bestimmungen durchzuführen. Im Hinblick auf die Zuverlässigkeit ist es erforderlich, nur solche Untersuchungen in das Leistungsspektrum der Laborgemeinschaft aufzunehmen, die in der Regel mindestens einmal wöchentlich ausgeführt werden.

3. *Für die Beurteilung der gewonnenen Untersuchungsergebnisse* müssen auch in Laborgemeinschaften den teilnehmenden Ärzten für jeden von ihnen abgerechneten Bestandteil *die folgenden Informationen für die benutzte Untersuchungsmethode laufend aktualisiert zur Verfügung stehen:*
a) Für die analytische Beurteilung:
- Die aus der laborinternen Qualitätssicherung gewonnenen Zuverlässigkeitskriterien müssen zur Verfügung stehen.
- Die Spezifität der Methode muß bekannt sein und durch geeignete Kontrollproben immer wieder überprüft werden.
- Die Nachweisgrenze der Methode muß bestimmt sein.
- Eine Liste von Störfaktoren der einzelnen Methoden aufgrund von Literaturangaben muß vorliegen.

b) Für die medizinische Beurteilung:
- Die Prüfkriterien für die Plausibilitätskontrolle müssen bekannt sein.
- Normalbereiche für die benutzte Methode und die definierten Voraussetzungen (Alter, Geschlecht, Nahrungsaufnahme, Zeitpunkt sowie Bedingungen der Probennahme u. a.) für die Transversalbeurteilung müssen bestimmt sein.
- Die Gültigkeit der von der Literatur entnommenen Normalbereiche muß für die Patientengruppe der Laborgemeinschaft überprüft werden.
- Die Voraussetzungen für eine Longitudinalbeurteilung wie analytischer Vertrauensbereich, Bedingungen der Patientenvorbereitung und Probennahme müssen festgelegt sein.

4. *Die Leitung einer Laborgemeinschaft erfordert neben den ärztlichen Kenntnissen zusätzliche Kenntnisse in der Analysentechnik und der Betreuung der Apparate;* es ist dafür ein verantwortlicher Arzt zu bestellen, der entsprechende Kenntnisse besitzt. Hierbei kann er entsprechend vorgebildete Mitarbeiter hinzuziehen. Die teilnehmenden Kassen-/Vertragsärzte haben Zweifelsfragen bei der Beurteilung der Analysenergebnisse mit dem Leiter des Laboratoriums zu besprechen. Dazu gehört insbesondere die Aufklärung der Ursachen für die nicht ins klinische Bild passenden Laboratoriumsbefunde.

III. Voraussetzungen für das Betreiben von vollmechanisierten Ein- und Mehrkanal-Analysengeräten
Neben der Grundausstattung und dem vollmechanisierten Gerät sollen zur Methodenprüfung und Ausfallsicherung folgende Geräte vorhanden sein:
- Analysenwaage
- Zweiter unabhängig arbeitender Gerinnungsthermostat zur Überprüfung
- Arbeitsplatz für manuelle Methoden (im Mikrolitermaßstab)
- Dilutoren
- Ionenaustauschanlage
- Spektrallinien-Photometer
- Emissions-Flammenphotometer
- Coulometer, sofern Chlorid bestimmt wird
- problemadäquate Zentrifugen
- Tischrechner mit Drucker

Geeignete Vorkehrungen für die Ausfallorganisation bei Analysengerätedefekt sind zu treffen.

IV. *Spezielle Laboratoriumsuntersuchungen können von einem Kassen-/Vertragsarzt nur dann abgerechnet werden, wenn er die für den Untersuchungsgang notwendigen Kenntnisse hat und die Untersuchung unter seiner persönlichen Überwachung und unmittelbaren Verantwortung erfolgt.* Diese Voraussetzungen sind bei folgenden Leistungen zu fordern:
- mikrobiologische Verfahren (außer einfachen Färbungen von Abstrichpräparaten)
- immunulogische Untersuchungen zur Erkennung von Infektionskrankheiten
- immunologische Verfahren in der Art von Bindungsanalysen (EIA usw.).
- immunologische Untersuchungen aus der Autoimmunologie
- immunologische Verfahren zur Antigenbestimmung, besonders Proteine
- immunhämatologische Untersuchungen einschließlich Blutgruppenbestimmungen
- Bestimmungen von Hormonen, Vitaminen und ähnlichen Wirkstoffen sowie deren Metaboliten
- Nachweis von Arzneimitteln und Giften qualitativ und quantitativ
- speziellere chemische Verfahren wie elektrophoretische und chromatographische Trennungen mit Ausnahme der Leistungen nach Nr. 3900 und 3906, Bestimmungen von Spurenelementen (u. a. Kupfer, Magnesium, Mangan), Aktivitäten von besonderen Enzymen (G6P-DH, Aldolase u. ä.), Bestimmung von Iso-Enzym-Aktivitäten, Bestimmungen von Aminosäuren
- Untersuchungen von Punktaten, besonders Liquor, spezielle hämatologische Verfahren wie Nachweis von LE-Zellen, Knochenmarksdifferenzierungen
- spezielle Gerinnungsuntersuchungen

- Vorsorgeprogramme der Laboratoriumsmedizin wie z. B. serologische Mutterschaftsvorsorge-Untersuchungen
- Untersuchungen bei Risikoschwangerschaft

V. *Der Kassen-/Vertragsarzt kann zur Unterstützung seiner Maßnahmen bei klinisch-chemischen Analysen, die in sein Fachgebiet fallen, den Teilschritt der Analytik* in Gemeinschaftseinrichtungen der Kassen- und Vertragsärzte durchführen lassen, soweit es die medizinischen Erfordernisse zulassen. Diese Voraussetzungen sind bei folgenden Leistungen erfüllt:

Nummer 3623	Gesamteiweiß
Nummer 3661	Glukose im Blut
Nummer 3663	GOT
Nummer 3664	GPT
Nummer 3681	Calcium
Nummer 3701	Calcium
Nummer 3682	Kalium
Nummer 3691	Kalium
Nummer 3683	Lithium
Nummer 3685	Natrium
Nummer 3703	Eisen
Nummer 3710	Bilirubin gesamt und/oder direkt
Nummer 3711	Cholesterin gesamt
Nummer 3714	Harnstoff
Nummer 3715	Harnsäure
Nummer 3717	Kreatinin
Nummer 3720	Triglyceride
Nummer 3730	Alpha-Amylase
Nummer 3732	CK
Nummer 3733	HBDH
Nummer 3735	Gamma-GT
Nummer 3737	LDH
Nummer 3738	Alkalische Phosphatase
Nummer 3739	Saure Phosphatase
Nummer 3740	Prostataphosphatase
Nummer 3742	Cholinesterase
Nummer 4142	Erythrozytenzählung (physikalisch)
Nummer 4143	Leukozytenzählung (physikalisch)
Nummer 4146	Thrombozytenzählung (physikalisch)
Nummer 4200	Bestimmung der Erythrozyten- und der Leukozytenzahl, ggf. auch des Hämatokrits, einschl. der rechnerisch ermittelten Parameter, mittels mechanisierter Geräte (Teilchenzähler)
Nummer 4201	Bestimmung der Erythrozyten- und der Leukozyten- und Thrombozytenzahl, ggf. auch des Hämatokrits, einschl. der

rechnerisch ermittelten Paramter, mittels mechanisierter Geräte (Teilchenzähler)

In diesem Fall sind die in diesen Richtlinien gestellten Anforderungen an die verantwortliche ärztliche Leitung, apparative Ausstattung, die Qualitätssicherung und die sorgfältige Auswahl, Anleitung und Beaufsichtigung des Personals durch die Gemeinschaftseinrichtung zu erfüllen.

VI. *Die einwandfreie Übermittlung des Untersuchungsmaterials* und die unverzügliche Mitteilung des Ergebnisses *müssen* bei allen Formen der Leistungserbringung *gesichert sein.*

Blutproben für hämatologische und Gerinnungsuntersuchungen müssen spätestens 3–4 Stunden nach der Probennahme analysiert werden.

19.6.1 Bereitstellung eines Akutlabors

Die Teilnahme eines Kassen- oder Vertragsarztes an einer Laborgemeinschaft entbindet ihn nicht von der Verpflichtung zur Bereithaltung bestimmter Laboruntersuchungen in seiner Praxis und im Rahmen seines Gebietes. Die Bereithaltungspflicht für bestimmte Laboruntersuchungen ist unter I der Laborrichtlinien der Kassenärztlichen Bundesvereinigung definiert. Mit dieser Verpflichtung soll im Bedarfsfall eine schnelle Diagnostik ermöglicht werden.

19.6.2 Abrechungsvoraussetzungen für die Leistungserbringung in Laborgemeinschaften

Da die Abrechenbarkeit von Laborleistungen *als eigene Leistungen* in einer Laborgemeinschaft davon abhängig ist, daß auch diese Leistungen unter Aufsicht und Kontrolle des teilnehmenden Arztes ausgeführt werden, werden in Abschnitt II der Laborrichtlinien der KBV die einzelnen Voraussetzungen aufgeführt, die eingehalten werden müssen, um das Leistungserfordernis der persönlichen Leistungserbringung zu erfüllen. Hierzu gehören:

1. Eine kontinuierliche, qualifizierte ärztliche Aufsicht für alle Leistungsbereiche (II, 1 Laborrichtlinien).
2. Die Laborleistungen müssen in das Gebiet des Arztes fallen, der sie erbringt (II, 2 Laborrichtlinien).
3. Der Arzt muß über die notwendigen Kenntnisse und Fähigkeiten zur Erbringung dieser Leistungen verfügen und sie auch in seiner eigenen Praxis erbringen dürfen (II, 3 Laborrichtlinien).
4. Die Leistungen müssen in bezug auf ihre medizinische Verwendbarkeit aussagekräftig sein, sich zur Erbringung in einer Laborgemeinschaft eignen und der Qualitätssicherung unterzogen werden (II, 2a bis e Laborrichtlinien).

5. Für die Beurteilung der gewonnenen Untersuchungsergebnisse in einer Laborgemeinschaft müssen den teilnehmenden Ärzten die unter II, 3 Laborrichtlinien im einzelnen aufgeführten Informationen für die analytische und medizinische Beurteilung zur Verfügung stehen.
6. Die Leitung einer Laborgemeinschaft muß einem verantwortlichen Arzt übertragen werden, der auch in medizinischen Zweifelsfällen sachkundige Auskunft erteilen kann.

19.6.3 Vollmechanisierte Analysengeräte

Die Voraussetzung für das Betreiben ist unter III der Laborrichtlinien geregelt. Neben der Grundausstattung und dem vollmechanisierten Gerät sollen zur Methodenprüfung und Ausfallsicherung die im einzelnen unter III der Laborrichtlinien aufgeführten Geräte wie Analysenwaage, Ionenaustauschanlage usw. vorhanden sein.

19.6.4 Besondere Anforderungen für spezielle Laboruntersuchungen

Für die Durchführung spezieller Laboratoriumsuntersuchungen enthält Nr. IV Laborrichtlinien nicht nur eine Aufzählung der speziellen Untersuchungen, die überhaupt in Laborgemeinschaften erbracht werden dürfen (die nicht aufgeführten müssen zur Durchführung an einen Laborarzt überwiesen werden). In Nr. IV werden vielmehr auch
1. besondere Kenntnisse und
2. eine verschärfte, nämlich persönlich unmittelbare Überwachungsverpflichtung und
3. unmittelbare Verantwortung des Arztes verlangt, der solche Leistungen in einer Laborgemeinschaft erbringen will.

Für die unter IV Laborrichtlinien genannten speziellen Untersuchungen wird nicht nur der Nachweis spezieller Kenntnisse gegenüber der KV, sondern auch eine unmittelbare und persönliche Überwachung verlangt, die sich auf diese speziellen Untersuchungen und ihre Durchführung bezieht. Welche speziellen Kenntnisse im einzelnen verlangt werden, ist bei der zuständigen Kassenärztlichen Vereinigung zu erfragen. Die persönliche Überwachung setzt auch die persönliche Anwesenheit des Arztes voraus, der die unter IV Laborrichtlinien genannten Leistungen in einer Laborgemeinschaft erbringt.

19.6.5 Beziehbare Leistungen

Unter V Laborrichtlinien schließlich werden 31 klinisch-chemische Untersuchungen aufgeführt, die in einer Gemeinschaftseinrichtung von Ärzten, i.S. des § 368 n Abs. 8 RVO erbracht werden können. Voraussetzung hierfür ist, daß
1. die Leistungen in das Gebiet des Arztes fallen, der sie in der Laborgemeinschaft erbringen will,
2. die Leistungen zur Unterstützung der ärztlichen Maßnahmen des abrechnenden Arztes dienen,
3. die medizinischen Erfordernisse eine solche Leistungserbringung zulassen.

Unter diesen Voraussetzungen kann der Teilschritt der Analytik in einer Gemeinschaftseinrichtung von Ärzten erbracht werden, wenn der Kassen-/Vertragsarzt Mitglied dieser Gemeinschaftseinrichtung ist und die in den Laborrichtlinien gestellten Anforderungen an die verantwortliche ärztliche Leistung, apparative Ausstattung, Qualitätssicherung und Aufsicht durch die Gemeinschaftseinrichtung erfüllt werden (vgl. Flatten: DÄ 1982/Heft 22 S. 19).

Weiterführende Literatur: [68].

Rolf Liebold
20 Praxisfinanzierung

20.1 Allgemeines

Mindestens 1½ bis 1 Jahr vor dem geplanten voraussichtlichen Niederlassungs- und Zulassungstermin sollte sich der Arzt in etwa über den erforderlichen Investitionsbedarf und dessen Finanzierung im klaren sein. Informationsgespräche mit mehreren Firmen, die Arztpraxen einrichten und ausstatten, einerseits und mehreren Geldinstituten andererseits, sollten in dieser Phase geführt werden, um aus den sicherlich abweichenden Informationen eine plastische Darstellung der Probleme zu erhalten.

Genauso sollte sich der Arzt rechtzeitig bei der für die geplante Nieder- und Zulassung zuständigen Kassenärztlichen Vereinigung (KV) über evtl. finanzielle Hilfen seitens dieser KV erkundigen, die dann ggf. in Frage kommen, wenn der Arzt sich für einen von der KV ausgeschriebenen Kassenarztsitz interessiert, dessen Besetzung aufgrund der Bedarfsplanung dringend erwünscht ist.

20.2 Voraussichtliches Leistungsangebot

Zunächst einmal wird sich der Arzt aber darüber klar werden müssen, welche Leistungen er aufgrund seiner Aus-, Weiter- und Fortbildung und seiner Interessen erbringen möchte, welche Leistungen er im Rahmen des von ihm gewählten Fachgebiets und der evtl. gewählten Subspezialisierung erbringen darf und welche Leistungen in dem von ihm erwogenen Gebiet von der Bevölkerung erwartet und benötigt werden. Auch hier kann ein klärendes Gespräch mit der Kassenärztlichen Vereinigung sehr von Nutzen sein.

20.3 Zu erwartender Umsatz

Alle Erfahrungen zeigen immer wieder, daß letzten Endes die Inanspruchnahme einer Arztpraxis und damit der zu erwartende Umsatz von der Persönlichkeit des Arztes, d.h. seinem Wissen und praktischen Können sowie seinem persönlichen Einsatz abhängt. So mancher Arzt, der sich in einem relativ schlecht versorgten Gebiet niederließ und deshalb erwarten konnte, daß er einen guten Umsatz erzielen wird, wurde enttäuscht, wie umgekehrt mancher andere Arzt, der sich in einem überbesetzten Gebiet zulassen ließ, aufgrund seines breiten Leistungsangebots, aber evtl. auch gerade umgekehrt infolge seiner tiefen Subspezialisierung, vor allem oft aber auch aufgrund seines persönlichen Einsatzes und des Rufes, den er bald genoß, erstaunliche Fallzahlen und Umsätze erzielen konnte.

Sieht man von dem im örtlichen Einzelfall schwer bestimmbaren tatsächlichen Leistungsbedarf und dieser im voraus kaum schätzbaren persönlichen Ausstrahlung des Arztes ab, so gibt es doch eine Anzahl objektiver Fakten, die gewisse Schätzungen über den zu erwartenden Umsatz ermöglichen. Hierzu gehören:

- die vorhandene Arztdichte und die Aktivität der bereits niedergelassenen Kollegen sowie hier anstehende Änderungen (vor allem, ob sich weitere Ärzte in diesem Gebiet niederlassen wollen);
- die durchschnittlichen Fallzahlen der Ärzte des Fachgebietes allgemein bei dieser KV und evtl. speziell im Umkreis der geplanten Niederlassung;
- der durchschnittliche Umsatz je Fall unter Berücksichtigung eines evtl. abweichenden Leistungsspektrums des niederlassungsinteressierten Arztes.

Über derartige Angaben verfügt von allen Niederlassungsberatung betreibenden Stellen allein die KV. Der Arzt sollte sich hierüber mit dem Niederlassungsberater der KV intensiv unterhalten. Daraus kann er dann ein ungefähres Bild über den zu erwartenden Umsatz bei einer im Vergleich zu seinen Kollegen „normalen" Praxistätigkeit ableiten.

20.4 Erforderliche Investitionen

Aufgrund des fixierten Leistungsangebots muß sich nach der erfolgten Information bei mehreren Ausstattungsfirmen der Arzt endgültig über seine Investitionen
- für Praxisräume,
- für Wohnräume,
- für Praxisausstattung

klar werden. Der Arzt sollte hierüber einen ausführlichen, übersichtlichen, gut gruppierten und mehrfach durchgecheckten Investitionsplan erstellen, der nicht nur die großen Anschaffungen, sondern auch die Vielzahl der kleineren enthalten muß. Die Investitionen müssen einerseits so ausgerichtet sein, daß er ein für sein Fachgebiet ausreichendes Leistungsspektrum anbieten kann, sie sollten jedoch für die erste Zeit der Praxistätigkeit vorsichtig bemessen werden. Die Maßstäbe der Einrichtungsberater der an einem möglichst hohen Umsatz interessierten Einrichtungsfirmen sollten nicht zum Maßstab des Arztes werden. Die Möglichkeit, seltene erforderliche Leistungen auf Überweisung an entsprechende Kollegen in der Umgebung erbringen zu lassen, wie z. B. Röntgenleistungen, sowie die Möglichkeit des Anschlusses an eine Laborgemeinschaft für die Laboratoriumsleistungen (s. Kap. 19) oder einer Apparategemeinschaft (z. B. für die Sonographie oder für Langzeit-EKG's) müssen von vornherein mit einkalkuliert werden.

20.5 Finanzbedarf

Ein Finanzbedarf entsteht
- für die Anmietung bzw. Erstellung der Praxisräume einschl. erforderlicher Aus- und Umbauten;
- für die Wohnräume des Arztes und seiner Familie;
- für die Praxisausstattung, nicht nur mit großen Geräten und Mobiliar, sondern auch mit vielen kleinen Dingen einschl. Verbrauchsmaterialien;
- für die Betriebsmittel der Praxis, aus denen Löhne, Gehälter, Mieten, Versicherungsprämien, Energie- und Wasserkosten etc. für ein Vierteljahr bestritten werden können (oft ungenügend vorkalkuliert!);
- für die Kosten der Lebenshaltung des Arztes und seiner Familie;
- für die Finanzierungskosten.

Für jeden der vorgenannten sechs Posten sollte eine detaillierte Finanzbedarfsrechnung erstellt werden. Zwar zahlen die KVen bereits gegen Ende des ersten Monats einer Zulassung gewisse Abschlagszahlungen, doch richten diese sich nach den bereits vorliegenden Fällen, und es ist nicht mehr so gewiß, daß die Fallzahlen von vornherein sprunghaft in die Höhe steigen. Die Betriebsmittel müssen so bemessen sein, daß der Arzt die erste „Durststrecke" des Anlaufs einer neuen Praxis überstehen kann. Auch hierüber kann ihm vielleicht der KV-Niederlassungsberater Auskunft geben, mit welcher „Durststrecke" er nach den letzten Erfahrungen dieser KV etwa rechnen muß. Zwei Quartale werden es heute i. d. R. mindestens sein.

20.6 Arten der Fremdfinanzierung

Neben der Finanzierung durch Eigenkapital kommen folgende Fremdfinanzierungsarten in Frage:
- langfristige Darlehen
  - von Geschäftsbanken, Sparkassen etc.,
  - Bauspardarlehen,
  - Darlehen der öffentlichen Hand,
  - Darlehen berufsständischer Organisationen,
  - Darlehen der Gemeinde des Niederlassungsortes (heute kaum noch),
- mittelfristige Kredite
  - Lieferantenkredite,
  - Teilzahlungskredite,
  - Kredite der Geschäftsbanken, Sparkassen,
- kurzfristige Kredite
  - Kontokorrentkredite der Geldinstitute,
- sonstige Finanzierungshilfen
  - Umsatzgarantien der Kassenärztlichen Vereinigung,
  - Honorarvorauszahlungen der Kassenärztlichen Vereinigung.

Bei der Wahl zwischen lang-, mittel- und kurzfristigen Krediten gilt der Grundsatz, daß die Finanzierungsdauer in etwa der Lebensdauer der damit bezahlten Anschaffungen entsprechen soll. Die Finanzierung einer Eigentumswohnung zu Praxis- oder Wohnzwecken kann und sollte also mit langfristigen Darlehen erfolgen, die über 20 oder mehr Jahre laufen. Die Finanzierung von Geräten etc. sollte so erfolgen, daß diese Anschaffungen spätestens nach einem Zeitraum amortisiert sind, der 80% der voraussichtlichen Lebensdauer dieser Geräte entspricht. Hierbei muß nicht nur die Alterung durch den ständigen Gebrauch solcher Geräte, sondern auch die Tatsache berücksichtigt werden, daß vor der technischen Abnutzung ein Gerät durch Neukonstruktionen oder durch ganz andersartige Leistungen völlig überholt sein kann. Keinesfalls sollten – bei normalen Bedingungen auf den verschiedenen Geldmärkten – langfristig zu amortisierende Anschaffungen durch kurzfristige Kontokorrentkredite, die im allgemeinen wesentlich teurer sind, finanziert werden. Solche kurzfristigen Kredite bieten sich dagegen zur Finanzierung der laufenden Praxisausgaben (Mieten, Gehälter etc.) für eine Anlaufzeit an. Aber auch hier wird es meistens rentabler sein, diese Ausgaben durch einen mittelfristigen Kredit eines Geldinstituts abzudecken.

Ob und unter welchen Voraussetzungen Darlehen der öffentlichen Hand, der berufsständischen Organisationen und sonstige Finanzierungshilfen, wie Umsatzgarantien oder Honorarvorauszahlungen, zu erhalten sind, kann bei der zuständigen KV erfragt werden. Dort ist auch die Broschüre des Zentralinstituts „Finanzierungsmöglichkeiten einer Praxis" erhältlich, die Beispiele für die

Wirtschaftlichkeitsberechnung und für die Aufstellung eines Investitions- und Finanzplanes enthält.

Anstelle des Kaufs von Praxiseinrichtungen, Geräten und auch des Autos kann evtl. eine Miete, ein Leasing in Frage kommen. Dies muß aber unter Berücksichtigung der jeweiligen Finanzierungsbedingungen genau mit Hilfe eines Fachmannes durchgerechnet werden. Auf alle Fälle ist dies für die erste Zeit eine Möglichkeit, den Kapitalbedarf kleiner zu halten und Käufe erst weiter zu tätigen, wenn die Praxis „läuft" und selbst entsprechendes Kapital erarbeitet.

20.7 Finanzierung einer Praxisübernahme

Abgesehen von der kurzfristigen Auszahlung des vorhergehenden Praxisinhabers mit Hilfe von Eigenmitteln oder Darlehen und anderen Krediten nach der vorstehend genannten Art besteht hier die Möglichkeit, die Praxisübernahme zu finanzieren:
1. aufgrund eines langfristigen Abzahlungsvertrages,
2. durch eine laufende Rentenzahlung bis zum Ableben des vorhergehenden Praxisinhabers oder dessen hinterbliebenen Ehepartners.

Gerade derartige Verträge bedürfen einer gründlichen Erarbeitung; der in solchen Dingen unerfahrene Arzt sollte hier nicht die Kosten der Beratung durch einen Sachverständigen scheuen. Desgleichen bedarf der geforderte Kaufpreis einer gründlichen Prüfung. Soweit es sich um den Preis für die zu übernehmenden Geräte, Einrichtungen etc. handelt, kann der Zeitwert mit Hilfe einer Firma für Medizinalbedarf ermittelt werden. Der zusätzliche *ideelle Wert* (Goodwill) wurde in den letzten Jahren oft mit 25% des Jahresdurchschnittsumsatzes der letzten drei Jahre errechnet. Bei zunehmender Arztdichte ist einerseits die Übernahme eines Klientels + Kartei (wenn gut geführt) von Vorteil, andererseits kann evtl. der angesetzte Umsatz durch bereits erfolgte Neuzulassungen in der Nachbarschaft nicht gehalten werden, so daß vorstehende Berechnung zu einer Überzahlung des tatsächlich noch vorhandenen Goodwills führen würde. Eine Beratung durch die Ärztekammer ist hier sinnvoll. Vor allem aber muß die spezielle örtliche Situation genau erkundet werden.

20.8 Finanzbedarf für Praxisgründung

Die Verhältnisse hinsichtlich des Finanzbedarfs zum Kauf und Ausbau von Räumen bei Praxisgründung und Praxisübernahme sind so unterschiedlich, daß sich hierzu nichts Generelles sagen läßt. Die folgende Tabelle 23 gibt die Erfahrungen einer in größerem Umfang für die Ärzte tätigen Bank wieder. Dies mag einen gewissen Anhalt geben, befreit den Arzt jedoch nicht von einer eigenen genauen Investitions- und Finanzplanung.

Tabelle 23. Investitionen zur Existenzgründung in 1000 DM.

1	2	3	4
Fachgebiet	1979	1980	1981
1. Kinderärzte	150	180	180
2. Dermatologen	170	200	210
3. Neurologen	220	230	240
4. Praktiker/Allgemeinärzte	220	240	250
5. Chirurgen	215	250	250
6. Augenärzte	220	250	260
7. HNO-Ärzte	255	260	270
8. Lungenärzte	260	270	280
9. Gynäkologen	300	320	340
10. Internisten	400	420	440
11. Orthopäden	410	440	450
12. Pathologen	400	450	(450)
13. Urologen	400	450	460
14. Röntgenärzte	550	600	620
15. Laboratoriumsdiagnostik	590	700	(700)

Vorstehende Kosten enthalten Umbaukosten, Betriebsmittelkredite sowie Autofinanzierung.

Weiterführende Literatur: [7, 40, 41, 44, 45].

Helmut Narr
21 Ärztliche Aufklärungspflicht

21.1 Der Behandlungsvertrag

Rechtsgrundlage für die Behandlung des Patienten durch den Arzt ist der Behandlungsvertrag. Er kommt zustande:
1. Zwischen freipraktizierendem Arzt und Patient bei ambulanter Behandlung,
2. zwischen Krankenhaus und Patient bei stationärer Behandlung (totaler Krankenhausaufnahmevertrag),
3. zwischen Krankenhaus und Patient (über Pflege, Verpflegung und Unterkunft) und
gleichzeitig zwischen Chefarzt und Patient (ärztliche Behandlung), beim Wahlleistungspatienten (aufgespaltener Krankenhausaufnahmevertrag),
4. zwischen Chefarzt und Patient bei ambulanter privater oder kassenärztlicher Behandlung,
5. zwischen Patient und Krankenhaus (über Pflege, Verpflegung und Unterkunft) und außerdem zwischen Belegarzt und Patient bei stationärer belegärztlicher Behandlung
6. zwischen Krankenhaus und Patient bei Institutsbehandlung. Sie liegt vor, wenn anstelle des Chefarztes das Krankenhaus als Institution zur Ausübung bestimmter Leistungen, insbesondere Sachleistungen o. ä. ermächtigt ist.

Ein Behandlungsvertrag braucht nicht ausdrücklich abgeschlossen zu werden. Er kann auch stillschweigend oder durch konkludentes Handeln oder auch im mutmaßlichen Einvernehmen zustande kommen. Die Aufnahme der Behandlung, die Einigung über einen Behandlungstermin, die Zusage eines Hausbesuches, die Aufnahme in ein Krankenhaus ist regelmäßig als Vertragsabschluß zu werten. Auch mit dem bewußtlos eingelieferten Patienten kommt ein Behandlungsvertrag zustande. Es gelten hier die Grundsätze der Geschäftsführung ohne Auftrag. Danach liegt die Aufnahme eines bewußtlosen Patienten in seinem mutmaßlichen Interesse. Dies reicht für das Zustandekommen eines Vertrages aus.

Der Arztvertrag ist ein Dienstvertrag, kein Werkvertrag. Der Unterschied liegt darin, daß beim Dienstvertrag lediglich die Dienstleistung als solche, also sachgemäße ärztliche Behandlung und hinreichende Aufklärung, beim Werkvertrag aber ein Erfolg geschuldet wird. Auch wenn das Ziel ärztlicher Behandlung letztlich immer die Heilung des Patienten ist, kann diese nicht als vertraglich geschuldeter Erfolg versprochen werden. Ein Werkvertrag liegt auch nicht bei einer Operation vor. Fraglich ist, ob die Durchführung einer Sterilisation ein Werkvertrag ist. Überwiegend wird jedoch auch die Durchführung einer Sterilisation zu recht als Dienstvertrag charakterisiert.

21.2 Rechte und Pflichten aus dem Behandlungsvertrag

Aus einer wirksam zustande gekommenen Vertragsbeziehung zwischen Arzt und Patient, zwischen Krankenhaus und Patient, zwischen Chefarzt und Patient erwachsen gegenseitige Rechte und Pflichten. Der Patient hat Anspruch auf:
1. Sorgfältige Behandlung nach den anerkannten Regeln der ärztlichen Wissenschaft. Hierzu gehört Diagnosestellung, Therapie, Überweisung an einen Spezialisten oder ins Krankenhaus.
2. Aufklärung des Patienten über alle mit der Behandlung, ihren Zielen, Risiken und Erfolgen zusammenhängenden, für den Patienten wissenswerten Fragen.

Als Gegenleistung hat der Patient einen gültigen Krankenschein beizubringen oder die Privatliquidation zu bezahlen.

21.3 Die rechtliche Bedeutung der Aufklärungspflicht

Die fundamentale Bedeutung der ärztlichen Aufklärungspflicht wird erst deutlich, wenn man weiß, daß nach deutschem Recht auch jeder ärztliche Heileingriff eine strafbare Körperverletzung ist, wenn und soweit dieser Eingriff nicht durch die ausdrückliche, stillschweigende, mutmaßliche oder konkludente Einwilligung des Patienten gerechtfertigt wird. Nur die Einwilligung des Betroffenen macht den ärztlichen Heileingriff rechtmäßig, gleichgültig ob es sich um eine diagnostische, therapeutische oder medikamentöse Maßnahme handelt. Einwilligen kann aber nur, wer zuvor über all das informiert wurde, wozu seine Einwilligung nötig ist. Die Rechtswidrigkeit des ärztlichen Heileingriffes ohne Einwilligung des Patienten sowie die Notwendigkeit, dieses Einverständnis durch eine eingriffsbezogene Information des Patienten herbeizuführen, sind die Gründe dafür, warum jeder Patient vor jedem nicht ganz ungefährlichen, alltäglichen Routineeingriff aufgeklärt werden muß. Fehlt es nämlich an der Aufklärung, entfällt auch die Einwilligung. Fehlt es an der Einwilligung, ist der ärztliche Heileingriff eine rechtswidrige und damit strafbare Körperverletzung mit der Folge, daß

1. der Arzt wegen Körperverletzung bestraft werden kann und
2. er dem Patienten für den nicht gewollten Eingriff Schadensersatz leisten muß, falls durch diesen Eingriff ein Schaden kausal entstanden ist.

Auch wenn es ärztlichem Denken schwerfällt, einen gelungenen Heileingriff, der ja dem Patienten nützen soll, als ein rechtswidriges Ereignis zu begreifen, muß man sich mit diesem Gedanken vertraut machen. Es ist so. Das Selbstbestimmungsrecht des mündigen Patienten über seinen Körper und seine Gesundheit gebietet es, Eingriffe ohne Zustimmung des Betroffenen, der allein verfügungsberechtigt ist über Körper und Gesundheit, zu unterlassen. Daß die Selbstbestimmung des Patienten und seine alleinige Entscheidung darüber, ob und was mit ihm geschieht, zu einer Änderung der Bewußtseinslage und des Rollenverständnisses zwischen Arzt und Patient geführt haben, ist nur eine Folge dieser rechtlichen Einschätzung und der Bewußtseinsänderung beim Patienten.

21.4 Der für die Aufklärung zuständige Arzt

Am Beginn einer ärztlichen Behandlung steht also die Aufklärung des Patienten durch ein Arztgespräch. Ein Arztgespräch ist erforderlich, weil die Aufklärung des Patienten nicht delegiert werden darf. Insbesondere reicht eine Aufklärung durch nichtärztliche Mitarbeiter nicht aus. Zuständig für die Aufklärung ist der Arzt, der den Eingriff vornimmt. Bei Arbeitsteilung, insbesondere bei Teamwork innerhalb einer Klinik empfiehlt sich arbeitsteilige, eingriffsbezogene Information mit der Folge, daß der Operateur über die Durchführung der Operation und deren Folgen informiert, während der Anästhesist die Probleme der Narkose mit dem Patienten besprechen sollte. Der Arzt, der einen Patienten ins Krankenhaus einweist, braucht ihn nicht über alle Einzelheiten des geplanten Eingriffes zu informieren. Das ist Sache der Krankenhausärzte. Ausreichend ist eine Information durch den behandelnden Arzt über die Notwendigkeit der weiteren Behandlung im Krankenhaus. Es gibt keine generelle Verpflichtung des niedergelassenen Arztes, bei jeder Einweisung eines Patienten ins Krankenhaus über die dort vorzunehmenden Eingriffe umfassend zu informieren. Nur dann, wenn der niedergelassene Arzt die Aufklärung des Patienten über die ihm angeratene und im Krankenhaus durchzuführende Operation *übernommen hat,* kann der Arzt schadensersatzpflichtig werden, wenn
1. diese Aufklärung des niedergelassenen Arztes unvollständig war und
2. der Krankenhausarzt von sich aus nicht zusätzlich aufgeklärt hat.
Dies hat der Bundesgerichtshof neuerdings in zwei Entscheidungen vom 23. 10. 1979, NJW 1980 S. 633 und vom 22. 4. 1980 NJW 1980 S. 1905 festgestellt. In beiden Fällen ist die Kenntnis des Tatbestandes zum Verständnis und der Tragweite dieser Entscheidungen von Bedeutung.

Im ersten Fall (NJW 1980 S. 1905) suchte der betroffene Patient den einweisenden Chefarzt einer Hals-Nasen-Ohrenklinik in dessen Praxis auf. Dieser Chefarzt riet dem Patienten zu einer Operation. Der Patient wurde dann in der Krankenhausabteilung des einweisenden Arztes von dessen Ärzten, nämlich seinen Assistenten operiert und von diesen vor dem Eingriff nicht mehr aufgeklärt. Unter diesem und nur unter diesem Gesichtspunkt wurde im konkreten Fall eine nicht hinreichende Aufklärung des einweisenden Arztes angenommen, der jedoch offensichtlich kein niedergelassener Arzt war.

Bei der zweiten Entscheidung (NJW 1980 S. 633) ging es darum, daß der Hausarzt eine Patientin ins Krankenhaus eingewiesen hatte mit der kategorischen Forderung: *„bei Frau H. Appendektomie erforderlich".*

Nach Auffassung des BGH hatte der Hausarzt in diesem Fall die Appendektomie dem Krankenhausarzt nicht zur Prüfung anheimgestellt, sondern sie kategorisch als erforderlich bezeichnet. Daß er dies ohne jede Begründung und insbesondere ohne Befundhinweis getan habe, sei zwar nicht zu billigen, ändere aber nichts daran, daß in diesem Fall in erster Linie den einweisenden Hausarzt die Pflicht getroffen habe, entsprechend aufzuklären. Diese Auffassung ist problematisch. *Den Krankenhausarzt* trifft unabhängig von den Feststellungen des einweisenden Arztes stets eine eigene Prüfungspflicht zur angenommenen oder tatsächlich festgestellten Diagnose des einweisenden Arztes. Mindestens muß man aber verlangen, daß der Krankenhausarzt sich beim Patienten vergewissert, ob eine ausreichende Information erfolgte.

Es gilt also im Prinzip nach wie vor das Gebot der jeweils eingriffsbezogenen Aufklärung durch den jeweils hierfür zuständigen Arzt. In Problemfällen erscheint es mindestens nicht unsinnig, bei einer Einweisung ins Krankenhaus einen Vermerk anzubringen: „Aufklärung im einzelnen noch nicht erfolgt." Umgekehrt kann sich ein Krankenhausarzt nicht darauf verlassen, daß die notwendigen Informationen vom Hausarzt vollständig erteilt wurden. Auch Krankenhausärzte sind deshalb gut beraten, wenn sie sich entweder bestätigen lassen, daß der Patient als Folge der Aufklärung durch den einweisenden Arzt eine zusätzliche Aufklärung nicht mehr wünscht oder aber von sich aus und aus ihrer Sicht eingriffsbezogen informieren.

21.5 Umfang der Aufklärung

Aufzuklären ist der Patient darüber,
was mit ihm,
mit welchen Möglichkeiten und Alternativen (Verlaufsaufklärung),
mit welchen Risiken und
mit welchen nicht ganz atypischen Nebenfolgen geschieht (Risikoaufklärung).
Hierzu ist eine Information über die Art der Erkrankung, den Umfang und die

Schwere des Eingriffes sowie die Darstellung der Alternativen zu diesem Eingriff erforderlich. Ob also eine Operation, eine konservative oder medikamentöse Behandlung durchzuführen ist, muß mit dem Patienten besprochen und in seine Entscheidung gestellt werden. Diese auch Verlaufsaufklärung oder Eingriffsaufklärung bezeichnete Information ist im Verhältnis zur Frage, mit welchen Risiken und Nebenfolgen ein Eingriff verbunden ist, relativ harmlos. Nur die letztere, Risikoaufklärung genannte Information des Patienten wirft auch heute noch Fragen auf, die eine generelle, für alle Fälle passende Handhabungsrichtlinie unmöglich macht.

Art des Eingriffes, gewöhnlicher Verlauf, typische mit einer Behandlung verbundene Folgen sind deshalb mit dem Patienten zu besprechen. Medizinische Vorlesungen werden weder erwartet noch sind sie notwendig. Fachausdrücke sollen möglichst vermieden werden. Eine dem Patienten verständliche Sprache ist anzustreben. Der Bildungsstand des Patienten ebenso wie etwaige Erfahrungen mit einschlägigen Vorerkrankungen sind zu berücksichtigen. Nicht aufklärungsbedürftig sind solche Folgen oder Risiken, die nach allgemeiner Erfahrung mit jedem, insbesondere mit jedem operativen Eingriff verbunden sind (z. B. eine mögliche Blutung bei einer Operation). Der Umfang der Aufklärung beschränkt sich regelmäßig auf eine Darstellung im großen und ganzen und in groben Zügen. Gibt sich der Patient damit nicht zufrieden, hat er Anspruch auf weitere Informationen. Fragen, die zusätzlich gestellt werden, sind auch zusätzlich zu beantworten. Weder die statistische Komplikationsdichte noch ein statistischer Wahrscheinlichkeitsgrad auftretender Risiken ist ein Anhaltspunkt dafür, ob und in welchem Umfang aufzuklären ist. Entscheidend ist allein die Dringlichkeit und die Schwere des Eingriffes, also die Abwägung zwischen Art und Schwere der Erkrankung und dem Risiko der sich aus dem Eingriff ergebenden Gefahren. Je dringlicher ein Eingriff, desto geringer sind die Anforderungen an den Umfang der Aufklärungspflicht. Je weniger dringlich ein Eingriff, desto höher die Anforderungen an den Umfang und die Intensität des ärztlichen Aufklärungsgespräches. Während bei Eingriffen aus vitaler Indikation die Aufklärungspflicht auf ein Minimum reduziert sein kann, umfaßt sie bei nicht lebenswichtigen Eingriffen, insbesondere bei Eingriffen nur zur Diagnosestellung und bei kosmetischen Operationen auch solche Risiken und Nebenfolgen, die außerhalb eines typischen Geschehensablaufes liegen.

Informationspflichtig sind auch alle aus der persönlichen Situation des Patienten sich ergebende Risiken, beispielsweise möglich Stimmbandschädigung als Folge einer Strumektomie bei einem Sänger o. ä. Auf besonders schwerwiegende oder fatale Folgen muß hingewiesen werden.

Unterbleiben kann die Aufklärung, wenn die Information zu einer ernsten und nicht behebbaren Gesundheitsschädigung des Patienten führen würde, nicht schon dann, wenn die Aufklärung eine „lediglich" seelische Beeinträchtigung im Gefolge hat. Dieses „therapeutische Privileg" (Deutsch, NJW 1980 S. 1305) kann im Einzelfall im Konflikt zwischen Mündigkeit des Patienten und ärztlichem Heilauftrag vermitteln. Entbehrlich kann die Aufklärung auch dann sein, wenn der Patient über Art, Umfang und Risiken des Eingriffes sich informiert zeigt. Dies kommt insbesondere bei Mehrfachoperationen im selben Bereich infrage. Schließlich kann der Patient auch auf die Aufklärung ganz verzichten. Bloße Nichtäußerung hierzu reicht jedoch nicht aus. Eine schriftliche Einverständniserklärung, die den Verzicht ausdrücklich enthält, erscheint erforderlich.

Gemessen wird der Umfang der Aufklärung am „verständigen Patienten". Hierbei ist nicht nur dessen Bildungsstand, seine Erfahrungen mit einschlägigen Vorerkrankungen, sondern auch der individuelle Informationsbedarf des einzelnen Patienten zu beachten. Eine totale Aufklärung, die häufig mit der Fürsorgeverpflichtung des Arztes im Verhältnis zu seinem Patienten in Konflikt geraten kann, wird zwar von der Rechtsprechung dann gefordert, wenn der Patient die ganze Wahrheit wissen will. Spätestens hier stehen sich die Forderung nach Selbstbestimmung des Patienten und die ärztliche Fürsorgepflicht unversöhnlich gegenüber. Eine totale Aufklärung wird die Angst des Patienten sowie seine Scheu, den Eingriff durchführen zu lassen, und seine Verunsicherung erhöhen, im Einzelfall auch die Durchführung eines notwendigen Eingriffes verhindern.

Das *Aufklärungsgespräch* muß so *rechtzeitig geführt werden,* daß dem Patienten genügend Zeit zur Überlegung und Entscheidung bleibt.

21.6 Das „therapeutische Privileg"

Zwischen totaler Aufklärung und Verzicht auf jede Information gibt es einen Mittelweg. Der Kompromiß besteht darin, daß man nicht wegen jedes belanglosen Eingriffes stundenlage Gespräche führt und den Patienten verunsichert, ihn letztlich von der Durchführung eines medizinisch notwendigen Eingriffes abhält, andererseits aber auf den konkreten Fall bezogen die Information erteilt, die der einzelne Patient in seiner konkreten Situation unter Berücksichtigung seines individuellen körperlichen und seelischen Zustandes braucht, um aufgrund eigener Entscheidung den vom Arzt für erforderlich gehaltenen Eingriff zu bewilligen. Einerseits soll der Patient zu der medizinisch notwendigen Maßnahme motiviert, andererseits nicht durch eine zu drastische Darstellung aller möglichen Komplikationen davon abgehalten werden. Menschliches Einfühlungsvermögen in die besondere Notsituation eines kranken Menschen und psychotherapeutisches Geschick sind unerläßlich, um diese menschlich wie rechtlich schwierige Problematik angemessen zu lösen. (Im Einzelnen Deutsch, NJW 1980 S. 1305, dem im Prinzip zuzustimmen ist, wenn auch der Ausdruck „therapeutisches Privileg" wenig passend und mißverständlich ist. A. A. Giesen, JZ 1982 S. 345 ff.; 391 ff.; 448 ff.).

21.7 Dokumentation der Aufklärung

Besonders bedeutsam ist die Dokumentation über das ärztliche Aufklärungsgespräch und seinen Inhalt. Eine Form ist für die Aufklärung nicht vorgeschrieben. Mündliche Information ist ausreichend. Sie wird auch der Regelfall sein. Dennoch sollten mindestens die notwendigsten Aufzeichnungen im Krankenblatt oder in der Kartei gemacht werden. Dazu gehört die Tatsache der Aufklärung überhaupt, ihr wesentlicher Inhalt, die Feststellung, daß der Patient mit den vorgeschlagenen Maßnahmen einschließlich der Art und des Umfanges des Eingriffes einverstanden war und keine weiteren Fragen mehr hatte. Möglich ist auch die Beiziehung eines oder mehrerer Zeugen. Dies wird häufig problematisch sein, einmal weil das Arztgespräch regelmäßig unter vier Augen erfolgt, zum anderen weil das Erinnerungsvermögen von Zeugen häufig lückenhaft ist. Denkbar ist mit Einverständnis des Patienten auch eine Tonbandaufnahme. Sie wird selten infrage kommen, da sie den Patienten aus seiner Intimsphäre lockt, ihn verunsichert und deshalb häufig abgelehnt werden wird. Ich halte sie auch für unärztlich und ungeeignet. Im Regelfall wird es also bei der eigenen Aufzeichnung des Arztes in seinen Unterlagen sein Bewenden haben. Diese Aufzeichnungen sollten dann so geführt sein, daß sie lesbar sind und nicht den Eindruck erwecken, nachträglich aufpoliert worden zu sein.

Von besonderem Beweiswert ist eine schriftliche Erklärung des Patienten, daß er aufgeklärt wurde und in die Behandlung eingewilligt hat. Seitenlage Fragebogen mit vorbereiteten Fragen bringen wenig. Sie verunsichern den Patienten, jagen ihm Angst ein, schrecken ihn ab, insbesondere dann, wenn ihm der Bogen zur Unterschrift anstelle einer mündlichen Information durch den Arzt angeboten wird. Diese Art der Aufklärung setzt sich zu Recht dem Vorwurf aus, man habe den Patienten nicht aufgeklärt, sondern lediglich das Formular unterschreiben lassen. Damit ist die Nachweispflicht einer durchgeführten Aufklärung nicht geführt. Diesen Nachweis muß aber der Arzt führen. Er, nicht der Patient ist beweispflichtig. Deswegen ist eine schriftliche Fixierung schon wichtig. Sie kann aber auf keinen Fall die persönliche Aufklärung durch den Arzt ersetzen. Wichtig ist, daß der Arzt aufklärt, der Patient die Aufklärung verstanden, die Einwilligung erteilt hat und dies alles beweiskräftig dokumentiert wird.

21.8 Die Einwilligung des Patienten

Da die Einwilligung des Patienten keine rechtsgeschäftliche Erklärung ist, setzt sie auch keine Geschäftsfähigkeit und damit keine Volljährigkeit voraus. Auch der minderjährige Patient kann einwilligen, sofern er aufgrund seiner geistigen und sittlichen Reife die Tragweite seiner Entscheidung begreift. Bei einem Minderjährigen unter 16 Jahren sollte regelmäßig die Einwilligung beider Elternteile eingeholt werden. Bei Minderjährigen über 16 Jahren kommt es auf die Art, Schwere und Dringlichkeit des Eingriffes an. Bei größeren Eingriffen können Minderjährige im allgemeinen Umfang, Risiko und Folgen noch nicht voll überschauen. Es empfiehlt sich deshalb, hier die Einwilligung der Eltern zusätzlich einzuholen. Für das nichteheliche Kind hat grundsätzlich die Mutter das Sorgerecht. Wenn aber der Minderjährige nach der Überzeugung des Arztes allein voll einwilligen kann, bedarf es der zusätzlichen Einwilligung der Eltern nicht. Bei Geisteskranken oder Geistesschwachen gelten die gleichen Grundsätze. Da es sich bei der Einwilligung nicht um eine rechtsgeschäftliche Erklärung handelt, also Geschäftsfähigkeit nicht vorausgesetzt wird, kann auch ein Geisteskranker oder Geistesschwacher in einen ärztlichen Eingriff einwilligen. Voraussetzung ist aber auch hier, daß er die tatsächliche Tragweite des Eingriffes erfaßt. Ist dies nicht der Fall, müssen die Sorgeberechtigen, also die Eltern, der Vormund oder ein Pfleger die Einwilligung erteilen. Im Falle einer mißbräuchlichen Handhabung kann das Vormundschaftsgericht angerufen werden.

Besondere Probleme ergeben sich bei der Behandlung ausländischer Patienten. Sie haben wie ein Inländer Anspruch auf umfassende Aufklärung. Dem Einwand, daß wegen sprachlicher Schwierigkeiten die Einwilligung nicht abgegeben worden sei, sollte man mindestens in kritischen Fällen durch Beiziehung eines sprachkundigen Familienmitgliedes oder eines Dolmetschers begegnen und entsprechend dokumentieren.

Die Beipackzettel der pharmazeutischen Industrie ersetzen die Aufklärung nicht. Sie enthalten Freizeichnungsklauseln zugunsten des Herstellers, jedoch keine konkrete, anwendungsbezogene Information. Regelmäßig dienen sie weniger der Aufklärung als der Verunsicherung der Patienten. Der Arzt muß deshalb trotz Vorhandenseins eines Beipackzettels bei medikamentöser Behandlung eine zusätzliche Information zum Beipackzettel geben. Er darf sich auf diesen allein nicht verlassen. Zum Gesamtproblem Kern-Laufs, Die ärztliche Aufklärungspflicht.

Weiterführende Literatur [5, 6, 38, 48, 78].

Literatur

1 Anonym (1978) Pauschale Prüfmaßnahmen, Münchener Medizinische Wochenschrift, Nr. 10
2 Birkmayer W (1972) Der Mensch und seine Konflikte, Monatskurse für die ärztliche Fortbildung, Heft 8
3 Brenner G (1978) Die Kostenstruktur in der Arztpraxis, Deutsches Ärzteblatt, S. 2450 ff.
4 Brenner G (1978) Arzteinkommen im Zehn-Jahre-Vergleich, Deutsches Ärzteblatt, S. 1204 ff.
5 Deutsch E (1981) Theorie der Aufklärungspflicht des Arztes, Versicherungsrecht S. 293, 1204 ff.
6 Deutsch E (1980) Das therapeutische Privileg des Arztes zugunsten des Patienten, Neue Juristische Wochenschrift S. 1305
7 Deutsch R, Seibel S (1979) Finanzierungsmöglichkeiten einer Praxis, Schriftenreihe „Niederlassungsservice" des Zentralinstituts für die kassenärztliche Versorgung in der Bundesrepublik Deutschland, Deutscher Ärzte-Verlag, Köln, 2. Aufl. Bd. 8
8 Doetsch W, Schnabel F, Paulsdorff J (1969) Lohnfortzahlungsgesetz, Kommentar, Heider-Verlag, Bergisch-Gladbach
9 Eichholz R (1973) Die Rechtsstellung des Belegarztes, Heft 7 – Schriften der Deutschen Krankenhausgesellschaft, Verlag W. Kohlhammer, Stuttgart
10 Engisch K, Hallermann W (1970) Die ärztliche Aufklärungspflicht aus rechtlicher und ärztlicher Sicht, Carl Heymanns Verlag, Köln
11 Füllgraff G (1977) Pharmakotherapie – klinische Pharmakologie, Fischer, Suttgart, 2. Aufl.
12 Gehb K (1977) Umsätze und Praxiskosten der niedergelassenen Ärzte, Deutsches Ärzteblatt, S. 2149 ff.
13 Gehb K (1977) Umsätze und Einkommen im Durchschnitt, Deutsches Ärzteblatt, S. 2887 ff.
14 Giere W, Schuster RW (1975) Informationsaustausch zwischen Krankenhaus und Praxis, Der Praktische Arzt, Heft 8
15 Haeckel R (1979) Empfehlungen zur rationellen Organisation von ärztlichen Laborgemeinschaften, Schriftenreihe „Niederlassungsservice" des Zentralinstituts für die kassenärztliche Versorgung in der Bundesrepublik Deutschland, Bd. 6, Deutscher Ärzte-Verlag, Köln
16 Haeckel R, Rotzler A (1978) Empfehlungen zur rationellen Ausstattung des Labors, Schriftenreihe „Niederlassungsservice" des Zentralinstituts für die kassenärztliche Versorgung in der Bundesrepublik Deutschland, Bd. 5, Deutscher Ärzte-Verlag, Köln
17 Häußler S (1970) Kurative Medizin und Rehabilitation, Arbeitsmedizin-Sozialmedizin-Arbeitshygiene, Heft 5
18 Häußler S (1970) Prävention und Kassenarzt, Zeitschrift für Allgemeine und Spezielle Medizin, Heft 8

19 Häußler S (1971) Früherkennungsuntersuchungen bei Säuglingen und Kleinkindern bis zum 4. Lebensjahr, Die Ortskrankenkasse Nr. 13
20 Häußler S (1971) Medikamentation und Rehabilitation in der Hand des praktischen Arztes, Arbeitsmedizin – Sozialmedizin – Arbeitshygiene, Heft 4
21 Häußler S (1971) Die Rehabilitation in der Hand des praktischen Arztes, Deutsches medizinisches Journal, Heft 5
22 Häußler S (1975) Das tägliche Problem „die Krankschreibung", Der Kassenarzt, Heft 15
23 Häußler S (1976) Das Kurwesen aus der Sicht des Kassenarztes, Arbeitsmedizin – Sozialmedizin – Präventivmedizin, Heft 3
24 Häußler S (1976) Gesundheitspolitik – Reform durch Zwang oder Einsicht? Deutscher Instituts-Verlag, Köln
25 Häußler S (1978) Ursachen der Schwierigkeiten in der Renten- und Krankenversicherung, Schriftenreihe der Kassenärztlichen Vereinigung Nord-Württemberg, Bd. 9, A. W. Gentner-Verlag, Stuttgart
26 Häußler S (1978) Überlegungen zur Lösung der Probleme in der Renten- und Krankenversicherung, Schriftenreihe der Kassenärztlichen Vereinigung Nord-Württemberg, Bd. 10, A. W. Gentner-Verlag, Stuttgart
27 Häußler S (1979) Patient und Arzt. Zusammenarbeit als Basis für die Weiterentwicklung des Gesundheitswesens, Therapiewoche Heft 29
28 Heinemann GW, Liebold R (1979) Kassenarztrecht, Engel-Verlag, Wiesbaden, 5. Aufl. 8. Lieferung
29 Heller G (1976) Psychogene Störungen in der Allgemeinpraxis, Therapiewoche
30 Jores A (1971) Die seelische Führung des Schwerkranken, Medizin heute, Heft 10
31 Kassenärztliche Vereinigung Nord-Württemberg (1979) Die Kassenärztliche Vereinigung Nord-Württenberg stellt sich vor, Bd. 8 der Schriftenreihe der KV NW, 2. Aufl.
32 Keller K (1975) Unser Patient als Partner, Referat anläßlich des 19. Internationalen Kongresses für Allgemeinmedizin 1975 in Igls
33 Kewitz H (Hrsg.) (1978) Medizinisch und wirtschaftlich rationale Arzneitherapie, Springer-Verlag, Berlin/Heidelberg/New York
34 Kosanke B, Troschke J, v. (1978) Die ärztliche Gruppenpraxis, Schriftenreihe „Niederlassungsservice" des Zentralinstituts für die kassenärztliche Versorgung in der Bundesrepublik Deutschland, Bd. 13, Deutscher Ärzte-Verlag, Köln
35 Krauskopf D (1978) Soziale Krankenversicherung – Kommentar, C. H. Beck'sche Verlagsbuchhandlung, München, 2. Aufl.
36 Kuhns RR (1958) Das gesamte Recht der Heilberufe, Haasenstein'sche Verlagsbuchhandlung, Berlin
37 Kuschinsky G (1975) Taschenbuch der modernen Arzneibehandlung, Thieme-Verlag, Stuttgart, 7. Aufl.
38 Laufs A (1978) Arztrecht, C. H. Beck'sche Verlagsbuchhandlung, München, 2. Aufl.
39 Leitner I (1970) Die Situation des psychisch Kranken in der Allgemeinpraxis, Münchener Medizinische Wochenschrift Nr. 44
40 Liebold R (1983) Handlexikon des Kassenarzt- und Kassenzahnarztrechts, Asgard-Verlag, St. Augustin
41 Liebold R (1981) Formalitäten vor der Niederlassung, Schriftenreihe „Niederlassungsservice" des Zentralinstituts für die kassenärztliche Versorgung in der Bundesrepublik Deutschland, Deutscher Ärzte-Verlag, Köln, 4. Aufl. Bd. 2
42 Ministerium für Arbeit, Gesundheit und Sozialordnung Baden-Württemberg Merkblatt für Ärzte zur Durchführung der Untersuchungen nach dem Jugendarbeitsschutzgesetz
43 Mohring D (1971) Touristikmedizin, Thieme-Verlag, Stuttgart
44 Narr H (1983) Standortwahl und Raumbeschaffung, Schriftenreihe „Niederlas-

sungsservice" des Zentralinstituts für die kassenärztliche Versorgung in der Bundesrepublik Deutschland, Bd. 3 Deutscher Ärzte-Verlag, Köln
45 Narr H (1977) Ärztliches Berufsrecht, Deutscher Ärzte-Verlag, Köln, 2. Aufl. Stand 5. Ergänzungslieferung 1983.
46 Nienhaus F (1978) Abkommen Ärzte/Berufsgenossenschaften, Deutscher Ärzte-Verlag, Köln
47 Peters H (1978) Die Geschichte der sozialen Versicherung, Asgard-Verlag, St. Augustin
48 Putzo H (1979) Die Arzthaftung, Grundlagen und Folgen, Medition Adenylchemie, Berlin
49 Schadewaldt H (1975) 75 Jahre Hartmannbund, Hartmannbund – Verband der Ärzte Deutschlands e. V., Bonn – Bad Godesberg
50 Scherbel O (1974) in Die Allgemeinpraxis, Taschenbücher Allgemeinmedizin, Springer-Verlag, Berlin/Heidelberg/New York
51 Schirbel E (1929) Geschichte der sozialen Krankenversicherung vom Altertum bis zur Gegenwart, Verlagsgesellschaft der deutschen Krankenkassen, Berlin
52 Schlenker G (1973) Das berufsunwürdige Handeln des Arztes, Wilhelm Goldmann Verlag, München
53 Schönhöfer PS (1978) Klinisch-pharmakologische Überlegungen zur rationellen Therapie mit Arzneimittel Die Ortskrankenkasse, Seite 225
54 Scholz JF (1974) Aufgaben des Allgemeinmediziners im Rahmen der Rehabilitation, Zeitschrift für Allgemeinmedizin, Heft 26
55 Sieben G, Goetzke W (1978) Kostenstrukturanalyse in der Arztpraxis 1976, Zentralinstitut für die kassenärztliche Versorgung in der Bundesrepublik Deutschland, Köln
56 Sieben G, Gletzke W (1978) Das Einkommen der niedergelassenen Ärzte, Zentralinstitut für die kassenärztliche Versorgung in der Bundesrepublik Deutschland, Köln
57 Spann W (1962) Ärztliche Rechts- und Standeskunde, J. F. Lehmanns Verlag, München
58 Steuer W (1978) Gesundheitsvorsorge, Krankheitsfrüherkennung, Thieme-Verlag, Stuttgart
59 Stockhausen J (1973) Der ärztliche Beruf in der Bundesrepublik Deutschland, Deutscher Ärzte-Verlag, Köln
60 Strotzka H (1965) Der psychisch Kranke in der Allgemeinpraxis, Der Landarzt, Heft 10
61 Sturm E (1977) Die Niederlassung als Allgemeinarzt, Schriftenreihe „Niederlassungsservice" des Zentralinstituts für die kassenärztliche Versorgung in der Bundesrepublik Deutschland, Bd. 12, Deutscher Ärzte-Verlag, Köln
62 Thomae H (1974) Ergebnisse und Probleme interdisziplinärer Forschung im Grenzbereich von innerer Medizin und Psychologie, Therapiewoche, Heft 8
63 Trillinger O, Kimmel KH (1976) Rationelle Praxisorganisation, Schriftenreihe „Niederlassungsservice" des Zentralinstituts für die kassenärztliche Versorgung in der Bundesrepublik Deutschland, Bd. 7, Deutscher Ärzte-Verlag, Köln
64 Kosanke B, Liebold R (1980) Arzt in freier Praxis, Schriftenreihe „Niederlassungsservice" des Zentralinstituts für die kassenärztliche Versorgung in der Bundesrepublik Deutschland, Bd. 1, Deutscher Ärzte-Verlag, Köln
65 Veigel JG, Holstein H, Schwartz FW (1978) Empfehlungen zur rationellen Ausstattung der Arztpraxis, Schriftenreihe „Niederlassungsservice" des Zentralinstituts für die kassenärztliche Versorgung in der Bundesrepublik Deutschland, Bd. 4, Deutscher Ärzte-Verlag, Köln
66 Wachsmuth W (1973) Ärztliche Problematik des Urlaubs, Springer-Verlag, Berlin, Heidelberg, New York

Literatur

67 Wannenwetsch F (1974) Erfolg in der Rehabilitation – eine Analyse, Zeitschrift für Allgemeinmedizin, Heft 26
68 Weidner V (1973) Gruppenmedizin – Symposium am 19./20. Mai 1973 in Bonn, Schriftenreihe des Hartmannbundes, Verlag Kirchheim & Co., Mainz
69 Weth E, v d (1969) Praktischer Arzt und Rehabilitation, DIAITA, Zeitschrift für Diät und Rehabilitation Jahrgang 15, Nr. 14
70 Wezel H, Liebold R (1983) Handkommentar BMÄ, E-GO, GOÄ, Asgard-Verlag, St. Augustin, 5. Aufl., 2. Liefer.
71 Zentralinstitut für die kassenärztliche Versorgung in der Bundesrepublik Deutschland (1975) Krankheitsfrüherkennung bei Säuglingen und Kleinkindern, Bd. 2 der Schriftenreihe des Zentralinstituts

Nachtrag

72 Boßmann A, Meier-Greve H-J, Heinz W (1981) Die Verpflichtung zur Wirtschaftlichkeit in der kassenärztlichen Versorgung, Schriftenreihe „Niederlassungsservice" des Zentralinstituts für die kassenärztliche Versorgung in der Bundesrepublik Deutschland, Deutscher Ärzte-Verlag, Köln, Band 10
73 Fiedler E (1983) Negativliste – „Segelanweisung" für den Kassenarzt, Deutsches Ärzteblatt, Heft 11
74 Gesetzgebung und Verwaltung, Leistungsrecht, Die Ortskrankenkasse 2/3-1983, Seite 93 ff.
75 Jung E (1982) Das Recht auf Gesundheit, C. H. Beck'sche Verlagsbuchhandlung, München
76 Laufs A (1978) Arzt und Patient zwischen Therapie und Recht
77 Liebold R (1983) Die Vergütung des Allgemeinarztes, Band 26 der Wissenschaftlichen Reihe des Zentralinstituts, Deutscher Ärzte-Verlag, Köln
78 Kern B-R, Laufs A (1983) Die ärztliche Aufklärungspflicht, Springer-Verlag, Berlin, Heidelberg, New York, Tokyo

ID# Sachverzeichnis

(Die angegebenen Nummern beziehen sich auf die Abschnittsgliederung der einzelnen Kapitel)

A

Ablehnung der kassenärztlichen Versorgung durch den Kassenarzt 9.3.2
Abrechnung, Abgabe 17.1.11
-, Bearbeitung in der Verwaltung 17.2.1
- besonderer Kosten 18.2
- kassenärztlicher Leistungen 17
-, rechtzeitige 9.3.6, 17.1.2
-, verspätete 7.2.2.5, 9.3.6
Abrechnungsschein für ärztlichen Notfalldienst und Urlaubs- bzw. Krankheitsvertretung 9.3.6
Abschlagszahlung 7.2.2.5, 17.3.5, 20.5
Abschreibungen 18.2
Ärzteadreßbuch 5.2.1
Ärztekammer, Aufgaben 2.9.1
-, Aufgaben - zusätzlich 2.9.6
-, Aufsicht 2.9.1
-, Beitragspflicht 2.9.4
-, Organe 2.9.2
-, Pflichtmitgliedschaft 2.9.4
-, Untergliederungen 2.9.3
Ärztemuster 5.19
Ärzteschwemme 3.2.3, 3.2.3
Ärztestreik 1.2.2, 1.2.8, 7.2.3.5
Ärztevereinsbund 2.1
Ärztliche Aufzeichnungen 5.9
- Gutachten 5.10
- Sachleistungen 7.2.3.1
- Zeugnisse 5.10
Ärztliche Zusammenarbeit 5.3, 16
Ärztlicher Beruf 5.1
Akupunktur 9.2.3
Akutlabor 3.4.3
Allgemeinarzt 4.4, 6.13
-, Unterschied zum praktischen Arzt 4.4
-, zusätzliche Gebietsbezeichnung 6.15
Amtsarzt 4.12, 16.6, 16.7
-, Aufgaben 4.12
- Amtsdauer der Vertreterversammlung und des Vorstandes 7.2.2.2

Anästhesist, Abrechnung auf Belegabteilungen 11.13
Analoge Bewertungen 17.1.4
Anschluß-Heilverfahren 14.8
Anzeigen in Tageszeitung 5.21
Apotheke, freie Wahl 5.19
Apparategemeinschaft 3.4.2, 5.15
Approbation 4.1, 4.2
-, gegenseitige Anerkennung durch EG-Staaten 4.1
Arbeiterversicherungsgesetze 1.1.2
Arbeitsmedizin 4.11
-, Fachkunde 4.11
Arbeitsruhe, Verordnung s. Arbeitsunfähigkeit
Arbeitssicherheitsgesetz 4.11
Arbeitsunfähigkeit 10.7.5, 15.1
-, Begriff 15.1.2
-, Feststellung 10.7.5, 15.1.11
-, Rückdatierung des Beginns 15.1.11
-, voraussichtliche Dauer 15.1.12
Arbeitsunfähigkeitsbescheinigungen 9.2.3, 9.3.6, 15.1.10, 15.18, 16.5
-, Durchschriften 9.3.9
Arbeitsversuch 10.7.5
Arzneikosten-Durchschnitt 10.1, 10.5.3
Arzneimittelhöchstbetrag 1.2.11, 2.10.3, 10.5.5
Arzneimittelkommission der deutschen Ärzteschaft 2.8, 7.2.3.1, 9.2.2
Arzneimittel-Richtlinien 10.2, 10.3, 10.3.2
Arzt 4.1
-, Ausbildung zum 6.1
- zu Arzt, Information 8.6
- Ersatzkassenvertrag 9.2.3.1, 17.2.2
Arztcomputer 2.10.3
Arzt-Patienten-Bindung 9.3.3
Arztbezeichnungen, zulässige 6.13
Arztbrief 17.1.6
Arztdichte 3.2.3, 3.3.5, 20.3

Sachverzeichnis

Arzthaftung 5.6
Arztregister 1.2.3, 3.3.2
Arztsysteme 1.2.2
Arztwahl, freie 1.2.2, 3.3.5, 7.2.3.1, 9.3.1, 9.3.8
Assistenten 5.14
–, Vertragsabschluß 5.14
Aufbewahrung der ärztlichen Aufzeichnungen 7.2.3.1, 9.3.9
Aufklärungspflicht 2.1
Aufsichtsbehörde 7.2.2.1
Auftragsleistung 7.2.3.1
Aufzeichnungen 5.9, 7.2.2.1
Aufzeichnungspflicht 2.10.3, 5.9, 7.2.3.1
Ausbildungsassistent 5.14
Auskünfte 7.2.3.1
Auskunft nach § 1542 RVO 7.2.3.1
Ausländer, Ermächtigung zur Teilnahme an kassenärztlicher Versorgung 3.3.6
Ausschreibung zu besetzender Kassenarztsitze 3.2.4
Ausschuß für Untersuchungs- und Heilmethoden 7.2.3.1
Aussteuerung bei der Krankengeldzahlung 15.1.9, 15.2.1
Autonomes Satzungsrecht 7.2.2

B
Badeärztliche Behandlung, Genehmigung 3.3.2
Badearztschein 9.3.6
Badearztvertrag 7.2.3.1
Badekur, Bescheinigung der Notwendigkeit einer 9.2.3.1
Bagatell-Arzneimittel 10.5.2
Bedarfsplan, Bedarfsplanung 1.2.11, 2.10.1, 3.2.3, 7.2.3.4, 20.1
Bedürfnisprüfung 3.3.5, 3.3.6
Befunde, Mitteilung an überweisenden Arzt 9.3.7
Begrenzter Personenkreis, Versorgung 3.3.6
Behandlung, kurative ambulante 9.1
Behandlungsausweis 9.3.6
–, Beschaffung fehlender 9.3.6
–, Gültigkeit 9.3.6
–, fehlender 9.3.6
– für analytische oder tiefenpsychologisch fundierte Psychotherapie 9.3.6
–, Nachreichefrist 9.3.6
Behandlungsbedürftigkeit 9.2.1

Behandlungsfall 7.2.3.1, 9.3.6, 17.2.1
Behandlungsvertrag 21.1
Behindertensport 14.12
Belegärztliche Behandlung 11
Belegärztliche Tätigkeit, Beendigung 11.7
– –, freiberuflich 11.8
– –, Genehmigung 3.3.1
– –, gemeinsame Ausübung 11.11
– –, Operationsassistenz 11.8
– –, persönliche Ausübung 11.8
– –, Voraussetzungen 11.5
– –, Widerruf 11.7
Belegarzt 4.8, 11.3
–, Abgaben an Krankenhausträger 11.11
–, Anerkennung 11.5
–, Anerkennungsverfahren 11.6
–, Ausübung ambulanter Tätigkeit im Krankenhaus 11.11
–, Begriff 4.8, 11.3
–, Besitzstandsklausel 11.10
–, Eignung 11.5
–, Gemeinschaftspraxis 11.5
–, Haftung 11.12
–, Honorierung bei Kassenpatienten 11.9
–, Honorierung bei Privatpatienten 11.10
–, konsiliarärztliche Tätigkeit 11.11
–, mehrere Krankenhäuser 11.5
–, Ungeeignetheit 11.7
–, wirtschaftliche Verordnungsweise 11.11
–, zusätzliche Privatliquidation 11.10
Belegarzteignung 4.8, 11.5
Belegarztschein 9.3.6
Belegarztvergütung 4.8
Belegarztverträge, Grundsätze für die Gestaltung 11.11
Belegarztvertrag 2.10.3, 4.8, 7.2.3.1, 11.4, 11.11
–, Kündigung 11.11
Beratungs- und Meldepflicht 14.4
Berechtigungsscheine für Krankheitsfrüherkennung 9.3.6, 17.1.10
Bericht 7.2.3.1
Berichtsvordruck 17.1.10
Berichtsvordrucke bei Früherkennungsuntersuchungen 9.3.9
Berliner Abkommen 1.2.3
Berufsfördernde Maßnahmen 14.11
Berufsgenossenschaften 2.10.3, 4.9
Berufsgerichte 5.25.3, 5.25.5
Berufsgerichtliches Verfahren 5.25.5

Sachverzeichnis

– –, Doppelbestrafung 5.25.5
Berufsordnung 5.1
Berufspflichten 2.9.6, 5.25.2 ff.
–, Verstöße 2.9.6
Berufstätigkeit, Formen ärztlicher 4
Berufsunfähigkeit 15.2.3
Berufsunwürdige Handlungen 5.25.3
Berufsverbände 2.4
Berufsverband der praktischen Ärzte/ Allgemeinärzte 2.4
Berufungsausschuß 3.3.1
Bescheinigungen 7.2.3.1
Bescheinigungen, die nicht zur Durchführung von Aufgaben der Krankenkassen und nicht für die Lohnfortzahlung erforderlich sind 9.2.3.1
Bescheinigungsverfahren bei Arbeitsunfähigkeit 15.1.10
Beschwerdeausschüsse 17.2.2
Bestallung/z 4.1
Bestellpraxis 5.7, 5.22, 7.2.3.1, 9.3.4, 9.3.6
Besuche 7.2.3.1, 9.3.1, 9.3.8, 17.1.6
– durch nichtärztliche Hilfskräfte 9.3.8
–, Mehrkosten bei 9.2.3.6
Besuchs-Rundfahrt 9.3.8
Betäubungsmittelrezepte, Durchschriften 9.3.9
Beteiligung 3.3.5
–, Überprüfung 3.3.5
Betriebsarzt 4.11
Betriebsmedizin 8.99
Betriebsmittel der Praxis 20.5, 20.6, 20.7
Bettruhe, Anordnung 15.1.1
Beurteilung über Indikation für einen Schwangerschaftsabbruch 9.2.3.1
Bewertungsausschuß 7.2.4.2
Bewertungsmaßstab – Ärzte 2.10.3, 7.2.4.2, 17.1.4, 18.1, 18.2
Beziehungen zwischen Kassenarzt und Versicherten 8.2
– – Patient und Arzt 8.2
Bezirksärztekammern 2.9
Blankorezepte 5.25.6
Blutentnahme zur Bestimmung des Alkoholgehalts 9.2.3.2
BMÄ '78 s. Bewertungsmaßstab
Bordbesuche 9.3.8
Branchenverzeichnis, Arztverzeichnis im
– 5.21
Briefbogen, Ankündigung 5.24
Brillenverordnungen 9.2.3.1
Bündelungsprinzip 11.10

Bundesärztekammer 2.8
Bundesärzteordnung 4.1
Bundesausschuß der Ärzte und Krankenkassen 7.1.2, 7.2.4.1, 10.3.2
Bundesknappschaftsvertrag 7.2.3.1
Bundesmantelvertrag 1.2.8
Bundespflegesatzverordnung 11.10
Bundesschiedsamt 7.2.3.5
Bundessozialhilfe-Gesetz 12.5, 12.6, 16.7
Bundesrehabilitationsgesetz 16.7
Bundesverfassungsgericht, Urteil vom 23. März 1960 1.2.9, 3.2.2, 3.3.5

C
Chefärzte, persönliche Behandlungspflicht 5.11.5
–, Beteiligung 3.3.5, 4.6, 9.3.1
Computer in der Praxis 2.10.3
Computer-Tomographie 3.3.1, 7.2.2.6, 10.7.1

D
Dauerkontakt zwischen Patient und Arzt 8.2
Delegation der Ausführung psychotherapeutischer Leistungen 7.2.3.1
Deutscher Ärztetag 2.8
Diagnosen, Angabe auf Behandlungsausweis 17.1.5
Dialysebehandlungen 7.2.2.6
Diplom-Psychologen 16.8.3
Disziplinarinstanzen 2.10, 5.25.2, 7.2.2.3
Disziplinarmaßnahmen 5.25, 7.2.2.3
Disziplinarordnung 7.2.2.3
Disziplinarverfahren 5.25.6
Dokumentation der kassenärztlichen Versorgung s. Aufzeichnungen
Dokumentation im Mutterpaß 10.2
Doppeluntersuchungen 10.7.2
Dreiecksverhältnis 1.2.2
Durchgangsarzt 4.9
Durchschnittswerte 10.2

E
E-GO s. Ersatzkassen-Gebührenordnung
Eichgesetz 7.2.2.7
Eichpflicht-Ausnahmeverordnung 7.2.2.7
Einführungslehrgang 3.3.3

Sachverzeichnis

Einheitsversicherung 1.2.11
– in Berlin 1.2.7
Einkommen der Kassenärzte 18.1ff.
Einmalartikel 18.2
Einstellungsuntersuchungen 9.2.3.2
Eintragung der erbrachten Leistungen auf den Behandlungsausweisen 17.1.3
Einwilligung 21.3
Einzelleistungen 7.2.2.5
–, Abrechnung 17.3.1ff.
–, Vergütung 17.3.2ff.
Einzelleistungshonorierung, Einzelleistungsvergütung 1.2.2, 1.2.8
Einzelvertrag 1.2.3, 7.1.1
Empfängnisregelung 12.1, 12.8
Empfängnisverhütende Mittel 12.8
Empfehlungen der Konzertierten Aktion über die angemessene Veränderung der Gesamtvergütungen 1.2.11, 17.3.4
Entlastungsassistent 5.14
Entzug der Kassenzulassung 7.2.2.3, 10.5.4
Erholungsverschickung 13.2.2
Ermächtigte Ärzte 2.10.2, 3.3.6, 7.2.3.1
Ersatzkassen 2.10
Ersatzkassen-Beteiligung 3.3.3
Ersatzkassen-Gebührenordnung 7.2.4.2, 17.1.4
Ersatzkassenvertrag 7.2.3.1, 17.2.2
Erstuntersuchung im Rahmen der Mutterschaftsvorsorge 17.1.9
Erwerbsunfähigkeit 15.2.4
Erziehungsschwierigkeiten 13.2.1

F
Facharzt 4.5
Facharztbezeichnung, Abschaffung der 6.14
–, Übergangsfrist 4.5
–, Übergangsregelung 6.2
Facharztkurzbezeichnung 4.5
Facharztprüfung 6.2, 6.20ff.
–, Prüfungsausschuß 6.20
–, Zulassung zur 6.20
–, Zusatzbezeichnungen 6.20
Facharzturteil 6.2
Fachfremde Fälle 9.3.1
Fachgespräch 6.20
Fahrgeldersatz 9.2.3.6
Falldenken 1.2.6
Fallpauschalierung 1.2.6, 1.2.8
Fallpauschalsystem 17.3.2, 17.3.3, 17.3.4
Fallwert 9.3.6, 18.3, 18.4
Fallzahl 3.2.4, 18.3, 18.4, 20.3
Fehlen von Zähnen 9.2.1
Festbetrag 17.3.2, 17.3.3
Filialsprechstunde 5.7
Finanzielle Hilfen 3.2.3, 3.2.4
Finanzierung einer Kassenpraxis 2.0
Fortbildung 2.9.7, 5.5, 7.2.2.1, 8.6
–, kassenärztliche 7.2.2.1
Fragmentation des Patienten 8.2
Frischzellenbehandlung 9.2.3
Früherkennung von Krankheiten 1.2.10, 3.1.2, 8.2, 9.1, 9.3.4, 13.1ff.
–, Abrechnung 17.1.10
–, Berechtigungsscheine 9.3.6
Führungszeugnis, polizeiliches 3.3.3
Fünfecksverhältnis 7.2.3.1

G
Gastarzt 6.8
Gastarzttätigkeit 6.10
Gebiet, Beschränkung auf 6.24
Gebietsbeschränkung, Vorsorgeuntersuchungen 6.24
Gebietsbezeichnung 6.5ff., 9.3.1
–, Aberkennung 6.23
–, Anerkennung EG 6.22
–, mehrere 5.17, 6.2
–, Übergangsbestimmungen 6.25
Gebührenordnungen 17.1.4, 18.1, 18.2
Gefälligkeitssterilisation 5.4
Gelöbnis des Arztes 5.1
Gemeindeschwester 16.8.1
Gemeinschaftspraxis 3.3.1, 3.4.4, 5.15, 9.3.1
–, fachübergreifende 3.4.4, 6.15
–, Genehmigung 3.3.1
–, Hinweis auf Praxisschild 5.22
Generalpflichtenklausel 5.4
Gesamtvergütung 2.10, 7.2.2.5, 17.3
–, Berechnung 2.10.3
Gesamtvergütungssysteme 17.3.2
Gesamtverträge 1.2.8, 1.2.11, 7.2.3.2, 17.3.3, 17.3.4
Gesetz über das Kassenarztrecht von 1955 1.2.8, 3.2.1
Gesprächstherapie 10.6
Gesundheitsamt 4.12
Gesundheitsberatung 8.2
Gesundheitsvorsorge 12.1

– im Erwachsenenalter 12.10
Gewährleistungsauftrag 17.2.1
Gnadenvierteljahr 5.13
GOÄ s. Gebührenordnungen
Goodwill einer Praxis 20.7
Grundlohnkoeffizient 17.3.2
Gruppenpraxis 5.15
Gutachterkommission s. Schlichtungsstellen 5.12
Gutachterliche Äußerungen 15.2.1
Guthrie-Test 13.2

H
Haftpflichtversicherung 5.6.3
Haftung, deliktische 5.6.1
– für Organisationsmangel 5.6.2
Hartmannbund 1.2.2, 1.2.5, 2.2, 2.5
Hausapotheken 10.5.1
Hausarzt 4.3
Hausbesuch 16.1
Hauspflege 10.7.3
Heilbehandlungsarzt 4.10
Heilkundebegriff 4.2
Heilmittel, Begutachtung von 5.20.
Heilmittelhöchstbetrag 1.2.11.
Heilmittel-Richtlinien 10.3.3
Heilmittelschwindel 5.19
Heilmittelverordnungen 9.2.3.1
Heilpraktikergesetz 4.2
Heilpraktiker, Zusammenarbeit mit 5.18
Hilfsmittel, Begutachtung von 5.20
Hinweis zu einzelnen Leistungspositionen im Prüfungsverfahren 17.2.2
Hippokratischer Eid 5.1
Hörgeräteverordnungen 9.2.3.1
Honorar s. auch Privatvergütung, Vergütung 5.11
–, Bemessung 5.11.13
Honorarstaffelung 2.10
Honorarverteilung 2.10
Honorarverteilungsmaßstab 2.10, 7.2.2.5, 17.1.2, 17.3.5
Honorarvorauszahlungen der Kassenärztlichen Vereinigungen 20.6
Honorierung, angemessene 1.2.2
Honorierungssystem 1.2.2, 1.2.6, 1.2.7

I
Ideeller Wert einer Praxis 20.8
Impfungen 9.2.3.2

Institut 5.17
Interessenwahrung für die Ärzte durch KV 2.10.2, 8.4, 17.2.1
Invaliditäts- und Altersversicherung 1.1.2
Investitionsbedarf bei Praxisgründung 20.1 ff.

J
Jugendarbeitsschutzuntersuchungen 5.11.4, 9.2.3.2, 12.1, 12.9, 16.7

K
Kaiserliche Botschaft 1.1.2
Kammeranwalt 5.25.5
Karies-Prophylaxe 13.2.3
Karteiblätter 8.6
Karteiführung des Arztes 9.3.9
Kassenärzte, Interessenwahrnehmung 2.10.1, 8.4, 17.2.1
Kassenärztliche Bundesvereinigung 1.2.8, 2.10.3
– –, Aufgaben 2.10.3
Kassenärztliche Leistungen, Zuzahlung s. auch Privatvergütung 11.10
Kassenärztliche Pflichten, Verstöße 2.10, 5.25
Kassenärztliche Tätigkeit, übermäßige Ausdehnung 2.10
Kassenärztliche Vereinigung Deutschlands (KVD) 1.2.6
Kassenärztliche Vereinigung, Aufgaben 2.10
– –, außerordentliche Mitglieder 2.10.2, 3.3.2, 7.2.2.1
– –, ordentliche Mitglieder 2.10.2, 3.3.2, 7.2.2.1
– –, Vertreterversammlung 2.10.2, 7.2.1, 7.2.2.1, 7.2.2.2
– –, Vorstand 2.10.2, 7.2.2.2
Kassenärztliche Vereinigungen 1.2.5, 1.2.6, 1.2.7, 1.2.8, 2.10
– –, Anschriften 2.10.2
– –, Errichtung 2.10.2
Kassenärztliche Versorgung 9.1 ff.
– –, Begriff 1.2.10
– –, Teilnahme 3.1 ff.
– –, Umfang 3.1.2
Kassenarzt 3.3.2, 4.6
–, Rechte und Pflichten 3.3.4

Kassenarztrecht 1.2 ff., 7.1 ff.
–, geschichtliche Entwicklung 1.1.1
Kassenarztsitz 3.2.2
–, Analysen 3.2.4
–, finanzielle Hilfen für ausgeschriebenen 20.1
Kassenarzt, Sprechstunden 8.4
– und Kassenärztliche Vereinigung 8.4
– und Krankenkasse 8.3
– und Sozialgericht 8.5
–, Vertreter und Assistenten 8.6
Kassenarztverband 2.4
Kassenzugehörigkeit, Nachweis der 9.3.6
Katalogbeteiligung 3.3.5
Kieferanomalien 9.2.1
Kind, erkrankt, Krankengeldzahlung wegen der Betreuung 15.1.17
Kinder-Richtlinien 13.2
Kleine Psychotherapie 16.8.3
Körperbehinderungen, angeborene 13.2.4
Körperliche Mißbildungen 9.2.1
Körperverletzung 21.3
Kollegiales Verhalten 5.12
Kombinationspräparate 10.6
Konflikte, psychosoziale 8.2
Konkurrenzklausel 5.13
Konsiliarärztliche Untersuchung 7.2.3.1
Kontrollkarten bei interner Qualitätssicherung 9.3.9
Konzertierte Aktion im Gesundheitswesen 1.2.11, 2.10.3, 17.3.4
Kopfpauschalsystem 1.2.2, 1.2.5, 1.2.6, 1.2.8, 17.3.2, 17.3.3
Kosmetische Operationen 9.2.1, 9.2.3, 9.2.3.2
Kostenbewußtsein 10.6, 10.7.1
Kostendämpfungsgesetz 2.10.1
Kostenentwicklung in der Krankenversicherung 1.2.2, 1.2.10, 18.3
Kostenerstattungssystem 1.2.1, 2.2
Kosten-Nutzen-Relation in der Arzneimitteltherapie 10.1
Kostensteigerungen in den Arztpraxen 17.3.4
Kostenträger, Abrechnung 17.2.1
–, geltende Gebührenordnung 17.1.4
–, Nachprüfung der Abrechnung 17.2.3
Krankengeld 9.2.1, 15.1.3
Krankengeldauszahlungsschein 9.2.3.1, 15.1.10
Krankengeldhöhe 15.1.8

Krankengeldperiode 15.1.8, 15.1.9, 15.1.10
Krankengymnastik 16.8.2
Krankengeldzahlung wegen der Betreuung eines erkrankten Kindes 15.1.17
Krankenhausärzte, Beteiligung 3.3.5
–, Rechte und Pflichten 3.3.5
Krankenhausarzt, Dienstbezeichnung 5.22
–, Haftung 5.6.2
Krankenhausaufnahmevertrag 11.11, 21.1
Krankenhauseinweisung 7.2.3.1, 9.2.3.1
Krankenhauspflege, unbegrenzte 1.2.10
– Verordnung 7.2.3.1
Krankenhaus-Richtlinien 10.7.3
Krankenhilfe 9.2.1
Krankenkassen 1.1.1, 1.1.2, 1.1.3
Krankenpflege 9.2.1
Krankenschein 9.3.6
Krankenscheinquittungen 9.3.5
Krankenschein-Scheckhefte 9.3.1, 9.3.6
Krankenstand 15.1.5
Krankentransport 10.7.4
Krankenunterlagen s. Aufzeichnungen
Krankenversicherungsgesetz von 1883 1.1.2, 1.2.1, 1.2.2, 7.1.1
Krankenversicherung, soziale 1.1 ff., 2.2
Krankenversicherungs-Kostendämpfungsgesetz 1.2.11
Krankenversicherungs-Weiterentwicklungsgesetz 1.2.11, 3.2.3, 4.7
Krankenversorgung, Bundesbahnbeamte 2.10.3
–, Postbeamte 2.10.3
Krankheit, selbstverschuldete 15.1.7
Krankheitsbegriff 9.2.1, 9.2.2
Krankheitsfall 7.2.3.1, 9.3.6
Krankheitsfrüherkennung s. Früherkennung
Krebsfrüherkennung s. Früherkennung
Krebsnachsorge 14.10
Kunstfehler 5.6

L
Laboratoriumsleistungen 3.4.3, 17.3.4
–, Art der Untersuchung 17.1.6
Labordiagnostik 10.7.1
Laborgemeinschaft 3.4.3, 5.15, 19.2, 20.4
–, abrechnungsfähige Leistungen 5.11.5
–, Abrechnungsvoraussetzungen 19.5

Sachverzeichnis

–, Angabe bei Abrechnung 17.1.6
–, Leistungsspektrum 19.5
–, persönliche Leistungserbringung 19.3
–, Praxisausstattung 19.1
–, Qualitätskontrolle 19.5
–, Überwachung 19.5
Laborgemeinschafts-Richtlinien 3.4.3, 19.5
Laborrichtlinien 19.6
Landesärztekammern 2.9
Landesausschuß der Ärzte und Krankenkassen 3.2.3, 7.1.1, 7.1.2
Landesmantelvertrag 1.2.8
Landesschiedsamt 7.2.3.5
Landpraxis 3.3.2
Landzulage 7.2.2.5
Lebensführung, gesundheitsmäßige 12.10
Leipziger Verband 1.2.2, 2.2
Leistungen, berufsfördernde 14.4, 14.5
Leistungsbedarf 1.2.10
Leistungsspektrum des Arztes 20.2, 20.3
Liberalisierung der Zulassung s. Bundesverfassungsgericht
Lohnfortzahlungsgesetz 1.2.10, 15.1.4, 15.1.5 ff.
Lohnfortzahlungshöhe 15.1.8
Lohnfortzahlungsperiode 15.1.6

M
Mammographie 7.2.2.6
–, Genehmigung 3.3.1
Marburger Bund 2.7
Medikamentensucht 9.2.1
Medizinalordnungen 2.1
Mehrkosten des Krankentransports 9.3.1
Meßzahlen 3.2.3
Mischsysteme 17.3.2, 17.3.3
Mitarbeit des Patienten 8.2
Mitarbeiterbeteiligung 5.12
Mitarbeiter der Kassenärztlichen Vereinigungen 8.4
– der Krankenkasse 8.3
Mitbehandlung 7.2.3.1
Mitglieder der Kassenärztlichen Vereinigung 2.10.2, 3.3.2, 7.2.2.1
Morbidität 9.3.6
Müttergenesungswerke 12.6
Mukoviszidose 13.2
Multimorbidität 10.6
Musterweiterbildungsordnung 6.3

Mutter, alleinstehende 12.7
Mutterpaß 17.1.9
Mutterschafts-Richtlinien 12.1, 17.1.9
Mutterschaftsvorsorge 1.2.10, 3.1.2, 9.1, 17.1.9
–, Abrechnung 17.1.9
Mutterschaftsvorsorgeschein 9.3.6, 17.1.9

N
Nachfolgepraxis 3.4.4
Nächst erreichbarer Arzt 9.2.3.6, 9.3.1
Naturalleistungssystem 1.2.1, 1.2.7, 1.2.8, 2.2
Negativliste 1.2.11, 7.2.4.1
Nichtärzte, Zusammenarbeit mit 5.18
Niederlassung als Arzt 5.2.1
Niederlassungsberatung 3.2.3, 3.2.4, 20
Notfallbehandlung 9.3.7
Notfalldienst 26, 3.2.1, 5.16, 9.3.3
–, Abrechnung 5.16
–, Befreiung 5.16
–, Fortbildungspflicht 5.5
–, Gemeinschaftspraxis 5.16
–, Krankenhausärzte 5.16
–, Organisation 5.16
Notfalldienstordnung 7.2.2.4
Notlagenindikation 12.8
Notverordnung von 1931 1.2.5
Nuklearmedizinische Leistungen 7.2.2.6

O
Onkologische Nachsorge 14.10
Operationskatalog 6.19
Organisationen, ärztliche 2

P
§ 6-Fälle bei Berufsunfällen 4.10
Patientenlisten für Urlaubsvertretung 9.3.5
Patientenverhalten 10.6
Pauschalhonorierung 5.11.7
Pauschalsysteme der Vergütung 17.3.2, 17.3.3, 17.3.4
Persönliche Leistungserbringung 3.3.5
Pfandbetrag bis zum Nachreichen des Behandlungsausweises 9.3.6
Pflegekrankengeld 1.2.10, 15.1.17
Pflegesatz 11.2

Plafondierte Einzelleistungsvergütung 17.3.2, 17.3.3
Planungsbereiche 3.2.3, 3.3.5
Poliklinische Einrichtungen der Hochschulen 9.3.1
Portokosten 17.1.6, 18.2
Präsenzpflicht 9.3.4
Praktischer Arzt 4.3
– –, zusätzliche Gebietsbezeichnung 6.15
Praxisbereich 7.2.3.1, 9.3.4
Praxiscomputer 2.10.3
Praxisdarlehen 3.2.4
Praxiseröffnung, Hinweise auf 5.17
Praxisfinanzierung 20
Praxisgemeinschaft 3.4.1, 5.15
–, Hinweis auf Praxisschild 5.23
Praxisklinik 3.4.5, 5.15
Praxiskosten, allgemeine 18.2
–, besondere 18.2
Praxisschild 5.22, 5.23, 7.2.3.1, 9.3.4
–, Privatwohnung 5.23
Praxisübernahme 20.7
Praxisverlegung 5.22
Praxisvertretung 9.3.5
Preisvergleichsliste 1.2.11, 7.2.4.1, 10.4
Privathonorar für Bescheinigung der Arbeitsfähigkeit 15.1.18
Privatleistungen 9.2.3, 9.2.3.1, 9.2.3.2, 9.2.3.3, 9.2.3.4, 9.2.3.5, 9.2.3.6
Privatliquidation 5.11
Privatrezept, mangels Krankenschein 7.2.3.1, 9.3.6
Privatvergütung 5.11 ff., 7.2.3.1, 9.2.3, 9.2.3.1–9.2.3.6, 9.3.6, 15.1.18
Probearbeit zur Wiedereingliederung 15.1.14
Problematik kassenärztlicher Tätigkeit 8.4
Problempatienten 8.2
Prüfärzte 17.2.2
Prüfinstanzen s. Prüfungsinstanzen
Prüfung, rechnerisch-sachliche 17.2.3
Prüfungsabstrich 17.2.2
Prüfungsinstanzen 2.10.1, 17.2.2
Prüfungskommissionen 17.2.2
Prüfungsmaßnahmen 17.2.2
Prüfungsverfahren 7.2.3.3, 9.3.6, 17.2.2, 17.2.3
–, Abstriche 17.2.2
–, Auswahl der zu prüfenden Abrechnungen 17.2.2

Prüfungsverfahren
– für Ersatzkassen 17.2.2
–, Hinweise 17.2.2
–, rechtliches Gehör 17.2.2
–, Sozialgerichtsverfahren 17.2.2
–, Widerspruch 17.2.2
Prüfvereinbarung 7.2.3.3
Psychagogen 7.2.3.1
Psychologen, Zusammenarbeit mit 5.18
Psychotherapeuten, nichtärztliche 7.2.3.1
Psychotherapeutische Behandlung 2.10.3
Psychotherapie 10.7.2
–, Genehmigung 3.3.1
Psychotherapievereinbarung 7.2.3.1
Punkt-Bewertungsmaßstab 7.2.4.2, 17.3.2, 17.3.4
Punktwert 2.10.3, 17.3.2, 17.3.4
–, retrospektiver 17.3.2
Punktzahl 2.10.3

Q
Qualitätssicherung der Leistungen 3.2.1, 3.4.3, 7.2.2.7
Quartalsbindung 9.3.1
Quotierung 17.3.2

R
Rachitis-Prophylaxe 13.2
Radioaktives Material, Kosten 18.2
Rauschgifterklärung 3.3.3
Rauschgiftsucht 9.2.1
Rechtliches Gehör im Prüfungsverfahren 17.2.2
Rehabilitation 1.2.10, 2.10.3, 3.1.2, 9.1, 9.3.6, 14
– anstelle von Rente 15.2.5
– und kassenärztliche Behandlung 14.3
– und Rentner 14.6
Regeln der ärztlichen Kunst 9.2.2
Reichsausschuß 1.2.4
Reichsversicherungsordnung 1.1.3, 7.1.1
Reiseapotheke 10.5
Rentenantrag 15.2.1
– wegen Arbeitsunfähigkeit über 78 Wochen 15.1.9
Rentenarten 15.2.2
Rentenversicherung 1.2.11
Residenzpflicht 9.3.3
Rettungswagen 10.7.4

Sachverzeichnis

Rezepte 4.2.3.1
Rezeptvordruck, Arzt-Ankündigung 5.24
Richtlinien der Bundesausschüsse 7.2.3.1, 7.2.4.1
Ringversuche 7.2.2.7
Risikoschwangerschaft 12.2
Röntgenkontrastmittel, Kosten 18.2
Röntgenleistungen 7.2.3.1
Röntgenrichtlinien 7.2.2.6
Röntgentherapie, Aufzeichnung bei 9.3.9
Röteln-Embryopathie 12.2
Rücküberweisung 5.12

S

Sachleistungen, ärztliche 7.2.2.6, 9.3.7
Sachleistungssystem s. Naturalleistungssystem
Sammelerklärung 17.1.7
Sammelstellen für Arbeitsunfähigkeitsbescheinigungen 15.1.10
Sanatorien, Werbung 5.17
Satzung 7.2.2.1
Schiedsämter 1.2.4, 7.1.2, 7.2.3.5
Schiedsamtsordnung 7.1.2
Schiedsverfahren 1.2.8, 7.2.3.5
Schlichtungsstellen 5.12
Schmerzensgeld 5.6.1
Schonungszeit 14.9
Schrotschuß-Diagnostik 10.7.1
Schutzimpfungen 12.3
Schwangerschaft, Feststellung 17.1.9
Schwangerschaftsabbruch 5.4, 12.8
–, Indikationen 5.4
Schwangerschaftsgymnastik 12.2
Schweigepflicht 5.2
Schweigepflicht, Amtsarzt 5.2
–, Betriebsarzt 5.2
–, Familienmitglieder 5.2
–, Musterungsarzt 5.2
–, Praxismitarbeiter 5.2
– vor Gericht 5.2
–, Tod des Patienten 5.2
–, Zulassungsbehörde 5.2
Schweigerecht 5.2
Selbstbeteiligung 1.2.1, 1.2.7, 1.2.8
Selbstverwaltung, gemeinsame 1.2.4, 2.10.1, 7.2.4.1
– der Kassenärzte 1.2.5
Selbstverwaltungskörperschaft 7.2.1
Sicherstellung der kassenärztlichen Versorgung 3.2

Sicherstellungsauftrag 2.10, 3.2, 8.4
Sonographie 14.7.1
–, Genehmigung 3.3.1
–, Richtlinien 7.2.2.6
Sonstige Hilfen 1.2.10, 3.1.2, 9.1, 9.3.6
– –, Abrechnung 17.1.8
Soziale Eingliederung 14.5
Sozialgericht 17.2.2
Sozialstation 10.7.3
Spezialuntersuchungen, termingebundene 9.2.3.1
Sprachstörungen 9.2.1
Sprechstunden 7.2.3.1, 9.3.3, 9.3.4
Sprechstundenbedarf 18.2
Sprechstundenbehandlung 2.10.3
Staatshaftungsgesetz 5.6.1
Statusbildende Normen 6.2
Stempel des Arztes 17.1.7
–, Arzt-Ankündigung 5.23, 5.24
Sterilisation 5.4, 12.8, 21.1
Strafverfahren 5.25.5
Streichung im Arztregister 3.3.2
Streik der Ärzte s. Ärztestreik
Szintigraphie 10.7.1

T

Tauglichkeitsuntersuchungen 9.2.3.2
Teilarbeit zur Wiedereingliederung 15.1.14
Teilgebiet, Beschränkung auf 6.24
Teilgebietsbezeichnungen 6.5, 9.3.1
–, mehrere 6.16
Teilnahme an der kassenärztlichen Versorgung 1.2.9, 3.1.2, 3.1.3
Teilnahmeformen an der kassenärztlichen Versorgung 3.1.3
Teilröntgenologie, Genehmigung 3.3.1, 7.2.2.6
Teilzeitweiterbildung 6.8
Telefonbuch, Arztangaben im – 5.21
Telefonkosten, Abrechnung 17.1.6, 18.2
Teststreifen 19.6
Therapiefreiheit 10.4
Thermographie 10.7.1
Transparenz- und Preisvergleichslisten 10.4
Transportbescheinigungen 9.2.3.1
Trunksucht 9.2.1

U

Übergangsgeld 15.2.5
Überweisung 2.10.3, 7.2.3.1, 9.2.3.1, 9.3.1, 9.3.6, 9.3.7
– an Zahnärzte 9.3.7
– vom Zahnarzt zum Arzt 9.3.7
– zur Durchführung bestimmter Leistungen 9.3.7
– zur konsiliarärztlichen Untersuchung 9.3.7
– zur Mitbehandlung 9.3.7
– zur Weiterbehandlung 9.3.7
Überweisungsschein 9.3.6, 9.3.7
Überweisungsverfahren 2.10.3
Uhrzeitangaben bei der Abrechnung 17.1.6
Umsatz der Kassenärzte 18, 20.3
Umsatzgarantie der Kassenärztlichen Vereinigung 3.2.4, 20.6
Umverteilungsmaßnahmen 7.2.2.5
Unfallarzt 4.13
Unfallversicherungsgesetz 1.1.2
Unterschrift des Arztes auf Formularen 17.1.7
Untersuchung, termingebundene 15.1.13
Untersuchungen für Sportvereine 9.2.3.2
Untersuchungs- und Heilmethoden, Ausschuß 9.2.2
Untersuchungsmethoden 10.7.1
Unterversorgung mit Ärzten 3.2.3, 3.3.6
Unzulässige Verordnungsweise 10.5.1
Urlaubs- und Freizeitberatung 12.10

V

Verband der Ärzte Deutschlands 1.2.2
Verband der niedergelassenen Ärzte Deutschlands 2.5
Vergütung der kassenärztlichen Leistungen 17.3
Vergütungssysteme 1.2.8, 1.2.11, 17.3.1, 17.3.2, 17.3.3, 17.3.4
Verhältniszahl für Arztzulassung 1.2.3, 1.2.5, 1.2.7, 1.2.9, 3.2.2
Verlaufsbeobachtung 10.7.1
Vermittlungsverfahren 5.25.5
Verordnung von Antibabypillen oder Pessare zur Schwangerschaftsverhütung 9.2.3.2
Verordnung über Ärzte und Krankenkassen von 1923 1.2.4
Versandkosten 17.1.6, 18.2
Versandkostenpauschale 18.2
Verschwiegenheit 2.9.6, 5.2
Verträge 1.2.2, 7.2.3.1, 7.2.3.2
Verträge, Vorlage der – bei Kammer 5.8
Vertragsarzt 3.3.3, 4.7
Vertragsausschuß 1.2.3
Vertragshaftung 5.6
Vertrags-Richtlinien 1.2.4
Vertragssystem, mehrstufiges 1.2.8
Vertrauen zwischen Patient und Arzt 8.2
Vertrauensärztlicher Dienst 9.2.3.1
Vertrauensverhältnis 8.2, 10.7
Vertreter 5.13
–, Anzeigepflicht 5.13
–, Höhe der Vergütung 5.13
–, Konkurrenzklausel 5.13
–, Niederlassungsverbot 5.13
–, Vertragsabschluß 5.13
Vertreterversammlung der KV 2.10.2, 7.2.1, 7.2.2.1, 7.2.2.2
Vertretung 9.3.5
–, kollegiale 9.3.5
Vertretungsring 9.3.5
Verwaltungskosten der KV 7.2.2.5, 17.2.1
Verweilgebühr 9.2.3.2
Verzeichnisse, Aufnahme in 5.21
Viereckverhältnis 1.2.5
Vollmechanisierte Analysegeräte 17.1.6
Vorauszahlungen 17.1.2
Vorbereitungszeit auf kassenärztliche Tätigkeit 3.3.2, 4.4
Vordrucke 7.2.3.1
Vorlage eines Behandlungsausweises 7.2.3.1
Vorsorgeuntersuchungen, Gebietsbeschränkung 6.24
Vorstand der KV 2.10.2, 7.2.2.2

W

Wahl, freie s. Arztwahl
Wahl unter den Krankenhäusern 9.3.1
Wahlleistung im Krankenhaus 9.3.1
Wahlordnung der KV 7.2.2.2
Wechselassistentenstellen 3.2.3
Wegegeld 9.2.3.6, 9.3.8, 17.1.6
Wegegeldlisten 9.3.8
Wegepauschale 9.3.1, 9.3.8, 17.1.6
Weiterbehandlung 7.2.3.1
Weiterbildung 2.95, 6.1
–, Anerkennung einer ausländischen 6.22

Sachverzeichnis

-, Anerkennung gleichwertiger inländischer 6.21
-, anrechnungsfähige Zeiten 6.11
-, Art 6.6
- bei einem voll ermächtigten Arzt 6.12
-, Ermächtigung zur 6.17
-, ganztätig 6.8
-, Inhalt 6.6
-, Umfang 6.6
-, Unterbrechung 6.7
-, Verzeichnis der ermächtigten Ärzte 6.17
-, Zeugniserteilung 6.19
-, Ziel der 6.4
-, Zulassung der Weiterbildungsstätte 6.17
Weiterbildungsassistent 5.14
Weiterbildungsermächtigung 6.17
- für ein Gebiet 6.17
- für ein Teilgebiet 6.17
-, Umfang 6.17
-, Widerruf 6.18
Weiterbildungsstätte 6.17
-, Wechsel 6.9
Weiterbildungszeiten 6.8
Werbung 5.17
Widerruf der Beteiligung 7.2.2.3
Widerspruch im Prüfungsverfahren 17.2.2
Wiederholungsprüfung 6.20
Wirtschaftliche Behandlungs- und Verordnungsweise 5.25.6, 9.2.2, 10, 16.1
- Behandlungsweise, Mißachtung 5.25.6
- Diagnostik 10.7.1
- Krankenhauseinweisung 10.7.3
- Überweisungspraxis 10.7.2
- Verordnung von Arbeitsruhe 10.7.5
Wirtschaftlichkeitsgebot 10.3.1
Wirtschaftlichkeitsprüfung s. Prüfungsverfahren
Wissenschaftliche Gesellschaften 2.3
Wissenschaftliche Vereinigungen von Ärzten 2.1
Wissenschaftlicher Beirat der Bundesärztekammer 2.8
Wissenschaftlichkeit der ärztlichen Behandlung 10.6
Wohnung des Arztes 9.3.3

Z

Zeugungsunfähigkeit 9.2.1
Zivilcourage bei überzogenen Patientenwünschen 10.7.5
Zulassung 3.1.3 ff.
-, beschränkte 1.2.2, 3.2.2
-, freie 1.2.2, 1.2.5, 3.2.2
-, Ruhen 5.25.6
-, Voraussetzungen 3.3.3
Zulassungsausschuß 3.3.1
Zulassungsentzug 5.25.6
Zulassungsordnung 3.3.1 ff., 7.1.2
Zulassungsquote s. Verhältniszahl
Zusatzbezeichnungen 6.5
-, mehrere 5.17, 6.5
Zuweisung 7.2.3.1
Zweigpraxis 5.7
-, Genehmigung 3.3.Z
Zytologie, Genehmigung 3.3.1
Zytologie-Richtlinien 7.2.2.6
Zytologische Präparate 9.3.9

Taschenbücher Allgemeinmedizin

Herausgeber: N. Zöllner, S. Häußler, P. Brandlmeier, I. Korfmacher

Eine Auswahl

Augenheilkunde. Neurologie
Von W. Leydhecker, A. Kollmannsberger
1978. 56 Abbildungen, 6 Tabellen. XII, 178 Seiten. Gebunden DM 29,80
ISBN 3-540-08514-9

Gastroenterologie
Bandherausgeber: P. H. Clodi
Unter Mitarbeit zahlreicher Fachwissenschaftler
2., völlig überarbeitete und erweiterte Auflage. 1984. Etwa 9 Abbildungen, etwa 115 Tabellen. Etwa 260 Seiten.
ISBN 3-540-12376-8. In Vorbereitung

Geriatrie. Psychiatrie
Von H. Franke, H. Hippius
Unter Mitarbeit von W. Chowanetz, A. Schramm
1979. 21 Abbildungen, 5 Tabellen. VIII, 146 Seiten. DM 28,-
ISBN 3-540-09476-8

Hämatologie
Von R. Burkhardt
1978. 8 Abbildungen. VIII, 138 Seiten
DM 26,-. ISBN 3-540-08901-2

Hals-Nasen-Ohrenheilkunde für den Allgemeinarzt
Von H.-G. Boenninghaus
2., überarbeitete Auflage. 1980. 28 Abbildungen. XII, 103 Seiten
DM 24,-. ISBN 3-540-09786-4

Infektions- und Tropenkrankheiten, Schutzimpfungen
Von H. Blaha, W. D. Germer, V. Hochstein-Mintzel, H. C. Huber, H. Stickl, G. T. Werner
Bandherausgeber: W. D. Germer, H. Stickl
1978. 29 Abbildungen, 11 Tabellen, 36 Nachschlagtafeln. XII, 222 Seiten
DM 28,-. ISBN 3-540-08513-0

Kardiologie. Hypertonie
Bandherausgeber: D. Klaus
Unter Mitarbeit zahlreicher Fachwissenschaftler
2., neubearbeitete Auflage. 1979. 42 Abbildungen, 11 Tabellen. XXV, 297 Seiten
DM 29,50. ISBN 3-540-09236-6

F. Lampert
Pädiatrie
1982. 10 Abbildungen. XII, 99 Seiten
DM 22,-. ISBN 3-540-11095-X

S. Marghescu
Dermatologie und Venerologie
1981. 36 farbige Abbildungen.
XIV, 184 Seiten
DM 47,- ISBN 3-540-10493-3

M. Marschall
Angiologie
Mit einem Beitrag von G. Baumann
1983. 50 Abbildungen, 14 Tabellen.
XI, 158 Seiten
DM 36,-. ISBN 3-540-11875-6

Springer-Verlag
Berlin
Heidelberg
New York
Tokyo

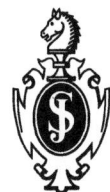

Diagnose und Therapie in der Praxis
Herausgeber: K. Huhnstock, W. Kutscha, H. Dehmel
5., neubearbeitete und erweiterte Auflage.
1984. XV, 1460 Seiten
DM 148,-. ISBN 3-540-11236-7
Ein optimales Wissensangebot aus nahezu allen Gebieten der Medizin
- für den Praktiker
- für den Krankenhausarzt
- für Studenten klinischer Semester

Therapie innerer Krankheiten
Herausgegeben von G. Riecker
gemeinsam mit E. Buchborn, R. Gross, H. Jahrmärker, H.-J. Karl, G. A. Martini, W. Müller, H. Schwiegk, W. Siegenthaler
5., völlig neubearbeitete Auflage. 1983.
29 Abbildungen. XXXII, 827 Seiten
DM 98,-. ISBN 3-540-119221-1
Abgewogene Darstellung der rationalen Therapie innerer Krankheiten nach dem gegenwärtigen Stande gesicherter wissenschaftlicher Kenntisse.

A. Siebert
Strafrechtliche Grenzen ärztlicher Therapiefreiheit
1983. XIV, 157 Seiten
(Recht und Medizin)
DM 49,-. ISBN 3-540-12142-0

E. Baader
Honorarkürzung und Schadensersatz wegen unwirtschaftlicher Behandlungs- und Verordnungsweise im Kassenarztrecht
1983. VII, 32 Seiten. (Recht und Medizin)
DM 12,80. ISBN 3-540-12497-7

M. Kochen, H. Kewitz, G. Härter
Arzneimittel in der allgemeinärztlichen Praxis
1982. 42 Tabellen. IX, 160 Seiten
DM 20,-. ISBN 3-540-11859-4

F. Anschütz
Indikation zum ärztlichen Handeln
1982. 15 Abbildungen, 25 Tabellen.
IX, 236 Seiten
(Heidelberger Taschenbücher, Band 218)
DM 32,-. ISBN 3-540-11437-8

Der Zugang zum psychosomatischen Denken
Hilfen für den niedergelassenen Arzt
Herausgeber: B. Luban-Plozza, H. Mattern, W. Wesiack
1983. 27 Abbildungen. X, 369 Seiten
DM 64,-. ISBN 3-540-12368-7

Springer-Verlag
Berlin
Heidelberg
New York
Tokyo

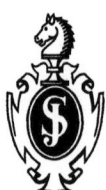

MIX
Papier aus verantwortungsvollen Quellen
Paper from responsible sources
FSC® C105338

If you have any concerns about our products,
you can contact us on
ProductSafety@springernature.com

In case Publisher is established outside the EU,
the EU authorized representative is:
**Springer Nature Customer Service Center GmbH
Europaplatz 3, 69115 Heidelberg, Germany**

Printed by Libri Plureos GmbH
in Hamburg, Germany